SOCIÉTÉ D'ÉTUDES
DE LA
PROVINCE DE CAMBRAI
(Fondée en 1899)

MÉMOIRES
Tome XVIII

HISTOIRE
DE LA
CHIRURGIE A LILLE
Tome I

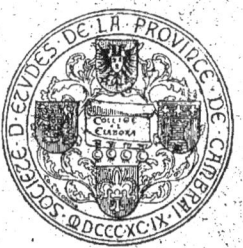

LILLE
IMPRIMERIE LEFEBVRE-DUCROCQ
88, rue de Tournai, 88

1911

MÉMOIRES
DE
LA SOCIÉTÉ D'ÉTUDES
DE LA
PROVINCE DE CAMBRAI

Tome XVIII

HISTOIRE
DE LA
CHIRURGIE A LILLE

Tome I

SOCIÉTÉ D'ÉTUDES

DE LA

PROVINCE DE CAMBRAI

MÉMOIRES

Tome XVIII

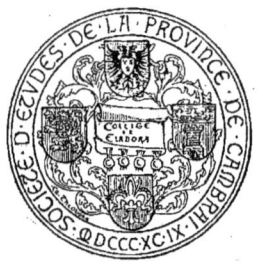

LILLE
IMPRIMERIE LEFEBVRE-DUCROCQ
88, rue de Tournai, 88

1911

HISTOIRE

DE LA

CHIRURGIE

A LILLE

PAR

Edmond LECLAIR

DOCTEUR DE L'UNIVERSITÉ DE PARIS (PHARMACIE)
PHARMACIEN EN CHEF DE L'HÔPITAL DE LA CHARITÉ
SECRÉTAIRE GÉNÉRAL DE LA SOCIÉTÉ D'ÉTUDES
MEMBRE TITULAIRE DE LA SOCIÉTÉ D'ÉMULATION DE ROUBAIX

Tome I

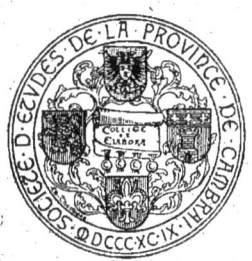

LILLE
IMPRIMERIE LEFEBVRE-DUCROCQ
88, rue de Tournai, 88

1911

EXTRAIT
DES
STATUTS DE LA SOCIÉTÉ D'ÉTUDES

(Autorisation préfectorale du 29 avril 1899)

ARTICLE I. — La *Société d'études de la Province de Cambrai* a pour but de recueillir, de mettre en œuvre et de publier les documents de toute nature relatifs à l'histoire de cette province.

ART. IV. — La Société se compose de membres titulaires et de membres associés.

ART. V. — Sont membres titulaires ou membres associés toutes les personnes qui adhèrent aux présents statuts et s'inscrivent, à leur choix, dans l'une ou l'autre catégorie.

ART. VI. — Les membres titulaires versent une cotisation annuelle de douze francs. Ils reçoivent gratuitement le Bulletin et les Mémoires.

ART. VII. — Les membres associés versent une cotisation annuelle de six francs. Ils reçoivent gratuitement le Bulletin.

ART. IX. — Les cotisations annuelles peuvent être rachetées au moyen d'un versement unique de 240 francs pour les membres titulaires et de 120 francs pour les membres associés.

ART. X. — Tous les membres titulaires ou associés peuvent assister aux séances et y présenter toutes communications, écrites ou verbales, relatives à l'objet spécial des études de la Société.

ART. XIII. — Les publications de la Société comprennent deux séries parallèles :

1º. — Un *Bulletin* périodique destiné aux comptes rendus des séances, aux travaux de peu d'étendue, aux notes et documents séparés et à de courts articles variés émanant des membres titulaires et des membres associés. Ce Bulletin sert de lien et d'intermédiaire entre tous les membres de la Société, qui peuvent y faire insérer leurs demandes de renseignements et y trouvent les réponses que ces demandes provoquent.

2º. — Des *Mémoires* réservés aux travaux plus étendus, aux inventaires d'archives et de collections, aux monographies et aux cartulaires. Cette seconde série est exclusivement réservée à la publication des travaux des membres titulaires.

Toute communication relative à la *Société d'études* doit être adressée à **M. Th. LEURIDAN, président, 14, rue des Arts, à Roubaix**, ou à **M. Edm. LECLAIR, secrétaire général, 35, rue de Puébla, à Lille.**

FRONTISPICE

Reproduction du frontispice de l'ouvrage du célèbre Jean FERNEL : *Universa medicina*, édition d'Utrecht, 1656.

(J. VAN ULST pinxit — Th. MATHAM sculpsit).

EXTRAIT

DES

STATUTS DE LA SOCIÉTÉ D'ÉTUDES

(Autorisation préfectorale du 2 avril 1896.)

... la Province de Cambrai...
... et de publier les ...
... de cette province ...

ART. ... membres titulaires et de ...

... membres associés ...
... s'ins...

... une cotisation annuelle ...
... Bulletin et les Mémoires.

... cotisation annuelle ...

... les membres associés.

ART. X. — Les membres titulaires ou associés peuvent ... séances ... présenter toutes communications, écrites ... des études de la Société ...

... titulaires
... médiaire
... insérer

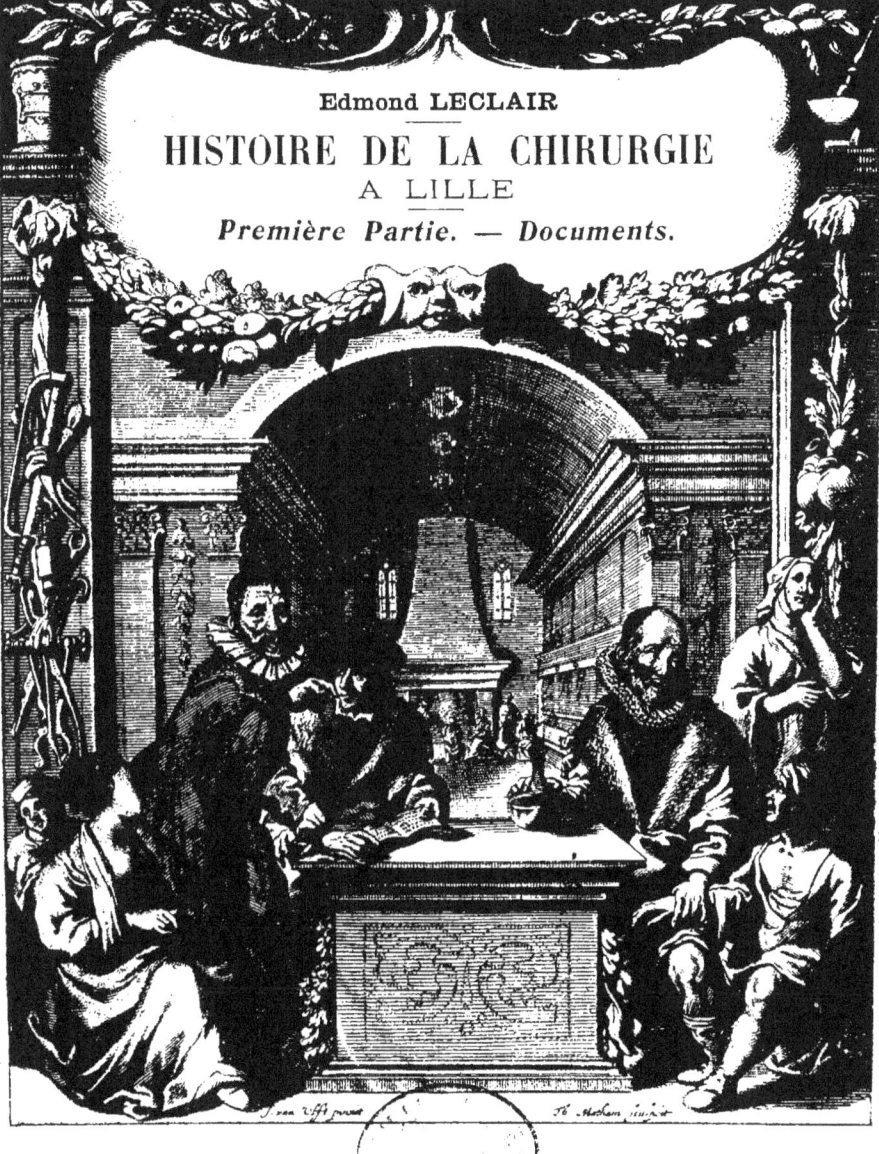

Edmond LECLAIR

HISTOIRE DE LA CHIRURGIE
A LILLE
Première Partie. — Documents.

HISTOIRE
DE LA
CHIRURGIE A LILLE

DOCUMENTS

PRÉFACE

Dès que la publication de notre *Histoire de la Pharmacie à Lille*[1] fut terminée, nous nous appliquâmes à recueillir les matériaux nécessaires pour une *Histoire de la Chirurgie à Lille*.

Entre temps, une troisième *corporation* lilloise, l'une des plus importantes, la Sayetterie, fut étudiée avec le plus grand soin par un membre de la *Société d'études*, M. Maurice VANHAECK[2]. Nous nous sommes fait un

---

1. *Histoire de la Pharmacie à Lille de 1301 à l'an XI (1803). Étude historique et critique.* Lille, *Lefebvre-Ducrocq*, 1900. In-8, xxiv-398 pages, 16 planches hors texte. — Cet ouvrage est totalement épuisé, et, à notre grand regret, il nous est impossible de satisfaire aux demandes qui nous sont adressées fréquemment. Nous nous proposons de reprendre notre travail, en supprimant sa partie « technique », mais en ajoutant les nouveaux documents que nous avons trouvés depuis 1900, et d'en donner une nouvelle édition, aussitôt que nous en aurons le loisir.

2. *Histoire de la Sayetterie à Lille.* Lille, *Lefebvre-Ducrocq*, 1910. Deux volumes in-8, viii-372 et 416 pages. (*Mémoires de la Société d'études de la province de Cambrai*, t. xvi et xvii).

devoir et une joie de céder notre tour d'impression à notre aimable collègue, pressé par la soutenance de sa thèse de doctorat en droit, dont l'*Histoire de la Sayetterie à Lille* faisait l'objet [1].

Ce devoir de bonne confraternité accompli, nous remettons notre manuscrit à l'imprimeur.

L'*Histoire de la Chirurgie à Lille* comprend deux parties : le *Texte* et les *Pièces justificatives*. Il nous a semblé logique de commencer la publication par la seconde partie. Nous mettons ainsi en mains de nos lecteurs les documents qui ont servi de base à notre *Histoire*, et quand celle-ci paraîtra à son tour, ils pourront nous suivre pas à pas et contrôler chacune de nos assertions. Ils constateront de cette façon que nous n'avons voulu donner dans notre texte que les seuls faits appuyés sur des actes originaux.

Tant s'en faut que nous donnions dans ce recueil tous les documents que nous avons amassés durant la préparation de notre travail ; il nous eût fallu plusieurs volumes pour être complet.

Nous en avons donc écarté :

1° Une centaine de documents de caractère trop spécial, trop « technique » pour figurer dans une publication destinée à toutes les classes de lecteurs. Nous avons jugé qu'ils seraient mieux à leur place dans le *Journal des Sciences médicales de Lille* [2]. Dans le présent recueil, nous renvoyons le lecteur à la page de ce travail [3].

2° Plusieurs séries de documents se rapportant à des sujets *annexes*, mais dont l'étude eût allongé considéra-

---

1. Nous donnons ce détail afin de nous excuser auprès de nos collègues de la *Société d'études* de leur avoir fait attendre si longtemps l'impression de notre présent travail annoncée dès 1908.
2. *Un chapitre de l'histoire de la chirurgie à Lille. Les accouchements.* (Extrait du *Journal des Sciences médicales de Lille*, 11, 18 et 25 juin 1910). — Tiré à part à 150 exemplaires. Lille, Morel, 1910. In-8, 100 pages.
3. Par exemple : Voir *Un chapitre*, p. 20.

blement et parfois entravé la marche de notre récit. Citons, par exemple, le répit, la peste et les chapelains des pestiférés, les noyés, les dentistes, etc. Nous avons trouvé sur ces différents points et sur plusieurs autres encore, un nombre de documents suffisants pour former un ensemble complet ; nous les utiliserons dans des monographies spéciales.

3° Enfin de nombreux documents, la plupart pièces et mémoires de procédures, dont plusieurs furent imprimés et forment de véritables volumes. Nous en donnerons la substance par extraits ou par analyses dans notre texte même, ou en appendice aux chapitres auxquels ils ont rapport.

Notre volume, ainsi élagué de ses « longueurs », présentera plus clairement la « vue d'ensemble » qui doit être le but de ces sortes de recueils.

Lille, 7 août 1910.

DOCUMENTS

1.

1294. — Puis le Toussains l'an mil CC IIII^{xx} XIIII..... Maistre Adans de le Bassée, li surgiiens.....

A. C. L.[1], Premier registre aux bourgeois, f. 63 v.

2.

1320. — A deus mires pour warir 1 homme que li penderes qui fu justichié avoit navret, xx sols.

A. C. L., Compte de 1320, f. 25.

3.

1334. — Paiement en aler hors..... Item pour le despens de Rifflart, vallet Alard, qui demora malade à Escluziers..... par VII jours..... pour mires et surgiiens pour eaus, parmi onghemens et amplastres, XLIII s. VIII d.

A. C. L., Compte de 1334, f. 18.

4.

1363. — A mestre Mikiel Pourpointe, pour plusieurs cures et garisons par lui fetes ces années, au commant d'eschevins, à plusieurs povrez personnes de le ville, donné pour ce en courtoisie v frans de IIII l. VIII s. 4 d.

A. C. L., Compte de 1363, f. 15 v.

---

1. A. C. L. = Archives communales de Lille. C'est de ce riche dépôt que sont tirés presque tous nos documents.

5.

1364. — A mestre Mikiel de Renty, donné en courtoisie pour plusieurs cures et garizons par lui fetes à plusieurs boines gens de le ville, II frans de XXXV sols.

A. C. L., Compte de 1364, f. 27 v.

6.

1365. — A mestre Mikiel de Renty, surgiien, pour se pension dou terme dou IXe jour de march, XXX sols frans pour XVII s. VI d.

A. C. L., Compte de 1365, f. 16 v.

7.

1368-1369. — Mestres Mikieuls de Renty, pour LX sols...... Chest puis le Toussains l'an LXVIII.

A. C. L., Deuxième reg. aux bourgeois, f. 108.

8.

1372. — A mestre Mikiel de Renty, surgiien, pour pluseurs cures et garisons par lui fetes ou dit an à pluseurs povres gens de le ville, sans avoir eut aucun sallare et en rémunération de se pencion dudit an, donnet pour tout ce en courtoisie, considéré se boine diligence, kierge et travail plus que ès ans par avant ne avoit heu, LX sols.

A. C. L., Compte de 1372, f. 26.

9.

1384. — Maistres Jaques dou Dain, surgiiens.

A. C. L., Deuxième reg. aux bourgeois, f. 85 v.

10.

1390, 7 novembre. — *Visite de blessé hors de péril de mort.* Le VIIe jour du moix de novembre l'an mil CCC IIII^{xx} et dix, fu par maistre Jaques du Dain, surgiien sermenté, relaté que de le navrure que on disoit estre faicte par Jehan de la Bare, fil Pierre, en le personne de Pieret Prevost, fil de feu Tristran, le péril en estoit hors.

A. C. L., Reg. aux mémoires, 1390-1394, f. 3.

11.

1391, 28 février. — *Rapport de chirurgien.* Le mardi XXVIIIe jour de février l'an mil CCC IIII^{xx} et dix, maistre Pierre Crauwe, chirurgiiens sermentés en le ville de Lille, jurés sur le navrure de Ysabiel Franquette que on dist estre faicte par Jehan Platel, a affirmé le péril de le dicte navrure estre hors, maiz les plaiez n'estre mie senées.

A. C. L., Reg. aux mémoires, 1390-1394, f. 10 v.

12.

1391, 2 juin. — *Relation de chirurgien.* Le IIe jour du mois de juing l'an mil CCC IIII^{xx} et onze, maistre Jaques Dudain, surgiien sermenté, relata en plaine halle et par serment que des navrures faites en le personne de Franquet Delatte, dont Jaques de le Mote diz le Leu estoit souspeçonnés, le péril de mort en estoit hors.

A. C. L., Reg. aux mémoires, 1390-1394, f. 17.

13.

1393, 28 juillet. — *Rapport de chirurgien.* Le lundi XXVIIIe jour de juille l'an mil CCC IIII^{xx} et XIII, maistre Pierre Crauwe relatta et affirma par sen serment que le péril de le mort estoit hors des plaiez que avoient eu Jehans Artus et Jaques Artus, que on dist à eulx estre faictes par Phelippet Coppin et Donas De le Cour [1].

A. C. L., Reg. aux mémoires, 1390-1394, f. 75.

14.

1412. — Item qu'il [Willaume Vide] a paié pour une commission et pour le sallaire du sergant pour adjourner maistre Jehan du Bos, surgiien, pour aucunes injurieuses parolles par lui dictes contre le loy de ladicte ville et pour la première présentacion et une acte de le continuacion de le dicte cause pour tout ce par la dicte quittance, XVIII sols fors.

A. C. L., Compte de 1412, f. 90 v.

---

1. On trouve encore d'autres mentions du même genre ; nous nous sommes borné à en citer quelques-unes, les plus anciennes.

15.

1451, 5-9 mars. — « *Chirurgiens de la ville désobéissans punis et privés de leurs gages.* »

Primo. De maistre Jehan de Froitmont et Jehan Le Vasseur, chirurgiens sermentez de le ville, qui ont désobéy à eschevins en leur office et meismes ledict Le Vasseur d'avoir différé de vouloir certiflier où estoit ung nommé Poton navré qu'il avoit en sa cure affin de le faire visiter, etc.; conseillié est que ledict Jehan Le Vasseur sera privé à tous jours de ses serment et gages qu'il a sur le ville; et au regard dudict maistre Jehan de Froitmont conclud qu'il sera tenchié et au surplus condempné de faire ung voyage à Sainct Cosme et Sainct Damien à Luserches, à partir pour ce faire endedens dimence prochain venant et dudict voyage avoir fait rapporter lettres ou aultres loyaulx enseignemens.

Le lendemain VIe dudict moix touchant la condempnacion dudict maistre Jehan de Froitmont, fut ordonné que ses gages luy seront suspens et ostez dessi ad ce qu'il aura fait ledict voyage. Présens Philippe Fremault, Alart Preudomme, Ernoul Delewalle, Hubert Coppin, Jehan Riquier, Pierre Widoghe, Grard Legroul et Pierre Duvinaige, eschevins.

Le IXe dudict moix de mars le dessus nommé conclusion contre Froitmont dévolée et exécutée en plaine halle.

A. C. L., Reg. aux résolutions, n° 1, f. 48.

16.

1451, 4 juin. — « *Chirurgien aiant fait voïage aux ordres du Magistrat, ses gages luy furent accordez* ».

De maistre Jehan Le Vasseur, lequel, pour ses démérites et pour mesus par lui commis ou fait de chirurgie dont il se doloit, avoit esté cassé des gages de VI livres par an qu'il prenoit sur la ville de Lille, avoit fait requerré par Anthonne de Poucques que Messieurs lui voulsisent rendre lesdicts gages, promettant amendement, etc.; en regard ad ce et aux lettres closes de nostre très redoubté seigneur et prince monseigneur le duc qui pour ceste cause en avoit escript à eschevins, tout veu, en commuant ledicte condempnacion, on condempna ledict Le Vasseur faire ung voyage à Nostre Dame de Boulogne, de l'avoir fait rapporter lettres ou vrays enseignemens;

et ce fait présentement lui retourné lui seront ses gages de vi livres l'an restituez et à ces condicions le serment, etc. Par Philippe Fremault, Jaques Le Prevost, Jehan Marquant, Ernoul Delewalle, Pierre Widoghe, Grard Legroul et Pierre Duvinage, eschevins.

A. C. L., Reg. aux résolutions, n° 1, f. 30.

17.

1461, 13-19 février. — *Nomination d'un chirurgien de la ville.*

Le venredi XIIIe jour de février l'an mil IIII^c et LX fut conclut que Jehan le Cocq, fil inlégitisme de maistre Grard le Cocq, sera receu à mire et cirurgien en ladicte ville de Lille et qu'il aroit gaiges telz que de dix francs par an, à condition que ledict maistre Grard et maistre Jehan le Cocq seroient tenus conseiller, assister et ayder ledict Jehan le Cocq en tous les affaires et cures qu'il aroit à conduire, touteffois incontinent que par icellui Haquinet ilz ou l'un d'eulz en seroit requis. Présens Jores Vredière, Jehan Fremault, Grard Lescutier, Vinchent Dommessent, Jacques le Prevost, Grard le Mestre, Pierre le Preudhomme, Jehan Delattre, Jehan Lambert, Jehan Defromont, eschevins; Robert Markant, Hubert Coppin, maistre Guillaume Derolie et Jehan Delefortrie, conseillers de laditte ville.

Le jeudi XIXe jour de février l'an mil IIII^c et LX, ledict Jehan le Cocq, fil inlégitisme de maistre Grard le Cocq, fu receu à maistre cirurgien de le ville de Lille aux gaiges de dix francs par an. Et sur ce fist le serment pertinent. Ce fait ledict maistre Grard le Cocq et avec lui maistre Jehan le Cocq, frère d'icellui maistre Grard, et oncle dudit Jehan le Cocq, promirent de conseiller, assister et aydier icellui Jehan le Cocq en toutes les cures qu'il aura à conduire, incontinent que par icellui Jehan ilz ou l'un d'eulx en seroit sommez et requis.

A. C. L., Reg. aux mémoires, 1458-1469, f. 58.

18.

1461, 12 mars. — *Nomination d'une sage-femme.* (Voir: *Un chapitre de l'histoire de la chirurgie à Lille. Les accouchements*, p. 7).

19.

1461, 24 avril. — *Nomination d'un chirurgien.*

Le XXIIIIe jour d'apvril l'an mil CCCC soixante et ung, Jehan Thiebault, maistre chirurgien, fut receuz au serrement de la ville de Lille pour icellui estat et art de chirurgie faire et excerser bien et loyaument avant ceste ville de Lille sur et à tous ceulx qui mestier en auroit et qui l'en requerroit, aussi bien les povres que les riches, sans y mener reffuz ne contredit aucun. Et quant aux gaiges par lui requis, selon les dilligences et les fachons qu'il tenra, eschevins y auroit advis d'en faire comme ilz le verront estre à faire par raison.

A. C. L., Reg. aux mémoires, 1458-1469, f. 63 v.

20.

1461, 5 juin. — *Nomination d'un chirurgien.*

Le venredi V^e jour de juing l'an mil IIII^c et LXI, sur la requeste faicte à eschevins en halle de la part de Mathieu Tangre, cirurgien et barbier, adfin qu'il plaise ledict Mathieu qui estoit expérimenté et usité ou fait de cirurgie, comme il dict, recevoir au serrement de la ville, heu regard aux relations faictes en ledict halle de la souffissance et habilité dudit Mathieu et de ses besongnes et oppéracions, il fut consenti et acordé audit Mathieu qu'il sera receu au service de ladicte ville comme cirurgien ; lequel Mathieu fist sur ce le serment pertinent.

A. C. L., Reg. aux mémoires, 1458-1469, f. 67 v.

21.

1466, 27 janvier. — *Pensions des chirurgiens.*

Lettres touchant les ordonnances et restranctions faictes sur pluiseurs points et articles pour le gouvernement de la ville durant le terme de six ans, dont depuis pour autres six ans ensuivans..... donnees le 27 janvier 1466, à Lille, par Philippe duc de Bourgogne.

Item et avons suspendu et suspendons par cesdites présentes les gaiges et pencions des trois cirurgiens mis à la cherge de nostre dite ville le terme et espace de six ans, réservé la plus anchienne pencion de dix livres qui sera payée à maistre Jehan Dufromont.

A. C. L., Reg. aux titres, ABC, f. 143 v.

22.

1467, 29 octobre. — *Nomination d'un chirurgien.*

Jhéromme le Marchant dit le Waubert, demourant à Seclin, fut receu à estre cirurgien en la ville de Lille, et fist serement ès mains du rewart de ladicte ville de bien et loyaument exercer le fait de cirurgien en ladicte ville. Faict en plaine halle le XXIXe jour de octobre l'an [MCCCC] LXVII.

A. C. L., Reg. aux mémoires, 1458-1469, f. 171.

23.

1469, 27 novembre. — *Réception d'un chirurgien.*

Le XXVIIe jour de novembre l'an mil CCCC LXIX, eschevins de Lille, en obtempérant à la requeste à eulx faite par monseigneur le gouverneur de Lille, auquel nostre très redouté seigneur et prince monseigneur le duc de Bourgoigne en avoit escript ses lettres, receurent Piatin Deleruyelle à chirurgien de ladite ville, ou lieu de feu maistre Jehan Lepotes, auquel ilz firent faire le serement en tel cas deu et acoustumé, pour icellui office faire et exerser bien lealement et dilligemment à ses sens et povoir à telz gaiges prouffiz et honneurs que avoit et perchevoit ledit feu maistre Jehan en son vivant.

A. C. L., Reg. aux mémoires, 1469-1482, f. 10 v.

24.

1470, 12 février. — *Réception d'un chirurgien « sans gages ».*

Le XIIe jour de février l'an mil CCCC soixante nœf, Bauduin Parent fut, à la relacion de Jacques Desprez et autres notables personnes, receu par eschevins au serement de chirurgien en ladicte ville, sans pour ce avoir ne y aroit aucuns gaiges de ledicte ville, et ce tant qu'il plaira ausdicts eschevins. En faisant lequelle récepcion, il lui fut enjoint soy gouverner oudit estat de chirurgien en tel manière qu'il n'y ait déshonneur ne semblablement il ne face préjudice ne intérest à personne aucune. A ce présens Jaques De le Sauch, Jehan le Lambert et autres plusieurs eschevins en halle.

A. C. L., Reg. aux mémoires, 1469-1482, f. 13 v.

25.

1472, 24 avril. — *Réception d'une sage-femme.* (Voir : *Un chapitre* etc., p. 7).

26.

1472, 28 avril. — *Réception d'un barbier « avec défense de saigner ».*

Ledit jour [28 avril 1472] sur la requeste faicte à eschevins de Lille par Symonnet Glorieux, barbier, filz de feu Jaques, afin d'estre receu en estat de maistre barbier en ladicte ville comme filz de maistre, en payant les drois du mestier telz qu'il appartient, iceulx eschevins après ce que en ensuivant l'ordonnance à lui faicte de barbier et ouvrer dudict mestier ès maisons d'aucuns barbiers de cestedicte ville pour savoir s'il estoit idoine et propre à ce, icelluy Simonnet a sur ladicte euvré, et que de ce rapport leur a esté fait, ont icellui Symonnet, sans préjudice des lettres du mestier des barbiers, en baillant interprétations à icelles, receu à ladicte maistrise de barbier en icelle ville, et payera les drois pour ce deuz, et luy interdisant de non saynier à payne de privation du mestier.

A. C. L., Reg. aux mémoires, 1469-1482, f. 50.

27.

1473, 26 mai. — *Nomination d'un chirurgien pensionnaire.*

Le mardi XXVIe jour de may l'an mil IIIIc LXXIII. Sur ce que pluiseurs cirurgiens avoyent baillé requestes à eschevins de Lille afin de parvenir aux gaiges de x livres par an que souloit avoir et prenre sur ladicte ville comme chirurgien deffunct maistre Jehan Defromont, iceulx eschevins, à délibéracion de conseil, après ce que par le rapport de pluiseurs gens notables ilz ont esté informez et advertiz de le leaulté, preudommie et bonne dilligence de Bauduin Parent, chirurgien sermenté à ladicte ville, lequel est bien expert en l'art de chirurgie et a fait pluiseurs et grant nombre de belles cures, comme iceulx eschevins ont esté au vray advertis, ont receu ledict Bauduin Parent en estat tel que avoit ledict feu maistre Jehan en son vivant, qui estoit et est de x livres de pencion par an et les lui payer tant qu'il plaira ausdits eschevins et qu'il sera oudit office.

A. C. L., Reg. aux mémoires, 1469-1482, f. 69 v.

28.

1473, 26 septembre. — *Réception d'une sage-femme.* (Voir : *Un chapitre* etc., p. 8).

29.

1478, 15 août. — *Réception d'un barbier comme chirurgien.*

Le XVe jour d'aoust an LXXVIII, sur le rapport fait à eschevins de l'expérience de Robert Agache, barbieur, en l'art de cyrurgie, rechuprent icelluy Robert à serment oudit estat de cyrurgie, lequel fist ledict serment et promist icelluy excerser bien et léalement et de aiddier et secourir le povre aussi bien que le riche et de faire bons et leaulx rappors sur ce qui en despend, le tout à son sens et pooir.

A. C. L., Reg. aux mémoires, 1469-1482, f. 138 v.

30.

1479, 22 octobre. — *Réception d'une « mère aleresse ».*

Ledict jour (22 octobre 1479) demisielle Philippe Treval, vesve de feu Jaqueman Hochart, après ce qu'il fust apparu à eschevins de son abilité et expérience en l'estat de mère aleresse, fut par lesdicts eschevins receu oudit estat pour besongner en icelle ville ainsi et comme les autres de ladicte ville, dont de ce faire bon et deuement elle fist le serment pertinent ès mains desdicts eschevins.

A. C. L., Reg. aux mémoires, 1469-1482, f. 152 v.[1]

---

[1]. Le 27 mars 1481, dame Philippe Reboux, femme de Guy Delobel, fut reçue mère aleresse (*Ibidem*, f. 159). — Le 22 juin 1526, Fremine Lainié, femme de Jean Houchard (*Reg. aux Mémoires*, 1526-1547, f. 6). — Le 28 janvier 1531, Jeanne Serut, femme de Jehan Plouvier (*Ibidem*, f. 78 v.).

31.

1479, 26 octobre. — *Incompatibilité des métiers de chirurgien et de franc-poissonnier.*

Ledict jour [26 octobre 1479] sur la requeste faicte à eschevins par maistre Jehan Dassonneville afin d'estre receu en estat de francq poissonnier, comme filz de francq poissonnier, à quoy autres que (luy) prétendoyent que c'ettoyent difficulté par plusieurs requestes, il fut ordonné que veu que ledict mestre Jehan estoit du stil de barbier et chirurgien, il ne sera point receu oudict estat, ains il demourra entier d'estre receu cy après oudict estat en cas qu'il se départeist de sondict mestier de barbieur et chirurgien.

A. C. L., Reg. aux mémoires, 1469-1482, f. 153.

32.

1487, 14 août. — « *Réception à maistre cyrurgien* ».

Ledict jour [14 août 1487] sur la requeste présentée à eschevins par Pierre au Patin adfin que lesdicts eschevins voulsissent ordonner à aucuns cyrurgiens sermentez de l'examiner pour et adfin que s'il estoit trouvé expert et propice il fust par lesdicts eschevins passé et reçeu à maistre cyrurgien; par lesdicts eschevins fut ordonné et appointé audict Pierre suppliant de meismes faire adjourner pardevant eulx lesdicts maistres cyrurgiens, comme il fist, telz que maistres Piat de le Ruyelle, Jehan de Hollande et Jehan Petit; et après que par lesdicts eschevins les dessusnommez olrent esté interroghiés sur l'expérience dudict Pierre, icelluy Pierre fut par eulx passé et receu maistre oudict art de cyrurgien et fist le serment en tel cas pertinent.

A. C. L., Reg. aux mémoires, 1482-1504, f. 46 v.[1]

---

[1]. Le 25 octobre 1485, Jacques Bernard fut reçu chirurgien et fit le serment. (*Ibidem*, f. 30 v.). — Le 7 septembre 1497, Hues Lemestre est reçu chirurgien (*Ibidem*, f. 115 v.). — Le 26 juin 1500, Estienne Bonose et Gilles Regnart, chirurgiens, sont examinés par Jean de Hollande, Baudouin Parent et Hugues Lemestre, sur le rapport desquels ils sont admis comme chirurgiens et prêtent le serment. (*Ibidem*, f. 136 v.).

33.

1493, 10 septembre. — *Nomination d'un « saigneur » des pestiférés.*

Le Xe jour de septembre l'an mil IIII{c} IIII{xx} treize, Micquiel Lefevre, barbieur, fut par eschevins de Lille receu à saynier les personnes infectéez de pestilence en Lille et se comprinst de ce faire bien et deuement du povre et du riche ; moiennant qu'il doit avoir comptant XXIIII livres parisis monnaie de Flandres pour son sallaire du premier mois. Item doit avoir au boult du second mois, se il servoit, autres XII livres, et ainsi de mois en mois XII livres. Et quand lesdicts eschevins vouldront renunchier à ladicte retenue, comme faire pourront quant bon leur semblera, se seront-ilz tenus de paier le mois entamé et ung mois après icellui mois entamé, et se seront tenus de paier le louage d'une maison que ledict Micquiel sera tenu de trouver en rue foraine propice à faire lesdictes sayniées.

A. C. L., Reg. aux mémoires, 1482-1504, f. 93.

34.

1514, 22 août. — *Nomination d'un chirurgien des pestiférés.*

Le XVIII d'aoust XV{c} et XIIII pour grant doubte de la peste et que en aucunes maisons il y avoit eu des gens trespassez et aucuns malades ; par eschevins, conseil et huyt hommes de la ville de Lille furent retenus au service de ladite ville.... (*Suit la liste des gens gagés*).

Le XXIIe d'aoust oudit an XV{c} et XIIII Jacques de Crepieul, maistre chirurgien, fut retenu aux gaiges de la ville pour saignier le peuple de la maladie contagieuse aux gaiges de LX livres par an tant qu'il sera en estat et puissant de pooir saignier ; lui sera fait prest de XLVIII livres à rabatre en quatre ans en chascun an XII livres. S'il finoit ses jours avant lesdicts XLVIII livres rendues il sera tenu de ce qui restera payer.

Prendera sur chascun manouvrier serviteur et mesquines, VI sols ; sur les gens de mestier, XX sols ; sur les bourgeois et marchans, XL sols. Et s'y prendera avecq ce que l'on lui voldra donner amiablement.

Aura maison sans en paier louage durant la peste et six sepmaines après.

Et quant il ne sera en estat et puissant de saignïer aura à la ville la valleur et revenue tel que a ung prouvendé à l'un des hospitaulx de la ville, ou lui baillier et donner ung pain.

S'il estoit mandé de gens de bien pour saignier il est tenu et a promis venir en leurs maisons.

A. C L., Reg. aux ordonnances, B, f. 65 et 66[1].

35.

1519, 5 août. — *Défense aux chirurgiens de saigner sans avis du médecin.*

L'an 1519, le 5 d'aoust, fut ordonné que nulz barbiers ou chirurgiens ne poudront saigner sans avoir premier le conseil du médecin. — Livre aux mémoires commenceant l'an 1504 et finant 1525 [2].

B. C. L., man. 295, Recueil à l'usage des échevins de Lille,
dit « Livre de M. Herreng », f. 66 v.

36.

1531, 16 septembre. — « *Ban touchant les médecins et chyrurgiens estrangiers.* »

Pour ce que pluiseurs estrangiers, hommes et femmes, viengnent en ceste ville contrefaisans les médecins et chyrurgiens, exhigeans des manans et habitans de ceste ville pluiseurs sommes de deniers soubz coulleur et promesse que ilz leur font de les guérir de leurs maladies et infermitez, dont grant inconvénient s'est ensuy et polra ensuyr à le grant foulle, oppression et séduction desdicts manans et habitans, pour à ce remédier je fay le ban que nul estrangier, homme ou femme, quel qu'il soit, soy meslans de médecine et chyrurgie, ne s'avance doresenavant de practiquer en ceste dicte ville et eschevinaige sans premiers en avoir congié et estre autorisé par eschevins, sur LX sols d'amende, le tiers à l'accusateur, et pugnition d'eschevins.

---

1. Signalé par E. Caplet, *La peste à Lille au XVIIe siècle*. Lille, 1898, p. 38 note.

2 Ce registre aux mémoires de 1504 à 1525 n'existe plus aux Archives communales.

Et que lesdicts estrangiers, homme ou femme, eulx meslans de médecine et de chyrurgie ne s'avance de mectre ne faire mectre en appert ne en couvert aucuns billetz par les lieux publicques ne autres de ceste ville pour practicquer sans avoir eu ledict congié, sur telle amende et pugnition que dessus.

Ce ban faict à l'interprétation, correction et mutation d'eschevins.

Publié le XVIe jour de septembre XVc XXXI.
Renouvelé le XXe de juing XVc LVIII.

A. C. L., Reg. aux ordonnances C, f. 83 v.

37.

1536, 11 mars. — *Autorisation d'exercer la chirurgie.*

Le XIe jour du mois de mars XVc XXXV, fut acordé par grâce à Charles Robin de pooir en ceste ville user de art de chirurgerie sur le fait des pocques et ce quy en depent, et playes fresches, tant qu'il plaisra à eschevins.

A. C. L., Reg. aux mémoires, 1526-1547, f. 130 v.

38.

1545, 9 juin. — « *Touchant la visitation de la maladie contagieuse* ».

Le IXe de juing XVc XLV, eschevins et conseil de la ville de Lille, suivant l'ordonnance par eulx naguères faicte, ordonnèrent que les porteurs des gens infectez de la malladie contagieuse de ceste dicte ville ne pouront faire visitation de aucuns trouvez suspectez estre terminez de ladicte malladie que le saigneur commis par lesdicts eschevins et conseil ne y soit présent, ensemble deux seurs soient repentyes ou noires seurs, et de ce ilz en facent vray et juste rapport par serment aux sergans ad ce commis ou l'un de eulx ; et en cas que en faisant ledit rapport ilz ne fussent tous de ung accord et que entre eulx y eust difficulté, leurdict rapport sera communicquié à aucuns docteurs en médecine pour tout ce faict en ordonner comme il appertiendra par raison ; ordonnant que le sallaire de ladicte visitation taxé par lesdicts eschevins sur la requeste baillié par ledict saigneur se partira également autant l'un ou l'autre selon le contenu de ladicte requeste.

A. C. L., Reg. aux mémoires, 1544-1560, f. 3.

39.

1549, 25 février. — *Nomination d'un chirurgien sermenté.*

Le lundy XXVe de febvrier anno XVc XLVIII, Nicollas Cordier, demeurant à Bailleul et chirurgïen de l'hospital dudict Bailleul, fut par eschevins et conseil receu à chirurgien sermenté de ceste ville, pourveu que en cures et visitations doubtives il évocquera et prendera avecq luy les aultres chirurgiens sermentez de ceste dicte ville et se règlera au fait desdictes cures par le conseil d'iceulx ; et à ces fins a faict le serment pertinent en tel cas requis.

Faict en plaine halle.

A. C. L., Reg. aux mémoires, 1544-1560, f. 31.

40-44.

1549, 28 février — 1592, 25 septembre. — *Réceptions de chirurgiens.*

Le darrain jour de febvrier anno 1548, Gilles Beudon, chirurgien, examiné par Me Toussaint Muyssart, docteur en médecine, et plusieurs des autres chirurgiens sermentés de cette ville.

Le 10 novembre 1551, François Destevelle, examiné par Toussains Muyssart, Franchois de le Rue, Philippe Tournemine, docteurs en médecine, Dubrusle et Joachim Guilleman, chirurgiens de cette ville.

Le 16 novembre 1551, Pierre Warehel, examiné par Me Martin Lemieuvre, docteur en médecine, et plusieurs chirurgiens sermentés de cette ville.

Le 21 avril 1589, François Destevelle, examiné par maîtres Nicolas Lespillet et Michel Baillet, docteurs en médecine, Jehan de Gravelines, Nicolas Le Gillon et Jehan Boidin, chirurgiens sermentés.

Le 25 septembre 1592, Étienne Labbe, examiné par maistres Nicolas Lespillet, Michel Baillet, Martin Trezel et Jean Bridoul, docteurs en médecine, Nicolas Legillon, Denis Boidin et François Destevele, chirurgiens sermentés.

A. C. L., Reg. aux mémoires, 1544-1560, f. 31 v., 73, 73 v.
1585-1597, f. 64, 126 v.

45-50.

1549-1588. — *Réceptions de sages-femmes* (Voir : *Un chapitre* etc., p. 8 et 9).

51.

1557, 5 août. — « *Touchant la matronne de peste et le pain de Marte* [1] *par elle requis.* » (Voir : *Un chapitre* etc., p. 9).

52.

1560, 5-8 avril. — *Interdiction d'exercer la chirurgie à Lille.*

Le Ve dudict mois [avril 1560 (n. st.)] Noël Jan, mandé pardevant eschevins de ladicte ville, pour ce que il se ingeroit practicquier comme chirurgien en icelle ville sans le congié d'eschevins, de quoy les chirurgiens de ladicte ville se plaindoient obstant qu'il y avoit ordonnances au contraire ; le tout oy, a esté deffendu audict Noël de plus practiquier en icelle ville de l'art de chirurgie, à péril de pugnition à la discrétion d'eschevins.

Le VIIIe dudict mois, sur la remonstrance faicte à eschevins par Jehan Malebrancque que ledict Noël Jehan avoit en cure ung sien enffant, et la requeste qu'il a faict que ledict Noël puist parfaire la dicte cure, eschevins ont accordé audict maistre Noël de pooir demourer en ceste dicte ville quinze jours de jour d'huy et se il n'e a aschevé ladicte cure au boult de quinze jours fors polra retourner.

A. C. L., Reg. aux mémoires, 1544-1560, f. 202.

53.

1561, 3 juin. — *Statuts du corps de métier des Chirurgiens et Barbiers.*

A tous ceulx quy ces présentes lettres verront ou orront, eschevins de la ville de Lille en Flandres, salut. Comme les maistres et corps du mestier des chirurgiens et barbieurs de ceste dicte ville nous euissent remonstré que les lettres à eulx parcidevant accordées par noz prédicesseurs en loy, des droix, auctoritez et franchises desdicts stilz pour furnir aux frais qu'ilz supportoient pour l'entretènement des messes et chappelle qu'ilz entretiennent en l'augmentation du service divin et les torses qu'ilz ont et maintiennent pour honnourer et revérender le Sainct Sacrement et procession de ceste dicte ville, estoient perdues et desmanevées en sorte qu'il ne avoient moien de constraindre les redebvables ad ce qu'ilz avoient

---

1. Il s'agit d'une prébende de l'hôpital des Marthes.

accoustumé de paier, et sy ne sçavoient comment ilz se debvoient régler pour l'exercice desdictes stilz, à cause de quoy plusieurs inconvéniens advenoient par faulte que plusieurs se entremectoient de besongnier, user et exercer ledict stil sans avoir congnoissance en l'art et science de chirurgien et en sourdoient plusieurs périlz, dangiers et inconvéniens, au grand scandalle, regret et dhommaige de ceulx estans sermentez et portans congnoissance et expérience dudict art de chirurgie, requérans à ceste cause de leur voloir accorder nouvelles lettres ensamble les poinctz et articles enssievans déclarez : Sçavoir faisons que aians veu et visitez les poinctz et articles prétendus par lesdicts remonstrans et pour certaines aultres causes et considérations et affin que lesdictz stilz soient mieulx entretenus et exercez et qu'ilz aient moyen de pooir furnir aux cherges et entretenement desdicts messes et chappelles et aultres frais raisonnables et convenables pour éviter aux inconveniens et frauldes que les estrangiers triacleurs et appoticquaires et aultres non ayans congnoissance ne expérimentez audict art de chirurgie avons accordé et ordonné, accordons et ordonnons ce qu'il s'ensieult :

I. — Premiers, que tous ceulx et celles quy se voldront mesler de l'art de chirurgie et barbieur en ceste dicte ville et taille seront tenus préallablement eulx faire examiner par ceulx quy seront esleuz et commis ad ce par eschevins et le corps dudict mestier, en la présence du médecin pentionné de ladicte ville ou aultre docteur en médecine ad ce commis. Et après estre trouvé souffisant et admis, sera tenu faire le serment en tel cas pertinent de bien et deuement exercer ledict stil et art de chirurgie à péril de soixante solz d'amende que fourfera celluy trouvé exerceant ledict stil et art sans avoir esté examiné et faict ledict serment, pour la première fois ; pour la seconde fois, douze livres ; et pour la troisiesme fois d'estre banny de ladicte ville et chastellenie de Lille ou aultrement griefvement pugny à la discrétion d'eschevins, après que ladicte ordonnance luy auera esté insinuée ; à applicquier la moictié au prouffict de ladicte chappelle et l'aultre à la Bourse des povres de ceste dicte ville.

II. — Lesquelz commis seront tenuz de tenir registre des noms et sournoms de ceulx lesquelz aueront esté examinez et trouvez souffisans et en cas que ledict examiné soit trouvé insouffisant luy sera interdict de exercer ledict art de chirurgie et barbierie, meismes ne polra ordonner ou exhiber potion, pillules ou aultres médechaines concernans ledict art de chirurgie ou médecine, à péril de encourre en la susdicte amende de soixante solz pour la première fois ; et après avoir paié ladicte première amende, se il estoit trouvé que il euist exhibé potion, medechaines ou aultres choses concernans ledict stil, il encourera pour la seconde fois en l'amende de douze livres applicable comme dessus ; et pour la troisiesme fois sera banny de ladicte ville et chastellenie dudict Lille ou aultrement pugny à la discrétion d'eschevins. Et quant ledict examiné sera trouvé souffissant, icelluy sera présenté pardevant lesdicts commis pour faire ledict serment et luy estre accordé temps de pooir exercer ledict stil en ladicte ville à l'advis dudict médecin et desdicts commis.

III. — Item quant à ceulx quy prétenderont estre admis et receus à passer maistre dudict stil et art de chirurgie et barbierie, seront tenus de faire chief-d'œuvre, asscavoir de faire quatre lanchettes pour deuement ouvrir certaines vaines quy seront advisées par le corps dudict mestier, et sy sera examiné par les maistres dudict mestier et les commis et députez ad ce, lequel examen se fera pareillement en la présence du plus anchien docteur médecin ou aultres commis ; et lesquelles lanchettes ledict examiné sera tenu faire ès maisons desdicts quatre commis et jurez, en chacune d'icelle une ; et se ledict examiné est trouvé souffisant pour estre receu à passer maistre dudict stil paiera pour tous droictz et sallaire tant dudict examen que bien venue, asscavoir : au prouffict de ladicte chappelle dudict mestier vingt pattars [1], pour le sallaire de chascun maistre quy se trouvera audict examen et leur sergeant six pattars [2], et moyennant ce ne sera tenu payer aultres droix.

IV. — Bien entendu que sy quelque chirurgien estrangier estoit appellé en ladicte ville pour quelque cure, polroit entendre à icelle tant et sy longhement que plaisroit au patient quy le aueroit appellé sans pour ce passer ledict examen [3].

---

1. En 1632, 24 livres parisis.
2. En 1632 : « Seize l. par., qui est à chacun d'eux 4 l., et au serviteur dudit métier quarante sols parisis, sauf que les fils de maîtres payeront seulement la moitié desdits droits ».
3. En 1632 : « Ni cependant povoir aultrement pratiquer duditart en cette dite ville, à péril de 12 l. par. d'amende à appliquer comme dessus, pour chacune fois qu'il seroit trouvé avoir fait le contraire ».

V. — Néantmoings sy quelque chirurgien ou barbieur d'aultre ville venoit pour résider en ceste dicte ville pour y exercier ledict stil, sera tenu faire chief d'œuvre comme dict est, ensamble passer ledict examen comme les aultres maistres y résidens [1].

VI. — Pareillement a esté ordonné que nulz maistres barbieurs ou chirurgiens ne polront tenir et avoir en leur ouvroir en ung meisme temps plus d'ung apprentif, lequel sera tenu faire serment ès mains desdictz commis dudict mestier, lesquelz seront tenus tenir registre du jour de la réception d'icelluy ; lequel apprenty sera tenu de résider au logis dudict maistre l'espace de deux ans, sans pooir chambgier de maistre, n'est qu'il euist cause ou excuse légitime, à péril de ne pooir exercer lesdictz stilz de chirurgie et barberie en ceste dicte ville ; et ledict terme de deux ans expiré, ledict maistre sera tenu le faire enregistrer par lesdits commis. Et ne polra ledit maistre prendre nouvel apprenty durant lesdicts deux ans, à péril de trois florins carolus [2] d'amende aplicable si comme ung tierch au proufict de la Bourse des povres, ung aultre tierch au proufict desdicts commis et l'aultre tierch au proufict de ladicte chappelle, et payera ledict apprentif pour sa réception et serment au proufict dudit mestier cinq pattars [3].

VII. — Item, que tous chirurgiens et opérateurs d'incisions de pierres ou relaxations seront tenus pour la première opération [4] qu'ilz feront appeller ung docteur en médecine pour estre présent à ladicte opération [5].

VIII. — Item, que toutes vesves de maistres chirurgiens et barbieurs polront durant leur viduité user dudict stil de barbierie et avoir et tenir tel nombre de serviteurs que bon leur semblera pour exercier ledict stil de barbier, sans qu'elles se puissent entremectre dudict art de chirurgie, n'est qu'elles ayent filz ou serviteur examinez comme dict est ; bien entendu touttesvoies que sy elle se remarioit à aultres non maistre barbieur, seroit privée dudict stil, comme aussy ne polra la

---

1. En 1632 : « Moyennant qu'il fera apparoir de la franchise de ville privilégiée et que ceulx francqs de cette ville y seroient semblablement reçus ».
2. En 1632 : « douze livres parisis ».
3. En 1632 : « huit livres parisis ».
4. En 1632 : « Pour toutes et chacunes oppérations ».
5. En 1632 : « Et payer pour chacune d'icelles au profit de laditte chapelle 40 s. parisis ».

femme de barbier exercier ledict stil de barbieur ou chirurgie pour le temps qu'elle seroit séparée ou divorsée de son mary.

IX. — Item sera tenu chascun maistre chirurgien et barbieur payer chascun mois pour l'entretenement du sainct service divin quy se faict annuellement en icelle chappelle douze deniers Flandres et pardessus ce pour aultres frais ordinaires dudict stil chascun an aultres douze deniers [1].

X [2]. — Item que tous maistres qui termineront vie par mort ou leurs femmes payeront pour morte-main au prouffict dudict mestier dix pattars [3], et moyennant ce lesdicts quatre commis et confrères seront tenus faire célébrer ung service solempnel [4] pour l'âme dudict terminé, au jour quy sera advisé et ensigné par lesdictz commis ; auquel service seront tenus comparoir lesdicts commis et maistres barbieurs et chirurgiens et assister à l'enterrement de leurdict confrère, n'est qu'ilz aient excuse ou empeschement légitime, et ce sur paine d'une livre [5] de chire d'amende au prouffict dudict mestier.

XI [6]. — Item que nul barbieur et chirurgien ne polra baillier ou ordonner aulcunes médecines à patient doubteuzes et d'importance, sans préallablement sur ce avoir l'advis et conseil de quelque médecin, à péril de soixante solz d'amende et pugnition que dessus.

Pareillement [7] que nul barbieur ou chirurgien ne polra en ladicte ville et taille faire aulcune espreuve de ladre ou suspect de l'estre sans la présence du docteur en médecine de ladicte ville, pour sur ladicte espreuve rendre quelque ordonnance ou jugement, sur paine et amende que dessus.

XII. — Item nulz barbieurs et chirurgiens en icelle ville ne polront applicquier trepane ne se entremectre de curer ou médicamenter cassures, fiscoures ou embacures du corans [8] ny playes aux parties pectoralles jusques au creu du torax, ny celles où les parties contenues audict torax seroient bleschiés, ne médicamenter playes au ventre jusques aux entrailles

---

1. Cet article manque dans les lettres de 1632.
2. En 1632 : article IX.
3. En 1632 : « quatre livres parisis ».
4. En 1632 : « ung obit ».
5. En 1632 : « une demi-livre de cire vaillable 12 sols parisis ».
6. En 1632 : article X.
7. Le paragraphe qui commence ici forme, en 1632, l'article XI.
8. Sic ; lisez : du crâne.

inclusive ou exclusive avecq lepit en subus, ny extirper quelque membre du corps humain, ny curer playes aux artères ou nerfs avecq spasme, ny mettre la main aux gangrines et aultres accidens périleux et dangereulx, sans en premier lieu et au principal de l'euvre y appeller ung docteur en médecine scavant et expérimenté, à péril d'estre pugny à la discrétion d'eschevins.

XIII. — Aussy à chascune fois que surviendront aux patiens, à raison des playes, grosses fiebvres, wideurs de chief et aliénation de sens, cours de ventre et aultres accidens d'importance, ledict chirurgien sera tenu, pour la seureté de son patient, évocquier pareillement ung docteur en médecine pour en ce conduire en plus grand sceureté l'affaire de sondict patient.

XIV. — Pareillement que tous compaignons chirurgiens et barbieurs seront tenus de aller et convoyer leurs torses tant au Sainct Sacrement que à la prossession[1] sur peine de encourre en une livre de chire d'amende[2] n'est qu'il y ait cause ou excuse légitime. Pareillement[3] aussy que tous compaignons dudict stil seront tenus au jour de Sainct Cosme et Sainct Damien venir et accompaignier à la messe sur telle paine que dessus ; toutes lesquelles amendes seront exécutoires allencontre des deffaillans et contrevenans et ne polront estre oys ne receuz à opposition sans pareillement namptir, ouquel cas leur sera assigné jour.

Tous lesquelz poinctz et articles ont esté fais et accordez soubz le correction, mutation et ampliation que lesdicts eschevins trouveront estre à faire et selon lesquelz avons ordonné et ordonnons que doresenavant on se riglera au faict dudit stil et vollons inviolablement estre entretenus en tous poinct sans en aulcune manière y pooir contrevenir. En tesmoings de vérité eschevins dudict Lille ont à ces présentes lettres faict mectre le seel aux causes de ladicte ville. Ce fut ainsy faict ordonné et accordé le troiziesme jour de juing l'an mil cincq cens soixante et ung.

A. C. L., Reg. aux métiers, A, f. 181 à 184 v.

---

1. En 1632 : « à commencer à prendre leur tour du moins au château devant l'image de la Madeleine, et ainsi continuer jusqu'à la Trinité ; et au retour, prendre leur tour à la dite Trinité ».

2. En 1632 : « une demi-livre de chire d'amende vaillable douze sols parisis ».

3. La suite des statuts de 1632 sera reproduite à cette date.

54.

1561, 17 octobre. — Le XVIIe dudit mois [octobre 1561], après avoir oy le rapport fait de l'examen Noël Jan prétendant exercher la chirurgie en ceste ville, icelluy a esté mandé en plaine halle et luy a esté interdit de exercher ledit art de chirurgie et de ordonner ou exhiber potion, pillules ne aultres médicamens concernans ledit art de chirurgie ou médecine, à péril de encoure en l'amende de LX sols pour la première fois et après avoir payé ladicte amende, se il estoit trouvé que il eust exhibé potion, médicamens ou aultre chose concernant ledit art et stil, il encourera pour la seconde fois en l'amende de XII livres, et pour la IIIe fois sera banny de la ville et chastellenie de Lille ou aultrement pugny à la discrétion d'eschevins

A. C. L. Reg. aux mémoires, 1561-1573, f. 7 v.

55.

1568, 14 octobre. — Ledict jour [14 octobre 1568], sur ce que maistre Anthoine de Rave a exhibé à eschevins certaines lettres de vidimus avecq certiffications tant de la justice de Grantmont que du curé dudict lieu, requérant pooir en ceste ville demourer et exercher l'art de chirurgie et médecine l'espace de ung mois, ce luy a esté accordé à condition que au boult dudict mois il sera tenu soy remonstrer pardevant eschevins à péril de dix florins d'amende.

En marge : Le XXIXe dudict mois ledict maistre Anthoine, comparant en jugement, a remonstré qu'il ne sentoit son prouffict à demourer en ceste ville. Par quoy déclara qu'il se partoit de ceste dicte ville.

A. C. L. Reg. aux mémoires, 1561-1573, f. 124.

56.

1572, 18 septembre. — *Nomination d'un chirurgien des pestiférés.*

Ledict jour [18 septembre 1572], maistre Jehan Pottier, chirurgien, a esté retenu au service de ceste ville pour saignier et assister les gens infectez de la maladie de peste ; pourquoy faire luy a esté accordé XVI patars par jour à commenchier cejourd'huy et pour recepvoir lesdicts gages durant ladicte peste et trois mois après le derrain terme de ladicte maladie. Et sy auera durant icelle peste ung lot de vin la sepmaine et la somme de LXXII livres que on luy paiera pour une fois à son entrée, à cherge de faire une robbe partie de rouge et blancq, et sy luy a esté acordé pardessus ce, sa vie durant, la somme de deux patars par jour à commenchier son terme expiré ; et moiennant ce ledict Potier sera tenu de, durant ledict temps de peste et lesdits trois mois après, soy depporter et aussi sa femme et famille et maisnie de tenir ouvroir et bouticque de barbieur ne soy trouver et communicquier durant ledict temps avecq les gens non infectez ; et sera tenu de bien et diligament servir et assister ausdits infectez, sans rien pooir avoir de sallaires pour seignies et visitations desdicts infectez qui seroient nouris et entretenus à la cherge de la bourse des povres, et que pour les aultres infectez il auera et prendera seullement si comme d'aultres povres honnestes gens six patars et de chascun qui sont aisez douze patars ; et chascun bien et dilligament assister sans aulcun refus, et après ladicte peste cessée, sy aultre inconvénient de peste survenoit cy après, sera tenu pareillement servir moiennant pareil sallaire, sans augmentation desdicts deux patars par jour et à condition que se il estoit trouvé deffailli ès cas que dessus ou en aulcuns d'iceulx que il sera privé de l'effect dudict marchié ; et ad ce faire et entretenir ledict Pottier a obligé ses biens.

A. C. L., Reg. aux mémoires, 1561-1573, f. 215.

57.

1572, 14 octobre. — *Matrone des pestiférées.* (Voir : *Un chapitre* etc., p. 9).

58.

1575, 11 août. — Ledit jour, le chirurgien Gilles du Marez est retenu « pour saignier et assister les gens infectez de la malladie de peste. »

Il recevra 18 patars par jour à partir du 12 août pendant le temps que durera la peste et 3 mois après ; — un lot de vin par semaine ; — 100 livres pour une fois à son entrée ; — une robe qui est « ès mains de Rogier Bernard » ; — deux patars par jour « sa vie durant ».

Il lui est défendu de tenir boutique de barbier; de communiquer avec gens non infectés; de se faire payer pour saigner les gens nourris et entretenus par la Bourse commune des pauvres; aux autres pauvres gens ne peut demander que 6 patars et aux gens aisés 12 patars.

Lors d'une nouvelle peste il sera tenu de servir dans les mêmes conditions; s'il est « trouvé défaillir... il sera privé de l'effect dudict marchié. »

A. C. L., Reg. aux mémoires, 1573-1585, f. 33.

59.

1576, 11 juillet. — *Nomination d'un chirurgien des pestiférés.*

Le XVIIe jour dudict mois de juillet XVc LXXVI, eschevins et conseil de ceste ville de Lille ont retenu au service de cestedicte ville Allard Solier, demourant à Ysenghien, pour saignier et assister les gens infectez de la maladie de peste; pourquoy faire luy a esté accordé et promis payer trente patars par jour à commenchier incontinent son serment faict, lesquelz gaiges il recepvera durant le temps qu'il sera en service. Et sy luy sera payé par chascune sepmaine ung lot de vin. Et moiennant ce ledict Allard sera tenu de, durant ledict temps de peste, se déporter et aussy sa femme, famille et maisnie, de tenir ouvroir et bouticque de barbieur, ne soy trouver et communicquier durant ledict temps de peste avecq gens non infectez. Sy sera tenu de bien et diligament servir et assister ausdicts infectez et avoir avecq luy quelque personne scachant le langaige franchois sans les despens de ladicte ville, sans riens pooir avoir de sallaire pour saigner et visitations desdicts infectez qui seront nouris et entretenus à la cherge de la bourse des povres, ny pareillement pour les potions, cataplasmes, préservatifz, maturatifz et aultres médicamens qu'il administrera ausdicts povres, livrant par icelluy toutes droghes à ses despens. Et au regard des aultres infectez il auera de chascune signée si comme de communes honnestes gens six patars, et des aultres quy seront aysez douze pattars. Et pour les visitations et solicitudes d'iceulx sera payé si comme des communes gens deux patars de chascune visitation et des aysez quattre, et pour les potions et médicamens sera tenu se contenter de payement raisonnablement. Et de chascun bien et diligament assister sans aulcun reffus. Et au regard ès visitations des corps mortz pour sçavoir sy c'est peste ou non, icelles se feront par les porteurs et ledict Allard par ensemble, et luy sera payé sa part desdictes visitations où il sera présent à l'advenant que s'est payé ordinairement. A condition que se ledict Allard ne servoit comme il appertient et à contentement desdicts eschevins et conseil, en ce cas iceulx le polront deschargier dudict service et demeureront et seront deschargez de ce présent accord, saulf que il polra faire ses six sepmaines durant lesquelles luy sera payé vingt pattars par jour. Et néantmoins sy ledict Allard faisoit tant et sy bon debvoirs que endedens quatre mois prochains ladicte ville fut nettoyée et purgée de ladicte maladie, luy sera payé cincquante florins carolus pour pot de vin. Et sy sera presté audict Allard sur sesdicts gaiges dix-huit florins carolus à son entrée. Et à l'entretènement et furnissement de ce que dessus ledict Allard a obligié ses biens et héritaiges vers tous seigneurs et justices.

A. C. L., Reg. aux mémoires, 1573-1585, f. 52 v.

60.

1576, 20 septembre. — *Nomination d'un chirurgien des pestiférés.*

Le XXe de septembre dudict an [1576] maistre Grégoire Boidin, chirurghien, demeurant en ceste ville de Lille, a esté retenu au service de ceste dicte ville pour saigner et assister les gens infectez de la maladie contagieuse. Pourquoy faire luy a esté accordé et promis payer trente-six patars par jour durant le temps qu'il sera audict service, à commencher lundy prochain. Et sy auera durant ledict service par sepmaine une queuve de vin franchois, faisant deux lotz, à prendre au célier de ceste dicte ville ; et la somme de soixante-douze florins carolus de XX patars pièche que l'on luy payera pour une fois à son entrée. Et se luy sera donné pour une robbe ou manteau de drap rouge la somme de douze florins carolus. Et lorsque Messieurs luy aueront commandé de faire ses six sepmaines, auera tant seullement durant icelles trente patars par jour. Par dessus ce luy a esté accordé sa vie durant cincq patars par jour, à commenchier après lesdictes six sepmaines achevées. Et moyennant ce ledict maistre Grégoire sera tenu durant ladicte maladie et lesdictes six sepmaines soy depporter et aussy sa femme, famille et maisnie, de tenir ouvroir et bouticque de barbieur, ne soy trouver et communicquier durant ledict temps avecq les gens non infectez. Et sera tenu de bien et diligemment servir et assister ausdicts infectez, asscavoir honnestes personnes et aultres povres quy seront nourris et entretenus à la charge de la bourse géneralle des povres, sans riens poiir avoir de sallaire pour saigner, visiter et médicamenter de médicamens tant intérieurs que extérieurs, lesquelz ledict maistre Grégoire a promis de les composer ou faire composer à ses despens, sans pour ce en pooir riens demander pour sallaire ausdicts povres cy-dessus déclarez; tant saulf que des riches il polra prendre pour la saingné six patars, et quant aux médicamens tant intérieurs que extérieurs il les composera ou fera composer par apoticaire aux despens des dictes personnes riches ou par conseil des médecins pour ce requis; et chascun bien et diligemment assister sans aulcun reffus. Et après cestedicte maladie contagieuse cessée, sy aultre inconvénient de peste survenoit cy après, sera tenu pareillement servir moyennant pareil sallaire sans augmentation aultre que cy-dessus. Bien entendu que pour les visitations des corps morts quy se feront desdistes honnestes personnes et ceulx estans assistez de ladicte bourse, il ne polra riens demander ny exiger, ains sera tenu de les faire gratis; saulf que pour les corps morts des riches, il auera la moictié du sallaire ordinaire allencontre des porteurs. Et à condition que, se il estoit trouvé defaillir ès cas que dessus ou en aulcuns d'iceulx, il sera privé de l'effect de ce présent marchié. Et ad ce faire il a obligié ses biens entièrement; dont et de soy acquiter il a fait le serment en tel cas pertinent.

Le premier de juing XV^c soixante dix-noef, sur requeste présentée par ledict maistre Grégoire, luy a esté accordé pour chascune visitation à la cherge de la ville deux pattars pardessus l'ordinaire, à cherge de se régler pour les douze pattars d'ordinaire selon l'ordonnance faicte le pénultiesme de may derrain, quy est de tierchier lesdicts douze pattars.

Le XIe de septembre XV^c IIII^{xx}, ledict maistre Grégoire est rentré en service.

A. C. L., Reg. aux mémoires, 1573-1585, f. 56 v.

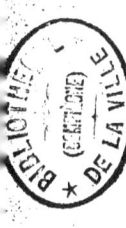

61.

1585, 24 septembre. — Le XXIIIIe jour de septembre XV^c quatre vingtz cincq, sur ce que les maistres du styl des chirurgiens et barbieurs de ceste ville auroient, par congié de

Monsieur le Mayeur, faict adjourné à comparoir audict jour en plaine halle maistre George De Hond, natif de Wervy, et contre luy conclud ad ce que luy fut interdit et deffendu de ne plus s'entremectre d'exercer la chirurgie comme il faisoit en ceste ville, nonobstant qu'il obt passé l'examen en tel cas requis et accoustumé et payé les droix pour ce deuz ; Messieurs, après avoir oy ledict Dehond en tout ce qu'il a vollu proposer et alleghier, luy ont interdit et deffendu de soy déporter de faire dolres en avant aucun acte dépendant de chirurgie, tant qu'il soyt receu et admis à la franchise dudict styl.

A. C. L., Reg. aux mémoires, 1585-1597, f. 1.

62.

1587, 27 juillet. — *Nomination d'un chirurgien pour les pauvres.*

Le XXVIIe de juillet 1587, sur ce que maistre Grégoire Boidin, chirurgien, a remonstré à Messieurs en plaine halle qu'il est journellement requis et sollicité de plusieurs povres personnes entachées de cloux et aultres playes et ulchères de leur délivrer droghues et médicamens ad ce convenables, que touttefois elles ne ont moyen de payer pour la misère et calamité du temps et pour estre desnevées de tous biens, mesdicts sieurs ont, pour éviter aux inconvéniens tant de maladie et infection contagieuse que aultre qui polroient survenir à faulte de par lesdictes povres personnes estre assistées en ce que dessus, ordonnez et ordonnent audict Boidin de faire et prester ladicte assistance ausdictes povres personnes, en tenant note de touttes droghes et médicamens que pour ce il leur délivrera, et les povres personnes dont il ne aura receu quelque payement pour luy en faire faire payement et satisfaction par l'argentier de ceste ville selon que en tel cas a esté aultreffoys faict et practicqué.

A. C. L., Reg. aux mémoires, 1585-1597, f. 29.

63.

1588, 5 mars. — Le Ve de mars XV^c IIII^{xx} huit, Messieurs ont ordonné que doresnavant ne sera payé aucune chose à maistre Grégoire Boidin, chirurgien, pour les cures qu'il fera aux pestifférez et aultres à la cherge de ceste ville, ne soit que luy soit donné cherge expresse par Messieurs de ce faire.

A. C. L., Reg. aux mémoires, 1585-1597, f. 41.

64.

1588, 6 mai. — *Logement du chirurgien des pestiférés.*

Le VIe dudit mois [mai 1588] sur requeste présentée par maistre Grégoire Boidin, chirurgien, remonstrant qu'il auroit, passé pluiseurs années, esté accommodé en la tour Martin estant sur les rampars de ceste ville, entre les portes de Courtray et Desrigneaux, pour illecq visiter et médeciner les pestifferez de ceste ville, où il auroit continué sa demeure jusques à environ ung an, que lors, à cause de la caducité de ladicte tour, icelle auroit en partie esté démolie et rabaissée, et depuis auroit aussy esté encommenché la réparation d'icelle tour, laquelle seroit demorée imparfaite et non du tout accommodée pour soy y pooir par ledict remonstrant retirer et y faire les cures des pestifferez quy polroient survenir ; ce qu'il disoit estre nécessaire pour le bien de ceste ville, requerrant partant que le plaisir de Messieurs fust ordonner de parfaire les réparations et commoditez de ladicte tour et luy accorder sa demeure en icelle sa vie durant ; pour les raisons susdictes, mesdicts sieurs, après avoir faict visiter ladicte tour, ont le tout considéré accordé et accordent audict Boidin sa demeure en ladicte tour sa vie durant, ordonnant que le coust des ouvraiges y fais jusques à présent pour la commodité d'icelle, portant cincquante à soixante livres parisis, se payeront par l'argentier de ladicte ville et pardessus ce la somme de douze livres parisis tant moings au coust des aultres ouvraiges restant à faire en ladicte tour et non dadvantaige.

A. C. L., Reg. aux mémoires, 1585-1597, f. 44.

65.

1590, 5 janvier. — « *Ordonnance aux matronnes.* » — (Voir : *Un chapitre* etc., p. 10).

66.

1590, 5 avril. — *Serment d'une matrone.* (Voir : *Un chapitre* etc., p. 11).

67.

1595, 31 mars. — Le derrain de mars dudict an [1595] Messieurs ont ordonné à Jehan Dumares, chirurgien, pour ce mandé en halle, de doresnavant tailler les povres personnes entachées de la pierre pour douze livres parisis chascunes personnes ou enffans.

A. C. L., Reg. aux mémoires, 1585-1597, f. 173.

68-69.

1596, 11 octobre. — Le 11 8bre 1596, maitres Grégoire et Laurent Boidin ont été retenus pour saigner et assister les pestiférés aux conditions suivantes : Ils recevront 4 livres parisis par jour durant le temps de peste, à commencer de ce jour ; plus 1 pinte de « vin franchois » par jour ; 1 manteau de drap rouge valant 12 florins carolus ; et 35 patars seulement quand ils feront leurs 6 semaines. Mtre Grégoire « sa vie durant » recevra en plus 5 patars par jour. Ils soigneront gratuitement les pauvres, prendront 6 patars aux riches pour la saignée et se feront payer des médicaments qu'ils leur auront livrés.

Le même jour, Étienne Labbe est reçu « chirurgien de peste » aux mêmes conditions.

A. C. L., Reg. aux mémoires, 1585-1597, f. 208 v. et 209.

70.

1597, 22 avril. — Ledit jour, maistre Étienne Labbe, chirurgien, a esté retenu pour saigner et assister gens infectez de la maladie contagieuse. « Aura à son entrée cent fl. par., tant pour soy pourveoir de médicamens pour assister les povres que pour pot de vin ; aura ledict maistre Estienne sa vie durant (estant hors d'infection), et la vie de maistre Grégoire Boidin, chirurgien, présentement infecté, cent florins par an, et après la mort dudict maistre Grégoire cent et vingtz florins ; et là où ledict maistre Estienne viendroit à terminer vie par mort estant infecté de ladicte maladie contagieuse, en faisant lesdictes six sepmaines, sa vefve aura de pension annuelle à la charge de ceste ville chascun an sa vie durant cent florins parisis [1] ».

A. C. L., Reg. aux mémoires, 1585-1597, f. 223.

---

1. Étienne Labbe mourut avant le 11 juillet 1597.

71.

1597, 29 mai. — *Mesures relatives au « mal contagieux »*.

Le 29 mai 1597, il fut ordonné que les pauvres infectés qui iront au riez de Canteleu auront les hommes et femmes 4 patars par jour, les enfants 5 sols ; ceux demeurant aux faubourgs auront les hommes et femmes 3 patars, les enfants 3 sols.

Quand dans une maison il y aura un malade suspect du mal contagieux les habitants devront en avertir Robert Simon. Ledict Simon s'informera de la forme d'icelle malladie et par après le déclarera à maistre Estienne Labbe, chirurgien, pour de luy sçavoir l'apparence qu'il y auroit de ladicte malladie et suivant ce faire administrer ledict mallade par les pères capuchins infectez sy avant qu'il y auroit doubte dudict mal contagieux, sinon en advertir le pasteur dudict mallade, et au cas que lesdicts capuchins entrent en ladicte maison n'estant aultrement ledict mal jugé contagieux, ceulx d'icelle maison ne polront converser avecq aultres personnes par l'espace de trois sepmaines suivantes ny sortir de leurs dictes maisons fors en portant blanche verghe.

Ayant aussy esté ordonné que la matronne des pestifférez sera tenue porter verghe rouge.

A. C. L., Reg. aux mémoires, 1585-1597, f. 224 v.

72.

1597, 11 juillet. — Le 11 juillet 1597, maistre Jehan de le Tombe, chirurgien, demeurant au faubourg du Mollinel de ceste ville de Lille, a esté retenu au service de ladicte ville pour seigner et assister gens infectez de la malladie contagieuse. Pour quoy faire luy a esté accordé sa demeure en la maison où a demeuré feu maistre Estienne Labbe, sans payer rendaige durant le temps qu'il sera infecté seullement, et lorsque la Tour sur le rampart accordée à maistre Grégoire Boidin sera à la disposition de Messieurs, ledict maistre Jehan en aura la joyssance sa vie durant..... Il aura un manteau rouge pour lui et un autre pour son serviteur..... Il ne pourra user de médicamens intérieurs, fors par l'advis de quelque docteur en médecine..... Son serviteur devra estre expert en l'art de chirurgie pour avecq luy assister lesdits malades ..
Il sera tenu de bien et dilligemment servir et assister ausdits

— 30 —

infectez, asscavoir honnestes povres personnes quy seront nouris et entretenus à la cherge de la bourse génerálle des pauvres, item ceulx quy seront au riez de Canteleu et ceulx quy seront à l'hospital Comtesse, sans riens pooir avoir de sallaire..... Après l'infection, il aura, sa vie durant, 100 florins carolus par an [1].

A. C. L., Reg. aux mémoires, 1585-1597, f. 229.

73.

1597, 12 août. — Maitre Jean Dumarés, chirurgien, demeurant à Lille, est retenu pour saigner et assister les pestiférés..... Pour quoy faire lui a esté accordé sa demeure en la maison où a demeuré feu maistre Jehan de le Tombe, sans payer rendaige durant le temps qu'il sera infecté seullement, et lorsque la tour sur le rampart accordée à maistre Grégoire Boidin sera à la disposition de Messieurs, ledict maistre Jehan en aura la joyssance sa vie durant..... [2].

A. C. L., Reg. aux mémoires, 1585-1597, f. 233.

74-75.

1601, 7 avril — 1602, 23 mars. — *Admissions de « matrones »*.

Le 7 avril 1601, Anthonnette de Gery, femme de Jacques Barbe.

Le 23 mars 1602, Jehenne Doutreleauwe, femme de Jehan de Bailleul, carpentier.

A. C. L., Reg. aux mémoires, 1597-1606, f. 81 v., 95.

76.

1603, 5 juillet. — Ledit jour, maistre Jehan Dumarés, chirurgien, s'est mis en infection par cherge de Messieurs, pour seigner et assister gens infectez de la malladie contagieuse, selon en la forme moyennant les mesmes gaiges et aux cherges et conditions portées par l'accord avecq luy faict le XIIe d'aoust XV^c IIII^{xx} dix-sept.

A. C. L., Reg. aux mémoires, 1597-1606, f. 127 v.

---

[1]. Jehan de le Tombe mourut le 12 août 1597.
[2]. Un contrat semblable fut passé le 5 juillet 1603.

77-81.

1604, 3 juin — 1617, 1ᵉʳ juin. — *Chirurgiens des pestiférés.*

Le 3 juin 1604, maistre Jehan de Lusigny, chirurgien, demeurant au faubourg du Molinel en ceste ville de Lille. — Le 5 juin, est entré en infection.

Le 17 juillet 1604, maistre Loys Ferret, chirurgien. — On lui donne une demeure rue des Sahuteaux.

Le 3 mars 1617, Jacques Destevene, fils de feu maître François, chirurgien. On lui donne une demeure rue des Sahuteaux. — Le XI de mars, Messieurs l'ont accommodé d'autre demeure sur la porte de Sainct-Saulveur sans payer rendaige.

Le 12 mai 1617, Luc Duriez, chirurgien ; avec demeure sur la porte Saint-Sauveur.

Le 1ᵉʳ juin 1617, Jean Lefebvre, chirurgien ; même logement.

A. C. L., Reg. aux mémoires, 1597-1606, f. 150 v., 155 v. ; 1616-1624, f. 28 v., 33 v., 34 v.

82-83.

1604, 2 décembre — 1616, 20 décembre. — *Réceptions de chirurgiens.*

Le 2 décembre 1604, Cornille Legillon, fils de feu maistre Nicolas, en son vivant chirurgien sermenté.

Le 20 décembre 1616, Toussains Regnauld, fils de feu Isambart.

A. C. L., Reg. aux mémoires, 1597-1606, f. 165 v. ; 1616-1624, f. 23.

84-87.

1617, 6 mars — 1624, 24 septembre. — « *Matrones et nourrices des pestiférés.* » (Voir : *Un chapitre* etc., p. 9).

88.

1631, 2 août-12 décembre. — *Nominations de maîtres du corps des chirurgiens.*

A Messieurs les mayeur et eschevins de Lille.

Remonstrent Toussains Regnauld, Thomas Kesselaer, Henry de Croix, Jehan de Navarre et aultres maistres chirurgiens de ceste ville, qu'ilz sont deuement asseurez et trouvent par expérience journalière qu'une infinité de femmelettes et autres gens ignorans au faict de la médecine et cirurgie causent, par leur faulte et inexpéritie, de grands inconvéniens, en telle sorte qu'ilz sont constraincts bien souvent (à leur grand regret) de coupper et mutiler tantost ung doigt, aultreffois ung brach, aultre fois une jambe ou aultre membre, et veoir mourir diverses personnes par les faultes desdicts inexperts, ainsy qu'en poldroient tesmoingner les docteurs en médecine plus anchiens et experts de ceste ville et aultres sy besoing estoit. Comme aussy ilz ont remarcqué que se glissent et commectent en l'administration et gouverne des biens de la chappelle et aultrement divers abus, au grand préjudice tant de la républicque que de tous lesdicts maistres chirurgiens. Cause pourquoy ils ont bien voulu advertir voz seigneuries de ce que dessus pour les supplier comme ilz font d'y apporter sur tout le remède convenable, ouys sy bon leur samble lesdicts plus anciens docteurs, médecins et chirurgiens. Quoy faisant, etc.

En marge : Le IIe jour d'aoust 1631 les remonstrants ont esté choisis et commis maistres dudict corps de stil et administrateurs de la chappelle de Messieurs Sainct Cosme et Damien en l'église paroissialle Sainct Estienne, dont et de eulx deuement acquicter, rendre compte et reliqua annuellement pardevant eschevins, ilz ont, le Ve du mois, presté le serment pertinent en plaine halle. Moy présent et signé : A. Cuvillon.

Le XXIIe jour de décembre dudict an, Anthoine Hennart, maistre chirurgien, at, par le trespas dudict Thomas Kesselaer, esté choisy maistre dudict corps de stil et il a faict et presté le serment pertinent en plaine halle. Moy présent et signé : A. Cuvillon.

A. C. L., Reg. aux métiers, C., f. 89 v.

89.

1632, 7 février. — « *Lettres du corps des stils des chirurgiens et barbieurs.* »

A tous ceulx qui ces présentes lettres verront ou orront, eschevins de la ville de Lille en Flandres, salut. Commes les maistres et corps des stils des chirurgiens et barbieurs de cette ditte ville nous eussent remontré que les lettres à eux cy devant accordées par nos prédécesseurs en loy, des droits, autorités et franchises desdits stils pour fournir aux frais qu'ils supportoient pour l'entretènement de leur chapelle, messes et autres offices qu'ils y font dire et célébrer et aussi le maintènement des torses qu'ils ont pour honorer et révérender le Saint-Sacrement et procession de cette ville, étoient si vieilles qu'ils ne s'en pouvoient bonnement aider et que les droits contenus en icelles étoient si petits qu'ils ne pouvoient aucunement suffir Jau furnissement desdits frais, requérant, à cette cause, de leur vouloir accorder nouvelles lettres, ensemble les points et articles en suivant déclarez. Sçavoir faisons que, aiant vu et visité les points et articles prétendus par lesdits remonstrans, et pour certaines autres causes et considérations, et afin que lesdits stils soient mieux entretenus et exercez et qu'ils aient moyen de fournir aux charges et entretènement desdites messes et autres frais raisonnables et convenables pour le bien desdits stils, et pour éviter aux inconvéniens et fraudes que les étrangiers, triacleurs, apotiquaires et autres, non ayant connoissance ni expérimentez audit art de chirurgie, pourroient commettre, avons accordé et ordonné, accordons et ordonnons ce qui s'ensieult :

[Les articles I à XIV sont semblables à ceux des statuts du 3 juin 1561 (Documents, n° 53). Nous les avons reproduits ci-dessus, en indiquant en notes les variantes du texte de 1632].

XV. — Item que tous maitres et compagnons desdits stils seront tenus d'être présens à la messe qui se célébrera par chacun an en l'église St-Étienne, le jour de St Cosme et Damien, et le lendemain à l'obit qui se dira pour les âmes des confrères trépassez et aller à l'offrande, à péril de par chacun défaillant encourir en l'amende de demi livre de chire vaillable et appliquable comme dessus.

XVI. — Ne polront lesdits des stils des barbieurs testonner ni barbier par jour de dimanches ou fêtes commandées par l'Église, ni aussi ledit jour de St Cosme et de St Damien, à péril de quarante sols parisis d'amende de chacune personne qu'ils auront aussi testonné ou barbié.

XVII. — Que nul maître francq de cette ville ne polra entreprendre aulcune pratique venant de l'un de ses confrères, n'est que préalablement on ait donné contentement à celuy qui aura appliqué le premier appareil, selon le taxe qu'en sera fait par le docteur médecin sermenté en cette dite ville, à péril de six livres parisis d'amende appliquable comme dessus.

XVIII. — Lesquelles amendes et chacunes d'icelles seront exercées allencontre des défaillans et contrevenans, et ne polront être oys ni receus à opposition sans préalablement namptir, auquel cas leur sera assigné jour.

Tous lesquels points et articles ont été faits et accordés sous la correction et ampliation qu'Eschevins trouveront être à faire, selon lesquels avons ordonné et ordonnons que doresnavant on se réglera au fait desdits stils et voulons inviollablement être entretenus en tous points sans en aucune manière y pooir contrevenir. En témoins de ce, nous avons à ces présentes appendu le scel aux causes de laditte ville de Lille. Ce fust ainsi fait et accordé en halle le VIIe febvrier seize cent trente deux et signé : A. Cuvillon.

Plus bas étoit escript : le XVIII du dit mois de février, les lettres cy-dessus transcrittes ont par moy, Nicolas Haze, sergeant à verges d'eschevins soubsigné, esté publiées à son de trompe à la bretesque et aux carrefours de cette ville de Lille, témoin mon seing cy mis et signé : N. Haze.

A. C. L., Reg. aux métiers, C., f. 90 v. — Aff. gén., c. 1274, d. 2.

90.

1636, 8 mars. — *Enseigne de chirurgien ?*

A Messieurs les maieur et eschevins de Lille.

Remonstre en toutte humilité Charles Cardon, maistre chirurgien, lequel passé quelque jour at acheté toutte une maison et héritaige séant en la rue des Mallades, occupée par Jacques Martelat, laquelle contigue la maison de Robert Fourmestraux et de Pierre Norman, viewarier, lequel supplie Voz Seigneuries voloir permettre d'avoir pour enseigne le pourtraict de Monsieur sainct Rocq, sachant que il n'en a pas dans ceste ville de Lille. Ce faisant m'obleigerez estre un de vos subject bourgeois et serviteurs.

APOSTILLE. — Messieurs accordent au remonstrant ce qu'il requiert. Faict en Halle, le VIIIe de mars 1636, moy présent et soubsigné. J. Gilles.

A. C. L., Reg. aux requêtes et visites de maisons, P, f. 186.

91.

1639-1640. — *Compte dès chirurgiens.*

Présenté à Mathieu Desplancques et Guillebert Farvacq, eschevins, le XXIXe de novembre XVI^c quarante.

Compte, état et renseigne que faict et rend pardevant Messieurs les mayeur, eschevins ou commis de ceste ville de Lille, pour son acquict et descherge, damoiselle Marie Mahieu, vesve de maistre Jehan de Navarre, vivant chirurgien demeurant audict Lille, de tout ce qu'il at enthièrement receu, manié, payé et distribué en qualité de maistre du corps de stil de la chirurgie, pour une année de sa maistrise escheue au jour des Saints Cosme et Damien en l'an XVIᶜ quarante, lequel compte se faict à monnoye de Flandres, asscavoir vingt solz parisis pour la livre et douze deniers pour le sol, comme cy après s'ensieult :

RECEPTE faicte par ledict feu de Navarre touchant son administration, comme s'ensuit, et ce durant ladicte année :

Du corps de stil des febvres de ceste dicte ville, pour une année de rente qu'ilz sont obligez vers la chapelle dudict corps de stil, at esté reçu la somme de . . . . . . XVIII l.

De maistre Laurens Laurens pour le droict d'affranchissement de son apprentif faict audict terme at esté receu la somme de . . . . VIII l.

De la vesve Henry Caullier exerceant l'art de médecine at esté receu la somme de . . . . IIII l.

De maistre Laurens ès faubourg de Courtray dudict Lille aussy chirurgien at esté receu la somme de . . . . XL s.

Des chirurgiens demeurant ès fauxbourgs de Sainct Pierre, de Sainct Maurice, de Nostre-Dame et de la Barre, à XL sols chascun porte . . . . VIII l.

Des offrandes et bassin durant ledict terme at esté receu la somme de. . . . . XXX s.

De Jean....., barbieur, at esté receu . . . . IIII l.

Première et dernière somme : XLV l. X s.

Allencontre de la recepte avant dicte ont esté faicts les PAYEMENS ET MISES cy-après déclarez :

Pour le coust de la messe et de l'obyt at esté payé pour le cantuair . . . . VII l. II s. VI d.

Aux chantres de Sainct-Pierre ayant chanté la musicque à ladicte messe at esté payé . . . . XII l.

Au clercq de la paroisse at esté payé pour son droict. XX s.

Aux petits clercqs revestus ayant assisté à l'office . VI s.

Au batteleur . . . . XXXVI s.

Au bailly . . . . XVIII s.

Au fossier . . . . XXIIII s.

A l'organiste . . . . XL s.

Aux sonneurs. . . . . XXXVI s.

Item pour les imaiges . . . . XXIIII s.

Item pour les mays et préaux pour le jour du patron de l'église . . . . XXX s.

Item pour le semblable au jour de la dédicasse . - XXX s.

Item pour le semblable au jour de Saint Cosme et Damien . . . . XXX s.

Item pour trois quannes de bierres [pour ceux] adjollians ladicte chappelle . . . . XXXVI s.

Item pour durant ladicte année avoir livré les cloux, esplingues et piennes pour attacher les nieulles . . XXVI s.

Item pour du charbon pour la fouière du buffet aux jours sollempnels . . . . XXXII s.

Item pour les fleurs pour ajollier les chandeilles pour les trois paremens . . . . XXXV s.

Item pour le veillaige de la chappelle . . . . . XX s.

Item à la femme du serviteur . . . . X s.

Item aux Bonnes-filles pour avoir faict les tentes de vancque durant ladicte année . . . . LX s.

Item pour avoir livré du reuban et des agneaux pour les gourdaines blanches . . . . XLV s.

Item pour avoir racoumodé ung seau que l'on porte les torsses à la procession. . . . . XL s.

Item pour les porteurs de torsses à la procession . . V l.

Item payé au blancq cheval pour le desjeuner desdicts porteurs de torsses [1] . . . . XL s.

Item pour ung chappeau au serviteur . . . . VI l.

Item pour les gaiges du serviteur . . . . . XVIII l.

Item pour ung desjeuner à la Vignette à tous les chirurgiens estans assemblez, at esté payé la somme de . . . XXIII l.

Item au chirier pour les chires par luy livrez pour ladicte chappelle at esté payé la somme de. . . . XXXVI l. IX s.

A cestuy ayant formé ce présent compte . . LXX s.

Première somme : CXL l. XIX s. VI d.

Aultres mises pour l'examen et audition de ce compte :

Aux eschevins et greffier ayans vacquez à l'audition et examen de ce compte . . . . IIII l. X s.

Audit greffier pour les appostilles . . . . . . XX s.

Deuxième somme : V l. X s.

Somme totale de mises : CXLVI l. IX s. VI d.

---

1. *En marge :* « Tracé pour estre extraordinaire ».

Ainsy est deubt à la compteresse : c l. xix s. vi d.

Oy, examiné, clos et arresté, pardevant les eschevins dénommez en la présentation, les jour et an que dessus, moy présent, M. Cuvillon.

S'ensuivent les noms et surnoms des maistres chirurgiens de ceste ville pour les cottiser à leurs frais d'années.

Maistre Toussains Regnault	IIII livres	IIII sols.
» Henri Decroix	IIII »	IIII »
La vesve de maistre Jehan de Navarre .	IIII »	IIII »
Maistre Anthoine Hennart	IIII »	IIII »
» Martin Handgrave	IIII »	IIII »
» Charles Cardon	IIII »	IIII »
» Jehan Desmaretz	IIII »	IIII »
» Philippes Vanstivoerde . . .	IIII »	IIII »
» Leonnard	IIII »	IIII »
» Jacques Deletombe	IIII »	IIII »
» Dierick Delecourt	IIII »	IIII »
» Gilles Talboon	IIII »	IIII »
» Pierre Bayens	IIII »	IIII »
» Jehan Duthoit	IIII »	IIII »
» Louys Vanhove	IIII »	IIII »
» Ambroise Bigot	IIII »	IIII »
» Laurens Laurent	IIII »	IIII »
» Maurice Philippo	IIII »	IIII »
» Albert Dubancq	IIII »	IIII »
» Franchois Vanhove	IIII »	IIII »
» Albert Vanhove	IIII »	IIII »
» Pierre Naveteur	IIII »	IIII »
» Martin Vandenede	IIII »	IIII »
» Jean Lefebvre	IIII »	IIII »

A. C. L., Aff. gén., liasse 8699 [1].

92.

1645, 30 janvier. — « *Règlement pour la rentrée et la sortie des maîtres chirurgiens.* »

Sur ce que les maistres chirurgiens de ceste ville de Lille

---

[1]. Sur un feuillet annexé à ce compte sont notés les noms des maistres précédents depuis les statuts de 1632. Ce sont : Mᵉ Toussains Regnault, 1633-1634 ; Mᵉ Antoine Henniart, 1634-1635 et 1635-1636 ; ledit maistre Toussains 1636-1637 ; Mᵉ Henry Decroix, 1637-1638 et 1638-1639 ; Mᵉ Henniart, 1639-1640.

auroient faict convenir et adjourner en plaine halle et conclave maistres Henry Decroix, Philippes Van Stienwoorde, Martin Hannegrave et Jean Dumaretz, maistres du corps de stil desdicts chirurgiens, afin qu'ils auroient à rendre compte annuellement de leurs administrations, ensamble ad ce qu'il plairoit à Messieurs de vouloir commettre quattre aultres maistres en leurs places, et qu'iceulx se renouvelleroient tous les ans deux à la fois comme il se practicque à tous aultres stilz ; où estans les adjournez comparus, après diverses allégations proposées de part et d'aultre, Messieurs auroient ordonné ausdicts maistres adjournez de rendre compte pardevant eschevins en dedans le caresme prochain, et que doresnavant au jour des saincts Cosme et Damien sortiront de leur charge les deux maistres plus anciens en charge, pour y en placer deux aultres. Ce fut faict le XXXe de janvier 1645.

A. C. L., Reg. aux mémoires, 1643-1650, f. 62.

93.

1646, 19 octobre. — « *Contre non-francq chirurgien tenant boutique.* »

Sur ce que le doien et les quattre maistres du corps de stil des chirurgiens de ceste ville avoient faict convenir et adjourner en plaine halle Jean de Navarre, afin qu'il euist à désister et ne plus doresenavant tenir boutichque ouvert, comme n'ayant passé chef-d'œuvre, estant ledict adjourné comparu (après diverses allégations de part et d'aultre) auroit promis de, endeans ce jourd'huy en deux mois, soy présenter pour estre examiné afin de passer chef d'œuvre, ce à quoy faire messieurs l'ont condamné, le XIXe d'octobre 1646.

A. C. L., Reg. aux mémoires, 1643-1650, f. 143.

94.

1651, 12 mai. — *Interdiction à un sayetteur d'exercer la chirurgie.*

Comme les doien et maistres du corps de stil et art de la chirurgie de ceste ville de Lille auroient présenté requeste narative à Messieurs les mayeur et eschevins dudict Lille, que puis naguères il estoit venu à leur congnoissance que Jean Cardon, de stil sayetteur, demeurant en la rue du Bourdeau audict Lille, s'ingéroit de son auctorité privée d'exercer ledict art de chirurgie, soit en médicamentant diverses personnes ou aultrement, contre le droict et previlèges desdicts impétrans donnés desdicts sieurs mayeur et eschevins par lettres en datte du septiesme de febvrier XVIᵉ trente deux, mesme sans aulcun fondement d'expérience ny praticq, et en ce faisant estoit arrivé divers inconvéniens par n'estre capable ny idoine audict art ainsy que véritablement en pourront tesmoigner les sieurs docteurs de ceste dicte ville, ausquelz lesdicts inconvéniens sont depuis venuz à cognoissance, désireux du bien publicq, de leur acquit et descherge, auroient suplié mesdicts sieurs qu'en prendant favorable esgard à ce que dessus, leurs lettres et prévilèges, et aux attestations et certificat desdicts sieurs docteurs, vouloir prohiber, deffendre et interdire audict Cardon que doresenavant il n'auroit à plus s'exercer dudict art et ce quy en depend à tel péril que de raison ; suyvant quoy ayant par apostille du XIᵉ de may XVIᶜ cincquante et ung estez mandé ledict Cardon en conclave, au lendemain XIIᵉ desdicts moys et an, icelluy comparant auroit déclaré qu'il ne se mesloit dudict art et que ce qu'il faisoit l'avoit praticqué de passé vingt à trente ans ; à quoy ayans respondu lesdicts doien et maistres qu'il estoit ung ignorant audict art et persisté à l'intérinement de leur requeste, fut ordonné audict Cardon, interdy et deffendu qu'il n'auroit plus à se mesler de médicamenter et aultrement s'exercer dudict art de cherurgie à telle personne que ce soit, à péril de fourfaire l'amende de douze livres parisis applicable au prouffit de la chapelle des saincts Cosme et Damien pour chasque fait quy sera trouvé. Faict ce XIIᵉ de may XVIᶜ cincquante et ung.

A. C. L., Reg. aux mémoires, 1650-1657, f. 20.

95.

1654, 27 juillet. — « *Examens des chirurgiens* ».

Sur la proposition verballe faict en conclave par François Mollet, docteur en médecine, Messieurs ayant le tout murement considéré ont ordonné et ordonnent que leurs docteurs sermentez entreviendront doresnavant aux examens de ceux qu'ils prétendent estre admis à la mestrise de chirurgien en ceste ville de Lille, et que lesdicts examens se feront en la maison du doien desdicts chirurgiens. Faict en halle, le XXVIIᵉ de juillet XVIᶜ cincquante quatre, moy présent, ainsy signé J. Gilles.

A. C. L., Reg. aux résol., n° 9¹, f. 32 v.

96.

1658, 12 juin. — « *Touchant les chirurghiens et sages-dames* ».

Messire Philippes-Charles-Hippolitte Spinola, comte de Bruay, gouverneur de Lille, Douay et Orchies et des appertenances, etc. Comme pour l'importance du fait, personne ne deust s'ingérer en l'exercice de la médecine sans avoir au préallable donné des preuves de ses expériences et capacité, et que soubs le terme de médecin soient comprins et doivent estre entendus tous ceux qui font profession de curer certaine partie du corps ou quelques maux particuliers, les chirurgiens et sages-dames, il est néantmoins venu à nostre cognoissance que plusieurs personnes se sont advancées et s'advancent journellement d'emprendre la cure d'aucuns maux, pratiquer la chirurgie et assister aux enfantemens, sans avoir en aucune façon fait paroistre leur suffisance, d'où s'ensuivent des accidens déplorables au préjudice des familles et diminution des sujets de Sa Majesté. C'est pourquoy, veuillans pourveoir à tels inconveniens, nous avons deffendu et deffendons très expressément, soubs les peines comminées par les placcarts sur ce émanez et aultres à arbitrer selon les circonstances du cas, à toutes personnes de quelles conditions elles soient (hormis celles quy seroient deuement graduées) de s'ingérer oresnavant en l'exercice dudict art de médecine, en tout ou en partie, chirurgie et assister aux enfantemens, sans au préallable s'estre présenté à ce siège, avoir esté examinées par gens experts qui pour ce seront par nous déléguez et commis, et prins acte de leur admission qui leur sera délivré ; ordonnans à tous baillys et gens de loy de nous advertir au plustost des noms et surnoms de ceux ou celles quy en leurs villages respectivement pourroient estre trouvez pratiquer les choses susdites, à péril de punition arbitraire. — Ayans pareillement remarcqué journellement arriver des grands abus et inconvéniens au fait des visitations et escauwages, peut appertenir aux gens de loy d'incontinent après l'arrivement du fait visiter et escauwer lesdits corps morts en nombre de loy compétent, à l'intervention d'un ou deux chirurgiens suffisamment establis et d'un docteur s'il se peut aisément recouvrer et en dresser acte pertinent, sur peine qu'autrement lesdites visitations et escauwages seront tenus pour nuls et non faits, en telle sorte que lesdicts gens de loy seront amendez arbitrairement, outre les dommaiges et intérest de partie. Bien entendu qu'ils n'encoureront ladite amende à faute d'avoir prins chirurgiens suffissamment establis qu'après le terme de trois mois du jour de la publication de ceste, pendant lequel sera donné ordre d'examiner lesdits chirurgiens ensuite d'advertence de gens de loy comme est cy dessus ordonné. Si debvront iceux gens de loy tenir promptement information sur le fait et advenue des homicides arrivés en leurs districts, en oyant par serment tous ceux qui auront esté présens ou en scauront à parler, les y contraindant par arrest et autrement comme ils trouveront convenir ; laquelle information ainsy deuement faite (avec l'acte d'escauwage, au regard de ceux ayans droict de ce faire) seront tenus, en dedans six semaines de l'advenue du cas, envoyer au procureur fiscal général de ce siège, à peine de trente florins d'amende, et feront toute diligence d'appréhender lesdits homicides à péril d'encourir les peines sur ce indites par les placcarts de Sa Majesté. Fait à Lille le 20ᵉ de may 1658. Estoit signé : Bruay.

Et plus bas estoit escript : Ceste ordonnance at esté publiée à la bretecque de ceste ville le mercredy XIIᵉ de juin 1658 à heure de marché, à son de trompette, en la présence et par le commandement du sieur Du Pret, lieutenant premier, le soubsigné présent et signé J. Farvacques.

A. C. L , Reg. aux mandements coté La Paix, pièce 6, f. 9.

97.

1664. — *Extrait du compte de la ville.*

Despenses à cause des banquets... Au susdit conchierge Wybault, la somme de IIᵐ IIIIᶜ IIIIˣˣ VII l. III s. parisis, assavoir XIIIᶜ IIIIˣˣ VIII l. XVII s., pour la dépense faite par MM. les prévost, eschevins et officiers, à la levée de vingt-cincq corps morts, tant homicidez comme aultrement, en ce comprins deux au rivaige de Marquette sur la rivière, et un qui at esté déterré trois fois en la paroisse de Saint-Sauveur, à cause qu'on vouloit inculper les docteur et chirurgien qui l'avoyent pansé, pour quoy s'est esmeu grand débat entre les docteurs et chirurgiens...

A. C. L., Compte de 1664, f. 433 v.

98.

1664, 9 septembre. — « *Pour une escolle chirurgicale* ».

A Messieurs les Mayeur et Eschevins de Lille,

Remonstrent très humblement messire Philippes Van Stivort, messire Allard Vanhove et consors, chirugiens de ceste ville, qu'ayant présenté requête à Vos Seigneuries affin d'obtenir de pouvoir faire une escolle chirugicalle, il auroit pleu à vosdictes Seigneuries de demander l'advis de médecins sermentez, auquel effect leur seroit esté mis ès mains ladicte requête et pièces jointes passez six sepmaines, sans jusques à présent avoir sceu obtenir leurdict advis, cause que mesdicts Seigneurs sont supplié de vouloir ordonner ausdicts médecins sermentez de rendre leur dicte advis en dedans ung terme limité, à tel péril que vosdictes Seigneuries trouveront convenir, etc.

APPOSTILLE. — Soit ceste mise ès mains de Monsieur le conseillier Fruict pour la joindre aux aultres pièces. Faict en halle, le IXe de septembre 1664, moy présent, Desbarbieux.

A. C. L., Aff. gén., c. 1274, d. 4.

99.

1664, 13 septembre. — « *Ban et ordonnance touchant les docteurs en médecine, chirurgiens et aultres se meslans de cure* ».

Eschevins et conseil de la ville de Lille, considérans avecq regret la fréquence des homicides quy arrivent en ceste ville et taille, procédante en partie de ce que les noises et conflictz quy se commectent ne viennent à leur connoissance et que par là ilz demeurent impunis, d'où advient que plusieurs mauvais garnemens prendent occasion de plus licentieusement chercer noise et rixe et de là venir aux armes et conflictz au grand préjudice du repos publicque, à quoy désirans de tout leur pooir obvier et retrancher les occasions de telz mesus, ont ordonné et ordonnent à tous docteurs en médecines, chirurgiens et aultres s'entremectans de cure et médicamens, de faire rapport au prévost, son lieutenant, ou mayeur de ceste ville de ceulx qu'ilz trouveront blessez aussy tost qu'ilz y auront mis la main ou les assister la première fois par eulx ou par aultruy, à péril que s'ilz ou l'un d'eulx estoient en faulte de ce faire d'encourir soixante livres d'amende applicable sy comme le tierche à l'accusateur et le surplus comme ban enfrainct.

Publié à la bretesque de ceste nouvelle maison eschevinalle à son de trompe et par les carrefours de ceste ville le XIIIe de septembre 1664, par Guillaume Haze, sergeant à verghes d'eschevins.

A. C. L., Reg. aux ordonnances, M, f. 30.

100.

1664, 15 septembre. — « *Touchant l'escolle chirurgicale* ».

A Messieurs les Mayeur et Eschevins de Lille,

Remonstrent très humblement maitre Philippes Van Stivort et consors, chirugiens de ceste ville, qu'il est venu à leur cognoissance que les médecins sermentez à ceste ville auroient rendu leur advis sur certaine requête présentée à Vos Seigneuries par les remonstrants à effect d'obtenir de pouvoir former en icelle ville une escolle chirugicalle. Or comme ils ont aprins que par ledict advis il y a aucune chose couchée à leur déshonneur et au dehors de la vérité, à quoy ils désireroient volontier respondre et faire veoir le contraire à Vos Seigneuries, mesmes que lesdicts médecins sont parties interressez, et nullement portés à faire charité vers leur prochain, ainssy qu'offrent et ont offert les remontrants de faire par leur requête, cause qu'ils viennent supplier vosdites Seigneuries estre servies de leur vouloir accorder coppie dudit advis pour comme dit est y répondre et faire veoir à Vos Seigneuries ce quy est de la vérité. Quoy faisant, etc.

Apostille. — Soit ceste mise ès mains de Monsieur le conseillier Fruict pour en faire son rapport avecq les aultres pièces. Faict en halle, le XVe de septembre 1664, moy présent, Desbarbieux.

A. C. L., Aff. gén., c. 1274, d. 4.

101.

1664, septembre. — « *Chambre chirurgicale* ».

Les maistres chirurgiens de ceste ville présentent requête tendante à avoir quelque chambre, pour s'y assembler et consulter par ensemble sur divers sujets quy se présenteront, à peu prez et conformément à ceux d'Anvers, Paris et Lion ; et ce soubs les réglemens suivans, sans néantmoins déroger aux lettres et réglemens anciens à eux accordez. (Art. 1.)

Lesdits chirurgiens s'obligent de s'assembler en ladite chambre depuis le mois de may jusques en aoust inclusivement. (Art. 2.)

Ladite assemblée sera composée de deux docteurs et de trois maitres chirurgiens, le doyen et son adjoinct libres d'y aussi entrevenir. (Art. 3.) [1]

Trois maistres sepmaniers seront dénommez qui seront obligez de s'y trouver, deux mois durans, tous les jours au matin depuis six heures jusques à sept, excepté les dimanches, festes et samedys. (Art. 5.)

Les deux mois achevez on dénommera trois autres pour faire le devoir les deux autres mois. (Art. 6.)

Tous les maistres ensemble dénommeront deux docteurs lesquels feront leçons et donneront les premiers fondemens de la chirurgie aux apprentifs et autres assistans, et ce alternativement, l'un deux mois, et l'autre les deux mois suivans. (Art. 7.)

Ceux qui voudront venir ausdites leçons, payeront de droict d'entrée un patacon et six florins pour le docteur ; les apprentifs payeront à leurs maistres lesdites sommes, quy sera tenu d'en respondre, et les donnera aux maistres semaniers, autrement lesdits apprentifs ne pourront estre enregistrez, ny avoir droit de franchise. (Art. 8.)

Personne désormais ne sera receu à franchise, n'est qu'il ayt demeuré deux ans soubs maistre de ceste ville, et ouy huict mois consécutifs lesdites leçons, en faisant veoir et dicter ; et celui ayans demeurez aux villes estrangères ne sera accepté à franchise, n'est qu'il y ayt entre autres choses ouy lesdites leçons quatre mois. (Art. 9.)

Lesdits docteurs seront appellez à l'examen desdits apprentifs. (Art. 10.)

Lesquels apprentifs voulant estre receus à maistre, seront tenus d'assister à l'anatomie publique que démonstre l'un desdits docteurs, assisté des maistres qui y seront requis, moyennant douze patars que chacun payera à l'entrée. (Art. 11.)

Les apprentifs estant acceptez à francs maistres feront serment de maintenir les statuts présens, comme aussi les nouveaux maistres du corps, lors de leur acceptation, laquelle se fera en la manière suivante : tous les maistres en dénom-

---

1. L'article 4 n'existe pas dans le document original des Archives.

meront six, trois vieux et trois nouveaux, pour estre présentez à ceux de la chambre, quy en choisiront deux pour servir comme maistres selon l'ordinaire. (Art. 12).

Les docteurs s'esliront audit temps et en la mesme manière, mais les choisis serviront deux ans et pourront estre continuez par ceux de la chambre. (Art. 13.)

Lesdits maistres de la chambre s'obligeront de servir tous les pauvres qui sont ausmosnez et à la charge de la bourse commune gratis et pour Dieu, mesme fourniront tous onguens et médicamens topiques ordinaires sans en tirer profit. (Art. 14.)

Auquel effect ils feront un répartissement et diviseront toutes les rues en 20 ou 30 quartiers, assignant pour les commoditez des pauvres les chirurgiens plus voisins de leurs maisons ou demeures; de quoy il se fera un réglement d'un accord mutuel avec ministres généraux et particuliers, afin qu'ils envoyent les pauvres à qui il appartiendra. (Art. 15.)

A charge pourtant que les pauvres apporteront un billet des docteurs du quartier où ils feront leur résidence, et signé d'un ministre général ou particulier de leur paroisse, et ne seront tenus lesdits maistres de servir à la peste, vérole, scabie ou lèpre (Art 16.)

Il y a vingt et un maistres qui ont signez.

Les ministres généraux disent qu'establissant ladite chambre il y a grande apparence que la bourse commune en sera bénéficiée d'environ cent patacons par an qui se donnent ordinairement aux chirurgiens quy sont employez à la cure des pauvres; outre qu'à raison qu'il y a grand nombre de chirurgiens espars par toute la ville, il y a très grande apparence que les pauvres en seront beaucoup plus promptement et diligement serviz qu'ils n'ont esté jusques à présent; attendu qu'ils offrent d'assigner à chaque canton de ceste ville l'un des plus experts et mieux versez d'entre eux avec un moins expert afin qu'ils puissent s'entreayder ès cures difficiles, soubs trois florins d'amende applicable à la bourse commune. Suivant quoy lesdits ministres supplient messieurs d'accorder ladite chambre, du moins par forme d'essay, tous les réglemens proposez ou tels autres que mesdits seigneurs trouveront plus convenables.

Par autre escrit, les présentans requête déclarent qu'ils n'entendent par l'art. 19 d'exclure les opérateurs estrangers, moyen que messieurs les médecins en soient satisfaicts.

Ils déclarent de plus qu'on ne contraindra à personne des maistres à faire le charitable dessein.

A. C. L., Aff. gén., c. 1274, d. 4.

102.

1664, septembre. — « *Chambre chirurgicale.* »

A Messieurs les Rewart, Mayeur, etc.

Remonstrent très humblement les soubsignés, doyen et anciens maistres du corps de stil et profession des chirurgiens de ceste ville, qu'il est venu à leur cognoissance que quelques jeunes maistres, au desceu et sans le consentement des remonstrans, ont présenté requeste à Vos Seigneuries prétendant obtenir d'Elles une chambre frayeuse à entretenir et autres nouvautés préjudiciables tant à eux qu'aux remonstrans et à leurs successeurs, sans considérer que Vos Seigneuries ont eu la bonté de leur donner cy devant plusieurs droicts et quantité de belles ordonnances contenues ès lettres de leur dit corps de stil, au moyen desquelles ils ont très bien maintenu et conservé leur franchise et autres droicts de temps immémorial, de sorte qu'ils ne sçavent aucune raison quy puisse mouvoir lesdits jeunes maistres à rechercher aujourd'huy des choses nouvelles et frayeuses sans aucun besoing, veu que plusieurs d'entre eux ont de la peine à satisfaire aux frais d'année ordinaires, attendu aussy que s'il manque quelques choses auxdits lettres pour le bien et maintènement de leurdit corps de stil et profession, Vos Seigneuries les peuvent, quand il leur plaira, augmenter de quelques articles dressés à ceste fin, sans rien innover à la charge dudit corps de stil ; cause pourquoy ils viennent en tout respect les supplier qu'il leur plaise rejetter lesdits requestes et prétensions nouvelles desdits jeunes chirurgiens, ou pour le moins ne vouloir rien ordonner sur icelles sans les avoir au préalable communiqués auxdits doyen et vieux maistres soubsignés, et veu sur ce l'advis de Messieurs les médecins sermentés de Vos Seigneuries, comme il s'observe ordinairement en choses concernantes ladite profession par ordonnances couchées èsdites lettres. Quoy faisant, etc. — Martin Hanegrave, doien ; Ambroise Bigo, Pierre Janssens, Michel Bigot, Léonard Vanderhaege, Gille Talboom, Paul Pattin, Théodore Bigo.

A. C. L., Aff. gén., c. 1274, d. 4.

103.

1664, septembre. — « *Chambre chirurgicale* ».

Qu'il plaise à Monsieur le Conseiller Fruict de considérer le parfait désintéressement des chirurgiens soussignés dans la requête présentée à Messieurs du Magistrat, lesquels offrent leur industrie et leurs médicamens sans aucune réserve ; néanmoins, il court un bruit que quelques opposans expliquent mal leur intention, disans premièrement que par l'article 19me de leurs statuts, ils veuillent exclurre les opérateurs étrangers, à quoy ils n'ont aucunement pensé, vû qu'ils les laisseront dans la liberté d'exercer leurs opérations moiennant que Messieurs les médecins en soient satisfaits, mesmes on pourra spécifier cecy en expliquant plus amplement ledit article.

Ils objectent en second lieu que le doyen et autres maistres n'ont point voulu signer la susdite requête ; on répond que le projet dressé par lesdits remonstrans estant un pur acte de charité pour assister les pauvres, il devroit être aussy volontaire, et partant on ne peut pas les contraindre à se ranger avec les autres. Au reste, on ne laissera point de passer outre, et de faire la distribution et répartissement des pauvres sans les comprendre, quites pour en avoir chaque soussigné deux ou trois pardessus leur part, ce qui ne les empeschera pas à continuer leur charitable dessein, nonobstant l'inadjonction des susdits doyen et autres maistres. Par ainsy on supplie le susdit conseiller de vouloir examiner lesdits statuts et en faire un rapport à bref jour.....

A. C. L., Aff. gén., c. 1274, d. 4.

104-105.

1666, 27 mai. — **1667, 5 novembre.** — *Ordonnances pour les sages-femmes*. (Voir : *Un chapitre* etc., p. 12 et 13.)

106.

1673-1674. — *Compte des chirurgiens*.

Présenté à Messieurs de Cantaloupe et Vanhertinghe, eschevins, le XIIII octobre 1674, après que le valet dudict stil at déclaré d'avoir adverti tous les suppôts.

Compte, estat et renseigne que font pour leur acquict et descharge Ollivier de Croix et Franchois Naveteur, maistres du corps de stil de la chirurgie de ceste ville de Lille, à Messieurs les eschevins d'icelle ville, de tout ce qu'ils ont receu et manié en leurdicte qualité durant une année commenchée le XXVIIe de septembre XVI^c septante trois et finy pareil jour de l'an 1674, lequel compte se faict et rend à monnoie de Flandres, vingt sols parisis pour la livre et douze deniers pour le sol, comme s'ensieult :

[I]. — *Recepte à cause des droits de chefs-d'œuvres.*

Premiers. Receu de Guillebert Desreveaux pour son droict de chef-d'œuvre, comprins vingt quatre livres parisis de droict extraordinaire à l'advancement de quelque pièce d'ornement, la somme de. . . . . XLVIII l.

Item, receu de Jacques Wellems pour semblable droict et cause que dessus, la somme de . . . . XLVIII l.

Item, receu de maistre Paul Patin, compteur précédent, et qu'il avoit receu de maistre Liévin Daniel, pour cause que dessus, sans avoir esté porté à compte, icy la somme de XL l.

Item, receu d'Anthoine Lescos pour son droict ordinaire de chef-d'œuvre la somme de . . . . XXIIII l.

Première somme de recette porte : I^c LX l.

[II]. — *Aultres receptes à cause des droicts d'apprentifs*, payant chacun VIII livres parisis.

Premiers. Receu pour droict de l'apprentif Pierre Naveteur, la somme de. . . . . VIII l.

Item, receu pour droict de l'apprentif Guislain Dambre, icy . . . . VIII l.

Item, receu pour droict de l'apprentif Guillebert Picquet, icy. . . . . VIII l.

Item, receu pour droict de l'apprentif Franchois Naveteur, icy . . . . VIII l.

Item, receu pour droict de l'apprentif Godefroy Van Cottem, icy . . . . VIII l.

Item, receu pour droict de l'apprentif maistre Allard Van Hove l'aisné, icy . . . . VIII l.

Item, receu pour pareil droict de l'apprentif de maistre Allard Van Hove le jeusne, icy . . . . VIII l.

Item, receu de maistre Maurice Phlippot pour droict d'une amende, icy . . . . III l.

Item, receu de Guillebert Desreveaux pour cause que dessus la somme de. . . . . VI l.

Item, receu du fils Martin Gropierre pour cause que dessus. . . . . III l.

Sy at esté receu de la femme Thomas Vilan pour amende en quoy elle at esté condampnée pardevant eschevins, icy... xx l.

IIe somme de recepte porte : IIII^{xx} VIII l.

[III]. — *Aultre recepte pour droict de frais d'année* deubs par aulcuns non-francqs dudict stil :

Premiers. Reçu de la femme de la Houche pour son droit de frais d'année, icy . . . . IIII l.

Sy at esté receu de maistre Adrien Descamps, oppérateur de Tourcoing, la somme de . . . . II l. VIII s.

IIIe somme de recepte : VI l. VIII s.

[IV]. — *Aultre recepte du troncq et bassin de la chapelle dudit stil.* . . . . II l. VIII s.

[V]. — *Aultre recepte des droicts de six patars* que doibvent chacun nouveau maistre, la première année de leur maîtrise.

Les compteurs déclarent avoir receu pour semblable droict de Antoine Leroux, Antoine Lesco, Alexis Dugand, Guilbert Derveau et Dirix Delecourt . . . . III l.

[VI]. — *Aultre recepte à cause des amendes deubs par ceulx n'ayans comparus à la procession du Sainct Sacrement* à l'advenant de dix pattars chacun . . . . . . Néant.

[VII]. — *Aultre recepte de ceux n'ayans comparus à la procession de ceste ville*, lesquels doivent chascun dix pattars . . . . Néant.

[VIII]. — *Aultre recepte de ceux n'estans comparus à l'obit des confrères trespassés*, payans chascun dix pattars... Néant.

[IX]. — *Aultre recepte de ceux n'estans comparus à la messe de Saints Cosme et Damien*, payant chacun dix patars. . . . . Néant.

Somme totalle de recepte : II^c LIX l. XVI s.

Sur et allencontre de l'avant dicte recepte ont esté faict les mises et payemens que s'ensuivent :

[X]. — Premiers, pour la messe solemnelle chantée le jour de Sainct Cosme et Sainct Damien, ensemble pour l'obit le lendemain, comme ordinaire et quictance. . . . . x l.

Item, payé pour l'augmentation des cloches, comme ordinaire . . . . III l.

Au clercq et bailly, pour leur droict ordinaire comprins les attacques, par quictances . . . . II l. XIII s.

A l'église Sainct Estienne, pour avoir donné permission de

sonner la cloce Emanuel pour le jour Saint Cosme et Damien, par quictance compris augmentation . . . . . xxiiii l.

Pour la musicque et joueurs d'instrumens comme appert par quictance de maistre Jacques Descamps . . . xxv l.

Aux sonneurs pour leur debvoir, par quictance . . vii l.

A Nicolas Souplez, bateleur, pour ses debvoirs, par quictance. . . . . iii l. xii s.

A Nicolas Demay, organiste, et fossier, pour aussy leur debvoir du dict jour, par quictance. . . . . ii l xvi s.

Payé pour tentes, nieulles, tappis et comprins dix pattars au chappellain de Sainct-Liévin pour avoir assisté à parer, comme ordinaire. . . . . iiii l. x s.

Payé pour avoir de surcroy loué une belle tapiserie pour ledict jour, par quictance. . . . . . . iiii l. xvi s.

Payé pour les chandeilles de chire et de suif, comme ordinaire. . . . . vii l. xii s.

Pour avoir donné à rafraîchir aux pareurs d'autel et icy comme ordinaire . . . . xvi s.

Au chapellain dudict stil pour une année de ses gaiges, selon ordinaire. . . . . vi l.

Audict pour avoir célébré deux messes pour les âmes de feuz maistres Jean Dumarets et Albert Dubancq . . ii l. viii s.

Pour avoir esté prier les confrères à la messe de Sainct Cosme et Sainct Damien, selon ordinaire . . . . vi l.

Au vallet dudict stil, pour une année de ses gaiges, comme ordinaire. . . . . xviii l.

Audict vallet pour ung chappeau comme ès comptes précédens, et ordinaire . . . . v l.

Pour avoir prié les confrères à se retrouver aux processions du Sainct Sacrement et de ceste ville, selon ordinaire. vi l.

Aux porteurs de torses pour avoir porté icelles avecq ung nouveau guidon, comme ordinaire . . . . . iiii l. xvi s.

Pour deux cens d'imaiges que l'on distribue au buffet, icy. . . . . ii l.

Au chappellain dudict stil pour avoir porté les reliques ausdicts processions, selon ordinaire . . . . iii l.

Aux petits clercqs ayans porté les chandeliers, comme ordinaire. . . . . i l. xii s.

Pour leur desjeuner, comprins le porteur de guidon, comme ordinaire . . . . iii l.

Pour l'avanchement du bancquet que l'on faict au jour de saint Cosme et Damien, comme ordinaire, icy . . xxxvi l.

Item, payé à Franchois Favier, febvre, pour avoir livré aucunes ferailles et travaillé de son stil en la chappelle dudict stil, comme appert par quictance . . . . XII l.

Item, payé pour le port d'une lettre receu de Paris pour les affaires dudict stil, comme appert par la susdicte lettre la somme de . . . . XII s.

Item, payé à Marie Englegrave, pour avoir vendu six aulnes de damas pour faire ung guidon pour le service dudict stil, comme appert par quictance . . . . LX l.

Item, payé à Hubert-Franchois Van Acker, pour avoir livré de la toille pour couvrir ledict guidon, comme appert par quictance . . . . IX l. XVI s.

Item, payé aux Sœurs grises pour la façon dudict guidon, par quictance. . . . . III l.

Item, payé à Franchois Baillet, pintre, pour avoir pint ledict guidon suivant convention et accord fait avec luy comme appert par quictance. . . . . LVIII l.

A Michiel Varlet, pour fringes de soye et aultres estoffes pour ledict guidon, par quictance . . . . . XX l. XVI s.

Item, payé pour baston, travers et coupes à flames dudict guidon, la somme de . . . . IIII l. XVI s.

Item, payé à ung homme ayant porté ledict guidon suivant réquisition des mesgliers de Sainct-Estienne à la procession de l'octave du Sainct-Sacrement, icy . . . . I l.

Item, payé à Estienne Pieré, hoste de la Couronne, pour despence y faite par les maistres et aucuns suppôts, en y traictant plusieurs affaires dudict stil, comme appert par quictance [1] . . . . XVI l.

Item, payé à Jean de Bouloigne, chirier, pour avoir vendu quelques flambeaux pour le service dudict stil, comme appert par quictance, icy . . . . V l. VIII s.

Item, payé pour des boucquets argentés pour mestre sur les relicques, icy . . . . I l. IIII s.

Item, payé pour avoir fait desmonter, nestoier et remonter lesdictes relicques, icy . . . . XII s.

Item, payé au procureur Duhamel pour avoir passé ung acte de caution affin de recepvoir dix florins, en quoy avoit esté condampné par sentence d'eschevins la femme Thomas Vilan, icy comprins la coppie . . . . II l. VIII s.

---

1. *En marge* : « Par quictance et pour ceste fois seulement. Depuis, rayé du consentement des suppôts, et iceulx ayants esté présents à ceste despence la payeront ».

Item, payé pour avoir fait imprimer et attacher cincquante billets avant la ville, pour annoncher la prédication que se debvoit faire le jour Saincts Cosme et Damien, icy   I l. XVI s.

Item, payé pour may, préaux et aultres menutés qu'il at convenu avoir pour ledict jour Saincts Cosme et Damien, icy . . . .   II l.

Item, payé à deux hommes ayant porté et remporté deux baulx arbres quy ont esté posés aux deux costez de l'autel de la chappelle dudict stil, ledict jour de Saincts Cosme et Damien, icy . . . .   I l. IIII s.

Item, payé en recognoissance d'avoir eu la table d'autel de ladicte chappelle ouverte pour ledict jour, icy   IIII l. XVI s.

Item, payé à Lesguillier, tavernier, pour despens de bouche fait à diverses fois avecq les docteurs Douchet et Preudhommes, en consultant aucunes affaires dudict stil, comme appert par quictance [1] la somme de . . . .   XXVI l.

Item, payé à Marie-Agnès Lemieure pour estoffe par elle vendu et livré pour faire une casacque pour le service dudict stil, comme appert par quictance   . . . . . XIII l. X s.

Item, payé à Gabriel Smerpont, tant pour la façon de ladicte casacque que livraison d'aucunes estoffes, comme appert plus amplement par sa quictance . . . .   IX l.

Item, payé à Marcq Bayart, cuisinier, pour despense de bouche faite en sa maison, présents et du consentement des supposts, après avoir consulté plusieurs affaires, comme appert par quictance [2]. . . . .   XXIII l.

Item, payé à Venant Detenre, notaire, pour avoir formé aucunes requestes et fait aultres affaires pour le service dudict stil, comme appert par quictance . . . . .   IIII l. IIII s.

A Charles Dewalers, sergeant de la prevosté, pour aucuns debvoirs qu'il avoit fait pour ledict stil, comme appert par quictance. . . . .   III l. IIII s.

Item, payé audict de Walers, pour avoir donné coppie d'aucunes requestes, icy . . . .   XVI s.

Item, payé au procureur Herreng, pour avoir plaidoié aucunes causes en plaine halle, comme appert par quictance . . . .   III l.

Item, payé à Josse Degruson, tavernier, pour plusieurs despens faits en sa maison à grand nombre de fois, du sceu et du

---

1. *En marge* : « Rayé, et ceulx quy ont esté présens à ladicte dépence la payeront ».
2. Même note marginale.

consentement des supposts, en conférant plusieurs affaires dudict stil, comme appert par estat et quictance [1], icy... XL l.

Item, payé pour ung tarlat d'argent représentant l'imaige de saincts Cosme et Damien achepté pour mectre sur la robbe du vallet dudict stil, comme appert par quictance... XXI l. XIIII s.

Item, payé aux petits clercqs ayans porté les chandeliers aux costés du chappelain pendant qu'il at célébré la grande messe le jour de saincts Cosme et Damien, icy. . XII s.

Item, payé à Jean Leducq, sergeant de la prévosté de ceste ville, pour avoir en sadicte qualité servy ledict stil durant l'année de ce compte, comme appert plus amplement par estat et quictance, icy. . . . . XIX l. II s.

Item, payé au sieur Lippens, greffier de ceste ville, pour avoir receu les voix des supposts pour l'élection des nouveaux maistres, icy . . . . II l. VIII s.

Item, payé à Franchois Petit et Jean Six, nottaires, pour avoir passé en leursdictes qualités plusieurs actes pour le service dudict stil, comme appert par estat et quictance, icy. . . . . XXVIII l. XVI s.

Item, payé à Gilles Dutrié et Franchois Deletombe, pour avoir servy de tesmoings en plaine halle contre Jean Derveaux, pour leur journée, icy . . . . II l.

Item, payé à Jean Groulois et sa femme, pour comme dessus avoir servy de tesmoings contre Jean Cardon, icy . . II l.

Item, payé à Jacques Deleporte et Philippes Legay, pour comme dessus avoir esté ouy en plaine halle contre ung opérateur estranger, icy . . . . II l.

Item, payé au conseillier Lippens, pour avoir donné deux advis contre ledict opérateur estranger, et pour scavoir en quelle forme on l'auroit actionné en justice, icy... I l. IIII s.

Item, payé à deux tesmoings pour leur journée d'avoir esté ouys contre Péronne Alos, icy . . . . II l.

Item, payé à Jean Six, procureur, pour avoir servy ledict stil en plusieurs causes durant l'année de ce compte, comme appert par estat et quictance, icy. . . . LXX l. X s.

Item, at esté payé et restitué à maistre Michel Bigot, chirurgien, pour desboursemens qu'il avoit fait au subject du procès que luy et les maistres du corps de stil de la chirurgie ont eu pour maintenir les previlèges dudict stil, comme opposans contre les maistres du corps de stil des apoticairs de ceste

---

1. Même note marginale.

ville, demandeurs pour amende, comme appert par estat déclaratif et quictance dudict Bigot, icy la somme de   IC XV l. VIII s.

Sy at esté payé par lesdicts compteurs à la femme de Charles Duché, tavernier, pour despens y fait par les maistres dudict stil et aultres à diverses fois, tant en formant le présent compte qu'aultrement pour les affaires dudict stil, comme appert par quictance [1], la somme de . . . . . . XVI l.

Première somme de mises : VIC IIII^{xx} XVI l. VIII s.

[XI]. — Aultres mises et payemens pour audition, formation et copie de ce compte :

Premiers. Pour formation de ce compte et attendu sa grandeur la somme de . . . . VI l.

A Messieurs les eschevins et greffier pour l'audition du présent compte, icy . . . . III l.

Au greffier pour ses appostilles . . . . I l.
A la greffe, pour droict de la coppie dudict compte, icy   VI l.
Au clercq pour son expédition ordinaire, icy . . .   II l.
Deuxième somme de mises : XVIII l.
Somme totale de mise porte : VIIC XIIII l. VIII s.
Et la recepte porte : IIC LIX l. XVI s.
Par ainsy les compteurs ont bon : IIIIC LIIII l. XII s.

Pour laquelle somme faire payement aux compteurs, Messieurs ont taxé les suppôts dudit stil, en nombre de quarante, à chacun la somme de . . . . XI l. VIII s.

Noms et prénoms des supposts dudict stil.

Leonard Vanderhage.	Jean Desmarets.
Laurent Laurent.	Toussaint Dumarets.
Allard Vanhove.	Paul Patin.
Gilles Stalebonne.	Ollivier Decroix.
Ambroise Bigot.	Jacques Marsel.
Michiel Bigot.	Pierre Naveteur.
Pierre Janses.	Venant Derace.
Théodore Bigot.	Philippes Dupuich.
Maurice Philipot.	Adrien Speldre.
Mathieu Delignies.	Guislain Dambre.
Franchois Fontaine.	Godefroy-Franchois Van Cotem.
Charles Vandevivre.	Estienne Deconinck.

---

1. *En marge :* « Transeat pour ceste fois, du consentement des suppôts et soit ceste despence obmise à l'advenir ».

Guillaume Mortreul.	Louis Leblancq.
Franchois Naveteur.	Charles Bigot.
Jacques Vanwesbus.	Jean-Gilles Duthoit.
Pierre Lemaire.	Nicolas Lacroix.
Ambroise Vanhove.	Jérosme Pouchin.
Allard Vanhove.	Christophe Dufrenoy.
Michiel Pinte.	Guillebert Picquet.
Jean-Baptiste Guisbrecq.	Jean-Dominique Laurent.

Demi frais : La vesve Leroux [1].

A. C. L., Aff. gén., liasse 8712.

107.

1674, 25 mai. — *Consultation pour le procès entre les chirurgiens et les apothicaires.*

Veues les pièces du différent d'entre Michel Bigot, maistre chirurgien, joints avec luy les maistres et suppôts du corps de stil des chyrurgiens de cette ville, appellans ; les eschevins et esgards du siège des apoticquairs, appelez ; et lesdits apoticquairs inthimez ; et entendu que Messieurs du Magistrat de cette dite ville auroient confirmé la sentence desdits appellez par laquelle ledit Bigot avoit esté condamné en amende de quarante livres, et sept livres sept sols pour les despens, pour avoir iceluy Bigot vendu une potion composée de jalappe et de gutte gomme ; les soussignés consultez sont d'advis que la matière n'estoit nullement disposée à confirmer ladite sentence des appellez, veu que ladite potion convient aux vérolez et qu'il appert des lettres desdits chyrurgiens qu'ils peuvent donner touttes sortes de potions concernans leur art dont dépendent les vérolles, ulcères et autres maux soit externes soit internes, sans advis de médecin, à moins que la potion soit dangereuse, et comme il est posé que la personne à qui celle en débat a esté vendue avoit esté vérolée, et qu'iceluy Bigot ne l'a donné que par réflection principalement au mal qu'elle avoit eu, cette exception estant péremptoire, joint la circonstance que ledit Bigot avoit aussy allégué que ladite potion n'estoit dangereuse, c'estoit le debvoir desdits du Magistrat (soubz correction) de réformer ladite sentence des appellez, et, en retenant la cause à eux, ordonner ledit Bigot à preuve sur ce que dessus, partie entière de faire preuve au contraire,

---

1. *En marge :* « Rayée comme ne payant rien ».

et suivant ce pour maintenir le droict desdits chyrurgiens, lesdits maistres et suppôts sont fondez d'appeller de la dernière sentence, nonobstant mesme les lettres desdits apoticquairs qui ne peuvent militer contre lesdits chyrurgiens pour les raisons déduittes audit différent. Advisé à Lille, le 25 mai 1674. — Turpin. — Foucquier. — Sallembier. — M. Lippens. — A chacun des consultés, 30 patars.

A. C. L., Aff. gén., liasse 8710.

108.

1674, 18 juin. — *Taxation des dépens du procès entre les chirurgiens et les apothicaires.*

A tous ceulx quy ces présentes lettres verront ou orront, eschevins de la ville de Lille en Flandres, salut. Scavoir faisons que veu les despens bailléz à Cour par les eschevins, doyen, esgards et maistres du corps de stil des apoticaires de ceste ville, obtenans contre Michel Bigot, maistre chirurgien, et les maistres du corps d'iceluy stil condamnez, eu esgard à la loy, coustume, stil et usage dudit Lille, nous, sur ce conjurez de nostre conjureur, avons lesdits despens tauxez et modérez, tauxons et modérons à la somme de quarante quatre livres huict sols parisis, sans en ce comprendre le coust de cestes, ny les salaires du sergeant s'yl convient exécuter. En tesmoing de ce, nous avons à ces présentes lettres de taux faict mettre le scel aux causes de ladite ville. Ce fut ainsy faict le dix-huictiesme de juing seize cens septante quatre. G. Tesson.

Reçu de la somme ci-dessus par le sergeant Antoine Willam. 28 juin 1674.

A. C. L., Aff. gén., liasse 8710.

109.

1676, 16 avril. — *Compte des frais du procès des chirurgiens contre les apothicaires.*

Compte des frais supportez par les maistres et supposts du stil de la chirugie de la ville de Lille au procès qu'ils ont eu par appel au Conseil souverain de Sa Majesté à Tournay contre les appoticaires d'icelle ville, présenté à Messieurs Grenu et Moreel, eschevins, le XVIe apvril 1676, après que le vallet du corps de stil at relaté verballement d'avoir adjourné touts les suppôts.

Compte, estat et renseigne que font et rendent pour leur acquict et descharge Ollivier de Croix et François Naveteur, naguerres maistres du corps de stil de la chirugie de ceste ville de Lille, à Messieurs les eschevins de ceste dicte ville, de tout ce qu'ils ont payez et desboursez pour les frais dù procès qu'ils ont eu comme appellans au Conseil souverain de Sa Majesté à Tournay, contre les apposticairs de ceste dicte ville, dont par sentence de Messieurs du Magistrat en datte du XXIIIIe de febvrier 1676 cy exhibé, at esté ordonné que tous lesdicts frais seront passez en mises à la charge de la généralité des suppôts dudict stil, lequel compte se fait et rend à monnoie de Flandres, scavoir vingt sols pour la livre et douze deniers pour le sol, comme s'ensieult :

Mises et payemens faicts par lesdits compteurs pour les frais dudit procès d'appel.......

Somme totale de mises et qu'est deub aux compteurs porte : . . . . II^c LXXVII l. XIII s.

Pour laquelle somme faire payement aux compteurs Messieurs les eschevins dénomés en la présentation de ce compte ont taxé, en suitte de laditte sentence du XXIIIIe de febvrier 1676, la généralité des suppôsts à chacun la somme de VI l. I s.

Noms et surnoms des supposts.

Léonard Vanderhage
Laurent Laurent
Allard Vanhove
Gilles Stalebonne
Michiel Bigot
Ambroise Bigot
Pierre Janses
Théodore Bigot
Maurice Phlippot
Mathieu de Lignies
FranchoisFontaines
Charles Vanvivre
Jean Desmarets
Toussains Dumarets
Paul Patin
Ollivier Decroix
Jacques Marsel
Pierre Naveteur
Venant Derace

Philippes Dupuich
Adrien Speldre
Guislain Dambre
Godefroy-Franchois Van Cotem
Estienne Deconinck
Guillaume Mortreul
Franchois Naveteur
Jacques Naveteur
Jacques Vanwesbus
Pierre Lemesre
Ambroise Vanhove
Allard Vanhove
Michiel Pinte
Jean-Baptiste Guisbrecq
Louys Leblancq
Charles Bigot
Jean-Gilles Duthoit
Nicollas Lacroix
Jerosme Pouchain

Christophe Dufrenoy	Anthoine Lescot
Guillebert Picquet	Alexis du Gand
Jean-Dominicque Laurent	Guillebert Derveau
Anthoine Leroux	Jacques Willems

A. C. L., Aff. gén., liasse 8710.

110.

1676, 28 septembre. — « *Ordonnance de faire rapport des personnes blessées.* »

Mayeur, Eschevins, Conseil et Huict hommes de la ville de Lille, voulant que leur ordonnance du XIIIe de septembre 1664 soit exécutée punctuellement, ont ordonné itérativement à touts docteurs, licentiés en médecine, chirurgiens et autres s'entremettans en cure et médicamens, de faire rapport au prévost, son lieutenant ou mayeur de ceste ville, de tous ceux qu'ils trouveront blessez, aussitost qu'ils y auront mis la main ou les assister la première fois par eux ou par autruy, à péril que s'ils ou l'un d'eux estoient en faute de ce faire, d'encourir soixante livres d'amende applicable le tiers à l'accusateur et le surplus comme de ban enfraint ; et cela encore que les blessures aient esté faites par cas fortuits par des militaires ou autres personnes quelconcques.

Laquelle ordonnance leur sera signifiée par le valet du corps de stil desdits chirurgiens afin qu'ils n'en prétendent cause d'ignorance, lequel en fera sa rescription. Fait en halle le XXVIIIe septembre 1676, moy présent, J. Lippens.

Le soubsigné, valet du corps de stil de la chirurgie, certifie à tout qu'il apperteindra d'avoir signifiez cest ordonnance du XIIIe de septembre 1664 et ratifié le XXVIIIe de septembre 1676 à tous maistres et suppost dudit corps de stil de la chirurgie de Lille les XIe et XIIe du mois d'octobre dudit an. Tesmoing, Gérard de Ricquebeur.

A. C. L., Reg. aux ordonnances, N., f. 151 v.

111.

1677, 29 octobre. — « *Ordonnance de faire rapport des personnes blessées.* »

Les Rewart, Mayeur, Eschevins, Conseil et Huict hommes de la ville de Lille. L'expérience nous ayans fait connoistre qu'il importe extrêmement au bien de la chose publicque que nos ordonnances touchans les rapports des personnes blessées soient punctuellement exécutées et mesme avec rigueur, afin que les crimes ne demeurent pas impunis à faute d'en avoir eu la connoissance aussitost qu'il appertient ; nous, en renouvellant et ampliant lesdites ordonnances, avons ordonné et ordonnons à tous médecins, chirurgiens et tous autres s'entremettans à la cure et guérison des personnes blessées, de faire rapport au prévost de la présente ville ou à son lieutenant, au greffier criminel, son clercq, ou au clercq d'office, de toutes personnes blessées aussitost qu'ils y auront appliqué la première appareil ou autrement y mis la main pour les assister ; de quelque qualité ou condition [que] puisse estre [le] blessé ou le coupable, nul excepté, quand mesme la blessure seroit arrivée par cas fortuit, le tout à peine de soixante livres d'amende pour chacune contravention, applicable le tiers à l'accusateur et le surplus comme amende de ban enfraint.

Et les pères et mères, maistres et maistresses seront responsables à raison des contraventions commises par leurs enfans, serviteurs, servantes et autres leurs domestiques, ayans mis la main à la cure de quelque personne blessée sans en avoir fait rapport comme il est ordonné cy-dessus, sauf à eux leur recours ainsy qu'il appertiendra par raison.

Publié à la bretesque et par les carrefours de cette ville, par Gilles de Flandres, sergeant à verges d'eschevins, le XXIXe d'octobre 1677.

A. C. L., Reg. aux ordonnances, N., f. 176 v.

112.

1678, 21 octobre. — « *Touchant les apprentifs des chirurgiens.* »

A Messieurs les Rewart, mayeur, etc.,

Remontrent très humblement les médecins sermentez et le doyen et les quatre maistres de la chirurgie de cette ville de Lille que Messieurs voudroient accorder que tous les apprentifs seroient obligez d'estre trois ans continuels en dessoubs ung maistre pour obtenir la franchise de l'art de chirurgie de cette ville de Lille et à celle fin qu'il fust plus expérimenté dans la practique, les suppliant en humilité de nous vouloir accorder le contenu de cest, d'autant que le corps humain est le sujet de la chirurgie, suppliant Vos Seigneuries de la part des médecins sermentez et doyen et quattre maistres. Et signé : François de Fonteine.

APPOSTILLE. — Advis des médecins sermentez. Fait en halle, le Xe septembre 1678, moy présent et signé: J. Lippens.

Les médecins sermentez de ceste ville de Lille soubsignez, ensuitte de l'appostille de Messieurs du Magistrat d'icelle ville couché cy-dessus, en datte du Xe septembre 1678, signé J. Lippens, après avoir bien diligement examiné la requête à iceux présentée par les doyen et maistres chirurgiens de ceste ville, disent et jugent que pour le grand bien publicque et l'importance d'une arte sy excellente et nécessaire de la chirurgie estant requis un terme assez long pour l'apprendre et en pouvoir acquérir la perfection, qu'il seroit bien convenable mesme du tout nécessaire (parlant toujours soubz très humble correction de Vos Seigneuries) que les apprentifs de l'arte de chirurgie seroient pour le moins l'espace de trois ans continuels au dessoubz leur maistre, pour en obtenir la franchise de ladite arte de chirurgie d'icelle ville, affin de les rendre plus capables et expérimentez en leurs arte et expérience sy dangereuse, où l'ignorance est sy périlleuse et le moindre erreur y commise en devient le plus souvent mortelle. Ainsy advisé à Lille ce V^e d'octobre 1678. Signé : J. de Preudhomme, J.-B. Douchet, A. Morel et Ignace Barlez.

APPOSTILLE. — Veu l'advis, avant disposer sur ce qui se requiert, Messieurs ordonnent que soient mandez les maistres dudit corps de stil des chirurgiens au prochain jour de halle. Fait en halle, le XXe d'octobre 1678, moy présent et signé : G. Tesson.

Le XXIe octobre 1678, François de Fonteine, Jean-Gilles Duthoit, Allard Vanhove le jeune et Pierre Naveteur, maistres du susdit corps de stil des chirurgiens, ayans esté ouïs ensuitte de l'appel cy dessus, et après rapport fait de leur responce, Messieurs ont ordonné que doresnavant ceux qui viendront se faire enregistrer pour s'affranchir dudit stil seront tenus de faire l'apprentissage requis par les lettres dudit corps l'espace de trois ans, au lieu de deux, en dessoubz francqs maistres, ainsy qu'est porté èsdites lettres. Tesmoin et signé : A. de Roubaix.

A. C. L., Reg. aux métiers, C., f. 207.

113.

1679, 19 juin. — « *Touchant le corps de mestiers des chirurgiens.* »

A Messieurs le Rewart, Mayeur, etc.,

Remonstrent très humblement les médecins et chirurgiens jurés soubsignez qu'ils ont appris que dans peu de jours il se doit faire un examen de chirurgien, mais comme la pluspart desdits examens se passent assé légèrement et avec fort peu d'ordre, au grand détriment de l'art et grand péril du publicq, ils viennent à ce subject supplier vos Seigneuries de vouloir doresenavant permettre que lesdicts examens se fassent au siège des apoticaires, un jour qui sera vaccan, présens deux eschevins et un greffier, tels qu'il plaira à Messieurs d'ordonner et d'y obliger et establir messieurs les quatre médecins et chirurgiens jurés de ceste dite ville, le tout à telle gage et mercède que Vos Seigneuries trouveront convenir, ce qui se fera avec beaucoup moins de fraix qu'il ne s'est fait jusqu'à présent, en faisant à chasque fois un grand festin, comme ils ont continué de faire contre l'intention et mandemens de Vos Seigneuries. Quoy faisant, etc. Estoit signé : J. de Preudhomme, J.-B. Doulcet, P. Delebarre, Ignace Barlé, Pierre Janssens, Marcq Van Stivorde et G. Dambre.

APPOSTILLE. — Soient mandés les maistres du corps et mestier des chirurgiens. Fait en halle, le XVIIe juin 1679, moy présent et signé J. Lippens.

En conséquence de ceste requeste et de l'appostille sur icelle, sont comparu aucuns des remonstrans d'une part, les maistres du corps de la chirurgie d'autre part, et après que les remonstrants eurent persisté aux fins de leur requeste comme s'agissant du bien de la chose publicque, les maistres de la chirurgie ont dit et soustenu qu'il n'y avoit point matière de faire aucun changement ; que dans les examens ils estoient à quatre maistres, quatre adjoints et le doyen ; que pardessus ce on appelloit tousjours aucuns médecins de cette ville, qui n'y assistoient point le plus souvent parce qu'ils n'estoient point récompensez ; que néantmoins ils estoient contens qu'il y entrevint doresenavant des eschevins ou autres députez du corps du magistrat. Sur quoy et autres verbalitez, le différent fut retenu en advis de la court, widant duquel Messieurs pour le plus grand bien de la chose publicque ont ordonné et ordonnent que d'icy en avant ceux qui prétenderont estre admis et receus à passer maistre de l'art de chirurgie seront examinez en l'hostel de ville, en la chambre vulgairement appellée le siège des appotiquaires, en présence des deux eschevins commis audit siège des apotiquaires et du greffier criminel de ceste ville, par les deux plus anciens médecins sermentez, le doyen et les quatre maistres du corps de la chirurgie, lesquels, estant présens audit examen, auront chascun pour salaire quatre livres parisis, et le serviteur dudit stil deux livres, qui font la somme de quarante deux livres parisis, laquelle ceux qui prétenderont se faire examiner seront tenus consigner sur le bureau avant l'examen ; et s'ils ne sont treuvez capables et suffisans de passer maistres à la pluralité de vois desdits eschevins, greffier, médecins, doyen et maistres dudit stil (qui auront tous voix décisive) ladite somme sera perdue pour eux, et si l'examiné est treuvé suffisant il payera pour estre receu à passer maistre dudit stil pardessus les quarante deux livres parisis cy-dessus vingt quatre livres parisis au prouffit de la chapelle dudit stil ; deffendant bien expressément à ceux qui passeront maistre de payer autres droicts que lesdites quarante deux et vingt quatre livres parisis, soit à tiltre de bienvenue ou aultrement, à péril de perdre leur franchise ; et ausdicts examinateurs de prendre ou recevoir aucune chose pardessus les quatre livres parisis de salaire ou d'entrevenir à quelque dépence de bouche, sous peine de cincquante florins d'amende, applicable au prouffict de la Bourse commune des pauvres. Fait en halle le XIXe juin XVI^c septante nœuf. Tesmoins et signé : A. de Roubaix.

A. C. L., Reg. aux métiers, C., f. 203 v.

114.

1681, 26 février. — « *Ordonnance du lieutenant premier de la Gouvernance, touchant la médecine, chirurgie, etc.* »

Gilles Blondel, seigneur du Prêt, conseiller du Roy et lieutenant premier de la Gouvernance du souverain baillage de Lille.

Sur remonstrance faite par le procureur du Roy que, nonobstant touttes les diligences à ce que les édits et ordonnances soient ponctuellement observés, il est bien informé qu'il s'est glissé de grand abus au fait de la médecine, chirurgie, travail des femmes, visites des corps morts, noyez ou désespérez, et des informations que les juges des lieux sont obligez de tenir des homicides et autres crimes, requérant y estre pourveu.

Veue ladicte remonstrance, l'ordonnance du 20ᵉ de may 1658 et la matière mise en délibération, nous avons ordonné et ordonnons les articles suivans :

Premièrement nous avons, en exécution desdittes ordonnances, deffendu et deffendons à tous sans distinction de qualité de faire exercice de médecine, donner poudre, potion, emplastre ou autre chose concernante la pharmachie ou apoticairie, chirurgie ou assister aux couches des femmes, à moins qu'ils ne soient licentiez ou admis à ce siège soubz les peines prescrites par lesdittes ordonnances.

Ordonnons sur mesmes peines à tous gens de loy de nous envoyer dans quinzaine après la publication d'icelle ordonnance les noms et surnoms de ceux qui font profession et exercice de médecine, apoticairie, chirurgie et de sages-dames ; défences à eux de les souffrir un mois après la publication de cette ordonnance, s'ils ne rapportent chacun un acte de leur admission.

Les docteurs ou licentiez en médecine nous apporteront dans le mesme terme les lettres de leurs degrez pour estre registrées à ce greffe et endossées par le greffier, à peine de douze florins d'amende et d'estre privez de practiquer dans les lieux où ils sont establis ; et voulans s'establir en quelque lieu, aussy bien que les apoticquaires et chirurgiens, ils n'y seront pas admis sans lettres ou actes de ce siège, à peine de six florins d'amende à la charge de chacun du magistrat en son privé nom.

Tous les apoticaires, chirurgiens et sages-dames se présenteront au plus tard dans le mois pardevant le sieur Maximilien Turpin, conseiller de ce siège, commissaire par nous député, qui les fera examiner par gens expers, et les trouvant capables leur sera par nous donné acte de leur admission, en tenant un exact procès verbal sans faveur ny souffrance en cas d'incapacité.

Les sages-dames estantes aux couches ne pourront quitter à quelque prétexte que ce soit, si le service n'est entièrement achevé, à peine de correction arbitraire.

Les juges qui ont droit de visiter les corps blessez, occis, noyez ou désespérez, en feront les debvoirs dèz l'instant que le cas sera venu à leur cognoissance, et ce en nombre de loy et à l'intervention d'un médecin et d'un chirurgien ou de deux chirurgiens receuz à ce siège, au cas qu'il n'y ait pas de médecin sur les lieux ou dans le voisinage, dressant un procès-verbal des endroits, de la quantité et qualité des playes, meurtrissures et autres marques, de l'estat des lieux où les blessez et corps morts ont esté trouvez, jour, heure, et des noms et surnoms des blessez ou morts et des délinquans, à peine de nullité des actes et de tous despens, dommages et interestz des parties, à la charge desdits juges en leurs privez noms.

Ceux qui ne pourront juger de quelque cas arrivé en leur district en informeront incessament, du moins dans vingt quatre heures, la loy du haut justicier pour en prendre cognoissance, tirant du greffier un acte contenant l'heure et le jour de leur diligence, à peine de douze florins d'amende.

Les informations seront tenues promptement et sitôt le cas advenu, particulièrement en cas d'homicide, entendant tous les tesmoins qui ont esté présens et ceux d'ouy dire; et les tesmoins refusans ou dilayans seront contraints selon l'ordonnance du mois d'aoust 1670, laquelle sera ponctuellement observée.

Les informations ainsy bien et deuement faites avecque les procès des visites seront envoyez au procureur du Roy dans les six semaines de l'advenue du cas, à peine de trente florins d'amende.

Et feront les baillys, prévost et lieutenans, touttes diligences à ce que les criminels soient appréhendez et punis selon leurs démérites, à péril d'encourir les peines comminées par les ordonnances du Roy.

Publié à son de trompe, le mercredy 26° février 1681 à la bretecque de cette ville, à douze heures à midy, par ordre et commandement du sieur du Prêt, conseiller du Roy et lieutenant premier de la gouvernance de Lille. Moy présent et estoit signé E. Castellain.

A. C. L., Reg. aux mandements, La Paix, f. 267.

115.

1681, 25 octobre — « *Exemption accordée au chirurgien major de la Citadelle* ».

A Messieurs les Mayeur et Eschevins de Lille.

Supplie très humblement Jean-Louys Le Blan, chirurgien-major de la citadelle de Lille, disant qu'en cette qualité il doit jouir des exemptions et privilèges attribués aux officiers du Roy, n'important point qu'il demeure dans laditte citadelle ou non, puisqu'il n'est point tenu à aucune résidence actuelle, y ayant d'ailleurs des gens pour exercer sa charge et estant obligé d'habiter cette ville pour l'accommodement des gens de qualitez et de considération quy y passent et y séjournent, lesquels il est tenu d'accommoder de touttes choses et des bains dont il est le seul qui en fasse l'usage, à l'instance de son Excellence Monseigneur le Mareschal d'Humières et aultres personnes de semblable qualité.

A ces causes il vous supplie très humblement, Messieurs, de luy accorder l'exemption des maltautes sur les vins et bierres qu'il consomme ordinairement chez luy, du moins en fixer le privilège et exemption à trois pièces de vin et douze rondelles de bierre par an, eu esgard sur tout qu'il luy doit estre permis de faire venir son vin et sa bierre de la citadelle chez luy pour le boire sans estre tenu aux droits, que cela apporteroit des difficultés et que d'ailleurs ceux qui en font la consommation sont exempts desdits droits. Ce faisant, Messieurs, il vous serat sensiblement obligé.

APPOSTILLE. — Messieurs accordent au suppliant l'exemption requise pour en jouir comme les exempts par grâce, à commencer à l'expiration des fermes desdits imposts pour le terme courant et ce seulement pour six rondelles de bierre et une pièce de vin par chacun an. Faict en halle, ce XXVe d'octobre 1681. Moy présent et signé : B. Herreng.

A. C. L., Reg. aux résolutions, n° 10, f. 38 v.

. 116 .

1682, 7 janvier. — *Enquête contre un chirurgien et deux sages-femmes de Roubaix* [1].

A Monsieur le lieutenant de la Gouvernance.

Le Procureur du Roy représente que, tant par le droict que les ordonnances notoires, il est défendu à tous de se mesler de la médecine, chirurgie, apoticquerie, ou fonction de sage femme, sans au préalable avoir esté examinez et admis à ces employs, et aux officiers des lieux de les souffrir, affin d'en prévenir les pernicieux accidens au préjudice du publicque. Il est pourtant que les bailly et lieutenant de Roubay ont souffert Jean Desreveaux, filz de feu Pierre, exercer la chi-

---

1. Voir : *Un chapitre* etc., p. 13.

rurgie audit Roubay et aux environs, Isabeau Dubois, vefve de Jean Hellin, et Marguerite Delerue, femme de Jacques Agache, faire fonctions de sages dames, sans avoir au préalable esté examinez et admis à ces employs ; cause qu'il requiert pour le Roy, que lesdicts bailly ou lieutenant, Desreveaux, Dubois et Delerue, soient assignez à comparoir à ce siège pour respondre aux conclusions qu'il voudra prendre contre eulx et en oultre procéder comme de raison.

Apostille. — Soit monstré aux dits bailly ou lieutenant, ensemble aux autres nommez en la présente requête, afin d'en venir pardevant nous à mercredy prochain sur les dix heures du matin, pour respondre aux conclusions du procureur du Roy et en après estre ordonné comme il appartiendra. Fait par devant le sieur Dupret, Lieutenant premier, le dernier de l'an 1681. E. Castellain.

Ceste requeste et appostille at par moy, sergeant à ce siège soubsigné, esté insinué au lieutenant dudit Roubaix, ensemble ausdits Desreveaux, Isabeau Dubois et Marguerite Delerue, tous parlans à leurs personnes, je les ay assignez à comparoir pardevant monsieur le lieutenant de ce siège au jour et hœure marcquée par ladite appostille, leurs aians à chacun délivré ung mémoire contenant mon exploict. Tesmoing ce cincquiesme de l'an 1682. F. Sacqueleu.

Du VII° de l'an 1682, pardevant le sieur Dupret, Lieutenant premier, sont comparus le procureur du Roy, d'une part ; Jacques Dujardin, lieutenant de Roubaix, Jean Desreveaux, chirurgien, et Marguerite Delerue, femme de Jacques Agache, d'autre, la vefve de Jean d'Hellin aussy adjournée estant trop vieille et caducque pour se rendre icy, ne faisant aucune fonction si ce n'est au voisinage et pour assister les pauvres. A eux demandé pourquoy ils ont fait leurs fonctions respectives sans avoir esté admis de ce siège,

Ledit Desreveaux a dit qu'il est fils de maître chirurgien, et qu'après la mort de son père, il a continué dans la boutique de son père après avoir esté examiné des docteurs Doucet et Collart, et avoir passé maître.

Et quant à ladite Marguerite Delerue, elle a dit qu'elle n'a point venu à l'examen, à cause qu'elle n'avoit pas d'argent, et que de plus elle avoit esté receue ou soufferte d'exercer son art par les gens de loy dudit Roubaix, en suite d'examen que le doyen dudit lieu, passez cincq à six ans, fit faire par le docteur Galand et l'opérateur de Tourcoing, de quoy ledit lieutenant at aussy convenu.

Disant ledit lieutenant qu'il n'at ouy parler d'aucune autre ordonnance que la dernière de l'an passé, prohibitive aux chirurgiens et sages dames de faire leurs fonctions sans estre admis à ce siège, et qu'ainsy il n'a cru méprendre en souffrant qu'ils fissent leurs debvoirs, ayant estez examinez par autres chirurgiens que ceux de ce siège, et qu'ils n'ont souffert aucunes personnes qui ne fut notoirement capable, mais que depuis ladicte dernière ordonnance, ils ont adverty touttes lesdittes personnes de ne plus s'y entremestre sans notre permission.

Du depuis ladicte Marguerite Delerue a déclaré de se présenter pour estre examinée.

A. C. L., Aff. gén., c. 1268, d. 4.

117.

1682, 7 janvier. — *Enquête contre des chirurgiens et des sages-femmes de Tourcoing.*

A Monsieur le Lieutenant de la Gouvernance de Lille,

Le procureur du Roy représente que, par des ordonnances notoires, il est deffendu à tous de se mesler de la médecine, chirurgie, apoticquerie, ou de fonction de sages femmes, sans préalable admission, et aux officiers des lieux de les souffrir, affin d'en prévenir les pernicieux accidens au grand préjudice du publicq. Il est pourtant que les bailly et lieutenant de Tourquoin ont souffert plusieurs personnes faire semblables fonctions sans aucune admission et entre aultres Baltazart Ducoulombier, fils de feu Philippes, exercer la chirurgie, ainsy que maître Hugue-François Descamps, maître Pierre Deletombe, Jenne Steve, vefve de maitre Philippes Ducoulombier, Jenne Delescluze, vefve de Pierre Leman, Simone Malfait, Isabeau..., femme à Balthazar Marsy, faire fonction de sages dames ; cause qu'il requiert pour le Roy, lesdits bailly et lieutenant et aultres cy dessus nomez soient assignez à comparoir pour respondre aux conclusions qu'il voudra prendre contre eulx et en oultre procéder comme de raison.

APPOSTILLE. — Soit monstré au bailly ou lieutenant dudit Tourcoing, ensemble aux nommez en la présente requête, afin d'en venir par devant nous à mercredy prochain sur les dix heures du matin, pour respondre aux conclusions du procureur du Roy. Fait par devant le sieur Dupret, Lieutenant premier, le dernier de l'an 1681, moy présent. E. Castellain.

Cest requête et appostille at par moy, sergeant à ce siège soubsigné, esté insinué au lieutenant dudit Tourcoing, ensemble à Baltazart Ducoulombier, maitre Hugues-François Descamps, maitre Pierre Deletombe, Jenne Steve, Jenne Delescluse, Simonne Malfait et la femme Baltazart Marsy, ausquels tous parlans, je les ay assigné à comparoir par devant Monsieur le lieutenant de ce siège, au jour et hœure marcquée par ladite appostille, aiant délivré copie desdits requête et appostille au lieutenant dudit Tourcoing, tesmoing ce cincquiesme de l'an 1682. F. Sacqueleu.

Du VII° de l'an 1682, par devant le sieur Dupret, lieutenant premier, sont comparus le procureur du Roy d'une part, Antoine Leroux, au nom et comme procureur du lieutenant dudit Tourcoing, lequel a déclaré que ledit lieutenant pour son grand eâge n'a pu se transporter icy ; Lucq-François Descamps, chirurgien et opérateur, dudit Tourcoing, lequel nous exhiba ses lettres d'admission de ce siège ; Pierre Deletombe, aussy chirurgien, lequel nous exhiba pareillement ses lettres d'admission ; Baltazar Ducoulombier, aussy chirurgien, lequel nous exhiba pareillement ses lettres ; ledit Baltazar nous exhiba aussy les lettres d'admission de sage dame pour Jeanne Steve, sa mère, qui estant trop eagée n'a pu se rendre icy ; Jeanne Delescluse, aussy sage dame, nous fit apparoir aussy de ses lettres d'admission ; au regard de Simone Malfait, aussy adjournée, les dessus nommez comparans ont déclaré que depuis qu'il fut ordonné à touttes sages dames de venir subir examen, elle n'a plus fait les fonctions de sage dame ; et au regard de la femme de Baltazar Marsy, qui n'est aussy comparue, ils croient qu'elle est empeschée à quelque travail de femme, puis qu'elle a levé ses lettres.

A eux demandé s'ils n'ont fait aucune fonction de leur art respective, auparavant avoir esté examiné et admis à ce siège, et s'ils ne scavent que cela leur estoit défendu, ont tous advoué d'avoir travaillé de leur art dez auparavant la défence. Et par ledit Descamps fut dit que dez la mort de son père, après avoir esté examiné des médecins dudit Tourcoing, il at esté admis d'y faire les fonctions de son art, avecq pension. Et par ledit Deletombe fut dit que, dèz passez quarante ans, il exerce la chirurgie, après avoir esté examiné par les docteurs Preudhomme et Galand, et ce du sceu des bailly et gens de loy de Tourcoing. Et par Baltazar Ducoulombier fut dit qu'il est fils de maitre et qu'après la mort de son père, arrivée il y a aux environs de quattre ans, il at esté admis par les gens de loy dudit Tourcoing de faire aussy les fonctions de chirurgien, après luy avoir continué la pension de feu son père ; disant au regard de sa mère, qu'elle a tousjours fait les fonctions de sage dame du sceu et par permission du magistrat dudit Tourcoing. Et par ladite Jeanne Delescluse fut dit que, passez vingt ans, elle a tousjours travaillé avecq feu sa mère, qui estoit autorisée de ce siège, et dont elle nous a fait apparoir des lettres et depuis a continué du sceu et permission aussy dudit magistrat.

Demandé audit Leroux pourquoy ledit lieutenant a souffert que les susnommez eussent fait les fonctions cy dessus auparavant d'ostre admis par ce siège, a dit que ce n'est de son fait et qu'il en advertira ledit lieutenant.

A. C L., Aff. gén., c. 1268, d. 4.

118.

1682, 7 janvier. — *Enquête contre une sage-femme de Neuville-en-Ferrain.*

A Monsieur le Lieutenant de la Gouvernance de Lille.

Le procureur du Roy représente que, par des ordonnances notoires, il est deffendu à tous de se mesler de la médecine, chirurgie, ou fonction de sage femme sans préalable admission et aux officiers des lieux de les souffrir. Il est pourtant que les bailly et lieutenant de Noeufville en Ferain ont souffert plusieurs personnes faire lesdictes fonctions sans admission préalable, et entre aultres la femme de Pierre Liarre faire fonction de sage femme ; cause qu'il requiert pour le Roy, lesdicts bailly et lieutenant et ladicte femme estre assignez à comparoir pour respondre aux conclusions qu'il voudra prendre contre eulx et en oultre procéder comme de raison.

APPOSTILLE. — Soit monstré auxdits bailly ou lieutenant, ensemble à ladite femme de Pierre Liarre, afin d'en venir pardevant nous à mercredy prochain sur les dix heures du matin, pour respondre aux conclusions du procureur du Roy, et en après estre ordonné comme il appartiendra. Fait pardevant le sieur Dupret, Lieutenant premier, le dernier de l'an 1681, moy présent. E. Castellain.

Ceste requête et appostille at par moy, sergent à ce siège soubsigné, esté insinué au lieutenant dudit Noeufville en Ferain, parlant à sa personne, et quant à la femme Pierre

Liarre, on m'at déclaré qu'elle est morte, suivant ce j'ay assigné ledit lieutenant à comparoir pardevant monsieur le Lieutenant de ce siège au jour et hœure marcqué par ladite appostille, luy aiant délivré ung mémoire contenant mon exploict. Tesmoing ce cincquiesme de l'an 1682. E. Sacqueleu.

Du VIIe de l'an 1682, pardevant le sieur Dupret, Lieutenant premier, sont comparus le procureur du Roy, d'une part ; Jean-Baptiste Malfait, bailly de Neufville en Ferain, adjourné le lieutenant d'autre.

Lequel Malfait a déclaré que la nommée femme à Pierre Liarre, lors de l'ordonnance cy dessus accusée, ne faisoit plus aucunes fonctions de sage dame, et mesmes est morte passez huit à neuf mois, d'où résulte qu'il n'a encouru les peines portées par ladite ordonnance, concluant au rejettement de la présente requête, déclarant de n'avoir eu aucune cognoissance d'autre ordonnance antérieure, offrant mesmes d'en affirmer.

Veu la déclaration et offre cy dessus, lesdits bailly et lieutenant ont esté renvoyez pour cette fois en payant despens, leur ordonnant de faire à l'advenir plus grande diligence pour l'observation de nos ordonnances.

Ledit Malfait, respondant à l'ordonnance cy dessus, représente que ce n'est de son fait sy ladite Liarre a esté admise cy devant et en conséquence des prétendues vieilles ordonnances dont ledit Malfait ne sçait les dattes, ny aussy ledit procureur du Roy ne les a déclaré, pourquoy il luy somme de les déclarer, ensemble de lui produire tous registres des personnes admises en conséquence des vieilles ordonnances dans lesquelles on ne doute pas que l'on y pourroit trouver ladite Liarre y estre registrée avec les autres.

A. C. L., Aff. gén., c. 1268, d. 4.

119.

1682, 19-26 octobre. — *Pension accordée à un chirurgien opérateur.*

A Messieurs les Mayeur et échevins de Lille.

Remonstre bien humblement Josse Vanstivordt, maistre chirurgien et opérateur demeurant en ceste ville, disant qu'au mois de janvier dernier il a présenté la requeste jointe à Vos Seigneuries et remonstré par icelle que comme elles avoient eu la bonté d'accorder à feu maistre Marcq, son père, une pension annuelle de cincquante pattagons pour les services qu'il avoit rendus et rendoit encore, à charge de résider en cette ville, sur laquelle vous auriez par appostille dit qu'on prendroit esgard en son temps aux services et à la capacité du suppliant ; depuis quoy il s'est tellement applicqué aux opérations qu'il en a couppé plusieurs, tant du haut que bas appareil, qu'il at réussy au contentement d'un chacun ainsy que font foy les six certificats joinctz signez des médecins et chirurgiens de cette ville qui ont esté présens ausdictes opérations. Ce considéré, Messieurs, il espère que Vos Seigneuries auront la bonté de luy accorder ladicte pension annuelle, pris esgard aux bons services de son dict père et à ceux que prétend rendre le remonstrant à l'advenir. Ce faisant il sera obligé de prier Dieu pour la prospérité de vosdictes seigneuries. Signé : Josse Vanstivordt.

APPOSTILLE. — Le suppliant joindrat les autres placets et ordonnances rendus à ce sujet. Fait le XIXe octobre 1682. Signé : B. Herreng.

Soubz correction. — Le remonstrant, en remerciant très humblement Vos Seigneuries de l'appostille ci-dessus, représente que par inadvertence il a obmis de joindre les requestes et appostilles mentionnez en vostre ordonnance icy accusé ; pour à quoy satisfaire il a joint à ceste les requestes et ordonnances du 9 juin et 19 septembre derniers, vous suppliant comme autrefois de luy vouloir accorder ladicte pension. Ce faisant, etc. ; signé : Josse Vanstivordt.

APPOSTILLE. — Veu la présente requeste et pièces jointes nous accordons au suppliant vingt-cincq pattagons de pension annuelle, à charge de résider en cette ville en attendant qu'il fera apparoir de sa capacité par bonnes expériences, particulièrement dans le haut appareil. Fait le XXVIe d'octobre 1682. Signé B. Herreng.

A. C. L., Reg. aux résolutions, n° 10, f. 163 v.

120.

1684, 15 juillet. — « *Ordonnance touchant les sages-dames*.
(Voir : *Un chapitre* etc., p. 14.)

121.

1684, 27 juillet. — *Pension accordée à un chirurgien.*

A Messieurs le Mayeur et eschevins de Lille,

Remonstre très humblement Josse Vanstivordt, maistre chirurgien et opérateur en cette ville, disant que, sur remonstrance faite à Vos Seigneuries au mois d'octobre 1682, elles avoient eu la bonté d'accorder à feu maistre Marcq, son père, une pension annuelle de cinquante escus pour les services qu'il avoit rendu en sa qualité d'opérateur, et que depuis sa mort il s'estoit tellement appliqué aux opérations qu'il en avoit couppé plusieurs, tant par le haut que bas appareil, au contentement d'un chacun; à quoy même il avoit si bien réussy qu'il n'en estoit mort aucun, ainsy qu'il faisoit conster par les certificats qu'il avoit joint à sa requeste; sur laquelle auriez eu la bonté de luy accorder vingt cinq pattagons de pension annuelle à charge de résider en cette ville et ce en attendant qu'il feroit voir sa capacité par bonnes expériences particulièrement dans le haut appareil, ainsy que de tout appert par les requêtes et titres joints; depuis quoy s'estant encore appliqué plus que jamais ausdites opérations, tant du haut que bas appareil, il en a couppé en cette ville seulement le nombre de trente et un, sçavoir vingt quatre par le bas appareil et par le haut sept, avec tant de bonheur et succès qu'il n'en est pas mort un, ains sont tous parfaitement guéris et particulièrement le sieur pasteur d'Esquermes, âgé de quarante ans, René le Diacre de soixante ans, Jacques de Hennin de quarante cinq, et plusieurs aultres, ainsy que font foy tous les certificats joints et particulièrement celuy que Messieurs les Ministres généraux luy ont bien voulu accorder en considération des bons services qu'il a rendu aux pauvres de cette ville, par lequel ils ont mesme déclaré qu'il n'est point seulement utile mais très nécessaire au public; en veue de quoy il vient derechef s'addresser vers Vos Seigneuries les supplians bien humblement que, prenant égard favorable aux raisons cy-dessus et en conséquence de votre ordonnance du vingt-six octobre 1682 cy-dessus accusée, de luy vouloir accorder ladite pension annuelle de cinquante pattagons. Ce faisant, il appliquera tous ses soings pour le soulagement du publique et prira le bon Dieu pour la prospérité de Vosdites Seigneuries. Signé : Josse Vanstivordt.

APPOSTILLE. — Veu la présente requeste et pièces jointes, Messieurs accordent au suppliant cinquante patagons de pension au lieu de vingt cinq à comencer à avoir cours à l'eschéance courante de sa pension de vingt cinq patagons aux mêmes charges. Fait en halle, le XXVIIe juillet 1684. Moy présent. Signé : J. Lippens.

A. C. L., Reg. aux résolutions, n° 11, f. 185 v.

122.

1685, 3 février. — Le 3ᵉ jour de février 1685, la Loy assemblée, sur requeste à nous présentée par Pierre-François Lux, chirurgien-major, à fin d'exemption d'impost, nous lui avons accordé par grâce l'exemption de huit rondelles de forte bierre par chacun an et pour toute la petite bierre qu'il consommera.

A. C. L., Reg. aux résolutions, n° 12, f. 85 v.

123.

1688, 20 juillet. — *Ordonnance sur les boutiques des chirurgiens et barbiers.*

Nous Rewart, Mayeur, Eschevins, Conseil et Huit hommes de la ville de Lille, estans informez que quelques maistres chirurgiens et barbiers vouloient s'ingérer de tenir boutique et maison séparée de celles qu'ils occupent et par ce moyen trouver occasion de placer sous leurs noms des non francs dudit mestier, ce qui causeroit la ruine de la pluspart des supposts dudit corps et mestier, voulant prévenir semblable désordre, nous avons déclaré et déclarons que tous francs maistres chirurgiens et barbiers de cette ville ne pourront tenir boutique dudit stil que dans les maisons qu'ils occuperont eux et leur famille, à péril de six florins d'amende pour la première fois, applicable sçavoir un tiers au dénonciateur, autre tiers à l'exploiteur et le dernier tiers comme amende de ban enfraint, et en cas de récidive d'estre suspendu de leur franchise pendant trois mois. Fait en Conclave, ce vingt juillet mil six cent quatre vingt huit. Signé : J. Lippens.

Publié à la bretesque et par les carrefours de cette ville, à son de trompe, le 20 de juillet 1688, par le soussigné, sergent à verges d'eschevins. Signé : Gilles de Flandres.

A. C. L., Reg. aux ordonnances, P., f. 129.

124.

1688, 15 novembre. — *Examen des sages-femmes.*
(Voir : *Un chapitre* etc., p. 14.)

125.

1691, 27 avril. — *Pension à une sage-femme.*
(Voir: *Un chapitre* etc., p. 19.)

126.

1691, 31 juillet. — *Ordre aux chirurgiens d'informer le commandant de place quand ils soigneront des blessés militaires.*

Le 31 juillet 1691, la Loy assemblée, sur ce qu'il est venu à nostre cognoissance qu'il s'est rencontré de nuit quelque occasion entre des soldats et des bourgeois de cette ville, où il y en a eu des blessez et même des tuez, sans que l'on ait pu scavoir ceux qui avoient commis les faits, pensant qu'il estoit important pour la sureté et le repos publicq de découvrir pareilles choses, Nous avons résolu, de l'agréement de Monsieur de la Rablière, commandant pour le Roy au gouvernement de Lille, de faire scavoir aux maistres chirurgiens de cette ville que lorsqu'il y aura quelque un de blessé dans quelque occasion où il y aura eu des militaires, que nostre intention est qu'ils aient à informer mondit sieur commandant de tout ce qu'ils pouront avoir apris au sujet de la blessure, tant à l'égard de la personne blessée, que de ceux qui pouroient l'avoir fait, de faire cette avertance incontinent après qu'ils auront mis le premier appareil, et ce pardessus tout ce qu'ils doivent faire au-delà pour l'exécution de nos ordonnances et sans prendre égard si la blessure est arrivée par cas fortuit ou autrement, le tout soubz telle grosse peine que nous verrons bon d'arbitrer suivant l'exigence des cas; enjoignant aux maistres de faire scavoir notre intention aux supôts par une convocation qu'ils feront à cet effet, à laquelle fin la présente délibération sera communiquée auxdits maistres et copie à eux laissée.

Le 4 aoust 1691, je, commis au greffe du sieur procureur de la ville de Lille, ay délivré copie de la résolution cy-dessus à maistre Abraham Huglo, maistre du corps de mestier des chirurgiens.

A. C. L., Reg. aux résolutions, n° 15, f. 32.

127.

1692, 21 juillet. — *Rachat des offices de chirurgien juré.*

Je soussigné, commis par arrest du Conseil du 16 febvrier 1692 pour faire le revirement des deniers provenans de la vente des offices héréditaires d'un conseiller médecin ordinaire de sa maison, de deux chirurgiens jurez royaux créés par édit dudit mois de febvrier dans les principales villes, bourgs et lieux du royaume, reconnaissons avoir reçu de Monsieur Lefebvre, maître chirurgien, la somme de douze cens livres à compte de la finance et deux sols pour livre des deux offices desdits juréz chirurgiens royaux de la ville de Lille et dépendances, pour laquelle somme je promets fournir audit sieur Lefebvre des quitances dudit Monsieur le trésorier des revenus casuels dans deux mois, en me rendant le présent récépissé et me payant le surplus. Fait à Paris, le vingt unième jour de juillet mil six cens quattre vingt douze, et signé Chaplet avec paraphe.

A. C. L., Aff. gén., c. 1274, d. 6.

128.

1692, 29 novembre. — Le 29 novembre 1692, la Loy assemblée, a esté résolu de demander la supression de l'édit du mois de février 1692 contenant la création des charges de médecin et chirurgien du Roy pour ce qui est de cette ville, en remboursant la finance à l'exemple de ce qu'on a résolu pour les édits des greffes des gens de main morte et autres.

A. C. L., Reg. aux résolutions, n° 15, f. 120 v.

129.

1693, 8 mai-13 juin. — *Rachat par la ville de l'office des deux chirurgiens royaux.*

Nous rewart, mayeur, eschevins, Conseil et Huit hommes de la ville de Lille, aiant vu l'arrest du Conseil d'Estat du Roy du 7 avril de la présente année 1693, portant réunion des offices de médecins et chirurgiens royaux de Flandres aux corps et communautez desdits médecins et chirurgiens, avec facultez aux magistrats des villes qui prétendront avoir droit de nommer auxdits offices de paier la finance et les réunir à leurs hôtels de ville comme offices en dépendans et de le déclarer à cet égard en dedans la XVe, et estant sommés par le notaire Courtecuisse, le 7 du mois de may, de la part du corps et communauté des chirurgiens en cette ville, de dire si nous prétendons user de ladite faculté, avons déclaré et déclarons que nous avons retenu et retenons les offices de deux chirurgiens royaux créez par édit du mois de février 1692, en paiant par nous la finance réglée par Sa Majesté à raison de quatre mille livres de principal et 400 livres pour les deux sols pour livre pour raison desdits deux offices, que nous pairons et rembourserons à qui il appartiendra pour en disposer par nous selon et soubz les limitations que nous trouverons à propos. En foy de quoy nous avons donné le présent acte, qui sera signifié au corps des chirurgiens pour qu'ils sy conforment, soubz le contre scel de cette ville. Ce huit may 1693. Signé. L. Herreng.

Les soubsignez, maîtres du corps de stil des chirurgiens de cette ville de Lille, tant pour eux qu'au nom de la communauté de leur corps, ayant lieu d'examiner l'acté cy dessus, déclarent qu'ils consentent par ceste que Messieurs du magistrat puissent reprendre les deux charges de chirurgiens jurés d'icelle, conformément à l'édit de Sa Majesté, pourvu de par lesdits sieurs du magistrat acquicter, descharger et indemniser lesdits maistres de leur corps de touttes déboursés, frais et dépens qu'ils ont faits et exposez à la poursuitte desdittes deux charges et autrement en conséquence du mesme édit. Fait audit Lille, le XIII de juin 1693. Dupuich. — François de Fontaine. — Anthoine-Dominique Bigo. — Claude Lallar.

A. C. L., Aff. gén., c. 1274, d. 5.

130.

1694, 8 mai. — « *Touchant les veuves de chirurgiens* ».

Le 8 de may 1694, la Loy assamblée, sur ce qui nous a esté représenté que par un usage abusif on a négligé l'exécution de l'article 8 des lettres et réglemens du corps de mestier des chirurgiens portant que les veuves ne pourront pratiquer la chirurgie à moins qu'elles aient fils ou serviteur examiné, et estant nécessaire d'y pourvoir, a esté résolu d'ordonner aux maîtres, comme nous ordonnons par la présente résolution, de tenir la main à l'exécution dudit article 8 ; et afin que les veuves aient le temps de faire examiner leurs fils ou serviteurs elles auront deux mois à compter du jour de la signification qui leur en sera faite.

A. C. L., Reg. aux résolutions, n° 15, f. 198.

131.

1696, 16 mai. — *Nomination d'une sage-femme.*
(Voir : *Un chapitre* etc., p. 19.)

132-140.

1697, 20 juin-29 novembre. — *Certificats de guérisons opérées par Marie-Jeanne Dassonville.*

1. — Le soubsigné pasteur atteste que, il y a environ sept à huit ans, aiant la jambe cassée, fut incommodé des hémoroïdes, dont la présente, porteuse de cette, luy donna quelque petit remède et se sentit soulagé. Ce 20 juin 1697. Signé, D. Lefebvre, pasteur de St André à Lille.

Eschevins de la ville de Lille en Flandres certifions à tous qu'il apartiendra que le sieur Lefebvre aiant signé le certificat cy dessus estoit lors pasteur de St André en cette ville. En témoin de quoy, nous avons donné le présent acte sous le contreseel de cette ville, ce XI décembre mil six cent quatre vingt dix sept. Signé, B. Herreng et scellé.

2. — Je certifie qu'après avoir estez incommodez beaucoup de temps des hémoroïdes et qu'après avoir receu le remède que m'a donné Marie-Jeanne Dassonville, femme à Marc-Anthoine Henneton, que j'en ai estez entièrement guéry, et je certifie qu'elle ne m'a jamais rien demandé pour son salaire. C'est ce que je certifie pour véritable. Fait à Lille ce 21 de juin 1697. — Gille Maerten.

3. — Je certifie qu'après avoir estez incommodez du mal que dessus que j'en ay estez reguéry par laditte femme. Fait audit Lille, ce 21 de juin 1697; et jamais elle m'a demandé quelque chose pour son salaire. — Jean Waymel.

4. — Je certifie qu'après avoir estez réduit à l'extrémité du mal d'hémoroïdes et que ne sçachant trouver remède pour me soulager, que j'ay estez reguérye par le remède que m'a donnée laditte femme que dessus et je ne lui ai jamais rien donné pour son salaire. A Lille, ce 21 de juin 1697. — Catherine Mallez.

5. — Je soussigné Jean Delannoy déclare qu'estant depuis cinq semaines détenus au lict attaint des émorohides sans avoir pû reposer et esté en ce tems administré sans avoir pû trouver aucuns médecins ny chirurgiens quy m'eut guéry, j'ay esté obligé d'avoir recours à Marie-Jeanne Dassonneville, femme à Marc-Antoine Henneton, laquelle m'aiant donné de son unguen, je m'en suis trouvé soulagé deux fois vingt quatre heures après m'en estre servy, sy bien que depuis lors, j'ay très bien reposé et j'espère d'en estre tout à fait guéry dans trois ou quatre jours, ce que je certifie véritable sous offre de l'affirmer au besoin. Fait à Lille, ce 26e aoust 1697.

6. — Semblable attestation par Anne-Marguerite Hulo, veuve de J.-B. Ghestem, demeurant à Lille, rue de Coqueret, 27 novembre 1697.

7. — Idem, par Jean-François Hurez, 27 novembre 1697.

8. — Idem, par Marie-Marguerite Desruelle, 27 novembre 1697.

9. — Idem, par M. Glorian, 29 novembre 1697.

A. C. L., Aff. gén., c. 1274, d. 7.

141.

1697, 8 août. — *Autorisation accordée à Marie-Jeanne Dassonville de distribuer un remède secret.*

A Messieurs les Mayeur et eschevins de Lille.

Remontre très humblement Marie-Jenne Dassonneville, femme de Marcq-Antoine Henneton, demeurant en cette ville de Lille, disante que, par le moyen de quelque graisse ou onguent qu'elle sçait composer, elle a guéry plusieurs personnes accidentés des émoroydes, comme appert par les certificats donnez des personnes qu'ils en ont esté incommodez cy joint ; et ne pouvant ce faire sans la permission de Vos Seigneuries, à ce sujet elle se retire vers icelles, les suppliante de luy vouloir permettre de pouvoir distribuer ladite graisse ou onguent à ceux qui sont incommodez des émoroydes, eu égard que tout ce qu'elle en fait n'est que pour le soulagement des personnes qu'ils sont incommodez de ce mal. Quoy faisant, etc. Signé, A. Lepé.

APOSTILLE. — Veu la présente requeste et pièces jointes, nous accordons à la suppliante ce qu'elle requiert jusqu'à notre rappel. Fait ce VIIIe aoust 1697. Signé, B. Herreng.

A. C. L., Aff. gén., c. 1274, d. 7.

142.

1697, 27 août. — *Sentence du Magistrat au profit de Marie-Jeanne Dassonville contre les chirurgiens.*

A Messieurs les Mayeur et eschevins de Lille.

Remontrent très humblement les maitres du corps de stil des chirurgiens de cette ville de Lille que Messieurs vos prédécesseurs en loy, ayant reconnus l'utilité que cette ville avoit receu par leur ministère, ils ont fait plusieurs réglemens par lesquels il est deffendu à touttes personnes de vendre des remèdes, onguens ou emplâtres, tels qu'ils puissent estre, à moins d'estre du nombre des chirurgiens, afin d'empescher que le publicq auroit esté trompé par l'excès d'une confiance aveugle qu'il auroit eu pour la capacité de certaines personnages ou femmes qui scavent faire valoir ces prétendus remèdes ou onguens familiers, qu'ils font servir à tous maux comme des brides à tous chevaux, sans ôter ni connoitre des accidens qu'ils arrivent aux particuliers ; c'est pourquoy quand les remontrans se sont plains de la conduite de semblables personnes, elles ont toujours esté condemnez dans quelques amendes et aux despens du procès, avec deffences de continuer un pareil débit, ainsi qu'il se collige de la sentence rendue le 21 juin 1697 au préjudice de Marcq-Antoine Henneton et Marie-Jeanne Dassonneville, sa femme, laquelle ayant tenté de donner requête du depuis tendante à pouvoir vendre et distribuer des onguens qu'elle suposoit servir à guérir des émoroydes, elle auroit encore esté rejetté ; néantmoins cette femme importune, se trouvant appuiée de la protection du sieur Deswerquins, votre trésorier, et ayant affecté un recellement mistérieux des jugemens et ordonnances rendus à son préjudice, s'est avisée de donner une autre requête à Vos Seigneuries tendante à la mesme fin, sur laquelle on aprend qu'elle a obtenu la permission de débiter des onguens servans à guérir des émoroydes et la bruslure, fondée dans plusieurs moiens abusifs et excogitez, pris égard que cette faculté est directement contraire aux statuts et ordonnances concernant la franchise et corps de stil des remontrans et aux jugemens cy dessus ; que ladite Dassonneville fait un comerce desdits onguens, lesquels ont produits des effets pernicieux à plusieures personnes et entre autre à une femme incommodée des émoroydes, laquelle a esté très voisine de la mort pour s'estre servi desdits onguens ; d'ailleurs si le sieur Deswerquins a esté guéry des émoroydes, il ne doit pas en attribuer la cause à la vertu de cet onguent, mais à l'aplication des sangsues qu'un chirurgien juré luy avoit fait pour oster la cause, de paravant s'estre servy de cet onguent.

C'est le sujet pour lequel ils ont recours à votre authorité, Messieurs, priant Vos Seigneuries de révoquer la permission sub et obrepticement obtenue par ladite Dassonneville, au préjudice de vos réglemens, sentences et ordonnances antérieurs;

du moins, si vous estimez, Messieurs, qu'elle pourroit débiter cet onguent, d'enjoindre à la ladite Dassonville de se présenter et se faire examiner par devant les médecins et chirurgiens jurez, afin qu'ils puissent prendre connoissance des ingrédiens de cet onguent et de la capacité de ladite femme, pris égard qu'il ne seroit pas juste qu'elle s'ingérât à vendre semblables onguens tandis que des personnes qui se sont applicquez à la chirurgie passé dix à douze ans ne peuvent le faire sans avoir suby l'examen, duquel très souvent ils sont renvoiez pour n'estre point suffisamment perfectionnez. Ce faisant, &c. et demandant despens. Pour copie. Signé, J. P. Suing.

Appostille. — Parties comparaîtront à la prochaine audience. Fait ce 23 aoust 1697. Signé: B. Herreng.

En conséquence de la présente requête et assignation donnée à ladite Marie-Jenne Dassonneville, les parties estant comparues, lesdits maîtres en personne, assistez de Mᵉ Jacques-Philippes Suing, leur procureur, ont conclu à l'intérinement d'icelle selon sa forme et teneur, avec demande de despens; à quoy répondant par ladite Dassonville, en personne aussy assistée de maitre Pierre Rolland, son procureur, a dit que la requête desdits impétrants fait à rejetter d'autant que sur placet par elle présentée et répondue le 8 du présent mois Messieurs les Magistrats luy ont permis de faire et distribuer de la graisse ou onguens à ceux qui sont incomodez des emoroydes, cette grâce et permission luy aiant esté accordée au moien de quantité de certificats qu'elle a joint à son placet, par lesquelles elle a pleinement justifié qu'avec cet onguent elle auroit donné soullagement à plusieurs personnes; et ce que lesdits maitres en faisoient à son égard n'estoit que par jalousie de ce qu'ils ne sçavoient point ce remède ny la composition et que ce n'estoit que pour en apprendre le secret; car pour ce que lesdits maîtres ont avancez par leur dite requête que, par sentence du 21 juin dernier, ladite Dassonville avec Marcq-Antoine Henneton, son mary, avoient esté condamnez en quelque amende et aux despens pour avoir distribué de semblables onguens, c'est parce que ladite Dassonville n'avoit point justifié que l'onguent dont elle se servoit pour guérir les émoroydes estoit tout à fait souverain, ainsy qu'elle a pleinement fait voir par les dits certificats, sans qu'elle fut obligée de se faire examiner par les médecins et chirurgiens jurez de cette ville, qui ne buttent à autre chose que d'en apprendre le secret, come dit est, et par ce moien le communiquer les uns aux autres; pourquoy elle a conclu en ce qu'en rejettant ladite requête, la grâce par elle obtenue ledit jour 8 aoust soit continuée et demandant despens. Et en réplicques de la part des impétrants fut dit que la grâce accordée à ladite Dassonville faisoit à révocquer, de tant plus qu'elle avoit esté accordée sans entendre partie et que les certificats qu'elle avoit produit, jointement sondit placet, et qu'elle faisoit encore devoir de produire, ne pouvoient servir à son avantage, puis qu'il n'estoient point notoirs ni justifiez, mais sous dessings privez, dont les impétrants ne convenoient point; d'ailleurs par un édit du Roy du mois de février 1692 portant création de deux chirurgiens jurez dans chacune des grandes villes et un dans les autres villes du Royaume et d'un médecin juré ordinaire du Roy en chacun ressort, il est très expressément deffendu à toutes personnes de quelques estats et qualité qu'elles soient d'exercer l'art de chirurgie, de faire aucune opération d'icelle ni administrer aucuns remèdes servant à la chirurgie, mesme dans les maladies secretes, sans avoir esté examinez par les médecins et chirurgiens jurez et pris lettres de chirurgien, mesme aux religieux de faire aucun acte ou opération hors de leurs maisons, à l'exception seullement des sœurs de la charité establis dans les bourgs ou villages, qui pourront saigner ou penser les pauvres malades, de manière qu'à supposer que la grâce à elle accordée devroit estre continuée (que nullement) pourtant elle devroit estre susmise à se faire examiner par les médecins et chirurgiens jurez, afin qu'ils puissent prendre connoissance des ingrédiens de cet onguent et de sa capacité, concluant à ce qu'il soit ainsy ordonné et demandant toujours despens. Et dupliquant par icelle, a persisté en ses moiens de deffences, fins et conclusions y prises, sans avoir égard aux raisonnemens de partie, car à supposer que la grâce par elle obtenue luy ait esté accordée sans entendre partie, il suffit à son intention que Messieurs ont esté suffissamment informés de son expérience par lesdits certificats qu'elle a produit et de l'effet de cet onguent, sans que fasse aucunement à considérer l'édit du Roy par eux pourvanté qui n'a pas lieu dans cette ville, à raison que Messieurs les Magistrats ont traité et réuny à cette ville les charges de médecin et chirurgiens jurez d'icelle, aiant suivant ce conclud come par deffences. Tellement qu'après quelques autres verbalitez, le différent fut retenu en avis, widant duquel, rapport en fait, Messieurs, sans avoir égard audit édit, ont ordonné ausdits impétrans de produire les lettres de leurs corps et tels autres titres qu'ils jugeront à propos pour servir à leurs intentions, remettant pour ce faire la cause à la prochaine audience. Fait en conclave, le 26 aoust 1697. Ensuitte de laquelle ordonnance, les parties estantes derechef comparues à l'audience suivante, lesdits maîtres ont fait devoir de produire les lettres de leurs corps par lesquelles appert (article premier) que tous ceux et celles qui se voudront mesler de l'art de chirurgie et barbier seront tenus préalablement se faire examiner par ceux qui sont esleus et comis par eschevins et le corps dudit stil, en la présence du docteur médecin pensionné de cette ville ou autres à ce comis, et, après estre trouvé suffissant, de prester le serment en cas pertinent, à péril que celuy qui sera trouvé exerçant ledit art, sans avoir esté examiné et presté ledit serment, de fourfaire pour la 1ère fois l'amende de six livres, pour la seconde de douze livres et pour la troisième d'estre banny de la ville et autrement puny à discrétion d'eschevins ; et que par résolution du conclave eschevinalle de cette ville du 8 may 1694, la loy assamblée, sur ce qui avoit esté représenté que par un usage abusif on avoit négligé l'exécution de l'article 8 des lettres et réglemens du corps desdits chirurgiens portant que les veuves ne pourront pratiquer la chirurgie, à moins qu'elles aient un fils ou serviteur examiné, et estant nécessaire d'y pourvoir avoit esté résolu d'ordonner aux maistres de tenir la main à l'exécution dudit article huit et afin que les veuves ayent le tems de faire examiner leurs fils ou serviteurs leur a esté accordé le terme de deux mois à compter du jour de la signification qui leur en sera faite ; de sorte que de tous chefs il se voit que ladite Dassonneville ne peut estre admise à distribuer semblable onguent sans avoir esté examinée par les médecins et chirurgiens jurez et leur communiqué les ingrédiens dont elle se sert pour le composer, ou du moins, pour faire voir que ce n'est point par passion et jalousie qu'ils le font, ils consentent que Messieurs authorisent un médecin seullement pour l'examiner et par ce moien reconnoistre si cet onguent est util pour servir à guérir les émoroydes ; ajoutant encore que cette graisse et onguent ont produit des effets pernicieux à plusieurs personnes et entres autres à une femme laquelle a esté très voisine de la morte pour s'estre servy de cet onguent et du ministère de cette femme ; d'ailleurs si le sieur Deswerquin avoit esté guary des émoroydes ç'avoit esté par le moyen des sancgssues qu'un chirurgien juré luy avoit applicqué auparavant s'estre servy de cet onguent, et on met en fait et dont les impétrans prétendent prouver qu'un onguent tel qu'il puisse estre ne peut pas guérir les émoroydes sans préalablement avoir ôté la cause au moien de la lancette et sancsues, concluant comme autres fois et demandant despens. Et par ladite Dassonville a esté dit que les lettres de leurs corps ne la regardent nullement non plus que la résolution du 8 may 1694, car en premier lieu elle ne compose rien qui entre dans le corps humain et que tout ce qu'elle en fait n'est que pour donner soullagement aux gens qui sont incomodez des émoroydes tant seullement, sans en tirer aucun profit, ainsi qu'elle a justifié par lesdits certificats, sans qu'elle soit obligé de communiquer son secret à d'autres; en effet on ne peut pas l'obliger à le faire à l'exemple de ce qui s'est pratiqué à l'endroit de diverses personnes qui avoient des secrets particuliers soit pour guérir des maux dont les chirurgiens n'en avoient point connoissance, soit pour la tinture et autrement; mesme jusques là que l'on vérifieroit s'il en estoit besoin qu'une personne à Paris, qui avoit un remède tout particulier pour guérir certaine fièvre, et après plusieurs expériences en faites, le Roy a traité avec lui et a racheté son secret à prix d'argent, pour en après le communiquer par les hôpitaux de son Royaume pour les servir dans les occasions; niant bien expressément qu'au moyen de cet onguent dont une femme s'est servy que cela auroit causé qu'elle auroit esté voisine de la morte, puisque semblable onguent n'entre pas dans le corps; come aussy qu'il ne pourroit guérir les émoroydes sans préalablement en oster la cause, puisqu'il paroist du contraire par les certificats par elle produits, ayant suivant ce conclud à ce que la grâce par elle obtenue luy soit continuée, avec demande de despens. Si bien qu'après quelques autres verbalitez, le différent fut retenu en avis, comme autres fois, widdant duquel, raport en fait, Messieurs ont, en rejettant la requête des maitres chirurgiens, ordonné que la grâce accordée à ladite Dassonneville sortira son plein et entier effet, compensant despens entre parties. Fait en Conclave, ce 27 aoust 1697. Signé, H. Carpentier.

Ledit jour 27 aoust 1697, M. Suing, procureur des susdits maîtres chirurgiens, a appellé de cette sentence et ensemble de la grâce accordée à ladite Dassonville, le huit du mesme mois, protestant, &c.

A. C. L., Aff. gén., c. 1274, d. 7.

143.

1697, 13 octobre. — *Avis demandé par les Chirurgiens aux Médecins.*

A Messieurs les doyen et assesseurs du Collège des médecins de Lille.

Les maîtres du corps et art de chirurgie de cette ville de Lille demandent si un onguent, liniment ou autre remède topique, quel qu'il soit, peut estre appliqué sur les hémorohides indistinctement par touttes sortes de personnes sans péril et sans avoir au préalable fait les remèdes généraux, et si l'application de ces sortes de remèdes n'est pas de la compétence de la chirurgie.

Les doyen et assesseurs du collège des médecins de Lille, aiant examiné le queritur cy dessus, disent que les hémorohides peuvent estre considérez différemment, ou comme maladie, ou comme crise de maladie, et que cette connoissance estante nécessaire pour procéder seurement à la curation, cela regarde et les médecins pour corriger la cause antécédente par les remèdes généraux, et les chirurgiens pour l'application soit des sangsues, de la lancette, ou remèdes topiques, sçavoir onguent, liniment, fomentation ou autres, suivant l'indication tirée de la nature et des circonstances du mal ; disent ultérieurement que l'application des onguens, linimens ou autres topiques, peut estre très dangereuse estant appliqué indifféramment par des personnes sans connoissance, et sans avoir esgard à la cause antécédente ; c'est pourquoy il est du devoir des magistrats d'empescher ces abus, et de deffendre sous peine d'amende aux personnes qui ne sont point de la profession de s'ingérer de l'application de ces sortes de remèdes. Fait à Lille, le treize d'octobre seize cent nonante sept. Signé : J. Wanderwonde ; Ignace Barlet, médecin juré ; Doulcet, médecin juré ; Wallerand Bigot, médecin, greffier dudit collège ; J. Six, dr médecin ; Jean-Joseph Cambier.

A. C. L., Aff. gén., c. 1274, d. 7.

144.

1697, 14 octobre. — *Appel des chirurgiens au Parlement de Tournai contre Marie-Jeanne Dassonville.*

A nos Seigneurs, les présidens et gens tenans la Cour de Parlement de Tournay.

Supplient très humblement les maîtres du corps de stil de la

chirurgie de la ville de Lille, disans qu'ils ont donné requête
au Magistrat dudit lieu pour faire révocquer la permission
qu'ils avoient accordée à Marie-Jeanne Dassonneville, de distribuer des graisses ou onguens aux personnes incommodées des
hémoroïdes, en vertu du placet qu'elle avoit présenté le
8ᵉ d'Aoust 1697, du moins jusqu'à ce qu'elle se seroit présentée
et fait examiner par devant un médecin et chirurgien juré,
pour examiner la capacité de cette femme et voir si elle
connoissoit la cause des hémoroïdes, et de la manière qu'ils
devoient estre guéris; lesdits Magistrats, après avoir entendu
les parties, ont rejetté ladite requête par sentence du 27ᵉ Aoust
1697, avec compensation de despens; de laquelle les supplians
se sont portez appellans, et de la grâce que lesdits magistrats
luy avoient accordé, fondez sur les lettres et privilèges de la
franchise de leurs mestiers par lesquels il est deffendu à toutes
personnes de vendre des remèdes, onguens ou emplastres tels
qu'ils puissent estre, à moins d'estre du nombre des chirurgiens,
afin d'empescher que le publique auroit esté mal servy par
l'excès d'une confiance aveugle qu'il auroit pu avoir pour la
capacité et expériences des semblables femmes; d'aillieurs
laditte Dassonneville et Marcq-Antoine Henneton, son marit,
cabaretier audit Lille, avoient esté condemnés en trente
pattars d'amende et aux despens du procès, avec deffense de
ne plus récidiver, par sentence rendue le 21 juin 1697 au profit
desdits maîtres; qu'ils s'estoient plaint de ce que laditte femme
s'estoit ingéré de distribuer et vendre certain onguent contre
le dispositif desdittes lettres de leur mestier, tellement que
lesdits magistrats ne pouvoient point accorder la permission
à laditte Dassonneville de distribuer quelque onguent au
publique, parce que c'estoit directement annuller l'effet de la
sentence du XXIᵉ Juin 1697 rendue en jugement contradictoire,
ce qu'il n'est pas permis à un juge, *quia post sententiam sine
beneficio male latam judex functus est officio et judex esse
desinit*, de quoy lesdits Magistrats ont esté si bien persuadés
qu'ils ont refusé à laditte Dassonneville la permission de vendre
des onguens servans à la bruslure et aux hémoroïdes, qu'elle
avoit requis par une autre requête présentée et respondue
le 21 juin 1697. Et désirant relever leur appel de laditte
sentence du 27ᵉ aoust 1697 et de laditte grâce que les magistrats
luy ont accordée le 28ᵉ du même mois, ils ont recours à votre
utilité, Nosseigneurs, pour qu'il vous plaise leur faire expédier
lettres au cas pertinentes avec clauses d'inhibitions et deffenses

audit Henneton et à laditte Dassonneville, sa femme, de vendre et distribuer aucuns onguens ou graisses au publique, du moins par provision jusqu'à ce que laditte femme ait esté examinée par les médecins et chirurgiens jurez examinateurs ordinairs, pris esgard qu'elle ne connoit pas la nature des hémoroïdes, qu'elle est encore moins capable d'en oster la cause, puisque cela requiert un grand discernement et une longue expérience à raison de la diversité des causes d'où les hémoroïdes proviennent, ainsy qu'il paroistra de la résolution des doyen et assesseurs du collège des médecins de Lille cy-joint; n'estant pas juste que laditte Dassonneville soit plus privilégée que des veuves de chirurgiens lesquelles ne peuvent continuer l'exercice de la profession de leurs marits à moins quelles aient un enfant ou serviteur reconnu capable après avoir subi l'examen. Ce faisant, etc.... Signé : J. Mridon (*sic*) et Pionier, procureur.

APPOSTILLE. — Se pourvoient à l'audience pour les clauses d'inhibitions et deffenses. Fait le 14ᵉ octobre 1697. Signé : J. Godart.

A. C. L., Aff. gén., c. 1274, d. 7.

145.

1697, 7 novembre. — *Lettres de relief d'appel.*

Louis, par la grâce de Dieu, roy de France et de Navarre, au premier nostre huissier sur ce requis. Receu avons l'humble supplication des maistres du cors de stil de la chirurgie de nostre ville de Lille, contenant que sur requeste par eux présentée au magistrat de ladite ville de Lille pour faire révocquer la permission accordée à Marie-Jeanne Dassonneville de distribuer des graisses ou onguens aux personnes incommodées des hémoroïdes, les parties aiant été ouïes, sentence auroit été rendue le vingt aoust dernier, par laquelle ladite requeste a été rejettée et les dépens compensez ; de quoi les suplians, se trouvans grevez, se seroient portez appellans et de la grâce que lesdits magistrats avoient accordée à ladite Dassonneville, pour les torts et griefs qui en résultoient à déduire en tems et lieu ; et désirant leur appellation relever, ils se retiroient vers nous, afin qu'il nous plust leur accorder nos lettres de relief d'appel au cas pertinentes ; à ces causes, nous te mandons, qu'après avoir pris des suplians caution sufisante et resseante jusques à la somme de 300 livres parisis, tu assignes à leur requeste ladite Marie-Jeanne Dassonville à estre et comparoir à certain et compétent jour pardevant nos amez et féaux les présidens et gens tenans notre Cour de parlement de Tournay, pour procéder sur l'appel de ladite sentence et grâce, le tout voir réformer selon droit, soustenir au contraire si bon lui semble et voir ordonner si qu'il appartiendra par raison ; auxquels de nostre dite Cour mandons et commettons de faire aux parties, icelles ouïes, bonne et briefve justice. Si fais commandement au gréfier du juge a quo de faire estre au grefe de nostre dite Cour le procès de première instance duement clos et cacheté, sous son sallaire deu et raisonnable. Car tel est nostre plaisir. Donné à Tournay, le sept de novembre l'an de grâce 1697 et de nostre règne le 55e, souscrit par le conseil. Signé, Demadre.

Le vingt deux novembre 1697, l'huissier soubsigné donne assignation à Marie-Jenne Dassonneville à comparoir pardevant nosseigneurs de la cour de parlement de Tournay, vendredy treize décembre dudit an, aux fins cy dessus, luy faisant sçavoir d'abondant que l'on plaidera pour obtenir les clauses au jour servans. Bacquez.

A. C. L., Aff. gén., c. 1274, d. 7.

146.

1697, décembre. — *Griefs pour les maîtres chirurgiens de la ville de Lille* apellans du Magistrat de ladite ville contre Marie-Jeanne Dassonville, femme d'un certain Henneton, intimée, et le procureur sindic dudit Magistrat joint à elle, par devant nos seigneurs de la Cour de Parlement de Tournay.

Le fait est qu'au mois de juin 1697, Marie-Jeanne Dassonville prétendant que, par le moïen de quelque graisse ou onguent qu'elle sçavoit composer, elle avoit guéry plusieures personnes qui avoient des hémoroïdes et des bruslures, a présenté une requête au Magistrat de la ville de Lille, pour avoir permission de panser de tels maux et de distribuer ses graisses et onguens.

Sur cette requête le Magistrat a rendu son ordonnance qui porte qu'atendu que ladite Dassonville ne vouloit pas communiquer les ingrédiens qui entroient en la composition de ses graisses et onguens aux médecins jurez de ladite ville, ce que se requéroit ne se pouvoit acorder.

Nonobstant ce refus, elle n'a pas laissé de panser plusieurs malades, comme une certaine Du Gaucquier qui avoit une blessure au pied, laquelle a dégénéré en une grosse inflammation à la jambe par l'impéritie de ladite Dassonneville, et d'autres personnes incomodées des hémoroïdes; sur quoy aïant été poursuivie en justice, à la requête des maîtres chyrurgiens, et après enquête faite de part et d'autre et le procès instruit dans toutes les formes, sentence est intervenû le 21 juin de ladite année 1697 qui condamne ladite Dassonneville et son mary en trente patars d'amende, avec défence de ne plus récidiver, et les condamne aux dépens.

Mais ce qui avoit été refusé avec justice au mois de juin de ladite année a été acordé par faveur le 8 aoust ensuivant, ledit Magistrat aïant par une ordonnance sur une nouvelle requête de ladite Dassonneville déclaré qu'il acordoit ce qu'elle requéroit jusqu'au rapel.

Les maitres chyrurgiens de ladite ville, dont les droits et les privilèges étoient lésez par cette ordonnance, ont eux-mêmes présenté une requête au Magistrat, le 23 dudit mois d'aoust, par laquelle ils ont demandé que ladite permission acordée le 8 d'aoust fut révoquée et que du moins si l'on estimoit que ladite Dassonville pût débiter et apliquer ses onguens, il luy fut enjoint de se présenter et faire examiner par les médecins et chyrurgiens jurez, afin qu'ils pussent prendre connoissance de sa capacité sur le fait des hémoroïdes.

Sur cette requête et en suite du verbal des parties qui contient leur contestation, le Magistrat a rendu sentence le 27 dudit mois d'aoust, par laquelle en rejettant la requête des maîtres chyrurgiens il a ordonné que la grâce acordée à ladite Dassonneville par ordre du 8 du même mois sortira son plein et entier effet.

Les maitres chyrurgiens sont apelans de cette sentence et de ladite ordonnance du 8 aoust et pour les faire reformer ils ont plusieurs moïens en la forme et au fond

En la forme, il n'a pas été permis au Magistrat de Lille, après avoir renvoïé ladite Dassonneville des fins de sa requête du mois de juin 1697, attendu qu'elle ne vouloit pas communiquer les ingrédiens qui entrent en la composition de ses graisses ou onguens aux médecins jurez de ladite ville, de luy accorder par l'ordre du 8 aoust ensuivant la permission qu'elle désiroit purement et simplement et sans la charger de communiquer sesdits ingrédiens aux médecins jurez ; cette inégalité de conduite est l'effet de la brigue du sieur Deswerquins, trésorier du Magistrat de Lille, lequel apuïoit ladite Dassonneville.

Il a encore été moins permy à ce Magistrat, après que sur procès contradictoire entre les parties, par la sentence du 21 juin 1697, défence avoit été faite à cette femme de ne plus panser les hémoroïdes et autres maux, ni de distribuer ses graisses ou onguens, et que par là les maîtres chyrurgiens avoient un droit acquis, de le leur ôter sans les entendre, comme on a fait par ladite ordonnance du 8 aoust, les juges d'ailllieurs, *qui functi erant officio*, ne pouvant plus toucher à leurs sentences.

Autres griefs en la forme : en ce qu'au verbal tenu sur la requète des apelans du 23 aoust 1697, il a été interloqué en cette forme, que Messieurs, sans avoir égard à l'édit de sa Majesté, ont ordonné aux apelans de produire les lettres de leurs corps et autres tiltres qu'ils jugeront à propos et que cependant en définitif on n'a pas eu d'égard ausdites lettres et tiltres produits de leur part, quoy que relevans et péremptoires, non plus qu'à l'édit de Sa Majesté.

Qu'on a donné cause à ladite Dassonneville par la sentence du 27 aoust sur des simples attestations, quoy qu'écritures privées et déniées par les apelans, et qu'on n'a point reçeu la preuve que ceux cy offroient des effets pernicieux des onguens de ladite femme et de ses cures, comme ils avoient auparavant prouvez dans le procès sur lequel est intervenue la sentence du 21 juin.

Au fond les griefs inférez aux apellans sont évidens : par l'édit donné à Versailles au mois de febvrier 1692 (*comme ci-dessus* n° 142). Cet édit a été publié en cette cour de Parlement et dans les sièges inférieurs et doit par conséquence être observé dans le pays, sans que la réunion au corps du Magistrat des charges de médecins et chyrurgiens jurés emporte une dérogation à l'édit, ni même un changement à l'égard des défences cy dessus, qui sont pour la police génerralle du Royaume regardant le bien publicq et la conservation des sujets du Roy.

Par l'article premier des lettres du corps et art de la chirurgie de la ville de Lille (*comme ci-dessus*, n° 142).

Le Magistrat de Lille a d'autant plus de tort d'avoir rendu comme il a fait la sentence du 27 aoust, que dans le verbal sur lequel elle est intervenüe, les apelans se sont relachés de leurs droits marqués dans ledit article premier de leurs lettres de corps de stil et ont consenty que ladite Dassonneville fut examinée et son onguent par un médecin seulement.

L'article 12 desdites lettres défend sous les mêmes peines (*comme ci-dessus*, n° 142).

Il n'est pas permis au Magistrat de Lille et il est contre la justice de favoriser davantage la Dassonneville qu'une veuve de maître chyrurgien de la ville, que des fils de maître qui auroient exercé la chirurgie plusieurs années et même ceux qui ont demeuré et servy dans les hôpitaux du Roy pendant des 15 à 20 ans, lesquels ne peuvent pas éviter l'examen.

Mais, dit-on, le Magistrat de Lille est maistre de la police et peut déroger aux statuts des métiers et acorder des grâces à qui bon luy semble.

Cela n'est pas généralement vray; il faut qu'en cela la raison et la justice soient la règle de sa conduite; or il a procédé contre l'une et l'autre en acordant à ladite Dassonneville la permission qu'elle a demandée et en la luy continuant, puisque par là ledit Magistrat ôte aux apelans un droit acquis par la sentence rendüe à leur profit le 21 juin 1697, qu'il contrevient à l'édit de Sa Majesté du mois de febvrier 1692 et qu'il agit contre le bien publicq et contre la bonne police en exposant la vie des sujets du Roy à l'impéritie d'une femme déjà convaincüe d'avoir mal traité et mal pansé certains malades et qui à ce sujet a été condamnée à l'amende par ledit Magistrat.

Les grâces que le Magistrat peut acorder sont, par exemple, de dispenser des 3 ans d'aprentisage celuy qui voudroit être admis à l'art de chyrurgie, ou de diminuer les droits de sa réception pour certaines considérations; mais il ne peut nullement dispenser un aspirant de subir l'examen, pour les raisons alléguées en l'article précédent.

Pour montrer d'autant plus le tort de ce Magistrat, la Cour remarquera, parmi les pièces produites par les apelans, une consultation des doïens et assesseurs du collège des médecins de Lille, en datte du 13 octobre 1697, qui déclare que la guérison des hémoroïdes regarde les médecins et les chyrurgiens pour la connoissance du mal et pour l'aplication des remèdes, et que rien n'est plus dangereux que d'apliquer même les remèdes propres à cette maladie sans connoissance et sans avoir égard à la cause antécédente.

Cela a paru en plusieurs occasions à l'égard de ladicte Dassonneville qui est assez téméraire que d'appliquer elle même des médicaments aux hémoroïdes: et l'on joint pour le prouver une attestation notariale de Jean Polleu et de Marie-

Marguerite Longuespé, sa femme, qui prouve aussi que cette dernière a ressenty des effets pernicieux de l'impéritie de ladite Dassonneville.

Mais pour mettre absolument cette femme et ledit Magistrat dans leur tort, les apelans se réduisent, ainsy qu'ils ont encore fait cy dessus, à cette proposition et demandent qu'il soit enjoint à ladite Dassonneville de se présenter par devant les médecins et chyrurgiens examinateurs ordinaires, pour prendre connoissance de sa capacité sur le fait des hémoroïdes et l'expérience qu'elle a acquise.

Suivant ce, les maîtres chyrurgiens de la ville de Lille concluent à ce qu'il soit dit par la Cour mal jugé et ordonné par les sentence et ordonnance du Magistrat de ladite ville des 8 et 27 aoust 1697, bien apellé par lesdits maitres chirurgiens, et en conséquence ordonné à l'intimée de se présenter pardevant les médecins et chyrurgiens examinateurs ordinaires, pour être interrogée sur sa capacité au fait des hémoroïdes : à quoy les apelans veuillent bien encore consentir et se restraindre, demandant dépens des deux instances, implorant, etc. Signé : Brisseau et Pionnier.

A. C. L., Aff. gén., c. 1274, d. 7.

147.

1697, 10 décembre. — *Ordonnance du Magistrat prenant à la charge de la ville les frais de l'appel au Parlement.*

A Messieurs les rewart, mayeur, etc.

Supplie très humblement Marie-Jenne Dassonneville, femme de Marcq-Antoine Henneton, demeurante en cette ville, disante qu'à prétexte qu'elle donne quelques fois aucuns remèdes à ceux qui sont incomodés des hémoroïdes et qu'elle les guéry parfaitement en peu de jours, mêmes aucuns d'iceux après que les médecins et chirurgiens de cette ville les ont abandonnez, lesdits chirurgiens jaloux de cela se seroient plaint à Vos Seigneuries par requeste répondüe le 23 aoust dernier, sur laquelle si avant auroit esté procédé qu'à connoissance de cause et après que la suppliante auroit produit divers certificats de son expérience, que par sentence du vingt-sept dudit mois, Vosdites Seigneuries, en rejettant la requeste des maîtres chirurgiens, ont ordonné que la grâce accordée à laditte Dassonneville, le huit aoust dudit an, sortiroit son plein et entier effect, compensant despens entre parties ; de laquelle sentence lesdits chirurgiens ont interjetté appel aussy bien que de la grâce à elle accordée ledit jour huit aoust, et même relevé leur appel à la Cour de Parlement à Tournay, avec assignation de jour au treize du présent mois de décembre 1697, où ils prétendent faire plaider la cause pour obtenir les clauses d'inhibitions et deffences au jour servans, ce qui réduit la suppliante et son mary dans la dernière désolation ; en effect ils sont chargez de quatre petits enfans, sans aucuns biens de fortune pour leur donner la subsistence, n'ayant autres choses que leurs travaux journalières ; d'ailleurs ce que la suppliante en a fait jusques à présent n'a esté que pour le soulagement du publicque et des pauvres, ainsy qu'il en conste de plusieurs certificats icy attachés, mêmes aucuns d'iceux donnés depuis peu de jours par diverses personnes qui ont esté parfaitement guéry des hémoroïdes au moien de quelques remèdes familières que la suppliante y a applicqué et après avoir esté abandonnés des médecins et chirurgiens ; ce ne sont point, Messieurs, des certificats mandiez, puisque les personnes qui les ont donnés offrent de les venir affirmer par serment toutes les fois qu'ils en seront requis ; et comme elle se trouve tout à fait impuissante de soustenir ce procès à la Cour de Parlement, c'est le sujet qu'elle a recours à Vos Seigneuries pour qu'il leur plaise d'emprendre son fait et cause, pris favorable égard que ce n'est que pour soustenir une grâce que vous avez esté servis, Messieurs, de luy accorder, comme il résulte de toutes les pièces icy attachées. Ce faisant, elle continuera de prier Dieu pour la santé et prospérité de Vos Seigneuries, etc. — P. Rolland, 1697.

APPOSTILLE. — Avis du Procureur de cette ville. Fait en halle, le 3ᵉ décembre 1697. Philippes Goudeman.

Veu la présente requête et les pièces jointes, ouy le procureur de cette ville et tout considéré, nous l'avons authorisé de soutenir la présente cause et d'y entrevenir aux frais de cette ville. Fait en Conclave, ce Xᵉ décembre 1697.

A. C. L., Aff. gén., c. 1274, d. 7.

148.

1697, 11 décembre. — *Attestations des guérisons obtenues par Marie-Jeanne Dassonville.*

A tous ceux qui ces présentes lettres verront, maître Philippe Blavart, tabellion..... Sçavoir faisons que pardevant maître Pierre Roland, notaire royal de la résidence de Lille, en la présence de Simon-Joseph Ghysbrecq, fils de Jean-Baptiste, et de Charles-Louis Courtecuisse, clerqs audit notaire, tesmoins appellez, sont comparus Gilles Maerten, fils de feu Gilles, agé de 55 ans, bourgeois rentier, et Jean Waymel, fils de feu Nicolas, agé de 51 ans, marchand, Michel Glorian, fils de feu Michel, marchand de vin, agé de soixante ans, Jean-François Hurez, fils de Robert, agé de 25 ans, maitre peigneur de laines, Anne-Marguerite Hulo, femme de Jean-Baptiste de Ghestem, agée de 36 ans, Marie-Marguerite Desruelles, femme de Philippes Destailleur, sergent à mache au baillage de Lille, agée de 33 ans, et Catherine Mallet, femme de Pierre-François Dubois, marchand, agée de 31 ans, le tout ou environ, demeurans audit Lille, lesquels, après serment par eux respectivement prestez ès mains desdits notaire et présens lesdits tesmoins, ont affirmez et pour vérité attestez d'avoir bonne et parfaite connoissance de Marie-Jeanne Dassonneville, femme de Marq-Antoine Henneton, demeurante audit Lille et de très bien sçavoir qu'au moien de quelques remèdes qu'elle leur a apliqué depuis peu de tems, elle les a parfaitement guéri en peu de jours des émoroïdes dont ils estoient extrêmement afligez, même lesdits Hurez et Anne-Marguerite Hulo après avoir esté abandonnez des médecins et chirurgiens de cette dite ville, sans qu'elle se soit fait paier aucune chose pour ses peines, ce qu'ils scavent pour estre leur propre fait et connoissance, qu'ils promettent ratifier par serment pardevant tous juges et toutes les fois qu'ils en seront requis. En témoin de quoy nous avons, à la relation desdits notaire et tesmoins, signez et scellez ces présentes du scel ordinaire, qui furent faites et passées audit Lille, le onze décembre seize cent quatre vingt dix sept. Témoin le comis. Signé : L. Deletombe et scellé.

A. C. L., Aff. gén., c. 1274, d. 17.

149.

1698, 22 janvier. — *Attestation contraire à la précédente.*

A tous ceux qui ces présentes lettres verront, messire Philippe Blavart, tabellion héréditaire .... sçavoir faisons que, pardevant Quintin Delahaye, notaire roial résident à Lille, ès présence de Jacques-Philippes et Adrien-François Suing, le premier procureur et le second praticien demeurans audit Lille, témoins à ce requis, sont comparus Jean Poileu, fils de feu Pierre, âgé de quarante quatre ans ou environ, Marie-Marguerite Longuespez, sa femme, agée de trente six ans ou environ, demeurans en cette ville de Lille, lesquels, après serment par eux respectivement prestez ès mains de moy, notaire soubsignez, ont jurez et pour vérité attesté d'avoir très bonne et parfaite connoissance de Marie-Jeanne Dassonville, femme au nomé Marcq-Antoine Henneton, cabaretière à l'enseigne du Point du jour en cette ville, et de se très bien souvenir qu'au moien de quelque graisse ou onguent que ladite Dassonville a apliquez sur les émoroydes dont ladite Marie Longuespez affirmante estoit incommodée, que ces graisses ou onguens ont causé des effets pernicieux à ladite Longuespez, jusques là qu'elle a été réduite dans des transports furieux causez par l'impéritie de cette femme, qui s'est fait païer trente patars pour ses sallaires, et qu'icelle Longuespée a été obligéz d'avoir recours à un chirurgien lequel l'a guéri et esté soulagé sur le champ, ce qu'ils scavent, scavoir ledit Poilleu pour avoir été présent à tout ce que dessus et ladite Longuespée pour en avoir été incommodée et en soufert la douleur, ce qu'ils promettent ratifier en jugement toutes les fois qu'ils en seront requis ; de laquelle attestation, de la part des maîtres chirurgiens de Lille, en a été requis acte qui leur a été accordé pour par eux s'en servir ainsi qu'ils trouveront convenir. En témoins de quoi nous avons, à la relation desdits notaire et témoins, signé, scellé ces présentes du scel ordinaire, qui furent fait et passé audit Lille le quatorze janvier 1698, témoin le commis. Signé, L. Deletombe avec paraphe.

A. C. L., Aff. gén., c. 1274, d. 7.

150.

1698, 6-7 mai. — *Autres attestations favorables à Marie-Jeanne Dassonville.*

Pardevant maître Philippe Blavart, tabellion, les dessous nommés attestent avoir été guéris d'hémorrhoïdes par ladite Dassonville.

1. — Jean-Jacques Delobel, fils d'Hubert, sergent du Roy préposé au criminel de ladite ville de Lille, 30 ans.

2. — Marie-Louise Flamen, femme à Jean-François Queva, marchand tanneur audit Lille, 30 ans.

3. — Nicolas Martin, fils de feu Jean, de styl cordonnier, demeurant à Lille, 60 ans.

4. — Jeanne Boulanger, fille de Jean, marchande grossière audit Lille, 37 ans.

5. — Damoiselle Marie-Claire Duforest, femme de Philippe Empis, seigneur de Vendin, demeurante à Lille, 29 ans.

6 — Jacques Anssart, fils de feu Ghislain, archer de la maréchaussée de Flandre et Hainaut, demeurant à Lille, 42 ans.

7. — Jean-Baptiste de Maulde, escuier, seigneur de la Tourelle, demeurant à Lille, 38 ans.

A. C. L., Aff. gén., c. 1274, d. 7.

151.

1698, 7 mai. — *Réponses à griefs pour Marie-Jeanne Dassonville*, femme de Marq-Antoine Henneton, demeurant à Lille, intimée, et le procureur sindic de ladite ville joint à elle, contre les maîtres chirurgiens de ladite ville appellans du magistrat d'icelle, pardevant Nosseigneurs de la Cour de Parlement à Tournay.

Il n'y a rien dans l'escrit de prétendus griefs qui puisse mériter la moindre considération après les observations que la Cour est très humblement suplié de faire.

Les apellans proposent des prétendus griefs qui regardent la forme et d'autres qui touchent le fond

Mais les uns et les autres paroistront insoutenables et les apellans mal fondez, si on considère qu'il y a une diférence toute entière entre les magistrats et les eschevins de Lille ; les eschevins sont en nombre de douze, ils ont seuls caractère de juges et leurs fonctions sont bornées quand il s'agit de rendre justice à juger suivant les loix, statuts, ordonnances et réglemens du Magistrat ; ainsy sans examiner si la sentence prétendue rendue contre ladite Dassonville le 21 juin 1697 a esté bien ou mal rendue et si les faits alléguez par les appellans à cet égard sont conformes ou non à la vérité, et aussy sans examiner si les apellans ont eu un droit acquis ou non en vertu de cette sentence, cela ne produit rien pour prouver que la grâce accordée à ladite Dassonville le 8 aoust ensuivant par le magistrat de ladite ville, ny l'ordonnance rendue le 23 du même mois par le même magistrat auroient esté mal accordées ou rendus quand à la forme.

Car les apellans qui se plaignent des magistrats à l'égard de ce qui s'est fait dans le mois d'aoust, n'ignorent point qu'ils sont composez de tout le corps qu'on crée annuellement le jour de la Toussaint en vertu de comission du Roy et par les comissaires de Sa Majesté pour administrer la finance et exercer la police sur tous les corps de mestier en général et sur chaque sujet en particulier qui les compose et enfin pour faire tout ce qu'ils trouvent nécessaire pour le bien publique, le repos et le soulagement des habitans tant en général qu'en particulier.

Les apellans n'ignorent point aussy que tout ce que les magistrats font à cet égard a toujours esté tenu ferme et stable et que l'apellation n'a point lieu à l'égard des affaires de la police que les magistrats tiennent immédiatement du souverain.

Si on admettoit de se pourvoir par appel sur le fait de la police, ce seroit un chemin pernicieux contre le bien et le service du Roy, le repos des habitans, et engager la ville et les particuliers à des frais de procédures qu'il est important d'éviter.

C'est pour cela que les magistrats sont dans une possession immémorialle qui ne leur a jamais esté contesté de faire tout ce qu'ils trouvent convenir tant en général qu'en particulier pour le bien de la police, sans que les Cours souveraines aient jamais songé d'y toucher.

Jamais le Conseil de Malines n'a donné atteinte à aucune ordonnance politique des magistrats et tous ceux qui ont osé tenter de s'y pourvoir à cet égard n'y ont jamais réussi.

La Cour de parlement establi à l'instar du grand Conseil de Malines a toujours suivi cette jurisprudence, il est inutil d'en raporter les exemples, cela est de notoriété publique; cependant on raporte encore deux arrêts rendus par la Cour en dernier lieu contre les bateliers marchands de tourbes et contre les maîtres du corps des corroieurs appellans, des ordonnances politiques desdits magistrats.

Come les ordonnances des 8 et 23 aoust 1697 sont de cette espèce, on a lieu d'espérer que la Cour ne changera point de jurisprudence.

On a d'autant plus sujet de le croire que les magistrats, en vertu du droit de police qui leur apartient, ont eux mêmes donné les lettres des corps de mestier de Lille ausquels ils touchent tous les jours par des ordonnances géneralles et particulières.

Cela est si vray que la nouvelle enceinte de Lille est remplie de gens de toutes professions qui n'ont point observé le prescrit de ces lettres; que les magistrats ont accordé et accordent encore tous les jours de pareilles grâces, non seulement pour la nouvelle enceinte, mais aussy pour tel autre lieu de la ville que ce puisse estre, lors qu'ils voient des raisons d'en user ainsy, sans que personne ait jamais songé d'en appeler.

Lorsque les magistrats accordent des grâces contre la teneur des lettres des corps de mestier, il ne peut plus estre question des lettres à cet égard ny des sentences qui pouroient avoir esté rendues en conséquence des mêmes lettres contre ceux en faveur desquels lesdites grâces ont esté postérieurement accordées.

Les apellans ont d'autant plus de tort de se plaindre de ce que les magistrats ont accordé à ladite Dassonville, qu'ils scavent que de tout tems les magistrats ont admis des gens dans leur corps qu'ils ont cru estre utiles au publiq et qu'ils ont accordé à des femmes et filles des permissions de distribuer et apliquer des onguens et même de faire quelques fonctions de la chirurgie, lorsqu'ils ont reconnu, comme icy, qu'il y alloit du bien publiq et du soulagement de leurs habitans, sans que les prédécesseurs des apellans ayent jamais osé s'en plaindre non plus que les maîtres des autres corps de mestier qui se trouvoient dans le même cas.

Après cela c'est bien inutilement que les apellans prétendent tirer quelque avantage de la sentence du 21 juin 1697, puisque nous ne sommes point dans le cas d'un juge qui a varié dans ses jugemens, mais dans le cas d'une autorité supérieure qui a fait par un droit de police ce qui luy apartient et ce que les eschevins de Lille ne pouvoient point faire en justice réglée.

Le second moien regardant la forme n'est point plus relevant que le 1er, car l'édit du mois de février 1692 n'a point lieu à Lille pour plusieurs raisons très péremptoires.

La 1ère est qu'il paroit de sa teneur qu'il n'a pour objet que les lieux où il y avoit des lieutenans et comis du 1er chirurgien du Roy establis en conséquence de l'édit du mois de janvier 1606 et de la déclaration du 16 juin 1608.

La seconde que l'édit de l'an 1692 n'a point eu son exécution dans Lille à cause que les privilèges, loix et usages de ladite ville y estoient contraires et que le Roy avoit promis et même juré de n'y point donner atteinte.

Pour ne point estre assujetti à l'édit, indépendamment des raisons que l'on vient d'alléguer, et conserver lesdits privilèges, les magistrats ont financé sans que les chirurgiens y aient contribué la moindre chose.

Ça esté par ces raisons que l'on a ordonné aux apellans, sans avoir égard audit édit, de produire les lettres et autres titres qu'ils ingéroient servir à leurs intentions.

Comme ils n'ont rien produit en conséquence de cette ordonnance qui pouvoit lier les magistrats parce qu'il n'y avoit rien qui ne fut émané d'eux et qu'ils ont droit d'augmenter et changer les lettres, ordonnances et réglemens des corps de mestier et d'accorder des grâces aux particuliers qu'ils croient les mériter, rien ne les a empesché de rendre l'ordonnance du 27 aoust en faveur de ladite Dassonville.

Tout ce que l'on vient de dire regardant la forme est également bon pour soutenir le fond et détruire ce que partie a dit à cet égard.

A quoy il suffit d'ajouter que lorsque les magistrats de Lille usent de leurs droits de police, on ne pratique point et on ne doit point pratiquer d'apointer les parties à vérifier, les magistrats pouvant comme pères des habitans de Lille faire ce qu'ils trouvent bon pour leur plus grand bien et avantage, sur leur simple connoissance ou sur des lumières qu'on leur donne verbalement ou par escrit.

Les attestations jurées de plusieures personnes que l'intimée a pansé et guary prouvent nettement la nécessité qu'il y a de se servir de ses onguens, qui jusques icy ont esté inconnus aux apellans, puisque l'intimée en a guary plusieurs extrêmement incommodez, même réduits à l'extrémité, après avoir esté abandonnés des médecins et chirurgiens.

Le remède qu'elle a apliqué aux gens incommodez des hémoroïdes est tel qu'elle n'a entrepris personne qu'elle n'en soit venu à bout avec honneur et qu'elle ne luy ait donné la guarison ; les mêmes attestations prouvent ces véritez.

Il ne faut point que les apellans fassent bruit sur les inconvéniens et désordres que cette grâce peut causer, elle n'a esté accordée que jusqu'au rapel, les magistrats s'estant réservé la faculté de la révoquer touttes fois et quantes ; on s'en est bien trouvé, jusqu'à présent, le publiq s'en trouve soulagé, personne ne s'en plaint ; s'il paroissoit le moindre inconvénient les magistrats sont trop judicieux pour ne le point empescher par la révocation de la grâce.

Les apellans ne peuvent ignorer que l'intimée n'abuse point de sa grâce ; plusieurs d'entre eux ont mis tout en usage pour estre informé de son remède afin de s'en servir et ne demandent un examen que pour scavoir la consistence de cet onguent et pour s'en servir à l'exclusion de l'intimée.

Quand on voudroit soutenir que l'édit devroit avoir lieu dans Lille, ce qui n'est pas, on y trouveroit encore de quoy conserver à ladite Dassonville la grâce accordée ; il porte que les Sœurs de la Charité pouront panser et seigner les pauvres malades ; cette exception est en faveur de l'intimée puisque la raison de la loi s'y trouve et que tout ce qu'elle fait est principallement par charité.

Peut-on adjouter quelque chose de plus pressant en faveur de l'intimée, il paroit de l'atestation cottée B. 3, que le sieur de Maude, s'estant trouvé très incomodé des hémoroïdes, a esté très longtems entre les mains des médecins et chirurgiens, que tout ce qu'ils ont fait n'a servi qu'à augmenter son mal, qu'il a esté jusqu'au point de faire des pertes si considérables de sang qu'on apréhendoit qu'il devint hidropique, de sorte que n'aiant plus de confiance dans ses médecins et chirurgiens, il a eu recours à l'intimée qui d'abord au moien de son onguent a aporté un adoucissement très considérable à son mal et a esté tiré d'affaire en quatre jours de tems.

Cecy est arrivé depuis la cause d'appel, les médecins et chirurgiens en ont esté fort mortifiez et c'est principalement depuis lors qu'ils mettent tout en usage contre l'intimée.

Les magistrats ont considéré cette femme et ses remèdes comme un trésor pour le publiq, ils n'ont pû refuser un avantage aussy considérable qu'il se présentoit ; le bien qu'elle a fait et qu'elle continue de faire dans Lille est si efficace que si elle ne vouloit point servir, ny mettre ses remèdes en usage, le bien et la nécessité publique voudroient qu'on l'y obligeroit à prix d'argent.

Il n'y a point de différence à faire entre les doien et assesseurs du collège des médecins et les appellans, puisqu'ils y ont un intérest égal ; ainsy la consultation qu'ils ont jointe ne peut pas leur servir.

La restriction qu'ils font de se contenter de l'examen de l'intimée pour prendre connoissance de sa capacité sur le fait des hémoroïdes n'est qu'un effet de la passion qu'ils ont d'aprendre sa science pour s'en servir comme on a dit à son exclusion et voilà le fait.

Les apellans ne devroient pas blasmer l'intimée qui réussit partout avec tant de succès; ils devroient d'autant plus se taire que les fautes qu'ils font tous les jours dans l'exercice de leur profession sont si fréquentes qu'elles causent un murmure publiq.

Sans en dire davantage et après avoir rejetté le surplus de l'escrit des griefs de partie adverse comme impertinent et abusif, on conclud à ce que l'ordonnance dont est appel sortira son plein et entier effet, que l'apellation n'a point lieu à cet égard et que les apellans soient condamnez en amende et aux despens. — Le 7 may 1698.

A. C. L., Aff. gén., c. 1274, d. 7.

152.

1698, 13 novembre. — *Sentence du Parlement de Tournai.*

Veu par la Cour le procès entre Estienne Duhem, Jacques Marseille, Antoine-Dominique Bigot et Jean-François Gufroy, maistres du Corps et art de la chirurgie en la ville de Lille, appellans des ordonnances rendues par les mayeur et eschevins dudit lieu, les 8 et 27 du mois d'aoust 1697, d'une part, Marcq-Antoine Heneton, sayeteur, et Marie-Jeanne Dassonville, sa femme, demeurans en la même ville, intimés, et le procureur sindic de la ville de Lille, intervenant, d'autre part ; conclusions du procureur général du Roy, ouy le raport de Messire Victor-Albert Delaplace, conseiller, et tout considéré, la Cour, sans avoir égard au soutènement fait par lesdits intimez et intervenant en leur écrit de réponse à griefs que l'appellation ne devoit estre reçeue comme s'agissant de matière de police et faisant droit sur l'appel, a dit et déclaré, dit et déclare avoir esté mal et sans griefs appellé ; ordonne que les sentences dont est appel sortiront effect ; condamne les appellans en amende et aux dépens. Fait à Tournay en Parlement le treize de novembre XVIᵉ quatre vingt dix huit.

A. C. L., Aff. gén., c. 1274, d. 7.

153.

1699, 17 janvier. — *Autorisation accordée aux Chirurgiens de lever de l'argent à rente pour solder les frais de leur procès contre Marie-Jeanne Dassonville.*

A Messieurs les Rewart, Mayeur, etc.,

Remontrent très humblement les maîtres du corps de stil des chirurgiens de cette ville de Lille, disant qu'ils auroient soutenu procès en la Cour de Parlement de Tournay contre la nommée Marie-Jeanne Dassonville, dans lequel ils auroient exposez 400 florins ou environ de frais, ainsy qu'il se justifiera plus précisément par le compte qu'ils prétendent rendre incessamment ; et comme il y a beaucoup de supôts qui ne sont pas en état de païer leur part de ces frais, ils avoient trouvé à propos de lever 300 florins à intérest sur leur corps de stil et à l'advenant du denier seize par an; et faire païer le surplus en frais d'années par les supôts, et pour que cette somme de 300 florins pouroit à l'avenir estre refournie, ils proposent un moyen à Vos Seigneuries tel que de vouloir augmenter les droits que paient ceux qui se veullent faire enregistrer pour aprentif jusqu'à huit florins au lieu de quatre, et ceux qui voudront estre admis à la maîtrise, sçavoir les fils de maître à 6 florins, ceux aiant fait apprentissage à vingt quattre florins au lieu de douze qu'ils paient présentement, et les estrangers non francs de la ville mais francqs de villes privilégiez à quarante huit florins ; et ne pouvant ce faire sans la permission de Vos Seigneuries, cause qu'ils ont recours à vous, Messieurs, ce considéré il vous plaise authoriser les suplians de lever 300 florins au denier seize sur ledit corps de stil et de taxer ceux qui se voudront doresnavant faire enregistrer pour aprentif à huit florins chacun, les fils de maître qui voudront estre reçu à maîtrise six florins, ceux aiant fait aprentissage et qui voudront faire examen à vingt quattre florins, et les estrangers non francs de cette ville mais francs de villes privilégiez et qui voudront pareillement parvenir à la maîtrise à quarante huit florins, eu égard que pour passer maître chirurgien dans les villes voisines il en couste plus de deux cent florins. Ce faisant, etc. Signé : J. P. Suing.

Apostille. — Avis du procureur de cette ville. Fait en halle, le 19 décembre 1698 Signé : Philippes Goudeman.

Veu la présente requête, notre ordonnance du 19 décembre dernier, le réquisitoire du procureur de cette ville du 22 ensuivant, le mémoire des frais donné en conséquence dudit réquisitoire, ouy le procureur de cette ville et tout considéré, nous authorisons les suplians de lever à intérest, au denier le plus favorable qu'il se pourra, la somme qui sera trouvée légitimement deue par le compte que les suplians ont à rendre par raport au procès qu'ils ont perdu au Parlement de Tournay, et après que le tout aura esté bien et deuement justifié, en rendant ledit compte ; et à l'égard du surplus de ce qui est demandé par ladite requête ce que se requiert ne se peut accorder. Fait ce XVIIe janvier 1699. Signé Philippes Goudeman.

A. C. L., Reg. aux résolutions, n° 46, f. 104.

154-155.

1699, 7 février - 23 juillet. — *Révocation et réintégration d'une sage-femme.* (Voir : *Un chapitre* etc., p. 20.)

156.

1700, 20 juillet. — « *Charges de chirurgiens jurés réunies à l'Hôtel de Ville* ».

Sur la requeste présentée au Roy en son conseil par les magistrats de la ville de Lille en Flandre, contenant que depuis l'édit du mois de février 1692, portant création d'un office de médecin et de deux chirurgiens jurés royaux dans les principalles villes et d'un chirurgien jurez pour faire seulement les rapports dans les autres villes, bourgs et lieux du royaume, Sa Majesté aurait, par arrest de son conseil du 7 avril 1693, réuni au corps des communautez de chirurgiens des villes des provinces de Flandres, Cambrésis, Haynault et Dunquerque, les deux offices de jurez chirurgiens royaux et accordé aux magistrats desdites villes la faculté d'acquérir les dits offices et les réunir à leurs hôtels de ville en payant les sommes auxquelles iceux offices seroient fixés ; en conséquence duquel arrest, les suplians auroient payé ès mains du s^r de Conches, lors commis de Me Estienne Chaplet, cy devant chargé de l'exécution dudit édit, la somme de 4400 livres pour la finance et deux sols pour livre des deux offices de chirurgiens jurez royaux établis dans ladite ville de Lille. Néantmoins iceux offices ont esté employez par erreur dans le rolle du 7 avril 1693, sous le nom de la communauté des chirurgiens de ladite ville, et la quittance de finance expédiée à leur proffit au lieu de celui des magistrats de ladite ville, ce qui auroit obligé les supliants de refuser ladite quittance, estant contraire audit arrest, et par conséquent préjudiciable ausdits supliants. A ces causes, requéroient qu'il plut à Sa Majesté sur ce leur pourvoir et ordonner que lesdits deux offices seront et demeureront réunis à l'hôtel de ville de Lille, pour en jouir par lesdits Magistrat conformément auxdits édit et arrest et que la quittance de finance expédiée au proffit de la communauté des chirurgiens de ladite ville le 16 décembre 1695 demeurera nulle et qu'au lieu d'icelle il en sera expédié une autre au proffit des magistrats de ladite ville de la somme de 4000 livres par eux payée pour la finance desdits deux offices. Veu lesdits édit et arrest, la quittance de finance dudit jour 16 d'aout 1695, et copies des recepissez dudit S^r. de Conches des 20 juin et 8 juillet 1693, et autres pièces attachées à ladite requeste, ouy le raport du Sr Chamillart, conseiller ordinaire du conseil royal, contrôleur des finances, le Roy en son conseil, ayant égard à ladite requeste, a ordonné et ordonne que ledit arrest du sept avril 1693 sera exécuté selon sa forme et teneur, et en conséquence du payement fait par les magistrats de la ville de Lille, que les deux offices de chirurgiens jurés royaux établis dans la ville de Lille sont et demeurent réunis à l'hôtel de ladite ville pour en jouir par les magistrats conformément aux édit et arrest. A l'effet de quoy sera expédié à leur proffit une quittance de la somme de quatre mille livres pour la finance desdits deux offices, au lieu de celle de pareille somme du 16 décembre 1695, expédiée sous le nom de la communauté des chirurgiens de la dite ville, laquelle quittance sera deschargée du controlle comme nulle, moyennant quoy le sieur Bertin, trésorier des revenus casuels, et les cautions de Me Jacques le Biau, subrogé audit Chaplet, et leurs inventaires en demeureront d'autant deschargés. Fait au conseil d'état du Roy, tenu à Versailles le 20 juillet 1700.

A. C. L., Aff. gén., c. 1274, d 5.

157.

1700, 7 août. — *Quittance du rachat des offices de chirurgiens jurés.*

J'ai reçu des magistrats de la ville et fauxbourgs de Lille en Flandres, la somme de quatre mille livres pour la finance des deux offices de jurez chirurgiens royaux ordonnez être réunis à l'hôtel de ladite ville par arrêt du conseil des 7 avril 1693 et 20 juillet dernier, créez héréditaires par édit du mois de février 1692 et ordonnez tant par iceluy que par arrêt du conseil du 25 novembre ensuivant estre établis dans chacune des villes du royaume, terres et seigneuries de Sa Majesté esquelles il y a communauté ou nombre suffisant de chirurgiens, pour faire par les chirurgiens de la communauté de ladite ville, qui seront choisis et nommés par lesdits magistrats, d'année en année ou de deux en deux ans, les rapports de visitations tant ordonnez par justice que dénonciatifs des blessés, corps morts, mutillés, prisonniers et autres, en la forme portée par lesdits édits et arrêts, mesme jouir des titres et juridictions tant sur les autres chirurgiens de ladite ville et fauxbourgs de Lille, que sur ceux des villes, bourgs et lieux en dépendans, même de l'exemption de toutes commissions de sindic de la communauté, de collecte des tailles et autres impositions de tutelle, curatelle, séquestre, guet et garde, et de tous logemens de gens de guerre, françois ou étrangers, et pendant le tems que lesdits deux chirurgiens en feront les fonctions, conformément et ainsi qu'il est plus au long porté par ledit édit et par les arrêts du conseil des 16 février, 22 avril, 2 septembre, 25 novembre, 2 décembre 1692, 7 avril 1693 et 20 juillet dernier, sans que lesdits magistrats soient tenus de prendre, pour le présent et pour l'avenir, aucune lettre de provision, confirmation ni ratification. Fait à Paris, le septième jour d'août mil sept cens.

A. C. L., Aff. gén., c. 1274, d. 5.

158.

1704, 29 juillet. — « *Réglement pour faire les maistres du corps de mestier de chirurgiens.* »

Nous rewart, mayeur, eschevins, conseil et huit hommes de la ville de Lille, sur la requeste présentée par les maîtres supposts du corps des chirurgiens en cette ville, se plaignant de ce que les maistres modernes faisoient rouller la maîtrise du corps entre eux et quelques autres jeunes supôts à l'exclusion des anciens, nous aurions appellé les parties à l'audience selon notre ordonnance du 12 juin dernier, lesquelles après avoir esté produit de part et d'autre nous auroient requis droit et en conséquence par notre ordonnance du 17 ensuivant nous avions ordonné qu'il seroit fait deux colonnes égales en nombre, que la première seroit composée des plus anciens supôsts et la seconde de ceux qui les devoient suivre par rapport au tems de leur réception à la franchise et maîtrise pour, lorsqu'il seroit question de procéder la première fois à la réception de deux nouveaux maistres, prendre le premier de la première colonne et le premier de la seconde et ainsi descendre à chaque nouvelle création, jusques à ce que les sujets des deux colonnes soient épuisez, selon qu'est plus au long porté par ladite ordonnance dudit jour dix-sept juin ; après quoy le doien et quatre maistres du corps nous auroient donné requête afin que, pour les raisons y portées, il nous plut, en interprétant ladite ordonnance ou la changeant au besoin, déclarer par forme de règlement qu'il seroit fait deux colonnes égalles en nombre, y tenant l'ordre de la réception de chacun supost, pour par les maistres en exercice choisir trois personnes de la première et trois de la seconde qu'ils nous présenteront pendant l'assemblée, pour à la voix majeure de tous les supôts y appellez en estre pris un de chaque colonne en la manière accoutumée pour maître du corps; sur laquelle requête nous aurions, par notre ordonnance du 26 dudit mois de juin, demandé l'avis du procureur de cette ville; et les maistres et suposts dudit corps nous ayant présenté autre requeste signée Nante, afin que pour les raisons y portées il nous plut défendre aux maistres et suposts des chirurgiens de faire aucune poursuite contre ladite ordonnance du 17 juin, à peine de cinquante florins d'amende à chaque contravention et de tous despens domages et intérêts, nous avons, par autre ordonnance dudit jour 26 juin, démandé aussi l'avis du procureur de cette ville. Veu ladite ordonnance du 17 juin, lesdites deux requestes répondues le 26 ensuivant, ouy le procureur de cette ville et tout considéré, nous avons déclaré et déclarons par forme de réglement qu'à chaque nouvelle création de maistres, les maistres et suposts pour ce assemblez pardevant deux de nos collègues en eschevinage députez à l'audition des comptes, nommeront trois sujets de la première colonne composée des plus anciens suposts et trois autres sujets de la seconde colonne composée des autres suposts ayant moins d'années de maîtrise que ceux de la première colonne, que ces deux colonnes seront égalles en nombre, que ces six sujets seront présentés à la voix majeure, que celuy des trois de la première colonne qui aura le plus de voix sera maistre ainsy que de même celuy des trois de la seconde colonne qui aura aussi plus de voix et que les maistres sortans ne pourront estre nommez ny présentez pour maître qu'après qu'ils auront esté huit années hors de maîtrise.

Fait en conclave le 29 juillet 1704. Signé : G. F. Le Roy.

A. C. L., Reg. aux ordonnances, S, f. 239 v.

159.

1704, 16 septembre. — *Avis du Procureur syndic sur l'élection des maîtres du corps.*

Pour mettre fin à la difficulté qu'il y avoit entre les maistres du corps des chirurgiens et la plus saine partie des supôts, vous aviez trouvé bon, Messieurs, par votre ordonnance du

29 juillet 1704, de déclarer qu'à chaque nouvelle création de maistres les maîtres et supôts, pour ce assemblez par devant les deux échevins députez à l'audition des comptes, « nommeront trois sujets de la 1ère colonne, composée des plus anciens supôts et trois autres sujets de la seconde colonne composée des autres supôts aiant moins d'années de maîtrise que ceux de la 1ère colonne », que ces deux colonnes seront égalles en nombre ; et que ces six sujets seront présentez à la voie majeure.

C'est sur ces termes virgulez que les supôts demandent interprétation, sçavoir si l'intention de vos seigneuries n'a point esté de vous présenter ces six sujets pour en estre choisy par vos seigneuries un de chaque colonne, ou si vous avez laissé la faculté aux maîtres et supôts d'en choisir un dans chaque colonne à pluralité de voix.

Il est constant, MM., que ce réglement a esté fait pour empescher que les maitres ne se choisissent alternativement les uns les autres, comme il avoit esté fait par eux jusqu'à présent et que votre intention a esté que les six sujets vous soient présentez pour en estre choisis deux afin d'éviter d'autant plus les monopoles qui se faisoient à ce sujet ; autrement il seroit inutile de présenter six sujets.

Ainsy je serois d'avis, en interprétant, en tant que besoin est ou seroit, ladite ordonnance du 29 juillet 1704, de déclarer que votre intention a esté que les six sujets vous soient présentez en deux colonnes pour en estre choisy un de chaque colonne dans les six sujets présentez.

Ainsi fait à Lille, le 16 7bre 1704. — Herreng.

A. C. L., Avis du Procureur syndic, année 1704, n° 27.

160.

1705, 2 mars. — *Sentence au sujet de l'admission d'un chirurgien.*

Sur ce que les doien, maistres et plusieurs suppots du corps des chirurgiens de la ville de Lille nous auroient par requeste remonstré qu'il estoit venu à leur connoissance que Gille Courbé, nonobstant son incapacité reconue dans les examens qu'on luy a fait subir comme aspirant à l'art de chirurgie, l'exerce actuellement et tient boutique ouverte rue du Molinel contre les statuts et réglemens attribuez à leur corps, contre le bien publicq et l'édit du Roy du mois de febvrier 1692 (art. 1 et 2). Ce considéré et la nécessité qu'il y a que l'art de la chirurgie soit exercé avecq beaucoup de prudence, que bien souvent la vie d'une personne blessée dépend du scavoir et de l'ignorance de son chirurgien, en un mot que la police et le bien publique requiert dans le corps des supplians une expérience avérée, ainsy qu'il a toujours esté pratiqué selon leurs statuts et réglemens, il nous plaise interdire audit Courbé d'exercer l'art de la chirurgie en cette ville et le condamner à telle amende que nous jugerons au cas appartenir.

Sur laquelle requeste, nous avons, par apostille du 28 février de la présente année 1705, ordonné que les parties comparoistroient à la prochaine audience. En conséquence de laquelle ordonnance et de la signification, les parties estant comparues à l'audience de ce jour, deux mars 1705, les demandeurs auroient reproduit leur requête et conclu comme par icelle, estant assistés de Me Dathis, leur procureur, et ledit impétrant assisté de Me François-Joseph Le Monnier, son procureur, auroit pour défenses dit que par les ordonnances de Monseigneur de Bagnols, intendant de la province, il est expressément défendu aux corps des arts et métiers et autres communautés de cette ville de soustenir aucun procès en demandant ni défendant, sans en avoir donné communication et sans auparavant en avoir obtenu authorisation ; que lesdits demandeurs, bien éloignés d'avoir communiqué ou obtenu quelque authorisation, ils n'en avoient rien fait du tout, ce qui les rendoit inhabiles d'estre en jugement, concluant à ce qu'ils fussent déclarés non fondés ni recevables et condamnés aux dépens, sauf à M. le Prévost ou à son lieutenant prendre telles conclusions que bon lui sembleroit ; sans préjudice à quoi, il requéroit que droit préalable fust fait sur cette exception préliminaire. Fut dit pour défenses que ladite requeste se trouvoit narrée de fausses causes, attendu qu'il avoit subi des examens rigoureux par les sieurs eschevins, greffier, médecins, doien et maitre chirurgien jurés du siège ordinaire, qu'il avoit à pluralité de voix esté déclaré et reconnu capable et habile d'exercer l'art de la chirurgie, comme tous francs chirurgiens tenans boutiques en cette ville, qu'il avoit paié les droits desdits sieurs eschevins, greffier, médecins et doien jurés, qu'il avoit toujours offert, comme il faisoit encore, de païer ce qui pouvoit rester deu, que son admission aiant esté portée en conclave elle y avoit esté aprouvée ; qu'ensuite de ce il avoit pu tenir boutique ouverte et exercer la chirurgie comme franc suppost ; que si lesdits maîtres avoient négligé de le faire enregistrer en cette qualité, c'estoit en continuation de la caballe qu'ils avoient faite contre lui avant et après son examen et admission, pour tascher de l'empescher par toutes sortes de moiens ; ce qui ne leur estoit pas extraordinaire, car ils intentoient des procès mal à propos et au préjudice de leur corps, témoin celui qu'ils avoient perdu à ce siège et par appel au Parlement de Tournay contre certaine femme qui guérissoit des hémoroïdes et autres (pourquoy le corps avoit esté chargé de frais considérables) ; lesdits maîtres ne cherchant, d'ailleurs, que des nouveautés pour s'attribuer de nouveaux droits jusqu'à vouloir se soustraire de nostre juridiction, ils avoient surpris plusieurs suposts en mandiant leurs signatures sur ladite requeste, veu qu'ils leur avoient tû lesdits examens, admission et confirmation ; à ces causes ledit Courbet conclut au rejettement de la requeste et d'estre maintenu et enregistré comme franc suppost dudit corps. En réplique, les demandeurs auroient persisté en leur requeste, puisque l'assigné ne faisoit point apparoir de son admission et ils ne croioient qu'il le pust faire, puisqu'il estoit incapacable de maistrise pour exercer l'art de la chirurgie en cette ville ; en effet dans les examens qu'il avoit subi, il n'avoit répondu ni satisfait aux propositions que les maîtres du corps lui avoient faites ; cela se prouvoit de ce que le Sr Carpentier, premier médecin juré de cette ville, se trouvant embarrassé de ce qu'il devoit faire ou de donner ou de refuser sa voix à l'aspirant, demanda au Sr Chaüin, qui présidoit dans l'assemblée en qualité d'échevin, s'il devoit parler pour le général (voulant dire apparamment pour le bien public) ou pour lui en particulier, il auroit déclaré qu'en général l'aspirant n'estoit point capable de maistrise, mais que pour lui en particulier il en estoit content. Sur quoi ledit sieur Chaüin, l'aiant interpellé, avant recueillir les voix, si en qualité de médecin des Pères Récolets de cette ville, ainsi qu'il estoit, il eût bien voulu se servir de l'aspirant pour y faire les cures aux cas qu'il fut admis à la maistrise de chirurgien, et ledit sieur avoit répondu que non, mais qu'il en prendroit un second ; son incapacité se prouvant encore de ce que le Sr Barlet, aussi médecin juré, avoit avoué lors que ledit Courbet ne pouvoit parvenir à la maistrise à cause qu'il n'avoit satisfoit aux propositions des maistres, mais qu'il pouvoit bien le devenir et au surplus qu'il pouvoit servir pour la campagne ; de plus qu'un des chirurgiens jurés de cette ville aiant rencontré, quelques jours après l'examen de l'aspirant, François

Fontaine, maître chirurgien et sous doien du corps, et lui aiant demandé s'il estoit intervenu audit examen, et si ledit Courbet y avoit satisfait et bien répondu, il lui auroit dit qu'icelui Courbet n'y avoit rien fait, voulant dire qu'il estoit incapable, quoi qu'il lui eust donné sa voix ; après quoi les demandeurs ne pouvoient point se figurer qu'il pust estre admis à la maistrise, comme il l'avoit dit en défenses, insistant à l'entérinement de ladite requeste. Ce qu'entendu par le lieutenant de Monsieur le Prévost de cette ville fut dit et conclu à ce que lesdits premiers comparans seroient non seulement renvoiés de l'instance avec despens, mais aussi condamnés aux peines et amendes portées par les ordonnances et réglemens, pour n'avoir obtenu aucune authorisation avant son intentement ; contre lesquelles conclusions iceux impétrans ont soustenu qu'ils estoient habiles et suffisans d'eux mêmes aux fins de la présente instance, par ce que lesdits ordonnances et réglemens n'avoient pas lieu à ce siège et qu'en tout cas leur requeste estoit contre un particulier et estoit authorisé par l'apostille sur icelle, offrant prouver et demandant dépens. Et ledit défendeur, par supliques auroit, jointement ledit sieur lieutenant, insisté comme cy dessus, veu que les défauts d'authorisation, examen, admission, confirmation d'icelle et le paiement de la plus part des droits cy dessus énoncés estoient du fait et de la connoissance particulière desdits sieurs eschevins, greffier, médecins, et doien jurés, voire même de notre corps de Magistrat au regard de ladite confirmation qui avoit esté faite en conclave, adjoustant que le dit accusé par la requeste n'a pas lieu en cette ville d'admettre dans les corps de mestier les personnes qui sont trouvées capables ; sur toutes lesquelles contestations et quelques autres verbalités, le différent coula en nostre avis. Et faisant droit, après avoir ouy lesdits sieurs eschevins et greffier sur ce qui s'est passé à l'examen dudit Courbet, ainsi que nous avions encore fait pour confirmer son admission, nous avons ordonné et ordonnons comme autrefois aux dits doyen et maîtres des chirurgiens d'enregistrer ledit Courbet comme francq supost de leur corps à charge et. condition néantmoins de ne faire aucune opération de chirurgie pendant le terme d'un an sans la participation de Me Dambre, chirurgien, deffendant aux maistres de luy donner aucun trouble ni empeschement dàns l'exercice de sa profession, en payant par luy, sy fait y eschoit, le surplus des droits dus et accoutumez. Fait en conclave, le 2 mars 1705.

A. C. L., Aff. gén., c. 1275, d. 1.

161-165.

1705, 14 avril-mai. — *Refus de paiement des droits réclamés par le premier chirurgien, en vertu de l'arrêt du Grand Conseil du 29 février 1704* [1].

I. — L'an 1705, le 14 d'avril, à la requeste du sieur Mareschal, conseiller du Roy, premier chirurgien de Sa Majesté, Je, Jean d'Audenarde, huissier du bureau des finances et domaines de la générallité de Lille, y demeurant rue et paroisse St Estienne, soussigné, ay fait somation au Sr Olivier Decroix, maître chirurgien, en son domicile à Lille, parlant à....... de payer au Sr Desmaretz, son commis receveur, demeurant audit Lille, rue St Estienne, 9, ou à moy porteur pour luy, les dix sept pattars mentionnés en l'arrest contenu en l'autre part et par dessus mes sallaires des présentes, en dedans 24 heures, date de cette sommation. Jean d'Audenarde.

II. — A la requeste des maistres du corps des chirurgiens de la ville de Lille, tant pour eux que pour les supôts chirurgiens de cette ville, en nombre de cinquante deux, le premier sergent ou officier de justice sur ce requis fera connoître à l'huissier Daudenarde, qui a sommé et exécuté lesdits chirurgiens pour avoir paiement de ce qu'yl prétend estre dû au premier chirurgien du Roy, que lesdits chirurgiens, en nombre de cinquante deux, luy nantissent la somme de quarante quatre florins quatre patars, qui est à raison de dix sept patars par teste, par opposition et comme contraints, sans préjudice aux remontrances faites et à faire, ny à ce qu'yls soutiennent que l'arrêt dont se sert ledit premier chirurgien du Roy ne comprend point cette ville, mais seulement la France, pour les raisons à déduire ; laquelle somme ils nantissent à protestation de la répéter là et ainsy qu'yl apartiendra ; et pour que ledit huissier n'en ignore, le présent acte lui sera signifié. Fait le 22 avril 1705. Pierre Ghuesquier. Nicolas Mido

III. — L'an 1705, le 22 d'avril, à la requeste desdits du corps des chirurgiens, j'ay, sergent royal de la prévosté de Lille, soubsigné, signifié l'acte de protestation audit huissier Daudenarde, lequel, parlant à sa personne, m'a déclaré qu'il estoit prest à recevoir ladite somme de 44 fl. 4 p. par opposition, ensuitte de quoy lesdits maîtres chirurgiens lui auroient nampti ladite somme portée cy dessus par opposition, le tout

---

1. Cet arrêt imprimé se trouve dans le carton **1274**, dossier **2**.

à protestation comme dict est, et de suitte j'aurois sommé ledit huissier Daudenarde de remettre ès mains desdits chirurgiens les gages qu'il avoit enlevé chez eux, attendu qu'ils avoient nampty chacun leur part portée par l'exécution. Lequel Daudenarde m'auroit faict réponse qu'il ne rendroit aucuns gages à moins qu'il ne soit payé desdits dépens d'exécution, et qu'il procédroit à la vente desdits gages après les sept jours et sept nuits expirés, pour luy estre payé desdits dépens et sallaires d'exécution ; suivant quoy j'aurois réitéré la mesme protestation contre ledit Daudenarde, luy ayant laissé copie dudit acte de protestation et du présent exploit. H. de Beaussart.

IV. — Cito et à l'instant, ledit Daudenarde, huissier au bureau des finances et domaines de la généralllité de Lille, soussigné, déclare par cette d'avoir receu par opposition desdits maîtres et supôts chirurgiens dudit Lille ladite somme de 44 fl. 4 p. mentionnés en l'acte cy dessus par les mains desdits sieurs Pierre Ghesquier et Nicolas Mido, tous deux maîtres du corps desdits chirurgiens, et pour déduire leur cause d'opposition ay donné assignation auxdits maîtres et supôts chirurgiens à comparoître, au mois datté de cette, au grand conseil à Paris, à l'effect et pour les clauses contenues audit acte et arrest, leurs aiant laissé le présent exploit au bas du présent acte de moy signé à ce qu'ils n'en ignorent. J. Daudenarde.

V. — Du mémoire présenté par les estats de Lille à Monseigneur Chamillart.

Lesdits états ont fait voir par le mémoire précédent que la prétention du premier chirurgien étoit dénuée de tout fondement à l'égard de la Flandre.

Mais comme le s^r Mareschal, premier chirurgien du Roy, a fait donner assignation aux chirurgiens de Lille pour plaider à ce grand Conseil, sur le refus qu'ils ont fait de païer les sommes qu'il exigeoit d'eux, lesdits estats pour la confirmation des usages du pays suivant lesquels les sujets ne peuvent être traduits devant d'autres tribunaux que ceux de la province ; c'est ce que le Roy a eu la bonté de déclarer et confirmer par plusieurs arrêts et confirmations de son conseil et en dernier lieu contre les sentences du conseil du Roy qui avoient fait donner assignation en vertu de leurs privilèges, Sa Majesté ayant par arrêt du 3 mars 1705 déchargé lesdits états et leurs collecteurs des assignations à eux données audit Grand Conseil.

Lesdits états ont lieu d'espérer la mesme grâce de Sa Majesté et qu'elle aura la bonté de décharger lesdits chirurgiens des assignations données audit Grand Conseil et déclarer le Sr Mareschal mal fondé dans sa prétention à l'égard des principes de la Flandre.

A. C. L., Aff. gén., c. 1274, d. 2.

166.

1711, 13 juin. — *Pension d'un accoucheur et chirurgien juré.*
(Voir : *Un chapitre* etc., p. 21.)

167.

1713, 18 février. — *Pension d'un chirurgien opérateur.*

A Messieurs les maïeur et eschevins de Lille.

Supplie très humblement Josse-Bonaventure Vanstivorde, chirurgien et opérateur demeurant en cette ville de Lille, disant que, pour satisfaire à l'ordonnance rendue par Vos Seigneuries le 3 janvier 1711 sur la requête ycy jointe, et attendu que le délai de deux ans qu'elle contient se trouve expiré, il s'est procuré grand nombre de certificats tant des médecins et chirurgiens de cette ville que de divers estrangers, qui sont icy attachez, lesquels prouvent la capacité et l'expérience du suppliant, surtout au fait de l'opération ou de l'extraction de la pierre aux personnes de l'un et l'autre sexe, jeunes et vieilles, tant par le haut que par le bas appareil, que les médecins et chirurgiens qui luy ont donné lesdits certificats pour avoir été présents aux fréquentes opérations qu'il en a faites et ont été tous contents et satisfaits, et que d'ailleurs ses services ont été très utiles au publicq par la quantité des cures qu'il a fait en cette ville et aux environs, par les soins et assiduitez qu'il a pris et prend journellement à cet effet, et qu'avec la grâce du Ciel il a eu l'avantage de réussir dans lesdites cures et opérations. Ce considéré, Messieurs, il vous plaise de luy accorder la pension ordinaire et en conséquence de luy faire expédier une commission en tel cas requise, comme il a plu à Vos Seigneuries de le faire en faveur de son défunt père. Ce faisant, etc. Signé Desmarescaux.

APPOSTILLE. — Avis du procureur de ville. Fait en halle, le 19 janvier 1713. Signé Philippes Goudeman.

Veu la présente requête, autre requête du supliant du 3 janvier 1711, notre ordonnance dudit jour par laquelle nous avons chargé le supliant et Nicolas Despré de travailler aux opérations de la taille pendant deux ans, pour à leur opération et sur les certificats qu'ils produiront être statué sur la pension demandée en faveur de celuy qui aura le plus d'expérience et de capacité ; dix neuf certificats donnez par les médecins et chirurgiens de cette ville en faveur du supliant ; les conclusions du procureur de cette ville et tout considéré, Nous accordons au supliant par provision et jusqu'au rapel la somme de quarante florins par an, païables tous les six mois, à charge de faire une opération gratuitement par chaque année sur un sujet qui luy sera envoyé de notre part et de celle des ministres généraux. Fait en conclave, la Loy assemblée, le 18 février 1713. C. Damiens.

A. C. L., Reg. aux résolutions, n° 20, f. 6 v.

168.

1713, 29 juillet. — *Pension à un chirurgien-major de Cambrai pour venir exercer à Lille deux fois par an.*

A Messieurs les rewart, maieur, etc.

Remontre très humblement Hector-François Raussin, chirurgien major des hôpitaux du Roy à Cambray, opérateur pensionnaire de ladite ville, et de Valenciennes, Tournay, Courtray, Bruges, Dunkerque et novissime de Douay, comme il paroit par les provisions desdites villes cy jointes, qu'aiant apris que Vos Seigneuries n'ont pas encore fait choix d'un opérateur à la place de votre pensionnaire qui est mort, leur offre ses très humbles services, pour tailler au grand et au petit appareil les hommes, femmes et enfans qui seront incommodez de la pierre en la vessie, et pour rendre la vue à ceux qui se trouveront aveugles par cataractes, comme il a fait à plusieurs bourgeois de vostre ville, et à deux dames et à une sœur religieuse de Marquette, en venant dans votre ville aux deux saisons convenables comme il fait dans les autres villes susdites. H. F. Raussin.

APPOSTILLE. — Veu la présente requête, l'avis du collège des médecins, ouy le procureur de cette ville, nous accordons au supliant, à titre de pension, la somme de cent florins par année, à condition qu'il sera tenu de venir en cette ville deux fois par année et y résider à chaque fois pendant dix jours, sçavoir pendant le printemps et l'automne, en notifiant par affiches publiques huit jours avant son arrivée ; à charge qu'il ne pourra prendre des pauvres que douze florins de chaque opération. Fait en Conclave, la loy assemblée, 29 juillet 1713. Signé H. J. Herreng.

A. C. L., Reg. aux résolutions, n° 20, f. 52.

169.

1713, 19 octobre. — *Pension d'un accoucheur juré.*
(Voir : *Un chapitre* etc., p. 21.)

170.

1713, 30 octobre. — *Admission à la franchise du corps, malgré l'insuffisance de l'examen.*

A Messieurs les maieur et eschevins de Lille,

Remonstrent très humblement les maîtres du corps de l'art des chirurgiens de cette ville, que Jacques Mallet, garçon chirurgien, demeurant chez maître Philippes Dupuich, chirurgien en ceste dite ville, s'estant présenté il y a quatre mois ou environ pour estre examiné sur sa capacité à effet d'être admis à l'exercice dudit art, les remonstrans y ont consenty, et l'ayant interrogé sur la théorie, conformément à ce qu'il se pratique en pareil occurence, les remontrans l'ayant meurement examiné, ès présences de messieurs les eschevins comis à ce sujet, on ne l'a trouvé aucunement capable, en sorte que du consentement desdits sieurs eschevins ledit Mallé a été renvoié pour quatre mois ; et s'étant présenté de nouveau, il y a aux environs de six semaines, pour subir une nouvelle examine sur la théorie, les remontrans du consentement desdits sieurs eschevins ne l'ont admis que sous condition qu'il repasseroit encore une nouvelle examénie sur la théorie avant d'être admis à l'examénie de la pratique ; que ledit Mallet ayant comparu le jour d'hier par devant lesdits sieurs eschevins et les remontrans à effet de satisfaire à cette ordonnance, il auroit très mal répondu aux objections que lesdits remontrans luy ont fait sur le fait de la théorie, mais lesdits sieurs eschevins aiant requis les remontrans d'interroger ledit Mallet sur le fait de la pratique, qui est la chose le plus nécessaire pour exercer l'art de chirurgie, ils ont par complaisance bien voulu acquiescer à ce que dessus, et l'aiant interrogé sur la pratique, iceluy Mallet n'a pu aucunement satisfaire lesdits remontrans, et l'aiant ensuite fait sortir pour recueillir les voix ainsi qu'il se pratique en pareil occurence, les remontrans n'ont pu en conscience donner leur voix pour luy et comme lesdits remontrans craignent que Vos Seigneuries auroient esgard à ce que dessus et qu'ils seroient prévenus, les remontrans se trouvent obligez de représenter, en acquit de leur devoir et de leur serment, que ledit Mallet n'est nullement capable pour estre admis à l'exercice de l'art de chirurgie et qu'il seroit dangereux mesme de l'admettre, attendu qu'un art si nécessaire au publique mérite bien des réflexions, attendu qu'il y va très souvent de la vie de l'homme, ainsi qu'il n'est que trop connu à Vos Seigneuries ; que lesdits remontrans ont recours à Vous, Messieurs, pour qu'il vous plaise de ne point admettre ledit Mallet à l'exercice dudit art, du moins sans subir une nouvelle examen au temps que lesdits sieurs eschevins et les remontrans préfigeront. Ce faisant, etc. Signé J. B. Vansouple.

Appostille. — Veu la présente requeste, ouys nos commissaires qui ont esté présents à l'examen dudit Mallet, nous déclarons que ledit Mallet sera admis à la franchise de chirurgien, en prestant par luy le serment en la manière accoustumée. Fait en halle, le 30 octobre 1713. Signé : C. Damiens.

Le 31 octobre 1713, ledit Jacques Mallet a presté le serment, en la manière accoustumée, de garder les secretz et se bien comporter en sa qualité de maître chirurgien et de se conformer aux ordonnances. Signé : Philippes Goudeman.

A. C. L., Reg. aux résolutions, n° 20, f. 86 v.

171.

1714, mars. — *Requête des maîtres chirurgiens.*

Moyens et raisons que les maîtres chirurgiens de cette ville de Lille font devoir de représenter très humblement pour le bien public et l'avantage de leur corps à Messieurs les Magistrats d'icelle.

Ils les supplient avec beaucoup de soumission et de respect de considérer qu'ils demandent qu'à l'avenir les aspirans à la maîtrise de chirurgie soient examinés par les doyen, premier chirurgien juré, les quatre maîtres en exercice actuel et les deux sortans ; parce que le nombre des examinateurs d'aujourd'huy est trop peu pour pouvoir bien interroger ; que cela s'observoit anciennement, même en plus grand nombre, veu que les quatre maîtres en charge appeloient chacun un de leurs confrères et les deux maîtres sortans pour examiner les aspirans conjointement avec eux, qui faisoient onze personnes, au lieu de huit qu'on demande icy.

L'exemple des villes de Tournay, Valenciennes, Douay, Arras, Béthune et plusieurs autres voisines de celle icy devroit encore servir de règle pour ces examens par l'ordre qu'elles y tiennent de faire lors convoquer tout le corps des chirurgiens pour que chacun d'eux interroge l'aspirant et luy donne ou refuse son suffrage de maîtrise à proportion de capacité.

Les supplians vous représentent encore, Messieurs, qu'il y va du bien public et de l'honneur de leur corps de n'y admettre que des sujets dignes et capables de bien et sçavament exercer leur art ; que pour cette raison il leur paraît juste et équitable de diviser cet examen en quatre tems différens, afin de le mieux faire et que celuy qui le doit subir s'y prépare plus utilement et se perfectionne dans sa profession à l'agrément et à l'avantage d'une ville aussi fameuse que celle de Lille qui doit servir de modèle aux voisines.

Il est vray qu'il en cousteroit un peu davantage à l'aspirant mais la somme de cinquante écus à quoy reviendroient tous les frais de maîtrise n'est point comparable à six cens florins qu'il faut païer à Tournay, à cinq cens écus à Valenciennes, deux cens écus à Douay, mil francs à Arras, cinq cens livres de France à Béthune et les autres villes à proportion ; ainsi on peut dire que la ville de Lille qui est la plus fameuse seroit encore celle qui produiroit le moins de frais, supposé que Messieurs eussent la bonté d'ordonner ce que dessus.

Les supplians vous prient aussi, Messieurs, de vouloir bien permettre qu'ils puissent ériger une chambre pour y enseigner les principes de chirurgie, les démonstrations de l'ostéologie, de la miologie et des autres parties qui en composent le sujet et enfin des opérations et de leurs bandages. Pourquoy les apprentifs paieront chacun quatre florins par an et les fils de maîtres et les garçons chirurgiens paieront aussi lesdits quatre florins, s'ils n'aiment mieux païer trois patars chacune fois qu'ils se rendront à ladite chambre, afin de survenir aux frais d'icelle. Ils vous prient aussi de ne pas souffrir d'opérateur en cette ville, sans qu'il n'ait été examiné par les maîtres de leur corps. Et enfin que vous voulussiez bien leur accorder la grâce de procéder à l'élection des maistres selon l'usage ancien qui estoit d'en choisir trois à chaque colonne sans estre obligez aux huit années qu'il vous a plu ordonner, parlant avec tout le respect qu'il vous est dû..

Pour ce qui est des autres articles qu'ils ont l'honneur de vous représenter, ils implorent votre bonté comme pour celles cy dessus, sçachans que vous êtes les pères des peuples et que vous n'oublirez rien pour les soutenir comme vous avez toujours fait.

A. C. L., Aff. gén., c. 1275, d. 3.

172.

1714, mars. — *Réponse à la requête précédente.*

Les échevins préposés au corps des maîtres chirurgiens de cette ville de Lille, aïant examiné la requête desdits maîtres et les conclusions du S^r procureur sindic de cette ditte ville, pour satisfaire à l'avis demandé verbalement par MM. du Magistrat, disent que l'art des chirurgiens étant l'un des plus importants qu'il y ait pour le public, il convient de ne rien négliger ny épargner pour n'admettre à la maîtrise que des sujets capables qui auroient servi sous des maîtres pendant un assez long tems pour donner des assurances de quelque expérience par la pratique et de leur science par leur responce sur la théorie. C'est pour cela, MM., que par vos lettres du 7 février 1632, en confirmant les droits authorités et franchises qu'ils avoient obtenus auparavant, vous leur avez encore accordé plusieurs points et articles qui auroient deu être observés ; mais aiant apperçus et estant mesme informés que plusieurs desdits articles ont esté négligés, il conviendroit, MM., en ordonner l'exécution à l'avenir sous les amendes les plus rigoureuses contre les contrevenans aussi bien que contre les suppôts, apprentifs et autres à qui la chose peut toucher.

Pourquoy il conviendroit faire renouveller lesdites lettres et les republier conformément aux conclusions du S^r procureur sindic de cette ville du 6 mars 1714.

Les examens se feroient par devant MM. les eschevins, commissaires et grefier criminel, par les deux médecins jurés, le doien, les quatre maîtres du corps et les deux maîtres prédécesseurs, ausquels il sera paié 40 patars à chacun et chaque jour d'examen, au lieu qu'anciennement les candidats paioient trois florins à chacun des examinateurs.

Cela ne coutera que 96 florins pour le tout pendant que l'on est informé que dans les villes voisines on paie jusqu'à 4 et 500 florins pour être reçu à la maîtrise.

L'aspirant étant reçu prestera le serment en la manière ordinaire et prendra des lettres de maîtrise sans lesquelles on ne pourra exercer l'art de chirurgie, pour lesquelles on paiera.......

Les garçons chirurgions ne pourront quitter leur boutique sans congé par escrit et nul maître ne pourra les recevoir sans ledit congé, sinon par permission du siège qui ne pourra la donner qu'à juste cause.

Nuls maistres ny leurs veuves ne pourront communiquer leur privilège par société, ny autrement, directement ny indirectement, sous peine de révocation ; sur quoi ils seront tenus jurer toutes fois et quantes, sans préjudice à la preuve qu'on pourra en faire pour les convaincre.

Les veuves de maîtres ne pourront faire exercer l'art de chirurgie par aucun garçon sans avoir suby et satisfait à l'examen de garçon chirurgien, n'est qu'elles veuillent à faire raser seulement.

A. C. L., Aff. gén., c. 1275, d. 3.

173.

1714, 9 octobre. — « *Règlement pour les aspirans à la maîtrise du corps de l'art de chirurgie.* »

Nous rewart, mayeur, eschevins, conseil et huit hommes de la ville de Lille ; les maîtres du corps de l'art de chirurgie nous ayant représenté que nos prédécesseurs leurs avoient accordé en l'an 1632 un règlement pour leurs corps qui n'avoit point esté entièrement suivi, et nous ayant requis pour le bien publicq d'y faire quelque changement et augmentation, nous avons fait examiner le tout par les commissaires que nous avons nommés et le conseil de cette ville, et sur leur raport nous avons ordonné et statué, ordonnons et statuons les points et articles qui suivent :

1. — Les aspirans à la maîtrise de chirurgie de cette ville seront examinez par le doyen, les maîtres du corps et quattre suppôts, suivant l'ancien usage, comme il se pratique dans les autres villes voisines, et dans le corps des apoticaires de cette

ville, lesquels quattre supôts seront nommés par les quattre maîtres, lesquels auront voix délibérative en l'examen et réception des aspirans qui, avant être reçus maîtres, devront avoir satisfait à l'examen et à ce qui suit en la manière accoutumée.

2. — L'aspirant fera convoquer l'assemblée pour subir l'examen qui se fera à quattre fois différentes : sçavoir, la première sur la tentative ou principe de la chirurgie et l'ostéologie ; la deuxième sur la connoissance générale de l'anatomie ; la troisième sur les maladies et curations d'icelles ; la quattrième sur les opérations et leurs bandages.

3. — Quand l'aspirant aura esté reçu à maîtrise, il prestera le serment entre les mains de nos collègues en eschevinage préposés à la police de leur corps, en présence des maîtres, et jurera de bien et fidellement exercer l'art de chirurgie et sera tenu prendre lettres de maîtrise, pour lesquels il payera trois florins

4. — Il sera payé par chacun des aspirans à la maîtrise, pour chaque assamblée et convocation concernant les examens, à nos commissaires et aux maîtres et supôts chacun deux florins et à la chapelle 24 florins ; et les fils de maîtres ne payeront que six florins à l'ordinaire.

5. — Deffense à tous garçons de quitter leurs maîtres pour entrer dans une autre boutique sans congé et permission par écrit, et aux maîtres de les recevoir chez eux qu'après avoir demeuré six mois hors de cette ville, à peine de cinquante livres d'amende contre les contrevenans, applicable la moitié à la Bourse commune des pauvres et l'autre moitié à la chapelle.

6. — Les maîtres et veuves de maîtres, à compter du jour de la publication du présent règlement, devront tenir leurs boutiques ouvertes sans pouvoir faire aucune société ni remise de leurs privilèges, tenant leur garçons chez eux domestiquement et à leur table selon l'ancien usage, à péril de la même amende applicable comme dessus.

7. — Deffense à touttes personnes de quelque qualité et condition qu'elles soient d'exercer l'art de la chirurgie et de faire aucune opération ni même administrer aucuns remèdes concernant ledit art, sans au préalable avoir subi les examens et fait chef d'œuvre, à peine de la même amende et en cas de récidive de celle de cent livres applicable comme dessus.

8. — Deffendons pareillement à touttes personnes indistinctement d'exercer la barberie dans cette ville, taille et banlieue, à l'exception des chirurgiens et barbiers perruquiers, à

peine de la perte des bassins et ustensils et de cinquante livres d'amende et en cas de récidive de cent livres applicables comme dessus.

9. — Les opérateurs à qui nous permettrons de tenir théâtre ou fixerons un temps pour exercer la chirurgie seront obligez de subir l'examen sur leurs opérations et payer ausdits doyens et jurés chacun quarante pattars et six florins pour la chapelle.

10. — Ceux qui feront assembler lesdits jurés payeront à chacun d'iceux un demi écu pour le droit de se trouver en chambre.

11. — Voulons au surplus que les lettres dudit corps et les ordonnances par nous édictées, pour autant que les articles cy dessus n'y seront point contraires, soient exécutées selon leur forme et teneur.

Et pour que personne n'en ignore le présent règlement sera lu, publié et affiché partout où besoin sera.

Fait en Conclave, la Loy assemblée, le 9 octobre mil sept cent quatorze. Signé C. Damiens.

Publié à la Bretesque et par les carrefours de cette ville à son de trompe, le 23 d'octobre 1714. Wallerand Villette.

A. C. L., Reg. aux ordonnances, W, f. 193 v. — Imprimé dans le *Recueil des principales ordonnances des Magistrats de la ville de Lille*, p. 418 (Lille, Henry, 1771.)

174.

1714, 17 décembre. — *Autorisation accordée à Marie-Jeanne Mahieu.*

A Messieurs les mayeur et eschevins de Lille,

Supplient très humblement Antoine Reinnart et Marie-Jeanne Mahieu, sa femme, demeurant en cette ville, disant que ladite Mahieu s'est acquise depuis dix sept à dix huit ans la science de guérir les descentes tant des enfans que des femmes, les maux qui viennent par accidens et les blessures tant incurables qu'abandonnées des chirurgiens, ainsi que l'expérience l'a fait voir passé longtems, en aians guéris une infinité, comme aussi toutes les engelures des enfans qui sont aux Bonnes-Filles, aux Bleuets, Bapaumes, l'escole Stappaert et autres, de manière que plusieurs médecins de cette ville lui envoient journellement plusieurs pauvres personnes qu'elle a toujours guéries jusqu'à présent gratis, jusqu'à là qu'elle en a presque tous les jours vingt ou vingt cinq pauvres à panser ; mais comme elle se trouve chargée d'une grosse famille de six enfans et enceinte d'un septième, elle ne se trouve plus en état de pouvoir continuer de panser charitablement les pauvres de cette ville, comme elle a fait depuis dix huit ans, à moins que Vos Seigneuries n'aient la bonté de lui accorder une pension convenable aux despenses et pertes de temps qu'elle est obligé de faire pour panser lesdits pauvres. C'est le sujet qu'elle se retire vers Vous, Messieurs, pour qu'il vous plaise, ce considéré, d'avoir la bonté de lui accorder une pension avec l'exemtion de tailles, vingtièmes et de maltaute, parmy l'offre qu'elle fait de continuer ses soins de panser comme elle a fait les pauvres de cette ville gratis, considéré qu'elle en a guéris une infinité, qu'ils ont été abandonnés des chirurgiens, qu'ils ont sortis des hôpitaux sans y pouvoir estre guéris et que la supliante les a guéris, que toutes les jours les pauvrieurs de cette ville lui envoient des pauvres pour être pansés soit de blessures ou d'accidents et que la supliante les guérit tous parfaitement bien, ainsi qu'elle justifiera si Vos Seigneuries le trouvent convenir. Quoi faisant, etc.

La supliante pour justifier péremptoirement le contenu de sa requête, elle joint ici plusieurs certificats et au même tems elle fait observer qu'elle a été déjà obligé de mettre son dernier enfant à nourice et qu'elle sera encore obligé de mettre celui dont elle est enceinte, ou bien quitter de panser charitablement les pauvres de cette ville. Signé Marie-Jenne Mahieu.

APPOSTILLE. — Avis du procureur de cette ville. Fait en halle, ce 8 novembre 1714. Signé Philippes Goudeman.

Veu la présente requête, les certificats des sieurs Renuard et Boudens, médecins, celui des ministres généraux de la Bourse des pauvres et autres attachez à sa requête, ouï le procureur de cette ville, nous avons permis à la supliante de continuer de panser les personnes incommodez d'hernies et descentes, des maux de Saint Marcoux et pieds engelez, en se faisant paier de ceux qui sont en état de le faire, et pour ce qui est de panser ceux qui sont pauvres, nous autorisons les ministres généraux d'accorder à la supliante une pension annuelle proportionnée aux soins et remèdes qu'elle donnera gratuitement auxdits pauvres.

Fait en Conclave, la loi assamblée, le 17 décembre 1714. Signé C. Damiens.

A. C. L., Reg. aux résolutions, n° 20, f. 177 v.

175.

1716, 20 octobre. — *Certificat de réception aux examens.*

A tous ceux qui ces présentes lettres verront ou orront, eschevins de la ville de Lille en Flandres, salut. Scavoir faisons à tous qu'il appartiendra que Pierre-Joseph Dambre, fils de Denis, natif de cette ville, ayant remontré aux sieurs Gabriel-Michel Wanwesbus et Bernard Beaumont, pairs en échevinage, commissaires au corps de chirurgie de cette ville, qu'en qualité de fils de maître de chirurgie il en avoit acquis la franchise, moiennant de par luy subir les examens, conformément à notre ordonnance du neuf octobre 1714, pour être agréé en qualité de maître audit corps de la chirurgie; pourquoy il les avoit requis de luy préfiger jour et de faire convocquer les médecins jurés, doyen et maîtres modernes dudit corps pour par luy subir les quatres examens marcquez dans ladite ordonnance; et sur la remontrance dudit Dambre, jour luy fut accordé à quatre différentes fois et à ce appellez Ignace Barlet et Robert-Francois Douchet, médecins jurez de cette ville, Philipes Dupuis, doyen, Adrien Alexandre, Ph.-Hubert Marche, Louis Deton, C.-L. Sauvage, J.-F. Guffroy et Charles Vandeuin, maîtres modernes du corps de la chirurgie de cette ville, pardevant lesquels et nosdits commissaires ledit Dambre ayant été examiné sur les quatre différentes matières et y ayant répondu, les voix (après l'examen et ledit aspirant retiré), ayant esté recœuillyes, il fut dit que ledit Dambre y avoit sufissamment et agréablement satisfait, et ensuite receu et agrégé comme maître audit corps de la chirurgie de cette ville de Lille, en prestant le serment en tel cas requis, et ledit aspirant estant ensuitte rentré fut receu pour maître dudit corps de la chirurgie, lequel, après serment presté ès mains de nosdits commissaires, at affirmé de s'en bien et deuement acquiter, de se conformer à nos ordonnances concernant ledit corps et de garder le secret quand le cas y eschera. De tout quoy ledit Dambre nous ayant requis acte, nous luy avons accordé. En foy de quoy nous avons à ces présentes fait mettre le scel aux causes de ladite ville de Lille, le vingt octobre mil sept cent seize.

A. C. L., Reg. aux examens, f. 4.

176.

1717, 3 juillet. — *Ordonnance relative à la déclaration des blessés.*

Nous rewart, mayeur, eschevins, conseil et huit hommes de la ville de Lille, voulant que nos ordonnances touchant les rapports des personnes blessées soient ponctuellement exécutées, afin que les crimes ne demeurent pas impunis par le défaut d'en avoir la connoissance aussitôt qu'il convient, et étant informés que plusieurs chirurgiens négligent de faire leur rapport lorsque les blessures arrivent par malheur ou cas fortuits, avons ordonné et ordonnons aux chirurgiens et à tous autres s'entremettans à la cure et guérison des personnes blessées de faire raport à Guislain-Bernard Deneully, clercq d'office de la prévosté, demeurant en cette ville, rue Saint Estienne, vis à vis la rue du Nouveau Siècle, de toutes personnes blessées sans exception, aussitôt qu'ils y auront mis le premier appareil ou qu'ils les auront vu à effet de les soulager, quand même la blessure seroit arrivée par cas fortuit, à peine de trente florins d'amende à chaque contravention pour la première fois, applicable un tiers à l'accusateur et le surplus comme amende de ban enfraint, et en cas de récidive d'être interdits et suspendus de leur profession selon l'exigence des cas. Voulant que les pères, mères, maîtres et maîtresses seront responsables des contraventions commises par leurs enfans, serviteurs, garçons et autres par eux employez sauf leur recours s'il y échet. Et pour que personne n'en ignore, la présente ordonnance sera lue, publiée et affichée partout où besoin sera. Fait en Conclave, la Loy assemblée, le 3 juillet 1717. Signé H. J. Herreng.

Publiée à la bretesque et par les carrefours de cette ville à son de trompe, le 3 juillet 1717, par le soussigné, sergent à verges d'eschevins. Signé P. A. Lacoste.

A. C. L., Reg. aux ordonnances, X., f. 51 ; Aff. gén., c. 1275, d. 4. — Imprimé dans le *Recueil des principales ordonnances...*, p. 420.

177.

1717, 30 juillet. — *Autorisation d'exercer la lithotomie.*

A Messieurs les rewart, mayeur, etc.

Remontre très humblement Gille Flahault, maître chirurgien

de cette ville, qu'il s'est acquis une connoissance parfaite de la lithotomie ou de la manière de tailler ceux qui sont incommodé de la pierre ; et comme ne pouvant pratiquer ladite opération sans l'agréation de Messieurs du Magistrat il se retire vers vous, Messieurs, pour qu'il vous plaise, en faveur du bien public, luy accorder la permission de la pratiquer en cette ville et ailleurs où il sera demandé pour pareilles opérations, la prétendant faire utilement avec approbation publique, s'il plait à Messieurs du Magistrat de luy accorder la faveur qu'il espère. Ce faisant etc. Signé : Gille Flahaut.

Appostille. — Vu le certificat d'examen du suppliant par les doyen et assesseurs du collège des médecins de cette ville, nous luy accordons ce qu'il requiert jusqu'au rappel et à charge de prêter serment de se bien acquitter de son devoir de chirurgie. Fait en conclave, le 30 juillet 1717. Signé J. B. J. Duhamel.

Ledit jour, ledit Flahault a presté le serment de se bien et fidellement conduire dans la taille de la pierre, de servir le pauvre comme le riche, et au surplus de se conformer aux ordonnances. Signé H. J. Herreng.

A. C. L., Reg. aux ordonnances, n° 21, f. 66.

178.

1717, 1" août. — *Avis du procureur syndic au sujet d'un cours d'anatomie pour les chirurgiens.*

Veu les pièces de l'instance d'entre les maîtres du corps des chirurgiens de cette ville demeurant en requête contre Gilles Flahaut, maître chirurgien, opposant, et l'interlocutoire portant que le tout me sera mis en mains pour rendre mon avis.

Il y a douze ans, Messieurs, que vous aviez permis aux maîtres du corps des chirurgiens de démontrer l'anatomie dans l'hôtel de ville, dans une place haute que vous avez destinée et acomodée à cet effet. Ça esté, Messieurs, par ce que vous aviez donné cette permission aux maistres du corps qui sont amovibles tous les deux ans qu'elle a croulé et parce que des maistres ont été choisis maistres du corps qui n'avoient peu ou point de capacité pour donner des leçons et démontrer l'anatomie. Il faut pour cela des personnes permanentes et capables. La chirurgie est d'une trop grande estendue pour qu'un sujet ait la capacité pour l'exercice de toutes les parties ; l'un est fort capable pour l'exercice d'une partie, et un autre pour une autre partie ; cela est si vray que vous avez donné une pension au sieur Stivort, tout jeune chirurgien qu'yl estoit, pour tailler de la pierre, pendant que vous aviez icy trente maistres chirurgiens plus âgez que luy et qui n'ont pas osé se remuer parce qu'ils n'avoient point travaillé à cette partie de chirurgie.

Flahault vient de Paris, il est maistre chirurgien ; il prouve qu'il a assisté avec assiduité aux opérations et démonstrations anatomiques par le certificat des doyens de la faculté de médecine de Paris et des maistres chirurgiens jurez de l'Hôtel Dieu de Paris. Il vous a donné sa requête afin d'exercer lesdites démonstrations en cette ville et il vous a demandé quelque pension annuelle ; vous avez demandé l'avis du collège des médecins ; par leur rescription ils estiment qu'il est très util au public et avantageux aux aspirans à l'art de la chirurgie de faire faire les dittes démonstrations et ils ont parlé fort avantageusement de Flahault.

Je vous ay fait voir l'importance et la nécessité qu'il y a d'avoir un sujet capable et permanent, c'est ce que vous trouverez en la personne dudit Flahaut. Et pour que ce soit chose stable et permanente et donner de l'émulation aux chirurgiens de cette ville, je serois d'avis de déclarer que cette démonstration anatomique sera annexée, après la mort dudit, à la charge du premier chirurgien juré de cette ville, moiennant quoy elle seroit permanénte. Pourquoy je requiers, pour le bien et avantage de cette ville, que Flahaut soit admis à faire en cette ville la démonstration anatomique et donner des leçons deux autres fois par mois, dans le lieu pour ce destiné dans l'hôtel de cette ville, en luy accordant cent florins de pension annuelle à la charge de cette ville. Fait ce 1er aoust 1717.

A. C. L., Avis du Procureur syndic, année 1717, n° 42.

179.

1717, 24 septembre. — *Autorisation d'un cours d'anatomie.*

En la cause des maistres du corps des chirurgiens de cette ville demeurans en requête du 22 avril 1717, contre Gille Flahault, maistre chirurgien, opposant et demandeur selon sa requête du 9 avril 1717.

Veu la requête dudit Flahault, notre ordonnance du 9 avril 1717 par laquelle nous avons demandé l'avis du collège des médecins, l'avis par luy rendu le 22 dudit mois, le certificat des docteurs régents de la faculté de médecine de Paris et des maistres chirurgiens jurez de l'Hôtel Dieu en faveur dudit Flahault, du 17 du mois d'avril, la requête des doien et maîtres du corps des chirurgiens de cette ville, notre ordonnance du 22 portant que les parties comparoitroient à l'audience, la contestation sur ce et ensuite notre ordonnance du 23 du mois d'avril portant que le tout sera mis en mains du procureur de cette ville pour nous rendre son avis, les conclusions par luy rendues et tout considéré,

Nous avons permis et permettons audit Flahaut d'exercer et montrer l'anatomie au publicq aussy bien que la connoissance des maladies pour le fait de la chirurgie, pendant un an, dans l'hôtel de cette ville aux apointemens de cent florins que cette ville lui paira, à charge de suivre les instructions qui luy seront données par le sieur Six, médecin et eschevin de cette ville. Fait en conclave, la Loy assemblée, le 24 septembre 1717. Ringuier.

A. C. L., Aff. gén., c. 1273, d. 10.

180.

1717, 11 décembre. — « *Ordonnance aux garçons chirurgiens et aprentifs de se rendre toutes les semaines au lieu où Gilles Flahault, maître chirurgien, démontre l'anatomie, au moins à l'une des deux leçons.* »

Nous Rewart, Mayeur, Eschevins, Conseil et Huit hommes de la ville de Lille, Nous avons commis Gilles Flahaut, maître chirurgien en cette ville, pour démontrer l'anatomie, afin d'avoir par la suite de bons chirurgiens expérimentés et versés dans l'art de chirurgie, et nous avons cru que les aprentifs et garçons chirurgiens se seroient portés d'eux-mêmes d'aller escouter les leçons dudit Flahault ; nous voyons cependant qu'il y en a très peu ; et estant important que cette démonstration si utile et si nécessaire au public soit fréquentée par lesdits aprentifs et garçons chirurgiens, nous avons ordonné et ordonnons ausdits aprentifs et garçons chirurgiens de se rendre à l'hôtel de ville au lieu désigné à cet effet, pour y escouter au moins l'une des deux leçons que ledit Flahault donnera chaque semaine, à peine qu'ils ne seront point reçus maîtres à l'expiration de leur apprentissage ; mais quand il fera des démonstrations sur le corps humain, lesdits garçons et aprentifs seront tenus d'y assister tous les jours sous la même peine. Ceux qui viendront demie heure après les leçons encommencées seront absens

Pour que ledit Flahault soit informé des aprentifs, nous avons deffendu et deffendons aux maîtres du corps des chirurgiens de mettre sur le registre aucun aprentif sans en faire part audit Flahault par le valet de leur corps, et de recevoir à l'examen aucun aprentif aiant fait son terme, sans être garni du certificat dudit Flahault contenant qu'il a escouté lesdites leçons, à peine de six florins d'amende à la charge desdits maîtres et de nullité desdites réceptions.

Pour que les choses se fassent dans l'ordre, nous ordonnons audit Flahault de faire un cathalogue de tous lesdits garçons et aprentifs ; auquel effet chaque maître sera tenu de luy donner une déclaration des noms et surnoms desdits garçons et aprentifs en dedans huitaine pour toute préfixion à peine d'y estre contraints.

Et pour que personne n'en ignore, la présente ordonnance sera lue, publiée et affichée partout où besoin sera.

Fait en conclave, la Loy assemblée, le 11 décembre 1717. Signé H. J. Herreng.

A. C. L., Reg. aux ordonnances X, f. 80.

181-185.

1718, 24 octobre. — 1727, 13 septembre. — *Gilles Flahaut, démonstrateur d'anatomie.*

24 octobre 1718. Prorogation du cours pour une année.

7 octobre 1719. Prorogation pour deux années.

5 novembre 1721. Prorogation pour deux années.

27 octobre 1725. Prorogation pour deux années.

13 septembre 1727. La veuve Gilles Flahault demande l'année entière de la gratification qu'avoit son mary, qui est de 100 florins, pour la démonstration de l'anatomie ; la gratification commence le 1er novembre ; son mary est mort le 14 mai. — APPOSTILLE : Résolu de paier à la veuve l'année entière.

A. C. L., Reg. aux résolutions, n° 21, f. 162, 242 ; n° 22, f. 107 ; n° 23, f. 203 v. ; n° 24, f. 72 v.

186.

1721, 15 septembre — *Addition au règlement de 1714.*

A Messieurs les rewart, mayeur, etc.

Remontrent très humblement les maistres et suposts du corps et art de la chirurgie de cette ville que par les lettres et statut de leur corps en datte du neuf octobre mil sept cent quattorze publié le vingt-trois ensuivant il est fait défenses à toutes personnes non francqs dudit corps d'exercer l'art de la chirurgie, de panser et médicamenter et diverses autres dispositions sous les peines d'amendes et autres y portez, mais comme il n'a pas esté disposé que les marys, père, mère, maistres et maistresses seront responsables des fautes et abus et contraventions de leurs femmes, enfants et domestiques, quelques femmes se sont ingéré et s'ingèrent encore tous les jours d'exercer l'art de la chirurgie, de panser et médicamenter, et contreviennent formellement et publiquement auxdittes lettres et statuts, ce qu'elles font avec d'autant plus de licence que leurs maris les souffrent et tolèrent et que n'ayant rien en propre à elles, elles n'appréhendent point d'encourir les peines prononcées par lesdites lettres et statuts ; et comme il est important d'arrester incessamment pareilles contraventions qui très souvent sont fort contraires à l'honnèteté et à la pudeur, ainsy qu'il a paru dans une contestation meu entre les maistres du corps contre Marie-Claire Dambre, femme à Charles Charlet, maistre cordonnier. A ces causes ils ont recours à Vos Seigneuries, ce considéré, Messieurs, il vous plaise ordonner que votre règlement dudit jour neuf octobre 1714, publié le 23 dudit mois, sera exécuté selon sa forme et teneur ; en conséquence déclarer que les maris, pères, mères, maistres et maistresses seront responsables des fautes, abus et contraventions de leurs femmes, enfants et domestiques, et poursuivables pour les amendes. Ce faisant, etc. Signez : Antoine Le Roux, Barthelemy François, Michel-Albert Defontaine, François Flores, P. Pollez, Jacques Vinchent et Bataille.

Avis du procureur de cette ville. Fait en halle, le vingt huit aoust 1721. Signé : Philippes Goudeman.

Veu la présente requéte, notre règlement de police du neuf octobre 1714 rendu en faveur du corps et art de la chirurgie et les conclusions du procureur de cette ville, nous ordonnons que notre dit règlement du neuf octobre 1714 sera exécuté selon sa forme et teneur, voulant que les maris, pères, mères, maistres et maistresses soient responsables des fautes et abus de leurs femmes, enfants et domestiques et autres par eux employez, sauf leur recours s'il y eschet. Fait en conclave le quinze septembre 1721. Signé H. Carpentier.

A. C. L., Reg. aux résolutions, n° 22, f. 156 v.

187.

1721, 31 octobre. — Agenda pour l'assemblée de Messieurs du Magistrat du 31 octobre 1721.

Requête de Jacques Leclercq dit Mamet afin d'avoir pension parce qu'il prétend avoir un secret pour guérir le scorbut.

Il a donné ci-devant requête afin de s'establir en cette ville avec sa famille ; on a délibéré de faire l'aveugle, parce qu'on ne pouvoit pas l'admettre sans donner atteinte aux lettres des chirurgiens. Aujourd'huy il demande une pension.

Il n'a aucune permission de demeurer à Lille ny de guérir le scorbut ; s'il a un secret, trop heureux si on le laisse faire, mais cela ne mérite aucune pension, lui entier de se faire payer par ceux qui voudront bien se servir de luy et d'autoriser les ministres généraux de traiter avec luy pour la guérison des pauvres.

En marge : Résolu de luy donner 36 florins par forme de dédommagement des remèdes qu'il a fourni gratis aux pauvres.

A. C. L., Reg. aux résolutions, n° 22, f. 105 v.

188.

1722, 7 mars. — *Attribution des deux charges de chirurgiens jurés.*

Le 7 mars 1722, la loy assemblée ; sur ce qui nous a été représenté que, par notre délibération du 22 octobre dernier, nous avons accordé les deux charges de chirurgiens jurez réunies au corps de cette ville à Jean-François Guffroy et à Louis Dirat, moyennant le remboursement par eux, chacun par moitié, de la somme de 4840 livres monnoye de France, laquelle seroit rendue à leurs héritiers à leur mort par ceux que nous commettrons pour les remplacer, à condition qu'ils exerceront la première charge par eux-mêmes alternativement de six mois en six mois ou d'année en année, selon le sort qu'il seroit jetté entre eux et suivant les commissions qui leur seroient données de notre part ; et aux fonctions et attributions que nous trouverions bon de régler et limiter, indépendamment de l'édit du mois de février 1692, et en cas d'absence ou d'incommodité de celuy en exercice, l'autre en fera les fonctions, selon qu'il est dit par ladite délibération ; qu'en exécution de nos ordres, le procureur-sindic de cette ville avoit signifié laditte délibération audit Dirat pour reconnoittre s'il vouloit retenir lesdites deux charges avec ledit Guffroy ; que ledit Dirat nous avoit donné requête afin d'avoir le reste du mois de janvier dernier pour s'expliquer ; que ledit procureur de ville luy avoit encore fait d'abondance signifier un acte le 27 février dernier contenant itérative sommation de s'expliquer, en dedans trois jours pour toute préfixion, s'il vouloit retenir l'une desdites deux charges en finançant et pour l'exercer suivant et aux conditions portées par notre dite résolution du vingt-deux octobre, à peine, ledit temps passé, que son silence sera pris pour renonciation et qu'il sera ensuitte par nous disposé de laditte charge ainsy que nous verrons bon estre ; que ledit Dirat est encore en faute de parler, quoique ledit acte luy ait esté signifié dèz ledit jour 27 février ; que ledit Guffroy nous avoit donné requête afin de retenir lesdites deux charges en finançant à cette ville ladite somme de 4840 livres pour les exercer par luy-même. La matière mise en délibération et tout considéré, nous avons résolu d'accorder lesdites deux charges de chirurgiens jurez audit Guffroy, moyennant de rembourser par luy à cette ville laditte somme de 4840 livres en mains du sieur Deswerquins, trésorier, laquelle somme sera rendue à ses héritiers à sa mort par celuy ou ceux que nous commettrons pour le remplacer, à condition qu'il exercera lesdites charges par luy-même suivant la commission qui luy sera donnée de notre part et aux attributions et fonctions que nous trouverons bon de régler.

Nous rewart, mayeur, eschevins, conseil et huit hommes de la ville de Lille, déclarons que Jean-François Guffroy, chirurgien, ayant payé au sieur Deswerquins, trésorier de cette ville, la somme de 4840 livres monnoye de France, en conséquence de notre délibération du sept de ce mois, nous lui avons accordé et conféré, accordons et conférons les deux charges de chirurgiens jurez de cette ville pour en faire les fonctions par luy-même aux attributions qui en suivent, scavoir qu'il profitera de trente florins de pension par an pour raser, testonner, couper les ongles et faire autres devoirs aux insensez de la Tour de Saint-Pierre ; il assistera avec le médecin de la ville aux escoages et visites des corps morts, noïez ou homicidez, aux sallaires de trois florins lorsque les devoirs se feront en cette ville et de six florins lorsqu'ils se feront en la banlieue de Lille ou dans les rivières de la Haute et Basse Deusle, châtellenie de Lille ; il assistera avec les maistres du corps des chirurgiens aux examens des candidats, au lieu et place de l'un des supôts chirurgiens qu'on y appelle, aux apointemens accoustumez à prendre à la charge desdits candidats ; il sera payé de dix patars de chaque visite, pansement et saignée et autres devoirs qu'il ferat à nos ordres dans la prison de l'hôtel de ville, aux Bons-Fils, aux Repenties et à la Tour des Insensez à l'égard des personnes qui y sont détenues à la charge de cette ville, lorsqu'il y sera mandé et appellé et non autrement ; il profitera de l'exemption de douze razières de grains par année pour en jouir comme les exempts par grâce et il aura, aux termes de l'édit du mois de février 1692, la faculté d'examiner les chirurgiens qui voudront s'establir dans l'estendue de la châtellenie de Lille aux apointemens qui seront fixez ; promettant de faire rendre laditte somme de 4840 livres aux héritiers dudit Guffroy à sa mort par celuy ou ceux que nous commettrons pour le remplacer.

Fait en Conclave, sous le contrescel de cette ville, le dix sept de mars 1722. Signé N.-J. Ringuier.

Je soussigné, argentier de cette ville de Lille, confesse avoir reçu du sieur Jean-François Guffroy, chirurgien en cette ditte ville, la somme de 4840 livres tournois pour le prix de la charge de chirurgien juré à luy conférée par Messieurs du Magistrat de cette ditte ville, en conséquence de leur délibération du sept de ce mois, aux conditions à luy accordez et contenues dans l'acte de son admission, pour par ledit Guffroy en jouir selon les conditions y insérées. Fait à Lille, ce dix-sept mars 1722. Signé J. Volant Deswerquins.

A. C. L., Reg. aux résolutions, n° 22, f. 34 v. — 36 et c. 1274, d. 5.

189.

1722, 17 mars. — Je soussigné, Jean-François Guffroy, chirurgien juré en cette ville, quoy que MM. du Magistrat, par la commission qu'ils m'ont donnée cejourd'huy pour l'exercice de ladite charge, m'aient donné la faculté d'examiner les chirurgiens qui voudront s'establir dans l'estendue de la châtellenie de Lille, aux apointemens qui seront fixez, au terme de l'édit de création desdits offices du mois de février 1692, déclare qu'yls m'ont accordé cette faculté à ma prière pour en jouïr moy s'il est possible, sans pouvoir revenir *(sic)* ny rendre la ville de Lille garante de ladite faculté. Fait à Lille, le 17 mars 1722. J.-F. Guffroy.

A. C. L., Aff. gén., c. 1274, d. 5.

190.

1723, 30 août. — Requeste du sieur Circz, tireur et netoieur de dents, afin de rester en ceste ville pendant deux mois.

En marge : Permis pendant deux mois.

A. C. L., Reg. aux résolutions, n° 23, f. 96 v.

191.

1725, 27 avril. — *Pension à Marie-Jeanne Mahieu pour guérir les hernies.*

A Messieurs les rewart, maieur, etc.

Remontre très humblement Marie-Jeanne Mahieu, femme d'Antoine Reynart, qu'ayant par un long usage acquis une parfaite connoissance des descentes et le remède de les guérir au grand contentement du publicq, mais étant accablée journellement et plus que jamais de grand nombre de pauvres, les devoirs qu'elle leur rend ôtent le tems de pouvoir secourir sa propre famille qui est nombreuse et l'oblige à abandonner assez souvent sa boutique et son négoce ; dans ces deux extrémitez elle se trouve obligée ou d'abandonner les pauvres pour se donner à sa famille ou d'abandonner sa famille pour se donner aux pauvres ; cependant elle tâchera comme elle a fait jusqu'à présent de ménager les intérests des uns et des autres, s'il plaisoit à Vos Seigneuries de luy accorder quelques secours et soulagement en faveur de sa famille.

A ces causes elle a très humblement recours à Vous, Messieurs, afin que ce considéré il vous plaise luy accorder ou loyer de maison, du moins la somme de trois cent florins pour y être employée, ou telle autre somme qu'il vous plaira d'arbitrer en considération des grands services qu'elle a rendu au publique.

APPOSTILLE. — Avis du procureur syndic de cette ville. Fait en la Chambre des visitations des procès, le 26 avril 1725. Le Roy.

Veu l'avis, nous accordons à la suppliante 200 florins par an à condition de panser les pauvres gratuitement et sans les rebuter, à peine de révocation. Fait en conclave, la loy assamblée, le 27 avril 1725. Signé : N. I. Ringuier.

A. C. L., Reg. aux résolutions, n° 23, f. 177 v.

192.

1725, 13 novembre. — *Autorisation pour la cure des hernies.*

A Messieurs les mayeur et eschevins de Lille.

Supplie très humblement Pierre Pelras, demeurant à Tournay, disant qu'il s'est acquis une connoissance parfaite de remettre touttes sortes d'hernies ou descentes par une spécifique et bendage de nouvelle invention, au moien desquels il a guéri plusieurs personnes de l'un et de l'autre sexe, ainsy qu'il paroist des certificats de plusieurs médecins et chirurgiens de cette ville et autres endroits joints à la présente requête ; et comme il ne se trouve icy personne qui puisse leur porter un remède aussy efficace et aussy prompte que le remontrant, il se tourne vers vous, Messieurs, pour qu'il vous plaise luy permettre d'exercer en cette ville les fonctions de sa profession et de le rendre notoire par affiches suivant le model cy-joint. Quoy faisant etc. Signé : A. A. Vanrode.

APOSTILLE. — Avis du procureur de ville. Fait à Lille, le 9 novembre 1725. Signé : Le Roy.

Veu la présente requête, les pièces y attachées et les conclusions du procureur de cette ville, nous permettons au suppliant d'exercer sa profession en cette ville jusqu'au rapel. Fait en conclave le 13 novembre 1725.

A. C. L., Reg. aux résolutions, n° 23, f. 213.

193.

1726, 23 mars. — Dans l'assemblée de Loy du 23 mars 1726 a été fait ce qui suit..... Représenté la lettre anonime écrite d'Alençon aux chirurgiens jurez de Lille, par laquelle il paroist que le sieur Mareschal voudroit bien avoir des droits sur les médecins et chirurgiens jurez de la ville, au préjudice des acquisitions faites, et establir icy ses lieutenans contre la teneur des ordonnances de police.

— 134 —

Il semble qu'il en faut parler par députez à Monsieur l'Intendant, luy demander communication du mémoire du sieur Mareschal, afin de faire des remontrances contre cette prétention.

En marge : Une lettre anonyme ne mérite aucune attention.

A. C. L., Reg. aux résolutions, n° 23, f, 232 v.

194.

1726, 6 août. — *Nomination d'un troisième chirurgien juré.*

A Messieurs les rewart, mayeur, etc.

Supplie très humblement Philippes-Joseph Guffroy, maître-chirurgien-accoucheur juré de cette ville, disant que la place du troisième chirurgien juré de Vos Seigneuries se trouve vacante par la mort de maître Adrien Alexandre qui la remplissoit, et le suppliant se trouvant très en estat de l'exercer dignement et au contentement de Vosdites Seigneuries, en ayant desjà fait les fonctions en l'absence de son père, votre premier chirurgien, ce considéré, Messieurs, il a recours à Vous pour qu'il vous plaise d'avoir la bonté de luy conférer laditte place vacante de troisième chirurgien juré. Ce faisant, il priera Dieu pour la prospérité de Vos Seigneuries etc.

APPOSTILLE. — Avis du procureur de ville. Fait le 27 juillet 1726. Signé : Le Roy.

Veu la présente requête et l'avis du procureur de cette ville, nous avons conféré la charge de troisième chirurgien-juré de cette ville au suppliant, à charge de prester le serment en tel cas requis et de se bien et fidèlement acquitter de ses fonctions. Fait en conclave la loy assemblée le six aoust 1726. Signé : N. I. Ringuier.

A. C. L., Reg. aux résolutions, n° 23, f. 257.

195.

1726, 14 août. — *Ordonnance relative au baptême des enfants.*
(Voir : *Un chapitre* etc., p. 15.)

196.

1726, 20 décembre. — *Avis du Procureur syndic au sujet des charges de chirurgiens jurés.*

Veu les pièces de l'instance d'entre Jacques Flahaut, maître chirurgien juré, demeurant en requête du 19 novembre contre Jean-François Guffroy, maître chirurgien juré de cette ville.

Avant la vénalité des charges de médecins et chirurgiens jurez de cette ville, vous observiez, Messieurs, à la mort du premier médecin et chirurgien, de faire monter les second et troisième sans aucune difficulté. Mais cet ordre a cessé lors que le sieur Carpentier a acheté la charge de médecin juré et lors que la ville a réuni à son corps les deux charges de chirurgiens jurez de cette ville. Après la mort du sieur Carpentier, son fils, aussy médecin, y a succédé de votre agrément, quoy que les autres médecins jurez y aient prétendu parmi le remboursement qu'il ont présenté.

Après la réunion des deux charges de chirurgiens jurez au corps de cette ville, vous avez laissé maistre Philippe Dupuis dans l'exercice, mais après sa mort vous avez fait appeler les maistres du corps des chirurgiens pour réunir à leur dit corps lesdites deux charges et les faire exercer par les maistres dudit corps alternativement pour rembourser à la ville la finance qu'elle avoit été obligée de païer ; mais cette proposition n'aiant point gouté au corps et les chirurgiens jurez lors en charge n'en aiant pas voulu, Guffroy, icy opposant, s'est présenté pour desservir les dites deux charges et vous estes convenu avec luy pour l'exercice, par votre délibération de 1722, exposant comme il a fait la finance des deux offices, de sorte que voilà une chose consommée ; à tel effet que Flahaut n'a rien à réclamer sur cela. S'il avoit souhaité l'une desdites deux charges, c'estoit à luy à se porter avant la conclusion du traité avec Guffroy. Guffroy exerceant lesdites deux charges et voulant récompenser Laurent des services rendus sur celuy qui s'estoit coupé la gorge, a cédé l'une desdites deux charges audit Laurent pour les exercer entièrement. Vous y avez donné les mains et Laurent a presté serment en tel cas requis, de sorte que voilà encore une chose consommée, sans que Flahaut puisse encore rien réclamer, parce que l'ordre stable avant la vénalité des charges n'a pu ny dû estre exécuté. Pourquoy je requiers que les parties soient mises hors de cour et procès, sans dépens. Fait ce 20 décembre 1726. Courouwanne.

A. C. L., Avis du Procureur syndic, année 1726, n° 24.

197.

1727, 8 juin. — *Notes sur les cours de chirurgie.*

Il est très important pour le bien public que les démonstrations ou les cours de la chirurgie ne soient confiées qu'à gens d'une capacité reconnue ; c'est par des moiens sy sagement establis que, depuis un siècle, la chirurgie a fait quantité d'heureux progrès et qu'il s'est formé un grand nombre d'excellens maistres en cette art.

Les démonstrations qu'il conviendroit de faire, à l'exemple de Paris, dans un amphithéatre public en cette ville, seroient : sçavoir :

Un cours d'ostéologie ou la démonstration de tous les os quy composent le corps humain, avec des observations sur chacun d'eux en particulier.

Le second, un cours des maladies des os, c'est-à-dire des fractures, des luxations et de toutes les autres maladies qui leur arrivent, avec leurs bandages et les remèdes quy conviennent à leur guérison.

Le troisième, un cours d'anatomie sur le cadavre humain.

Le quatrième, un cours de toutes les opérations de chirurgie, où il sera parlé de la nature des accidents ou maladies, quy demandent les différentes opérations, la manière moderne de les bien faire, avec les différentes observations que l'on doit faire, ensemble les instruments nécessaires et la manière de s'en bien servir.

Chacun de ces cours comprendra au moins deux démonstrations; on peut en faire deux l'esté et deux l'hiver.

Le prix que l'on peut et qu'il convient de donner à celuy quy sera chargé de ces soins, est au moins de 400 florins par chaque année; ensemble luy accorder l'exemption des boissons; et luy seroient fournis, aux frais de la ville, un amphithéâtre et les cadavres nécessaires; le démonstrateur sera chargé des autres frais ou dépenses. A Paris, l'on donne pour chacun des cours cy dessus 500 livres, faisant 2000 livres pour les quatre cours.

En marge : Du 8 juin 1727. Lu dans l'assemblée des députés ordinaires et des permanents.

A. C. L., Aff. gén., c. 1275, d. 10.

198.

1727, 20 juin. — Le 20 juin 1727, la loy assemblée, sur ce qui nous a été représenté que Pierre Laurent, maître chirurgien establi en cette ville, s'estoit distingué en diverses occasions, et nous flattant qu'il continura de nous rendre service à l'avenir, nous avons résolu, de l'agrément de Monsieur Meliand, intendant de la province, de luy accorder cent florins de gratification par année.

A. C. L., Reg. aux résolutions, n° 24, f. 52 v.

199.

1727, 21 juin. — *Rachat de la charge de lieutenant du premier chirurgien et de premier greffier.*

Je soussigné reconnois d'avoir reçu de Messieurs du Magistrat de la ville de Lille la somme de 1050 livres, monnoie de France, moiennant quoy je déclare de renoncer à tous les droits, fonctions et privilèges qui m'ont été cédés par M. Mareschal, premier chirurgien du Roy, par acte donné à Versailles le 8 mars dernier, tant pour l'exercice de la commission de lieutenant dudit premier chirurgien, que pour celle de premier greffier du corps des chirurgiens de cette ville. Seulement à la réserve que je continueray d'exercer les fonctions de l'un des chirurgiens jurés de cette ville, sous le titre de lieutenant de premier chirurgien du Roy, suivant la commission donnée par MM. du Magistrat sur requête du 29 octobre 1726, en jouissant par moitié, avec le sieur Jean-François Guffroy, des droits et émolumens attribués par la délibération de MM. du Magistrat du 17 mars 1722 en faveur des chirurgiens jurés de cette ville ; à charge que, lorsque nous serons obligés de travailler tous deux ensemble, nous ne serons jamais portés que comme s'il n'y avoit que l'un seul de nous emploié. Par dessus ce, j'aurai rang, voix, préséance dans les examens des chirurgiens, accoucheurs, sages femmes, opérateurs et autres, comme les maîtres dudit corps, dans les assemblées desquels je serai appellé et aurai voix dans les délibérations à prendre, tant pour l'élection des maîtres que pour les représentations à faire pour les intérêts du corps. J'auray aussi une clef du coffre aux registres, titres et papiers de la communauté ; les aprentifs seront enregistrés et les brevets d'apprentissage donnés par les maîtres et ledit Laurent, aux émolumens ordinaires ; et si les maîtres, fils de maîtres et apprentifs chirurgiens pourront se trouver aux examens sans cependant pouvoir prétendre aucune voix délibérative (*sic*), ny rétribution que celle qui est d'usage pour les examinateurs. Fait à Lille, le 21 juin 1727. Laurent.

Je déclare de me conformer à l'acte cy dessus pour ce qui me regarde. Fait ce 21 juin 1727. Guffroy.

A. C. L., Aff. gén., c. 1278, d. 2.

200.

1728, 17 juillet. — *Admission du sieur Laurent, chirurgien, pour donner les leçons et faire les démonstrations de l'anatomie.*

Nous Rewart, Mayeur, Eschevins, Conseil et Huit hommes de la ville de Lille, sur ce qui nous a été représenté que par la mort de Gilles Flahaut, maître chirurgien, les écoles ou démonstrations de chirurgie estoient vacantes, et qu'il convenoit, pour le bien public, de jetter les yeux sur un habil chirurgien pour faire par luy-même les démonstrations nécessaires et donner les leçons deux fois la semaine sur un amphitéâtre, hiver et été ; pendant l'été faire deux cours, le premier d'ostéologie, où on fait observer tout ce qui convient de connoître à la figure et construction générale du squelette et à chacun des os en particulier ; et le second des maladies des os où on explique la nature des fractures, des luxations et de touttes les autres maladies particulières qui leurs arrivent, les moïens de les guérir, leurs bandages et les remèdes pour leur guérison ; et pendant l'hiver faire deux autres cours, le premier de l'anatomie, du discours et de la démonstration de touttes les parties du corps humain sur un cadavre, et le second de touttes les opérations de la chirurgie qui seront faites sur un cadavre, où on parle de la nature des accidens ou maladies qui demandent les différentes opérations, la manière de les bien faire avec les différentes observations, ensemble les instrumens nécessaires et la manière de s'en bien servir. La matière mise en délibération et tout considéré, nous avons choisi le sieur Laurent, maître chirurgien en cette ville, pour faire les susdites démonstrations et donner les leçons par luy-même aux gages de trois cents florins par an jusqu'au rapel, la ville se chargeant de faire à ses frais l'amphitéâtre. Fait en conclave, la loy assemblée, le 17 juillet 1728. Signé : H. J. Herreng.

A. C. L., Reg. aux résolutions, n° 24, f. 132.

201.

1728, 27 septembre. — *Pension à un « paucheur » d'Artois.*

A Messieurs les rewart, maïeur, etc.

Remontre très humblement Estienne Fernet, demeurant à Cantelmaison près Bapaume, qu'il est le neveu d'Adrien, dit le paucheur de Bapaume, qui a été si connu dans le pays pour son habilleté. Il a employé sa jeunesse chez son oncle à l'application dans le même art, de sorte qu'il n'y réussit pas moins bien que luy, étant connu de toutes les provinces voisines. La ville de Lille n'étant pas plus exempte que les autres des incommodités qu'il guérit facilement, et y aiant un grand nombre de pauvres qui faute de pareil secours sont hors d'état de gagner leur pain, le suppliant vient s'offrir, Messieurs, à se transporter icy tous les premiers mercredis de chaque mois pour travailler gratis en faveur des pauvres qui se présenteront avec un certificat de Vos Seigneuries ou de gens préposés par elles, moyennant une gratification annuelle, telle qu'il vous plaira d'ordonner. A ces causes, il a recours vers vous, Messieurs, pour que, ce considéré, il vous plaise de recevoir ses services sur le pied qu'il a l'honneur de vous proposer et vous ferez grand bien au publicq.

APPOSTILLE. — Veu la présente requête et l'avis du procureur de cette ville, nous accordons au supliant jusqu'au rapel la somme de 240 florins par année, à charge d'arriver en cette ville les premiers mardis de chaque mois, d'y rester les mercredy entier et de travailler gratuitement pour les pauvres qui luy seront envoyez de notre part. Fait en conclave, la loi assemblée, le 27 septembre 1728. Le Roy.

A. C. L., Aff. gén., c. 1279, d. 1.

202.

1728, 31 décembre. — *Pension à un accoucheur.*
(Voir : *Un chapitre* etc., p. 22.)

203.

1729, 10 juin. — « *Levée de rentes par les Chirurgiens* ».

A Messieurs les rewart, maïeur, etc.

Supplient humblement les lieutenant, doien et maistres du corps et art de la chirurgie de cette ville, disant que, par ordonnance du 19 juillet 1728, il leur est ordonné de païer ès mains du sieur procureur-sindic de cette ville la somme de 750 livres tournois, à laquelle ils sont taxez pour droit de confirmation à cause de l'heureux advènement du Roy à la couronne; laquelle somme il a plu à Vos Seigneuries de les authoriser de lever en rente viagère ; mais comme leur corps n'est point en estat de fournir aux cours de ladite rente viagère chaque année, et que, sous correction parlant, il ne seroit pas juste que les supôts actuels les payent seuls, ils croient qu'ils conviendroit, pour en partie y satisfaire, augmenter la taxe ordinaire qui se paie pour entrer dans ledit corps et autrement, ce qu'ils ne peuvent faire sans la permission et authorité de Vos Seigneuries. A ces causes ils ont recours à vous, Messieurs, pour qu'il vous plaise les authoriser de lever ladite somme de 750 livres en rente viagère, et pour satisfaire aux cours de ladite rente permettre aux supplians et les authoriser, par forme, de changemens des lettres et statuts de leur corps, qu'à l'avenir et à toujours ceux qui se feront enregistrer apprentif dudit corps paieront huit florins pour enregistrement au lieu de quatre florins, trente six florins pour les droits de maîtrise au lieu de vingt quatre, les enfans de maîtres douze florins au lieu de six, les étrangers qui obtiendront franchise en vertu des concordats faits avec les villes voisines cinquante florins au lieu de vingt quatre florins, les opérateurs qui tiendront théâtre douze florins au lieu de six, et les sages femmes à leur admission six florins ; le tout outre et pardessus les autres droits ordinaires fixés par vos ordonnances, et au cas de courtresse, de mectre le surplus dans les frais d'années ordinaires. Ce faisant etc. Signé J. C. Caullet.

APPOSTILLE. — Veu la présente requête et les conclusions du procureur de cette ville, nous autorisons les supplians de lever en rentes à vie les sommes auxquelles leur corps est taxé au denier le plus avantageux qu'il se pourra, lesquelles rentes seront exempts du droit d'assis deu à cette ville; et pour mettre les supplians en estat de païer en partie les cours desdites rentes, aussy longtemps qu'elles existeront seulement, nous les autorisons de lever par provision le tiers en sus de ce qu'ils lèvent au profit de leur corps sur les apprentifs, chef-d'œuvre, opérateurs et sages femmes ; et sy cette augmentation de droit ne suffit point, ce qui manquera se mettera dans les frais d'années ordinaires.

Fait en conclave, la loy assemblée, le 10 juin 1729. Signé : Grenet.

A. C. L., Reg. aux métiers, D., f. 257 v.

204.

1729, 6 septembre. — *Nomination des trois chirurgiens jurés.*

Dans l'assemblée de Loy du 6 septembre 1729, a été fait ce

qui suit..... Que les nommez Flahaut, Laurent et Guffroy demandent la charge de chirurgien juré de la ville.

Guffroy, fils du défunt, est chirurgien-juré ; vous l'aviez cy-devant admis pour troisième chirurgien-juré, il a toutes les qualités requises pour cela ; ainsy il semble qu'il fait à admettre, à charge de rembourser la finance payée aux héritiers dudit Guffroy dont il en est l'un, de prêter le serment et de se conformer aux ordonnances.

En marge : Laurent, premier chirurgien-juré ; Flahaut, 2ᵉ ; et Guffroy fils, pour 3ᵉ, en les entendant cependant.

A. C. L., Reg. aux résolutions, n° 24, f. 228.

205.

1729, 22 décembre. — « *Chirurgiens jurez* ».

Le Roy par arrest du 20 juillet 1700, moïennant la somme de 4.400 livres les deux sols pour livres compris, a réuni à l'hôtel de laditte ville les deux charges de chirurgiens-jurez créez par édit du mois de février 1692 pour en jouir par lesdits Magistrats conformément audit édit et arrest rendus en conséquence.

Lesdits Magistrats ont obtenu une quittance de finance de 4400 livres pour la finance desdits deux offices, le 7 août 1700 ; la ville a paié le dixième de laditte finance aux alliez de sorte que la finance est de 4.840 livres.

En 1721, Jean-François Flahaut a demandé la collation de la première charge de chirurgien-juré, parmy l'offre qu'il a fait de financer à cette ville la moitié de la somme que ladite ville a payé au Roy pour l'acquisition des deux charges de chirurgiens-jurez.

Dirat est venu à la traverse, à raison d'une prétendue survivance que vous n'avez pas considérée, de sorte que vous avez pris le parti de déclarer que celuy ou ceux qui seront pourvus ou dénommez à l'exercice des deux charges de chirurgiens-jurez seroient tenus de rembourser à la ville la finance qu'elle avoit payé pour l'acquisition desdites deux charges, à condition que laditte finance sera restituée à chaque mutation aux héritiers des pourvus, par ceux qui seroient admis en leur place.

Cette délibération n'aïant point plu à Flahaut ny à Dirat, ils ont abandonné leurs poursuittes.

Si bien que Jean-François Guffroy au mois de mars 1722 s'estant présenté et offert de payer 4840 livres que la ville avoit avancé pour lesdites deux charges, vous les luy avez conféré pour en faire les fonctions par luy-même et aux attributions portées dans la résolution du 17 mars 1722.

Par acte du 22 octobre 1726, Pierre Laurent, aiant insinué qu'il convenoit pour le bien public que les deux charges de chirurgiens-jurez auroient esté exercées par deux chirurgiens, Guffroy, à la persuasion des Magistrats, a cédé audit Laurent l'une des deux charges de chirurgiens-jurez à charge de faire les fonctions concuremment et de profiter de tous les profits et émolumens par moitié, à l'exception de la pension de 30 florins par an et des exemptions que le sieur Guffroy jouiroit seul ; c'est ce que les Magistrats ont agréé et accepté à charge que Laurent restituroit la moitié de la finance audit sieur Guffroy. Cela a été exécuté jusqu'à la mort de Guffroy.

Laurent devenant premier chirurgien sans contredit, il a demandé l'exercice des deux charges en finançant, si avant (que) le fils de Guffroy, chirurgien-juré, ne demandera point l'exercice de l'une des deux charges.

En note : Il a été résolu de nommer Laurent à la place de Guffroy.

Philippes-Joseph Guffroy fils a donné sa requête afin d'être chirurgien-juré en place de son père qui avoit financé pour cela.

Jacques Flahaut, admis troisième chirurgien-juré le 17 juillet 1713, a aussy donné sa requête afin d'être pourvu en finançant.

Messieurs du Magistrat ont témoigné qu'il convenoit de faire monter les chirurgiens, c'est-à-dire que Flahaut devoit être le deuxième chirurgien et que Guffroy fils, troisième chirurgien, avoit ensuite l'expectation.

Laurent aïant eu connoissance de votre résolution dit qu'il veut les deux charges réunies à sa personne et qu'il ne le souhaite point autrement.

En marge : A proposer.

A. C. L., Reg. aux résolutions, n° 24, f. 256.

206-208.

1730, 18 mars-10 juin. — « *Pierre Laurent, chirurgien-juré* ».

1. — Dans l'assemblée du 18 mars 1730.... Représenter qu'il

y a plus de quattre mois que Laurent, chirurgien, ne donne point de leçons aux aprentifs chirurgiens, pendant que c'est pendant l'hiver que l'anatomie se doit faire, de sorte qu'il profite de sa pension de 300 florins sans rien faire. Plus, quoique vous l'aiez admis premier chirurgien à charge de rembourser la moitié de la finance aux héritiers de Jean-François Guffroy, il n'en fait rien et il semble qu'il ne veut point profiter de votre décision. Il semble qu'il le faut appeller pour l'entendre et statuer ensuitte ce qu'il appartiendra.

En marge : Résolu de l'appeller par délibération de l'assemblée particulière tenue le jour de cette assemblée de loy.

II. — Dans l'assemblée du 27 may 1730.... Représenter que Pierre Laurent, admis à l'exercice de deux charges de chirurgien-juré de cette ville, ne veut point rembourser aux héritiers de Jean-François Guffroy la finance païée au Roy, quoy qu'il n'ait été admis qu'à cette condition, et étant appelé pardevant les députés ordinaires, il a assez fait connoître qu'il n'en veut point et qu'on peut disposer des deux charges ; pourquoy il semble qu'il en faut donner une charge à Flahault, à charge de rembourser la finance à Laurent, et l'autre au fils de Guffroy, à qui la finance demeurera confuse.

En marge : Résolu de faire donner par Laurent sa démission.

III. — Assemblée de Loy du 10 juin 1730.... Que Pierre Laurent a fait refus de donner son déport de la charge de chirurgien-juré, à moins d'estre remboursé de sa finance et par qui.

En marge : Résolu de nommer Flahault et Guffroy aux deux charges de chirurgien-juré, à charge de rembourser la finance et de profiter également des émolumens.

A. C. L., Reg. aux résolutions, n° 25, f. 17, 31 v., 34.

209.

1730, 10 juin. — *Nomination d'un chirurgien-juré.*

A Messieurs les rewart, maieur, etc.

Suplie très humblement Jacques Flahaut, maître chirurgien en cette ville, disant que la mort de M° Guffroy, arrivée le jour d'hier, a laissé la charge de chirurgien juré de cette ville qu'il estoit en exercice, laquelle charge a esté destinée au supliant par la requête qu'il a présentée à Vos Seigneuries le 17 juillet 1713, par raport à la mort de M° Jude Gelé, cy devant pourvu à l'exercice, et comme il est devenu habile à l'exercice de ladite charge, par raport à la mort dudit Guffroy, et que c'est son tour pour entrer en exercice de l'un des chirurgiens jurés de cette ville, en payant la finance ordinaire; Messieurs, ce considéré, il vous plaise d'admettre le supliant à la charge et exercice de l'un des chirurgiens jurés de cette ville, ainsy qu'il luy a esté promis par la requête et ordonnance cy jointe, en payant aux héritiers dudit Mᵉ Guffroy la finance de ladite charge. Ce faisant etc. Signé, J. Flahaut.

APPOSTILLE. — Veu la présente requeste; celle y attachée du 17 juillet 1713; notre ordonnance du 17 mars 1722 par laquelle Jean-François Guffroy a paié au sieur Deswerquins, trésorier de cette ville, 4840 livres monnoie de France, en luy conférant les deux charges de chirurgiens jurés de cette ville pour en faire les fonctions par luy même aux attributions réglées par ladite ordonnance; la requeste et notre ordonnance par laquelle nous avons accordé audit Guffroy et à Pierre Laurent l'exercice des deux charges en profitans par eux en commun et en paiant chacun par moitié la finance avancée à cette ville; ouy le procureur de cette ville et nos députés ordinaires qui nous ont raporté que ledit Laurent nous remettoit la charge de chirurgien juré dont il étoit pourveu; et tout considéré, nous avons conféré audit Flahaut l'une des charges de chirurgien juré de cette ville, pour en jouir en commun, aux attributions et exemptions réglées par notre dite ordonnance du 17 mars 1722, avec Jean-François Guffroy, à qui nous avons conféré la seconde charge de chirurgien juré. A charge par ledit Flahaut prester le serment de se bien et fidèlement acquitter de ses fonctions et rembourser audit Laurent la somme de 2420 livres de France, qui est la moitié de la finance avancée à cette ville par ledit Jean-François Guffroy. Promettons de faire rendre aux héritiers dudit Flahaut, à sa mort, pareille somme par celui que nous commettrons pour le remplacer. Fait en Conclave, la loy assemblée, le dix juin 1730. Signé, Lespagnol.

A. C. L., Aff. gén., c. 1274, d. 5.

210.

Vers 1731. — *Chirurgiens des maisons à la charge de la ville.*

A Messieurs les mayeur, eschevins, etc.

Suplient très humblement Jacques Flahaut et Philippes-Joseph Guffroy, tous deux chirurgiens jurés de cette ville, disant qu'en cette qualité ils doivent panser et médicamenter les malades qui sont à la charge de cette ville ; cependant qu'yls sont informez qu'on introduit dans la maison de correction de cette ville d'autres chirurgiens que les suplians, ce qui rendroit dans la suite leurs fonctions inutiles et les charges dont yls sont revêtus et pour lesquelles yls ont payé finances onéreuses, ce qui est encore contraire à l'usage ancien, à la police et à la première intention de Vos Seigneuries lors de l'établissement desdites charges ; c'est pourquoy ils se retirent vers Vos Seigneuries, à ce qu'yl vous plaise, Messieurs, ordonner que les suppliants feront seuls et à l'exclusion de tous autres les fonctions de chirurgiens dans les maisons qui sont à la charge de cette ville et en conséquence faire deffenses à qui yl appartiendra d'yntroduire d'autres chirurgiens que les suplians en ladite maison de correction de cette ville, et ferez justice. — P.-J. Guffroy, J. Flahault.

A. C. L., Aff. gén., c. 1274, d. 5.

211.

1731, 4 avril. — « *Pension au panseur d'Artois* ».

A Messieurs les Baillis des Estats de la Chastellenie de Lille.

Remontre très humblement Estienne Fernet, natif de Contalmaison en Picardie, qu'il vient à Lille, une fois chaque mois, pour panser les dislocations, luxations et fractures des pauvres, moïennant une pension que la ville a eu la bonté de luy accorder ; il s'offre, Messieurs, à rester en cette ville un jour de plus pour panser les pauvres de la campagne (où ces accidens sont beaucoup plus fréquens, par les efforts que les paysans font dans leurs ouvrages) pourveu qu'ils viennent avec un certificat de la loy ou de la pauvreté de leur village comme font ceux de la ville. C'est le sujet pour lequel il a l'honneur de se présenter, Messieurs, afin qu'il puisse par vos ordres exercer cette charité qui viendra de vous, s'en remettant au surplus à ce qu'il vous plaira ordonner.

APPOSTILLE. — Veu la présente requête nous avons accordé au suppliant 240 florins de pension annuelle payable par quartier, à commencer du premier de ce mois, pourveu de se rendre à Lille, chaque premier du mois et d'y panser gratis tous les pauvres de la châtellenie de Lille qui seront munis d'un certificat des gens de loy de leur paroisse et pourveu aussi de donner un jour dans la ville de Douay au même effet, pour les pauvres de la gouvernance dudit Douay; lequel a été fixé au lundi qui précède le premier mercredy de chaque mois, le tout jusques au rappel. Fait en l'assemblée du 4 avril 1731, moy présent. Fruict.

Sur les représentations qui nous ont été faites par ledit sieur Estienne Fernet qu'il lui étoit très incommode de donner le premier lundy de chaque mois dans la ville de Douay, pour panser les pauvres de la gouvernance dudit Douay, offrant de rester un jour de plus à Lille, s'il étoit nécessaire et de panser lesdits pauvres dans la ville d'Arras les premiers vendredis et samedis de chaque mois, s'ils vouloient s'y rendre, même de les aller panser chez eux dans les cas de nécessité, nous avons dispensé ledit Fernet du jour qu'il avoit promis de donner dans la ville de Douay, à condition d'accomplir les offres cy dessus. Fait en l'assemblé du 2 de may 1731.

A. C. L., Aff. gén., c. 1279, d. 6.

212.

1733, 5 mai. — *Pension « pour les opérations de la pierre et des cataractes ».*

A Messieurs du Magistrat de la ville de Lille,

Remontre très humblement Hector-François Raussain, chirurgien-major de Cambray, que depuis vingt deux ans qu'il a l'honneur d'estre votre chirurgien pensionnaire pour les opérations de la pierre, celle des cataractes et autres grandes opérations qu'il a toujours pratiqué sur les habitants de cette ville, plus par honneur que par intérest, ayant formé le dessein d'abandonner les voiages qu'il fait depuis longtemps dans les différentes villes de Flandre dont il est pensionnaire, pour mener une vie plus tranquille, voulant vous donner et aux autres villes un sujet capable de soutenir par ses services la réputation qu'il s'est acquis, il a l'honneur de vous présenter Louis-Joseph Raussin, son neveu, qu'il a formé par un travail de dix ans sous ses yeux et qui depuis a toujours continué sa profession avec succès jusqu'à ce jour, pour vous prier de lui accorder la pension dont vous avez gratifié le supliant, pour en jouir après la mort du soussigné. Signé : Raussin et Raussin.

APOSTILLE. — Ouy le procureur sindic de cette ville, nous accordons au sieur Louis-Joseph Raussin, neveu du supliant, la même pension dont a joui jusqu'à présent le sieur Hector Raussin, son oncle. Fait en conclave, le 5 may 1733. Signé : Grenet.

<small>A. C. L., Reg. aux résolutions, n° 25, f. 194.</small>

213.

1734, 29 décembre. — *Nomination d'un chirurgien juré.*

A Messieurs les rewart, mayeur, etc.

Remontre très humblement François-Joseph Dubois, maître chirurgien et accoucheur juré de cette ville depuis neuf ans, qu'il vient d'apprendre la mort du sieur Flahaut, chirurgien juré de Vos Seigneuries, érigé en charge à titre de finance, et dont vous avez droit de choisir et nommer le remontrant, qui ose se flatter d'être en état de remplir au contentement de Vos Seigneuries, ayant apris et exercé son art tant dans les hôpitaux du Roy à Valenciennes que dans la ville de Paris, ayant donné des marques de son zèle et de sa capacité dans les différents rencontres, sans toucher du nombre des pauvres femmes qu'il a accouché sans tirer le moindre sol, sujet qu'il a recours à Vos Seigneuries, Messieurs, pour ce considéré, vous aïez la bonté de le choisir et nommer pour chirurgien-juré de cette ville en la place dudit Flahault aux offres qu'il fait de renfournir à sa veuve la finance qu'il a payé pour prix principal Quoy faisant etc. Signé : François Dubois et Descaudin.

APOSTILLE. — Avis du procureur de ville. Fait en halle, le 18 novembre 1734. Signé : H. J. Le Roy.

Veu l'avis du procureur syndic de cette ville, nous avons conféré et conférons au suppliant l'une des charges de chirurgien-juré de cette ville, pour en jouir aux attributions et exemptions réglées par notre ordonnance du 17 mars 1722, avec Jean-François Guffroy, à qui nous avons conféré la seconde charge de chirurgien-juré, à charge de par le supliant prester le serment de se bien et fidèlement acquitter de ses fonctions et à condition que la veuve dudit Flahaut profitera pendant sa vie de la moitié de tous les émolumens dudit office et qu'à sa mort le supliant remboursera aux héritiers d'icelle la somme de 2420 livres de France qui est la finance dudit office. Fait en conclave, la loy assemblée, le 29 décembre 1734 Signé : N. I. Ringuier.

<small>A. C. L., Reg. aux résolutions, n° 25, f. 348.</small>

214.

1734, 29 décembre. — « *Veuve d'un chirurgien juré* ».

A Messieurs les rewart, mayeur, etc.

Remontre très humblement Élisabeth Carpentier, veuve de Jacques Flahaut, vivant premier chirurgien-juré de cette ville, décédé le 17 de ce mois, que par la mort de sondit mary elle ne peut vivre autrement que par l'aide de ses garçons qui se trouvent très en état pour toutes sortes de cures, et comme ladite charge de premier chirurgien ne peut s'exercer par sesdits garçons et que le sieur Lambert, maître chirurgien, rue Dauphine, veut bien, pour l'assister à vivre, prendre l'exercice dans les heures que le sieur Guffroy n'y pourroit vaquer, sujet qu'elle se retire vers vous, Messieurs, vous suppliant très humblement de vouloir agréer ledit Lambert à l'exercice de second chirurgien-juré, au profit de ladite veuve, eu égard qu'elle se trouve âgée de soixante six ans. Ce faisant elle continuera d'élever ses vœux au Ciel pour la santé et prospérité de Vos Seigneuries.

APOSTILLE. — Avis du procureur de ville. Fait en halle, le 20 novembre 1734. Signé : H. F. Leroy.

Veu l'avis, il est pourveu à la demande de la supliante par apostille de cejourd'huy, couchée sur la requête présentée par François-Joseph Dubois, portant que la supliante profitera pendant sa vie de la moitié de tous les émolumens dudit office de chirurgien-juré de cette ville, et qu'à sa mort ledit Dubois remboursera à ses héritiers la somme de 2420 livres de France qui est la finance dudit office. Fait en Conclave, la loy assemblée, le 29 décembre 1734. Signé : P. I. Ringuier.

A. C. L., Reg. aux résolutions, n° 25, f. 348.

215.

1735, 9 décembre. — *Requête pour obtenir les fonctions de démonstrateur d'anatomie.*

A Messieurs les Eschevins de la ville de Lille.

Suplie très humblement Louis de Scheppers, élève de l'Université de Paris, docteur en médecine de celle de Montpellier, et aggrégé au collège de cette ville, disant qu'il a appris que la leçon d'anatomie qui se donnoit autrefois en cette ville, avec l'applaudissement du public pour le fruit qu'il en retiroit, est vaccante depuis plusieurs années ; le suppliant a fixé sa résidence en cette ville, sa qualité d'habitant doit lui faire rechercher tout ce qui peut concourir à illustrer l'endroit de son domicile ; il est en estat de recommencer cette leçon incessamment, et faire revivre l'émulation qui était anciennement entre les chirurgiens, et qui feroient mieux, en moins de tems et à moindre appareil, les opérations de leur art, émulation qui a formé les habiles chirurgiens de cette ville et leurs garçons ; dans ces circonstances le suppliant croiroit avoir à se reprocher, s'il ne s'adressoit pas à vous, Messieurs, pour que tout considéré et en particulier l'avantage qui en reviendra à la chirurgie et au public, il vous plaise lui conférer ladite leçon d'anatomie et l'authoriser de la recommencer à des gages raisonnables.

Ce faisant, etc., de Scheppers.

A. C. L., Avis du procureur syndic, année 1735, p. 16.

216.

1735, 22 décembre. — *Nomination de Boucher comme démonstrateur d'anatomie.*

A Messieurs les rewart, maieur, etc.

Suplie très humblement Pierre-Joseph Boucher, licentié en médecine, disant qu'ayant travaillé l'espace de deux hivers à la dissection des cadavres humains, comme il paroit par le certificat cy joint, il souhaiteroit de démontrer publiquement l'anatomie dans cette ville, sous les auspices de Vos Seigneuries, ainsy qu'il a été encore pratiqué il n'y a pas longtemps.

Ledit supliant a l'honneur de vous faire observer, Messieurs, que cette démonstration est tout à fait nécessaire pour les jeunes chirurgiens puisque, sans la connoissance de la situation et structure des parties du corps humain, il est impossible qu'ils puissent exercer leur art et faire aucune opération chirurgicale. Ce considéré, il plaise à Vos Seigneuries d'accorder audit supliant votre protection et de lui permettre de faire ses démonstrations dans la place publique qui a servi à cet effet ou dans quelque autre, quand il sera pourveu de tout ce qui est nécessaire ; se reposant au reste, Messieurs, sur votre bonté et générosité pour ses peines et les frais qu'il lui faudra faire à ce sujet. Signé : Boucher, médecin.

APPOSTILLE. — Avis du procureur de ville. Fait en Conclave, le 9 décembre 1735. Signé : H. F. Le Roy.

Veu la présente requête et l'avis du procureur sindic de cette ville et tout considéré, Nous accordons au supliant ce qu'il requiert. Fait en Conclave, le 22 décembre 1735. Signé : Grenu.

A. C. L., Reg. aux résolutions, n° 26, f. 67 v.

217.

1735, 22 décembre. — *Avis du procureur syndic sur la nomination précédente.*

Veu la requête de Pierre-Joseph Boucher, licentié en médecine, natif de cette ville, à fin que, pour les raisons y portées, il vous plaise luy permettre de démontrer publiquement l'anatomie dans la place ordinaire, ou telle autre qu'il vous plaira.

Il est très utile et très nécessaire au public que l'anatomie soit démontrée en cette ville, pour que les jeunes chirurgiens puissent se perfectionner dans leur art. Cette démonstration a esté cy devant faite par le Sr Laurent, chirurgien des hôpitaux du Roy, et ses occupations n'ont pas permis qu'il en fit la continuation, ce qui a fait qu'il en a désisté. Après luy, le sieur Flahaut s'est présenté pour faire et démontrer l'anatomie, ce que vous luy avez permis de faire, étant ce qu'il a fait en effet jusqu'à sa mort, arrivée il y a 3 à 4 ans.

Boucher se présente aujourd'hui pour faire la même démonstration ; il prouve par le certificat de M. Boisseau, docteur en médecine et 1er professeur royal de l'Université de Douay, qu'il s'est apliqué avec beaucoup d'assiduité à tous les cours et exercices pendant les trois années qu'il a étudié en médecine dans l'Université de Douay, et qu'en qualité de doyen des bacheliers il a donné des preuves d'une capacité peu ordinaire et qu'il a suivi ledit sieur Boisseau régulièrement dans les hôpitaux. Le sieur Delannoy, docteur en médecine de Douay, certifie que le sieur Boucher s'est occupé chez luy l'espace de deux hivers à la dissection des cadavres humains, avec toute l'assiduité possible et qu'il s'est acquis une vray connoissance de la situation, structure et usage des parties. Au lieu que le sieur Louis de Scheppers, qui demande la même chose, ne fait aucune justification de sa capacité, disant seulement qu'il est élève de l'Université de Paris et docteur en médecine de Montpelier.

Pourquoy je requiers que le sieur Boucher soit admis à donner en cette ville les leçons de l'anatomie, aux honoraires qui seront par vous arbitrez cy après, après que vous aurez reconnu son mérite.

Fait ce 21 décembre 1735. Courouwanne.

A. C. L., Avis du procureur syndic, année 1735, p. 16.

218.

1736, 22 février. — « *Admission de Jean Meurice pour guérir les ulcères, abcès et saignées mal tournées où le feu se met* ».

A Messieurs les rewart, maieur, etc.

Suplie très humblement Jean Meurisse, censier, demeurant à Marcq en Barœul dans le voisinage de cette ville, disant que son père grand, son père, son oncle et lui ont par tradition la connoissance de certaines herbes qui sert de remède souverain au soulagement de ceux qui ont des ulcères, abcès et saignées mal tournés, où le feu s'introduit très souvent, lesquels cependant il a eu le bonheur de guérir en peu de temps et à petit frais, jusques là qu'il en a guéri plusieurs abandonnés des médecins et chirurgiens à qui ils avoient délibéré de couper les bras et jambes, lesquels pourtant il a tiré d'affaires par ses herbes et eaux de sa composition, qu'il applique extérieurement, avec lesquelles il ôte le feu et guéry les abscès et ulcères ; quoyque le certificat des baillis et eschevins de Marcq-en-Barœuil du 21 may 1702 est seul suffisant pour prouver le fruit et efficacité de ses remèdes, avec le certificat des lieutenants, bourgmaitres et eschevins de la baronnie d'Halluin du 22 novembre 1735, cependant il produit encore les certificats des sieurs Jean-Domingo Deslobes, Bernard Fauchille, Petrinck et plusieurs autres habitans de cette ville, qui certifient que le supliant les a guerry en très peu de tems, quoy qu'ils aient été abandonnés par les meilleurs chirurgiens de cette ville (ce sont les termes) ; le supliant qui n'aime rien plus que de secourir les pauvres affligés de pareils abscès et ulcères par ses remèdes et exercer partie de sa charité à leur égard, a l'honneur de vous présenter ses services et s'offre de venir à Lille un jour la semaine et plus souvent s'il y eschet pour recevoir et travailler sur les pauvres qui lui seront indiqués par Messieurs les ministres généraux et ministres particuliers des paroisses et fournir ses remèdes gratuitement parmy une reconnoissance annuelle qui sera arbitrée par vous, Messieurs, sur l'avis qui vous sera rendu chaque année par lesdits sieurs ministres généraux qui seront informés des cures et opérations qu'il aura fait.

Ce considéré, Messieurs, il vous plaise, en aiant ses services pour agréables, d'ordonner qu'il travaillera aux ordres de Messieurs les ministres généraux sur les pauvres qui seront affligés de plaies, ulcères, abscès et saignés mal tournés; et ferez bien.

APOSTILLE. — Avis des ministres généraux. Fait en Conclave, le 16 février 1736. Signé : H. F. le Roy.

Les ministres généraux, satisfaisant à l'avis demandé, disent que, suivant les certificats joints et même par le bruit public, il parait assez que ledit Meurice a des remèdes qui ont guéri plusieurs personnes très incommodées et en quelques façons trouvées incurables sans amputation ; un homme qui a ces connoissances peut estre escouté favorablement et faire un grand bien dans cette ville, surtout pour le soulagement des pauvres. C'est pourquoy les rescribens estiment que Vos Seigneuries pourraient lui accorder une pension pour un an par forme d'espreuve et en tenant note des guérisons qu'il auroit fait desdits pauvres, on verroit au bout de l'an si ladite pension seroit suffisante ou excédente pour la continuer, la diminuer ou la réduire à proportion. Fait au siège des pauvres, le 20 février 1736. J. F. Hudsebant.

Veu la présente requête, les pièces y attachées et l'avis des ministres généraux, Nous avons résolu d'accorder au supliant à la fin de l'année une gratification proportionnée aux services qu'il aura rendus, sur l'avis à rendre par lesdits ministres généraux. Fait en Conclave, la Loy assemblée, le 22 février 1736. Signé : Lespagnol.

A. C. L., Reg. aux résolutions, n° 26, f. 97.

219.

1737, 16 avril. — « *Gratification au sieur Boucher* ».

A Messieurs les rewart, eschevins, etc.

Pierre-Joseph Boucher, licentié ès médecines, vous remontre très humblement, Messieurs, qu'aiant été dénommé par Vos Seigneuries au mois de décembre 1735 pour démontrer l'anatomie dans cette ville comme il paroit par le placet ci-joint, il s'est employé presque uniquement depuis ce tems là à en faire les fonctions dont il a achevé depuis peu les premiers cours. Le remontrant vous prie, Messieurs, de faire attention au temps qu'il a passé, aux peines qu'il s'est donné et aux frais qu'il a été obligé de faire, n'aiant rien épargné pour se rendre digne du choix que Vos Seigneuries avoient fait de lui, persuadé de votre générosité ; c'est pourquoy il a recours à Vous, Messieurs, à fin que, ce considéré, il vous plaise lui accorder telle reconnoissance que vous jugerez convenir pour entretenir son zèle et son émulation.

Appostille. — Avis du procureur de ville. Fait en halle, le 22 mars 1737. Signé : H. F. Le Roy.

Veu l'avis, nous accordons au supliant trois cent florins une fois, pour le récompenser des services par lui rendus jusqu'à ce jour et le dédommager des frais qu'il a dû exposer. Fait en Conclave le 16 avril 1737. Signé : H. F. Le Roy.

A. C. L., Reg. aux résolutions, n° 26, f. 183.

220

1737, 30 avril. — *Traitement des chirurgiens jurés pour le « lieu de santé » d'Esquermes.*

Le 30 avril 1737, la loy assemblée, veu la requête à Nous présentée par les chirurgiens-jurez de cette ville, à l'effet d'obtenir le paiement d'une année de salaire qu'ils ont mérité pour avoir traité les malades du lieu de santé à Esquermes, depuis le 6 décembre 1735, que nous leurs avons permis de se rendre dans cette maison, Nous, après avoir vu l'avis des ministres généraux de cette ville, avons accordé à chacun des deux chirurgiens-jurés de ladite ville la somme de 200 florins pour le payement des sallaires qui leur sont dûs pour tous les services qu'ils ont rendus aux malades dans ledit lieu de santé jusqu'au premier de janvier de la présente année 1737 ; et avons délibéré qu'à l'avenir et à commencer dudit jour ils auront ensemble 150 florins par année, à charge et à condition de se rendre, par l'un deux, trois fois la semaine aux jours et heures dont on conviendra avec les directeurs et médecins de ladite maison, d'y envoïer tous les jours un de leurs garçons le plus expérimenté, d'y raser exactement tous les mois et plus souvent s'il est nécessaire les têtes des enfans et les panser et les guérir de tous les maux dont ils pourront être attaqués, et de faire tous les mois, conjointement avec le médecin et dans les temps qu'ils en seront requis par les directeurs, une visite générale de tous les enfans pour reconnoître s'ils n'ont point de maux dangereux et sujets à communication.

A. C. L., Reg. aux résolutions, n° 26, f. 186.

221.

1738, 24 mai. — *Gratification au sieur Boucher.*

A Messieurs les rewart, mayeur, etc.

Pierre-Joseph Boucher, médecin préposé par vos seigneuries pour démontrer l'anatomie aux élèves en chirurgie, vous remontre très humblement, Messieurs, qu'il a achevé le cours d'une seconde année de démonstration dans l'exercice desquels, bien loin de s'estre relaché, il a au contraire ajouté à son premier cours, par exemple, la cure des maladies des os, disloquations, fractures, etc. C'est pourquoy le remontrant a recours à vous, Messieurs, afin que ce considéré il vous plaise ordonner du fruit de son travail. Le 6 may 1738.

APPOSTILLE. — Veu la requête, ouy le procureur de cette ville, nous accordons au suppliant 300 florins pour les causes y reprises. Fait en conclave, la Loy assemblée, le 24 mai 1738 Lespagnol.

A. C. L., Aff. gén., c. 1275, d. 10.

222.

1739, 26 février. — Demande de Claude Vincent d'être nommé chirurgien juré au lieu et place de François Dubois, décédé. — « Accordé aux charges et conditions de feu Dubois vers la veuve Flahaut, titulaire de la charge ».

A. C. L., Aff. gén., c. 1274, d. 5.

223.

1739, 9 mai. — « *Leçons et cours d'opérations de chirurgie* ».

A Messieurs les rewart, mayeur, etc.

Pierre-Joseph Boucher, médecin, professeur public d'anatomie, vous remontre très humblement, Messieurs, que des gens de la profession lui ayant fait entendre qu'il étoit à désirer d'ajouter à ses leçons un cours d'opérations de chirurgie réduittes en pratique sur le cadavre, ce qui est la partie principale la plus essentielle et la plus épineuse de la chirurgie, il pourroit se résoudre de faire un second voyage à Paris pour s'instruire à fond du manuel des opérations sous Monsieur Moraud ou quelque autre fameux maître de l'art, pourvu, Messieurs, que vous voulussiez seconder son projet. Le remontrant vous suplie d'observer, MM., que ce projet, qui tend unicquement au bien public par l'establissement d'une école complète de chirurgie, exigera de sa part le double du temps et d'occupation par raport à ce qu'il a fait jusqu'à présent, sans parler des frais qu'il sera obligé de faire pour tous les instruments nécessaires aux opérations de chirurgie. C'est pourquoy ledit remontrant a recours à Vous, Messieurs, afin que, ce considéré, il vous plaise décider ce que vous jugerez convenable touchant l'exécution de son projet et l'augmentation proportionnée de ses honoraires ; et au surplus d'ordonner la rétribution desdits honoraires pour le troisième cours de démonstration qu'il vient d'achever, et pour ce qui est dû au valet de chirurgie. Ce que faisant, etc. Signé : Boucher.

APPOSTILLE. — Avis du procureur sindic de cette ville. Fait en Conclave, le 18 avril 1739. Signé : Ringuier.

Veu l'avis, nous ordonnons que billet d'ordre soit dépêché au supliant de la somme de 390 florins pour le troisième cours d'anatomie qu'il vient d'achever ; pareil billet de 24 florins au valet du corps de la chirurgie qui l'a servi pendant ledit cours ; et qu'à l'avenir il sera paié au supliant la somme de 500 florins par an, à compter du jour qu'il commencera un nouveau cours d'anatomie, avec les opérations de chirurgie réduittes en pratique sur le cadavre, et au valet du corps de la chirurgie qui le servira celle de 40 florins aussy par an à commencer comme dessus, le tout jusqu'à notre rappel. Fait en Conclave, la Loy assemblée, le 9 mai 1739. Goudeman.

A. C. L., Reg. aux résolutions, n° 27, f. 134 v.

224.

1739, 11 septembre. — « *Visite des boutiques par deux maîtres chirurgiens accompagnés de deux échevins* ».

A Messieurs du Magistrat de la ville de Lille.

Les maîtres du corps et art de la chirurgie de cette ville ont l'honneur de vous représenter très humblement, Messieurs, qu'ils se trouvent signifiés d'une requête présentée par les supôts dudit corps à Vos Seigneuries, répondue le 28 juillet 1739, par laquelle ils se plaignent de ce que plusieurs non supôts dudit corps s'ingèrent de mettre des appareils, de seigner, médicamenter, de razer, tant chez eux que par la ville, et enfin d'exercer l'art de la chirurgie à leur préjudice, et requièrent à ce qu'il soit ordonné ausdits maîtres de faire ce qu'il conviendra pour éviter un pareil abus ; les supplians ne sentent pas peu l'intérêt que cela cause au corps entier et ils s'apperçoivent assez que leurs pratiques diminuent, aussy ont-ils tenté bien des fois, mais vainement, d'arrester une pareille entreprise, et les frais qu'ils ont exposez à différentes reprises ont presque toujours retombé à la charge du corps, les parties attaquées étant pour la pluspart insolventes, gens sans aveu n'ayant pour tout effet que leurs bassins, razoirs et instrumens, et changeant très souvent de demeure, de façon que le seul moïen pour empescher que cet art ne soit plus exercé par des non suppôts se trouve borné à l'enlèvement de ces bassins, razoirs et autres instruments et à l'adjudication d'iceux au profit de leurs corps conformément à l'article 8 de votre ordonnance du 9 octobre 1714 ; mais comme on pouroit peut-être leur objecter que pareils enlèvemens ne peuvent se faire sans la présence de deux eschevins, ce qui, sans compter les frais que cela leur augmenteroit, ne pouroit leur être d'aucune utilité et ne pourroit même jamais pour ainsy dire leur réussir, parce que à moins que de ne prendre les contrevenans sur le champ et au fait ils seroient vingt fois évadés et leurs instrumens cachez avant que lesdits sieurs eschevins puissent en être avertis et s'y être rendus ; d'ailleurs il faut veiller à faire de fréquentes et réitérées visittes pour y parvenir, et pareil exercice se faisant très souvent le soir bien avant dans la nuit et même les dimanches et festes, il y auroit du ridicule de requérir lesdits sieurs eschevins d'accompagner les supplians dans de pareilles visites et dans les différents endroits les plus réculés de la ville, et cet accompagnement seul empêcheroit qu'on ne surprit ces non suppôts, au lieu que si deux desdits maîtres, accompagnés d'un sergeant de la prevosté ou d'un sergeant criminel, pouvoient faire cet enlèvement avec assignation à comparoir pardevant Vous, Messièurs, pour y être fait droit aux parties, il est à présumer pour ne pas dire certain qu'ils parviendroient facilement à ce que lesdits suppôts exigent et requièrent. A ces causes ils ont recours à Vous, Messieurs, pour, ce considéré, il vous plaise autoriser les suplians étant au moins au nombre de deux et accompagnés d'un sergent de la prévosté ou d'un sergent criminel de cette ville, d'enlever les bassins, rasoirs et autres instruments et ustensils, à celui qui non suppôt dudit corps exerceroit ledit art de chirurgie et la barberie en cette ville, taille et banlieue, en dressant à cet effet pour justification procès-verbal desdites contraventions d'eux signez et dudit sergent, avec assignation en la manière accoutumée pour voir ordonner la confiscation au profit du corps desdits ustensils et les contrevenans condamnez aux amendes portées par votre règlement du 9 octobre 1714 et autres, requérant à ce qu'il fut permis de faire publier et afficher l'ordonnance qu'il vous plaira rendre sur la présente requête pour que personne n'en ignore. Et ferez justice. Signé : Adrien Alexandre, Jean-Gille Barbier, J. Pollet et P. J. Guffroy.

APPOSTILLE. — Avis du procureur de ville. Fait en Conclave le 10 septembre 1739. Signé : H. F. Le Roy.

Veu l'avis, nous ordonnons que les supplians dans leurs visites se conformeront à l'usage en se faisant accompagner de deux eschevins ; ordonnons cependant la republication de notre ordonnance du 23 octobre 1714. Fait en halle, le onze septembre 1739. Signé : R. P. Goudeman.

A. C. L., Reg. aux métiers, E., f. 88 v.

225.

1739, 31 décembre. — « *Touchant la guérison des descentes et ruptures pour les pauvres* ».

A Messieurs les rewart, mayeur, etc.

Suplie très humblement Maximilien Delahaye, marchand en cette ville de Lille, disant que frère Charles-Antoine Fournier, religieux minime au couvent de cette ville, lui aiant communiqué son secret pour la guérison des ruptures et descentes de boyaux, vous lui avez permis, après avoir pris l'avis des ministres généraux, de se faire connoître au public par une apposition de tableau au-dessus de sa porte, comme il conste de votre ordonnance du 17 mars 1739 ; depuis lors le supliant travaille avec succès à appliquer ses remèdes ; il a guéri les personnes dont est fait mention dans les certificats joints en datte des 19 février et 13 juin 1739 et plusieurs autres de la connoissance de Messieurs les ministres généraux ; et comme il travaille gratis pour les pauvres, on conçoit aisément qu'il en a continuellement à panser et que conséquament cela le détourne de son commerce et de ses affaires; néantmoins, n'étant pas riche, il ne peut pas donner tout son tems à sa science gratis, il faut qu'il se procure de quoy vivre et pour élever sa famille. Dans ces circonstances il souhaiteroit qu'il plut à Vos Seigneuries lui donner une pension pour le récompenser des travaux et peines qu'il prend pour la guérison des pauvres. A ces causes il a recours à Vous, Messieurs, ce considéré, il vous plaise accorder au supliant une pension proportionnée aux soins et peines qu'il se donne pour guérir les pauvres gratis, ce qui est de la connoissance de Messieurs les ministres généraux ; il continuera ses vœux pour vos santés et prospérités.

APPOSTILLE. — Veu la présente requeste, l'avis des ministres généraux, les conclusions du procureur de cette ville, Nous, sous le bon plaisir de Monsieur l'intendant, avons accordé au supliant une pension de 350 florins par an, à commencer dès le jour de la Toussaint de la présente année, et ce jusqu'au rapel, à charge et condition de par lui panser tous les pauvres gratuitement et de leur fournir les bandages pour lesquels il lui sera payé trente pattars, nous réservant de disposer sur le surplus des conclusions du procureur de ville touchant la révocation de la pension accordée au même sujet à la veuve Reynart, après que l'affaire aura été examinée par les députés ordinaires. Fait en Conclave, le 31 décembre 1739. Signé : R. P. Goudeman.

A. C. L., Reg. aux résolutions, n° 28, f. 59 v.

226.

1740, 30 janvier. — *Demande de cadavres pour l'école de chirurgie.*

A Messieurs les Rewart, Mayeur, etc.

Remontre très humblement Pierre-Joseph Boucher, professeur public d'anatomie et de chirurgie, que dans le besoin où il est d'avoir des cadavres pour faire ses cours, il s'est adressé à Messieurs les administrateurs de la Bourse commune des pauvres, pour qu'ils lui permissent de laisser transporter quelques cadavres du lieu de santé dans la ville quand il s'en présenteroit. Le remontrant a recours à Vous, Messieurs, pour qu'il vous plaise autoriser Messieurs les administrateurs de la Bourse commune des pauvres de laisser transporter un ou deux cadavres à Lille, lorsqu'il mourera quelqu'un du lieu de santé, afin qu'il puisse servir à l'escolle de chirurgie. Ce faisant, vous obligerez, etc. A Lille, le 29 janvier 1740.

APPOSTILLE. — Nous autorisons les administrateurs à l'effet requis. Fait en halle, le 30 janvier 1740. H. F. Le Roy.

A. C. L., Reg. aux résolutions, n° 28, f. 82 v.

227.

1740, 29 avril. — « *Touchant la guérison des descentes de boiaux* ».

A Messieurs les Magistrats de la ville de Lille.

Remontre très humblement Maximilien Delahaye, que le secret qu'il a acquis de guérir les descentes de boyaux et l'expérience qu'on fait de sa science, ont engagé Vos Seigneuries à lui accorder une pension annuelle de 350 florins pour travailler à la guérison des pauvres de cette ville ; les magistrats de la ville de Tournay, à qui l'expérience du remontrant est venue à connoissance, lui offrent un louis de quatre escus à couronnes par chaque mois, pourveu que le remonstrant voudroit s'y rendre tous les trois premiers jours de chaque mois pour travailler au soulagement de leurs pauvres citoïens, au-dessus de trois escalins de permission pour chaque bandage qu'il pourra livrer ; le remontrant n'oseroit satisfaire à la demande dudit magistrat, crainte de mécontentement de votre part, sans en avoir préalablement obtenu la permission, et désireroit cependant sans en rien négliger les habitans de cette ville accepter la demande qu'on lui fait. C'est le sujet qu'il a recours à vous, Messieurs, pour qu'il vous plaise lui permettre de se rendre tous les premiers jours de chaque mois dans ladite ville et y rester pendant trois jours pour les causes ci-dessus. Ce faisant, etc., ferez justice. Signé : Delahaye.

APPOSTILLE. — Avis du procureur de ville. Fait le 19 avril 1740. H. F. Le Roy.

Veu l'avis nous permettons au supliant de se rendre dans la ville de Tournay les premiers jours de chaque mois et d'y rester pendant trois jours, tant qu'il en soit par nous autrement ordonné. Fait en halle, le 29 avril 1740. H. F. Le Roy.

A. C. L., Reg. aux résolutions, n° 28, f. 149.

228.

1740, 4 novembre. — *Ordonnance prescrivant aux garçons chirurgiens d'assister aux cours de chirurgie de Boucher.*

Nous, Rewart, Mayeur, (*le reste comme dans l'ordonnance du 11 décembre 1717, n° 180*).

Fait en Conclave le quatre novembre mil sept cens quarante. Signé : Herreng.

Publiée à son de trompe à la bretesque et par les carrefours de cette ville de Lille, le 4 novembre 1740, par le soussigné, huissier à verges d'eschevins de cette dite ville. Signé : H. Fauquemberg.

A. C. L., Reg. aux ordonnances, AA., f. 66.

229.

1741, 3 février. — *Confirmation de l'ordonnance précédente par le lieutenant de la Gouvernance.*

De par le Roy. Le Lieutenant général civil et criminel de la Gouvernance et souverain bailliage de Lille. Sur ce qui nous a été remontré par le procureur du Roy qu'une grande partie de ceux qui se présentoient à ce siège pour exercer la chirurgie dans l'étendue de la châtellenie ne satisfaisoient point aussy bien qu'il étoit à désirer aux questions qui leur étoient faites dans l'examen qu'ils étoient tenus de subir avant d'être admis à l'exercice de cet art, que d'ailleurs il luy etoit revenu que plusieurs opérations avoient eu de très mauvaises suites, pour avoir été mal dirigées, ce qui ne pouvoit provenir que d'un défaut de connoissance parfaite de leur art, et surtout de l'anatomie, connoissance que jusques aujourd'huy il leur avoit été très difficile d'acquérir, faute d'école où on fit des démonstrations publiques ; mais que le Sr Boucher, licentié en médecine et associé à l'académie royalle de chirurgie de Paris, étant aujourd'huy commis par Messieurs du Magistrat pour démontrer l'anatomie et donner des leçons de chirurgie, ils seroient à l'avenir inexcusables s'ils ne profitoient d'une occasion aussi favorable de se perfectionner et se mettre en état de rendre au publicq les services qu'il doit attendre de leur expérience et capacité ; sur quoy il requéroit qu'il seroit par nous pourveu ; vu l'ordonnance des rewart, mayeur, eschevins, conseil et huit hommes, du quattre novembre dernier, concernant les apprentifs et garçons chirurgiens, nous avons cru ne pouvoir mieux faire que d'adopter un réglement aussy sage. A ces causes nous avons ordonné et ordonnons à tous apprentifs et garçons chirurgiens demeurans en cette ville, qui se proposent de se faire recevoir pour exercer dans la suite la chirurgie dans l'étendue de la châtellenie, de se conformer à la dite ordonnance, à faute de quoy ils ne seront pas reçus à l'examen. Et pour que personne n'en ignore, notre présente ordonnance sera publiée et affichée en la manière accoutumée et copie d'icelle sera envoyée aux maîtres chirurgiens de cette ville. Fait à Lille, le 3 février 1741. Signé : J.-B. Potteau.

A. C. L. Aff. gén., c. 1280, d. 5.

230.

1741, 2 mars. — *Défense d'exercer en même temps la chirurgie et la médecine.*

A Messieurs les rewart, mayeur, etc.

Supplie très humblement maître Jean-François de Garcia, médecin et chirurgien en cette ville, disant qu'il n'a point été peu surpris de se voir signifié d'une ordonnance de police du 17 febvrier 1741[1] portée à la réquisition du sindic du collège des médecins par laquelle les professions de médecin, chirurgien et apotiquaire sont déclarées incompatibles dans une même personne, enjoint en conséquence à ceux qui les exercent actuellement d'opter dans le terme d'un mois, en faisant à cet effet leur déclaration au greffe du procureur sindic ; la surprise du suppliant vient de ce qu'étant agrégé au corps des médecins, on ne peut raisonnablement luy interdire la liberté d'en exercer la profession et la chirurgie en même temps puisqu'elle en fait partie et que depuis quinze ans il a pratiqué l'une et l'autre profession publiquement sans en avoir été empêché par qui que ce soit et sans la moindre plainte, preuve qu'il les a exercé à la satisfaction du public, de manière que les inconvénients que cette ordonnance a voulu prévenir ne sont point à craindre de sa part, outre qu'il ne paroit pas qu'elle ait été faite pour les personnes qui sont dans une possession de plusieurs années de faire les deux professions, mais bien pour ceux qui voudroient les exercer à l'avenir. Ce considéré, Messieurs, il vous plaise permettre au suppliant de continuer d'exercer les professions de médecin et de chirurgien, comme il a toujours fait depuis qu'il est établi en cette ville, et d'autant plus qu'on ne pourroit l'obliger à opter l'une ou l'autre sans luy ôter en quelque façon les moïens de pourvoir aux besoins de sa famille. Quoy faisant, etc.

APPOSTILLE. — Le suppliant se conformera à l'ordonnance. Fait ce 2 mars 1741. Signé : Herreng.

A. C. L. Reg. aux métiers, E., f. 179 v.

---

1. Cette ordonnance est imprimée dans le *Recueil des principales ordonnances des Magistrats de la ville de Lille,* p. 421 (Lille, Henry, 1771).

231.

1741, 20 juillet. — « *Touchant les gens accidentés de ruptures* ».

A Messieurs les Magistrats de la ville de Lille.

Maximilien Delahaye, demeurant en cette ville, vous représente très respectueusement, Messieurs, que la quantité des pauvres gens qui se trouvent accidentés de rupture et descente de boiaux est si grande en cette ville, que la pension qu'il a plu à Vos Seigneuries de luy accorder de 350 florins par chaque année ne peut pas suffire pour fournir aux médicamens et graisses qu'il est obligé d'employer pour le soulagement desdits pauvres ; le remontrant n'auroit jamais cru que le nombre des accidentés auroit été si grand, mais il se trouve aujourd'huy que, bien loin d'avoir un sallaire proportionné aux services qu'il rend, ayant été obligé de quitter entièrement son commerce de boeure et d'oublon, et étant dans la nécessité d'employer non seulement les jours mais encore des nuits entières au soulagement des mêmes pauvres, il se trouve encore intéressé dans la fourniture desdits médicamens de sorte qu'il a été conseillé d'avoir recours à vous, Messieurs, pour ce que dessus considéré il vous plaise augmenter ladite pension, eu égard qu'il ne seroit pas juste que le remontrant emploieroit tout son temps, de même que sa femme, à rendre service au public, non seulement sans en tirer aucune rétribution, mais encore en y étant considérablement intéressé, suppliant Vos Seigneuries d'observer de plus que, dans la crainte de mort et qu'il ne se trouvera plus personne capable d'exercer sa science, il a pris chez luy un de ses neveux à qui il donne la pension et l'entretient dans la vue seule de luy enseigner son secret. Ce faisant, ferez justice.

APPOSTILLE. — Avis des ministres généraux. Fait ce 14 septembre 1740. Signé : Herreng.

Veu l'avis, avis du procureur de ville. Fait en halle, le 20 juin 1741. Signé : Le Roy.

Veu la présente requête et l'avis du procureur sindic de cette ville, ce qui se requiert ne peut s'accorder. Fait en Conclave, la Loy assemblée, le 21 de juillet 1741. Signé : Grenet.

A. C. L., Reg. aux résolutions, n° 29, f. 160.

232.

1741, 11 décembre. — M. François de La Peyronie, premier chirurgien du Roi, nomme Philippe-Joseph Guffroy son lieutenant auprès des chirurgiens de la ville de Lille.

A. C. L., Aff. gén., c. 1278, d. 2.

233.

1742, 21 juin. — *Nomination d'une sage-femme.*
(Voir : *Un chapitre* etc., p. 23).

234.

1742, 30 décembre. — *Sentence du Conseil d'État obligeant la Ville de Lille à enregistrer les commissions de lieutenant et de greffier des chirurgiens.*

Sur la requête présentée au Roy étant en son Conseil, par le sieur François de La Peyronie, Escuier, Conseiller, son premier chirurgien, chef et garde des chartres, statuts et privilèges de la Chirurgie du Royaume, ayant tous droits d'inspection et de jurisdiction sur ceux qui exercent le même art, en tout ou partie, contenant, qu'en contravention de l'édit du mois de septembre 1723, les officiers de la gouvernance de Lille et les mayeur et eschevins de la même ville, ayant non seulement refusé d'ordonner l'enregistrement des commissions de lieutenant et de greffier accordées par le supliant dans la communauté des maîtres chirurgiens de Lille, aux sieurs Guffroy et Isabeau, maîtres de la même communauté, mais encore protesté judiciairement de nullité de tout ce qui pourroit être fait en vertu desdites commissions et s'étant de plus ingérés de défendre ausdits lieutenant et greffier de recevoir aucuns aspirans à l'art de chirurgie, le supliant pour avoir avoir raison de pareilles entreprises, s'est pourvû à Sa Majesté et sur sa requête a obtenu arrêt au Conseil d'Estat le trente-un août dernier, portant qu'elle sera communiquée tant aux officiers de la gouvernance, qu'aux mayeur et eschevins de la ville de Lille, pour y fournir de réponses dans les délais du réglement, sinon que faute de ce faire dans ledit tems et iceluy passé, il y sera fait droit ainsi qu'il appartiendra. Et comme les officiers de la gouvernance, ainsi que les mayeur et eschevins de Lille, sont en demeure de satisfaire à cet arrêt à eux signifié dès le quatorze septembre dernier, avec sommation de fournir de réponses à la requête qui y est insérée, que le délay à eux accordé par l'arrêt, pour fournir leurs prétendus moyens, est plus que doublement écoulé, que ce silence emporte une reconnoissance formelle de n'avoir aucunes raisons à opposer au soûtien de leur conduite directement contraire aux dispositions de l'édit du mois de septembre 1723 qu'ils ne peuvent pas ignorer, puis qu'il a été régistré au Parlement de Flandres, dont ils relèvent ; qu'enfin il n'est pas naturel que les sieurs Guffroy et Isabeau soïent plus longtems privés de l'effet des commissions de lieutenant et de greffier à eux délivrées par le supliant, sur le fondement dudit édit du mois de septembre 1723, après qu'ils ont vû leurs prédécesseurs en jouïr tranquillement dans la communauté des maîtres chirurgiens de la ville de Lille, requéroit à ces causes le supliant qu'il plût à Sa Majesté, faute par les officiers de la gouvernance, par les mayeur et eschevins de la ville de Lille, d'avoir satisfait à l'arrêt rendû au Conseil le trente un août dernier, à eux signifié le quatorze septembre aussi dernier, et en conséquence d'avoir dans les délais du réglement fourni de réponses à la requête insérée audit arrêt, adjuger au supliant les conclusions qu'il y a prises, ce faisant casser et annuller l'acte judiciairement signifié ausdits sieurs Guffroy et Isabeau, le trois mars dernier, à la requête du sieur Herreng, procureur de Sa Majesté, sindic de la ville de Lille, lui faire très expresses inhibitions et défenses et à tous autres d'en faire signifier de pareils à l'avenir, comme aussi de troubler lesdits Guffroy et Isabeau dans l'exercice de leurs commissions, et ce sous telles peines qu'il appartiendra ; ordonner que sur la première signification qui sera faite de l'arrêt qui interviendra aux greffes de la gouvernance et de la ville de Lille, il y sera procédé à l'enrégistrement des commissions de lieutenant et de greffier en la communauté des maîtres chirurgiens de la même ville, délivrées par le supliant aux sieurs Guffroy et Isabeau, le même jour onze décembre 1741, qu'à ce faire les greffiers ou autres qui en font les fonctions seront contraints, sinon que l'arrêt et les significations tiendront lieu d'enrégistrement desdites commissions ; en conséquence permettre audit Guffroy, en sa qualité de lieutenant du supliant, de convoquer les assemblées des maîtres chirurgiens de la ville de Lille, y présider, interroger et examiner avec eux les aspirans à l'art de chirurgie pour ladite ville, les recevoir ou refuser, leur délivrer des lettres de maîtrise de lui signées, et généralement faire tout ce qui est attribué au supliant et à ses successeurs ; même de faire publier, imprimer et afficher partout où besoin sera et notamment dans les auditoires de la ville et de la gouvernance de Lille, l'arrêt qui interviendra, sur lequel toutes lettres nécessaires seront expédiées. Veu ladite requête, l'arrêt rendu au Conseil d'Estat, le trente-un août 1742, la commission sur iceluy du même jour, la signification qui en a été faite le quatorze septembre suivant, et autres pièces jointes à ladite requête ; ouï le rapport du sieur Orry, conseiller d'Estat ordinaire et au Conseil royal, controlleur général des finances, le Roy étant en son Conseil, ayant égard à ladite requête et faute par les officiers de la gouvernance, par les mayeur et eschevins de la ville de Lille, d'avoir dans les délais du réglement fourni de réponses à la requête du sieur De La Peyronie, insérée dans l'arrêt du Conseil du trente-un août dernier, lui a Sa Majesté adjugé les conclusions qu'il y a prises ; en conséquence a Sa Majesté cassé et annullé l'acte judiciairement signifié aux sieurs Guffroy et Isabeau, le trois mars mil sept cens quarante-deux, à la requête du sieur Herreng, procureur de Sa Majesté, sindic de la ville de Lille : lui fait très expresses inhibitions et défenses et à tous autres d'en faire signifier de pareils à l'avenir, ensemble de troubler lesdits Guffroy et Isabeau dans l'exercice de leurs commissions : ordonne Sa Majesté qu'à la première signification qui sera faite du présent arrêt aux greffes de la gouvernance et de la ville de Lille, il y sera procédé à l'enregistrement des commissions de lieutenant et de greffier en la communauté des maîtres chirurgiens de ladite ville de Lille, délivrées ausdits Guffroy et Isabeau, par ledit sieur De La Peyronie, le onze décembre mil sept cens quarante-un, à ce faire les greffiers et autres qui en font les fonctions contraints, sinon que l'arrêt et les significations d'icelui ausdits greffes tiendront lieu d'enregistrement : permet en conséquence Sa Majesté audit sieur Guffroy, en sa qualité de lieutenant dudit sieur De La Peyronie, de convoquer les assemblées des maîtres chirurgiens de ladite ville de Lille, y présider, interroger, examiner avec eux les aspirans à l'art de la chirurgie pour ladite ville de Lille, les recevoir ou refuser, leur délivrer des lettres de maîtrise de lui signées, et généralement faire tout ce qui est attribué audit sieur De La Peyronie et à ses lieutenans : même de faire publier, imprimer et afficher partout où besoin sera, notamment dans les auditoires de la gouvernance et de la ville de Lille, le présent arrêt, sur lequel toutes lettres nécessaires seront expédiées. Fait au Conseil d'Estat du Roy, Sa Majesté y étant, tenû à Versailles, le trentième jour de décembre mil sept cens quarante-deux. Signé : De Breteuil.

Lettres royales du 22 janvier 1743.
Enregistrement au Parlement de Flandre, 7 février 1743.
Signification au Magistrat de Lille, 11 février 1743.

A. C. L., Aff. gén., c. 1276, d. 6.

235.

1743, 4 avril. — « *Touchant les ruptures, descentes et hernies* ».

A Messieurs les mayeur et eschevins de Lille.

Supplie très humblement Jean-François Pluchart, demeurant à Levincour, paroisse de Mons en Pèvele, disant que depuis plusieurs années il auroit eu le bonheur de travailler assez heureusement non seulement à soulager mais à guérir parfaitement et radicalement ceux qui sont accidentés de rupture, selon qu'il paroit des certificats joints ; les cures que le suppliant a fait dans les environs de cette ville, même à des particuliers de cette ditte ville, qui se sont procuré de ses bandages et emplâtres, font qu'il est souvent demandé par des personnes accidentées de ruptures ; il vient même de guérir récemment la nommée Marguerite, cuisinière chez madame Libert, rue d'Angleterre, âgée de 45 ans ou environ. Mais comme la communauté des chirurgiens ne manqueroit pas de l'inquiéter s'il s'avisoit de continuer de rendre service à ceux qui le feront appeler, sans y être spécialement autorisé, et que cependant il ne demande pas mieux que d'être utile à tous ceux qui voudront bien avoir confiance en luy, se soumettant même à ne rien demander pour ses peines et médicamens s'il ne guérit point ceux qui l'emploieront ; à ces causes, il a recours à vous, Messieurs, afin qu'il vous plaise l'autoriser d'appliquer les bandages et emplâtres de rupture à ceux des bourgeois de Lille qui voudront bien l'en requérir, sans pouvoir être inquiété à ce sujet de la part de la communauté des chirurgiens. Ce faisant, etc., observant qu'il a obtenu semblable permission de Messieurs les eschevins de Douay, comme il conste de l'affiche aussy cy-joint. Signé : P. Lesage, procureur.

APPOSTILLE. — Avis des commissaires au collège de chirurgie. Fait ce 8 mars 1743. Signe : Herreng.

Vu l'avis, ce qui se requiert ne peut s'accorder. Fait ce 4 avril 1743. Signé : Herreng.

A. C. L., Reg. aux résolutions, n° 29bis, f. 205 v.

236-242.

1743, 30 juillet. — 1752, 21 février. — *Affiches des cours de chirurgie de Boucher.*

Sous les auspices de Messieurs du Magistrat de cette ville.

Pierre-Joseph Boucher, médecin, associé de l'académie royale de chirurgie de Paris, pensionné par Messieurs du Magistrat pour donner des leçons d'anatomie et de chirurgie dans cette ville, commencera un cours public d'ostéologie et des maladies des os, mardi 30 du mois de juillet 1743. Il continuera à donner ses leçons les mardis et les jeudis à trois heures, dans la salle ordinaire de l'Hôtel de ville.

16 novembre 1744. — Cours d'opérations sur le cadavre ; lundis, mardis, jeudis, vendredis.

21 mars 1746. — Cours d'anatomie sur le cadavre ; mêmes jours.

12 juillet 1746. — Cours d'ostéologie et maladies des os ; mardis, jeudis.

21 novembre 1746. — Cours d'opérations sur le cadavre ; lundis, mardis, jeudis, vendredis.

6 mars 1747. — Cours d'anatomie sur le cadavre ; mêmes jours.

21 février 1752. — Cours d'anatomie sur le cadavre ; mêmes jours.

A. C. L., Aff. gén., c. 1275, d. 10 ; c. 1280, d. 1.

243.

1743, 12 novembre. — « *Touchant le lieutenant du premier chirurgien du Roy* ».

Le 12 novembre 1743, la Loy assemblée, nos commissaires au collège des chirurgiens nous aiant fait part des difficultés occasionnées par le nommé Guffroy, chirurgien en cette ville, à cause de sa prétendue qualité de lieutenant du premier chirurgien du Roy, au moïen de quoy il vouloit s'arroger plusieurs droits qui sont une dépendance de la police qui nous appartient sur la communauté des chirurgiens, ce qui avoit engagé les maîtres et supôts de ce corps ainsi que les nommés..... Vinchent et Robert, aspirans à ladite chirurgie, de nous supplier de vouloir bien les indemniser et garantir de tout ce qui pourroit arriver, si après avoir procédé à l'élection qu'ils ont fait des nouveaux maîtres et subi les examens requis en pareil cas, auxquels ils offroient de se présenter, ils estoient inquiétés par ledit Guffroy. La matière mise en délibération et tout considéré, nous avons résolu, au cas que ledit Guffroy vint à gagner son procès qu'il soutient au Conseil d'État du Roy où nous sommes opposans et l'arrêt sur requête qu'il a obtenu, d'indemniser et garantir les maîtres du corps des chirurgiens ainsi que ledit Vinchent et Robert et autres qui pourroient être, de tous les frais qu'ils auroient faits inutilement pour s'être soumis à notre juridiction et de tous événemens auxquels ils pourroient être exposés à cet égard, et sera donné inspection seulement aux cy-dessus nommés de la présente résolution.

A. C. L., Reg. aux résolutions, n° 30, f. 8.

244.

1744, 2 juin. — *Dispense d'assister aux processions.*

Le 2 juin 1744, la Loy assemblée, sur ce qui a été représenté par les maîtres du corps des chirurgiens qu'ils désiroient de n'être point assujettis d'aller à la procession de la Fête-Dieu et de la ville, leurs fonctions les obligeants bien souvent à servir le public pendant qu'ils s'y trouvoient, ce qui pouvoit être très préjudiciable ; la matière mise en délibération, on a dispensé la communauté desdits chirurgiens de se trouver auxdittes processions pour cette année et sans tirer à conséquence ; de laquelle délibération il seroit donné copie aux maîtres de ladite communauté.

Le même jour, Defort, sous-commis du greffe du procureur-sindic, a délivré copie de ladite délibération à maître Vincent, maître du corps des chirurgiens.

A. C. L., Reg. aux résolutions, n° 30, f. 75

245.

1744, 16 juillet. — *Exemption au sieur Chastanet, chirurgien aide-major.*

Veu la requête du sieur Chastanet, chirurgien aide-major des nouveaux hôpitaux militaires établis dans les maisons des Bleuets, des anciens hommes et des pères Augustins, afin de jouir des exemptions, et l'ordonnance par laquelle vous demandez mon avis. Le chirurgien aide-major de l'hôpital de Saint-Louis jouit des exemptions. Le suppliant, qui est établi pour-les nouveaux hôpitaux, comme il m'en a fait conster, est à l'instar de celuy de Saint-Louis et doit par conséquent jouir des mêmes exemptions ; mais comme il demeure avec gens sujets aux impôts, il y a lieu à le limiter à l'exemption d'une feuillette de vin et de six rondelles de bierre par an. Requérant, Messieurs, qu'il en soit ainsi ordonné. Fait ce 14 juillet 1744. E. Delavallée.

En marge : Suivi. Fait dans l'assemblée de Loy du 16 juillet 1744.

A. C. L., Avis du Procureur syndic, année 1744, p. 40.

246.

1745, 11 février. — *Admission à la franchise de chirurgien.*

A Messieurs les Mayeur et Eschevins de Lille.

Supplie très humblement Augustin-François Vandergracht, natif de la ville de Gand, âgé de vingt six ans, disant que depuis son bas-âge il se seroit sans distraction toujours attaché pour parvenir à la maîtrise de chirurgie, aiant Ier fait son apprentissage en laditte ville de Gand; IIe passé vingt cinq mois sous le sieur Dupont, chirurgien juré aux rapports de la ville et cité de Tournay et Tournésis ; IIIe trois ans trois mois comme premier garçon chez le sieur Théry, chirurgien juré en cette ville, de l'hôpital Comtesse, de celui de Ganthois, du Bailliage et des pauvres de la paroisse de Saint Estienne, comme il paroit des témoignages desdits sieurs Dupont et Théry, du sieur Boucher, médecin associé à l'Académie royale de chirurgie de Paris, pensionnaire de cette ville, de madame Comtesse et du sieur Imbert, maître dudit hôpital ; IIIIe l'espace de trois ans comme chirurgien dans l'hôpital royal de la ville de Rocroy, selon les certificats du sieur Delafosse, premier chirurgien de la Reyne, inspecteur des hôpitaux militaires, du sieur Garaud, commissaire provincial des guerres de la frontière de Champagne, et des maire et eschevins et sindic dudit Rocroy ; et finallement pendant huit mois dans les hôpitaux militaires de cette ville, sous le sieur Plancque, chirurgien-major desdits hôpitaux, où il s'est partout acquitté avec la dernière exactitude et assiduité à l'entière satisfaction des sieurs et dame susnommez et l'applaudissement d'un chacun, ainsy qu'il résulte de chacun leur témoignage joint; et comme le suppliant souhaitteroit parvenir à la maîtrise, ainsy que luy permet l'article 33 des statuts et règlement du Roy pour les chirurgiens du 24 février 1730, qui en accorde l'avantage aux aspirans qui auront travaillé comme le suppliant ès hôpitaux de Sa Majesté, faisant à cet effet usage desdits témoignages ; à ces causes, il a très humblement recours à votre authorité, ce considéré, Messieurs, il vous plaise admettre le suppliant au nombre des maîtres chirurgiens jurés en cette ville, en prêtant le serment mentionné, sous offre qu'il fait de subir au préalable les examens et de payer les frais ordinaires, en pareil cas. Ce faisant etc. Signé : F. Vandergracht.

Apostille. — Avis des maîtres du corps des chirurgiens. Fait en halle, le onze décembre 1744. Signé : R. P. Goudeman.

Veu la présente requête, les pièces y énoncées, nous doyen et maîtres du corps de la chirurgie consentons, sans tirer à conséquence, que le suppliant soit admis audit corps en subissant les examens ordinaires. Fait à Lille, le 14 décembre 1744. Signé : D. F. Dambre.

Apostille. — Renvoié la présente requête et mémoires des maîtres y joints, à l'avis du procureur de ville. Fait en halle, le 17 décembre 1744. Signé : H. F. Le Roy.

Veu l'avis, nous avons admis le suppliant à la franchise des chirurgiens de cette ville en subissant préalablement les examens et en payant les droits ordinaires. Fait en Conclave, le 11 février 1745. Signé : H. F. Le Roy.

A. C. L. Reg. aux métiers, F., f. 2.

247.

1745, 12 mai. — *Réquisition des chirurgiens pour soigner les blessés de la bataille de Fontenoy.*

Jean Moreau, chevalier, seigneur de Séchelles, conseiller d'État, Intendant de Flandres et des armées du Roi. Le service du Roy exigeant que les maîtres chirurgiens de la ville de Lille et leurs garçons s'employent sans aucune interruption aux pansemens des blessés qui se trouvent dans les hôpitaux du Roy, nous ordonnons auxdits maîtres chirurgiens de la ville de Lille et à ceux établis dans les banlieues d'icelle, de se rendre au moment de la publication de la présente chez le sieur de Champagnieu, directeur général desdits hôpitaux, demeurant près la place des Bleuets, pour se faire inscrire et être employés suivant la destination qu'il leur donnera dans l'un desdits hôpitaux, au pansement des blessés qui s'y trouvent et ce sans interruption. Deffendons auxdits maîtres chirurgiens et à leurs garçons de s'absenter desdits hôpitaux sans permission, le tout à peine de désobéissance aux ordres du Roy et de telle punition qu'il appartiendra suivant l'exigence des cas. Mandons aux sindics de la communauté desdits chirurgiens de faire exécuter la présente et de nous rendre compte des contraventions, sous la même peine. Prions Messieurs du Magistrat d'y tenir la main. Et sera la présente lue et publiée partout où besoin sera, pour être exécutée nonobstant opposition quelconque, attendu la qualité et l'importance du service dont s'agit. Fait par nous subdélégué général de l'intendance de Flandres, à Lille, ce 12 mai 1745. Signé : Massart.

Publiée à son de trompe à la bretèque et par les carrefours de la ville de Lille, le 12 may 1745, par le soussigné huissier à verges d'eschevins de cette ditte ville. Signé : H. Fauquemberg.

A. C. L., Reg. aux ordonnances, AA., f. 373 v.

248.

1745, 24 mai. — *Suppression de la pension d'accoucheur-juré.*
(Voir : *Un chapitre* etc., p. 23.)

249.

1745, 24 mai. — Le 24 may 1745, la pension de trois cens cinquante florins accordée au nommé Delahaye, pour le pansement des ruptures des pauvres, a aussy été révoquée sur l'avis des ministres généraux qui nous ont rapporté qu'ils ne réussissoit point dans ses opérations.

A. C. L., Reg. aux résolutions, n° 30, f. 148.

250.

1745, 16 septembre. — *Demande de dispense d'apprentissage.*

A Messieurs les rewart, mayeur, etc.

Suplie très humblement Pierre-François Dupuis, natif de Willem, châtelenie de Lille, demeurant en cette ville, âgé de vingt-six ans, disant que depuis et compris l'année 1735, il a exercé et pratiqué l'art de chirurgie sous différents maîtres, dans différens hôpitaux et sous un professeur en anatomie ; qu'il a commencé dez sa plus tendre jeunesse chez son père qui après avoir été quelque temps à la suite du chirurgien major du régiment royal Cravatte, a été reçu maître chirurgien et s'est établi audit Willem ; que depuis 1735, pendant cinq ans, il a travaillé de son art chez M⁰ Vinchent, chirurgien juré et pensionné, suivant son certificat cy-joint ; que depuis il a travaillé et fait les cours concernans l'anatomie pendant les années 1741 et 1742 chez M. Verdier, chirurgien juré de Paris et démonstrateur royal en anatomie, suivant son certificat cy-joint ; qu'ensuite il a travaillé à l'hôpital général de Saint-Louis de la Salpêtrière en ladite ville, sous les ordres de M. Veyret, maître chirurgien, ainsy qu'il conste de son certificat cy joint, chez lequel il a fait les cours concernans la connoissance des vaisseaux sanguins et nerveux, qu'il s'est appliqué aux véritables usages et scituation de chaque viscère, et que la théorie des opérations luy ayant été démontrée, il les a mises en usage et en exécution en différentes méthodes sur plusieurs cadavres à l'approbation du s^r Veyret ; et enfin de là il est revenu à Lille travailler sous M⁰ Guffroy, chirurgien juré et pensionné de cette ville, où il s'est fait enregistrer sur le registre d'apprentissage et en a payé les droits ; où il est resté deux ans et d'où il n'est sorti qu'à l'occasion des différens hôpitaux établis en cette ville pour traiter les blessés de la bataille de Fontenoy, dans lesquels il a remply les fonctions de chirurgien dans les pansemens avec l'assiduité, la dextérité, le zèle et l'attention que demande une profession aussy délicate, ainsy qu'il le justifie par le certificat cy joint du sieur Davaut, chirurgien major, et du s^r Champagnieu, inspecteur des hôpitaux du Roy. Cependant, nonobstant tout le temps ci-dessus qu'il a employé à exercer ledit art, il n'a fait l'apprentissage que de deux ans, tandis que vos statuts, Messieurs, en demandent trois ; mais il semble que les services fructueux cy dessus qu'il a rendu au public devroient suppléer et au delà à l'année d'apprentissage qui luy manque ; qu'il n'est pas nouveau à l'égard dudit article de faire des grâces sur le fait de l'apprentissage et des examens en faveur de la capacité. Le sieur Courbé a été exempté de subir tous les examens requis par les statuts ; le sieur Lambert n'a pas remply en boutique en cette ville les trois années d'apprentissage, on luy a fait valoir le temps qu'il a travaillé dans les hôpitaux pour le service ; ils ont tous deux été admis pour la maitrise en la communauté des chirurgiens de cette ville. Si on visitoit les registres de cette communauté on trouveroit une infinité d'exemples de sujets qui ont été reçus maîtres quoy qu'ils n'eussent point remply les formalités et les temps prescrits par vos statuts, auxquels, Messieurs, il vous est toujours libre d'apporter des changemens suivant les circonstances. C'est pourquoy le suppliant a recours à votre autorité, Messieurs, ce considéré et vu qu'il justifie avoir travaillé de son art dans les hôpitaux et au service du Roy pendant un plus grand temps que celuy qui luy manque pour remplir l'apprentissage, il vous plaise ordonner aux maîtres chirurgiens de la communauté de cette ville de le recevoir aux examens usitez, pour ensuite, sur le raport qui en sera fait à vos seigneuries, être procédé à sa réception en la maîtrise Ce faisant, etc.

APPOSTILLE. — Soient mandez les maîtres du corps des chirurgiens à la prochaine audience. Fait en halle, le 16 septembre 1745.

A. C. L., Reg. aux examens.

251.

1745, 18 novembre. — *Admission du démonstrateur d'anatomie dans le jury d'examen.*

A Messieurs les rewart, mayeur, etc.

Remontre très humblement Pierre-Joseph Boucher, médecin associé à l'académie royale de chirurgie de Paris, pensionné par vos seigneuries pour la démonstration d'anatomie et de chirurgie, que par un effet de vos attentions particulières au bien public et pour que ses leçons eussent l'effet que vous vous étiez proposé, vous avez rendu une ordonnance le 4 novembre 1740 par laquelle vous deffendez d'admettre aux examens pour la maîtrise de chirurgie, aucun candidat qu'il ne fut muni d'un certificat du démonstrateur qui fit foy de son assiduité auxdites leçons et du fruit qu'il en avoit dû tirer. Ce surcroît de confiance ajouté aux bontés dont vous l'avez honoré, l'engage à vous représenter, Messieurs, ce que des motifs désintéressés lui sugèrent à cet égard, à scavoir que le bon ordre semble exiger que luy démonstrateur soit joint au médecin pensionnaire et ordinaire de la ville pour de concert assister ausdits examens des aspirans à la maîtrise de chirurgie, sans déroger aux droits de ce médecin et sans rien exiger de la part même desdits aspirans. Outre plusieurs raisons que vos seigneuries peuvent présenter, il y en a deux surtout qui doivent les y engager, scavoir pour que le remontrant soit à même de faire tenir efficacement la main à exécution de ladite ordonnance ; en second lieu pour qu'il puisse, à la satisfaction des candidats, justifier les réponses qu'ils feront conséquemment à ses principes, qu'il a tâché de rendre les plus épurez et les plus conformes à la saine chirurgie.

C'est pourquoy il a l'honneur de s'adresser à vous, Messieurs, afin que, ce considéré, il vous plaise ordonner que ledit remontrant soit admis à assister régulièrement aux examens des aspirans à la maîtrise de chirurgie, en vertu de sa charge de démonstrateur en anatomie et en chirurgie, qui paroit naturellement y porter. Ce faisant, etc.

APPOSTILLE. — Avis du procureur de ville. Fait le 24 septembre 1745. R. P. Goudeman.

Veu l'avis, avis des commissaires au collège des médecins et chirurgiens. Fait en halle le 19 8bre 1745. Signé : H. F. Le Roy.

Veu l'avis des sieurs commissaires, nous ordonnons que le sieur Boucher, démonstrateur de l'anatomie en cette ville, interviendra et assistera à l'avenir aux examens des aspirans à la maîtrise de chirurgie, aux émolumens ordinaires. Fait en halle, le 16 9bre 1745. Signé : R. P. Goudeman.

A. C. L., Reg. aux examens, n° 41.

252.

1746, 13 août. — Veu la requête des doyen et maîtres du corps et art de la chirurgie de cette ville à fin d'itératives deffenses aux chirurgiens, aides majors et garçons chirurgiens et à tous autres qui ne sont point maîtres jurés du corps de cette ville, d'exercer l'art de la chirurgie hors l'hôpital St Louis et chez les bourgeois et habitans sous peine de cent florins d'amende et l'ordonnance par laquelle vous demandez mon avis. — Les statuts des supplians du 7 février 1632, art. 1..... et l'art. 7 de l'ordonnance du 9 octobre 1714, font ces deffenses.

Au moïen de ces statuts et ordonnances, les supplians ont tout ce qu'ils peuvent désirer pour la conservation de leur franchise et s'il est vray que quelques chirurgiens aides majors, garçons chirurgiens de l'hôpital du Roy ou autres personnes y contreviennent, rien n'est plus aisé aux supplians d'y remédier en traduisant les contrevenans en jugement pour les faire condamner ès amendes prononcées par lesdits statuts et ordonnances, qui regardent toutes personnes de quelque qualité et conditions qu'elles soient et par conséquent les chirurgiens aides majors et garçons chirurgiens de l'hôpital Royal comme tous autres. Cela est certain à la vüe des pièces jointes à la requête des supplians, où l'on voit que quoyque par l'art. 6 des statuts de la communauté des chirurgiens de la ville de Douay, il soit fait simplement deffenses à toutes personnes de quelque qualité et conditions qu'elles soient d'exercer la chirurgie en aucun lieu, à moins d'être reçus maîtres à peine de 500 livres d'amende, sans qu'il soit fait mention particulière de chirurgiens aides majors et de garçons chirurgiens de l'hôpital Royal, néanmoins les maîtres du corps de la chirurgie de ladite ville s'étans pourvus contre le nommé Delau, garçon chirurgien de l'hôpital Royal de la même ville, qui avoit exercé ledit art dans ladite ville, il a été condamné en l'amende de 500 livres par jugement du 31 may 1732; on en voit un pareil exemple à l'égard du sieur Rigaudeau, chirurgien aide major dudit hôpital. De manière qu'il est inutile de faire un réglement particulier pour lesdits chirurgiens aides majors et garçons chirurgiens de l'hôpital Royal, qui sont déjà compris dans lesdits statuts et ordonnances. Pourquoy, Messieurs, je requiers qu'il soit déclaré qu'il est déjà suffisament pourvu à ce qui se requiert, particulièrement par votre ordonnance du 9 octobre 1714.

Fait ce 18 juillet 1746. E. Delavallée.

En marge : Suivi dans l'assemblée de Loy du 13 aoust 1746. On est cependant convenu d'en parler à M. Laurent, commissaire, pour empêcher les entreprises dont les suppliants se plaignent.

A. C. L., Avis du procureur syndic, année 1746, p. 44.

253-260.

1746, septembre. — *Rachat des offices d'inspecteurs.*

I. — Les soussignés doïen, maîtres et supôts du corps et art de la chirurgie de cette ville de Lille, assemblez ensuite de convocation faite par le valet dudit corps, pour délibérer et résoudre entre eux ce qu'il convient faire au sujet des charges d'inspecteurs et contrôleurs des arts et métiers créés par édit de Sa Majesté du mois de février 1745 et fixés au nombre de huit pour le dit corps de chirurgie par le rolle arrêté en son Conseil le.... aoust de la présente année, sont unanimement convenus et ont délibéré, toutes considérations faites, qu'il est de l'avantage de leur corps d'acheter lesdits charges d'inspecteurs et controlleurs et de les réunir à icelui ; et pour cet effet lesdits soussignés déclarent de consentir par le présent acte et même requièrent que les maîtres actuellement en exercice traitent avec le sieur Dubois préposé à la vente desdites charges et conviennent avec iceluy pour l'achat desdites huit charges en luy payant la finance fixée par l'arrêt du Conseil, pour ensuitte réunir à leurdit Corps et jouir par icelui des profits attachés ausdites charges; consentant lesdits soussignés que lesdits maîtres lèvent en rente héritière ou viagère la somme qu'il conviendra payer pour la finance et autres droits dus à cause dudit achat. Fait à Lille, le 13 septembre 1746. Signés : Adrien Alexandre, J. J. Arnould, Josse Vanstivoordt, Robert, P. F. Michel, J. J. Delescluse, P. J. Pollet, C. J. Vinchant, J. F. Vinchant, Allard Vanhove, Noël Alexandre, Lesco, J. Théry, N. J. Isabeau, Guenet, F. Vandergracht et Jean-Gille Bartié.

11. — A Messieurs les rewart, mayeur, etc. Remontrent très humblement les maîtres modernes du corps et art de la chirurgie de cette ville de Lille, que Paul Blocq, demeurant en cette ville, a acheté les huit charges d'inspecteur et controlleur dudit corps et art, créés par édit de Sa Majesté du mois de février 1745. Cet achat a fort surpris les remontrans qui étoient dans la croïance que l'édit n'auroit point eu lieu à leur égard ; sans quoy ils auroient prévenu ledit Blocq, parce qu'il est de l'intérêt du public et de l'avantage du corps que ces huit charges y soient réunis. Ils se sont adressés à cet effet audit Blocq et l'ont requis de les leur céder, ce qu'il est prest de faire, en luy remboursant la finance qu'il a payé et le recevant à la franchise dudit corps et art, sans qu'il soit tenu à aucun examen, ni à payer aucun droit, alléguant que l'édit l'en dispense ; et comme les remontrans ne peuvent rien arrêter sans être autorisés de vos seigneuries, ils ont recours à vous, Messieurs, pour qu'il vous plaise déclarer s'ils peuvent recevoir ledit Blocq à la maîtrise dudit art, sans faire aucun examen ny payer aucun droit, et dans ce cas les autoriser à cet effet, ensemble de racheter lesdites huit charges et de lever en rente héritière la somme de..... à laquelle monte la finance, ce faisant &^{a}, joignant l'acte de consentement des suppôts dudit corps, par lequel ils requièrent ladite réunion.

Veu la présente requête et l'avis du procureur sindic de cette ville et les certificats joints sur l'expérience et capacité de Paul Blocq, nous autorisons les supliants de l'admettre à la maîtrise de leur corps sans examen ny frais, en prêtant par lui le serment accoutumé et moiennant la réunion audit corps des huit charges d'inspecteur et controlleur que ledit Blocq a acquis, parmi le remboursement de ce que ce dernier a païé pour leur aquisition, auquel effet ils pourront lever les deniers nécessaires en rente héritière au denier le plus avantageux qu'il se pourra, en justifiant au préalable du montant de la somme. Fait dans l'assemblée de loy du 22 septembre 1746. Signé : Goudeman.

III. — Veu la requête des maîtres modernes du corps et art de la chirurgie de cette ville, afin qu'il vous plaise, Messieurs, déclarer s'ils peuvent recevoir Paul Blocq à la maîtrise dudit corps sans faire aucun examen ni païer aucun droit, en considération de ce qu'il veut bien donner les mains à la réunion audit corps des huit offices d'inspecteur et controlleur qu'il a acquis et en ce cas les autoriser à ces fins et de lever en rente héritière la somme qu'ils devront luy rembourser et l'ordonnance par laquelle vous demandez mon avis.

Il est absolument de l'interrest du corps des supplians et même du public, Messieurs, que les huit charges d'inspecteur et controlleur acquises par ledit Blocq soient réunies audit corps et je ne vois aucune difficulté à autoriser les supplians d'admettre ledit Blocq à la maîtrise sans examen et sans frais comme ils en sont convenus avec luy dans le cas de ladite réunion ; c'est même la moindre chose qu'ils peuvent luy accorder en récompense de ce qu'il veut bien procurer cet avantage au corps, surtout si l'on considère que ledit Blocq en se réservant l'une des huit charges seulement, il seroit en droit d'exercer en cette ville ledit art sans subir aucun examen et sans le moindre frais selon l'édit de création desdites charges.

D'ailleurs, il est notoire que Blocq exerce ledit art depuis plusieurs années en cette ville en qualité de garçon chirurgien au grand contentement du public ; il s'est même distingué dans l'hôpital qui a été établi chez les pères Augustins après la battaille de Fontenoy, jusqu'au point même que M. de Séchelles fut si satisfait de ses services qu'il luy addressa l'ordonnance pour le paiement des appointemens de tous les maîtres chirurgiens qui ont été employés dans les hôpitaux établis en cette ville. Au surplus, Messieurs, les certificats qu'il m'a administrés et que je joins icy lèvent toutes difficultés, s'il pouvoit y en avoir par rapport à sa capacité. Pour ce qui regarde la levée de la somme dont les supplians auront besoin pour rembourser ledit Blocq, je ne vois pas non plus de difficulté à les autoriser, d'autant moins qu'ils m'ont déclaré qu'ils ont trouvé une personne qui leur fournira ladite somme sur le pied de trois du cent. Pourquoy, Messieurs, je requiers que les supplians soient autorisez d'admettre ledit Blocq à la maîtrise de leur corps sans examen ni frais, en prestant par luy le serment accoutumé et moïennant la réunion audit corps des huit charges d'inspecteur et controlleur que ledit Blocq a acquis, parmi le remboursement de ce que ce dernier a païé pour leur acquisition, auquel effet ils pourront lever les deniers nécessaires en rente héritière au denier le plus avantageux qu'il se pourra. Fait ce 20 septembre 1746. E. Delavallée.

IV-VII. — Nous, supérieur, vicaire et discrets des frères du tiers ordre de St François dit Bons Fils en la ville de Lille, déclarons et certifions pour véritable que le sieur Paul de Blocq a servi notre communauté en qualité de chirurgien l'espace de dix sept ans, dont les frères sont très satisfaits des services et cures qu'il a fait dans leur dite communauté ; en foy de quoy nous avons signé le présent certificat pour servir et valoir où besoin sera. Fait à Lille, ce 12 may 1741. Signé : frère Maurice Thevelin, supérieur ; frère Bonnaventure Baratte, vicaire ; frère Adrien Lemahieu et frère Jean-François Deleport.

Autres certificats de Planque, chirurgien major des hôpitaux militaires de Lille (29 novembre 1745) ; de M. Allouet, chirurgien en chef de l'hôpital militaire des Augustins à Lille (28 juin 1745) ; de MM. de Schepper et Hennion, médecins à Lille (5 juin 1744).

VIII. — Le 26 septembre 1746, pardevant les sieurs Derocourt et Fruict, eschevins, sont comparus les sieurs Josse-Bonaventure Vanstivoort, Jean-Joseph Arnould, Ignace Théry et Louis-François Robert, tous maîtres modernes du corps et art de la chirurgie de cette ville, lesquels, en conséquence de l'appostille des mayeur et eschevins de cette dite ville du vingt-deux de ce mois couchée sur leur requeste, qui les authorise d'admettre à la maîtrisse de leur corps sans examen ny frais Paul Blocq, en prêtant par luy le serment accoutumé et moïennant la réunion audict corps des huit charges d'inspecteurs et controlleurs par luy acquis, ont déclaré que ledit Blocq a ce jourd'huy réuni audit corps lesdites huit charges créées par édit du Roy du mois de février 1745, qu'il avoit acheté pour la somme de 2128 livres de France, compris les deux sols pour livre, et douze livres qu'il a payé au sieur Le Roy, greffier civil de cette ville pour un serment qu'il a receu de luy, pourquoy et pour autres raisons déduites dans ladite appostille

Ils déclarent d'agréger ledit Blocq maître et supôt du corps de la chirurgie de cette ditte ville à charge de prester le serment ordinaire et accoutumé.

Ce fait, est aussy comparu ledit Paul Blocq, lequel a déclaré qu'il est vray qu'il a réuni audit corps lesdits huit charges d'inspecteurs et controlleurs dudit corps qu'il avoit acheté pour ladite somme de 2128 livres de France, que lesdits maîtres du corps cy-dessus nommés luy ont payés comptant, auquel effet il a remis auxdits maîtres en notre présence les quittances des payements de ladite somme ; pourquoy il nous requéroit de le recevoir maître et supôt dudit corps de la chirurgie; suivant quoy Nous, Eschevins susdits, avons reçeu ledit Bloc maître et supôt du corps de la chirurgie de cette ville, lequel Blocq après serment par luy fait, a promis de bien et deuement s'acquitter des fonctions de chirurgien, de se conformer aux ordonnances, de garder le secret le cas échéant et de maintenir les droits dudit corps. — J. Fruict. — Derocourt.

A. C. L., Avis du Procureur syndic, année 1746, p. 52. — Registre aux examens, f. 57 v.

261.

1746. — *Exercice de la chirurgie par les veuves de maîtres.*

Par l'article 8e des statuts de l'art de chirurgie du 7 février 1632, il est porté, etc... Cet article n'a que peu ou point été exécuté, à cause de l'indulgence que les Maîtres du corps ont eu pour les veuves qui auroient été dans le cas de fermer leurs boutiques, si on les auroit obligées d'avoir des garçons examinez ; car outre qu'elles auroient été dans l'embarras d'en trouver, c'est que si elles en auroient trouvé, elles se seroient vu villipendées par ces garçons qui n'auroient point manqué de les tracasser, sçachant que ces veuves n'auroient pas pû continuer leur boutique sans leur secours, et sans être dans le cas de faire les frais d'un nouvel examen. Il est vray que le bien public doit prévaloir sur toutes ces considérations et qu'il importe de prévenir les accidents qui peuvent arriver par l'impéritie des garçons des veuves qui n'auront point subi l'examen. Pour concilier l'avantage de l'un et de l'autre, il paroit qu'il conviendroit de dispenser les garçons des veuves de l'examen prescrit par l'article sus énoncé, mais qu'il conviendroit leur enjoindre d'appeler un maître chirurgien pour les assister dans les opérations, à l'exception de la saignée et quand il ne s'agira que de simples cures, telles qu'applications de cataplasmes et autres de cette nature ; les maîtres prêteront volontiers leur ministère dans les occasions pour favoriser les veuves qui par ce moïen pourront conserver leurs pratiques, étant bien certain que le public aura plus de confiance dans un garçon qui travaillera de concert avec un maître. Il paroit aussy qu'il conviendroit d'ordonner que les garçons des veuves qui seront demandez pour aller panser une personne qui aura reçu une blessure, avertissent un maître pour la venir examiner et en faire ensuite le raport au clercq d'office, en conformité des ordonnances, ce qui est d'autant plus essentiel que le rapport que feroit un garçon ne pourroit faire foy. L'article 6e de l'ordonnance du 9 8bre 1714 porte « que les garçons seront tenus de demeurer chez leurs maîtres et y vivre domestiquement et à leur table ». Cet article a été regardé par Messieurs du Magistrat comme peu important, puisqu'ils ont rendu en pareil cas trois sentences, les 13 août 1744, 7 janvier 1745 et 19 juillet 1748, au préjudice des maîtres du corps, qui se sont inutilement prévalus de cet article ; il est cependant très essentiel, car si on permet aux garçons de demeurer ailleurs que chez leurs maîtres, outre que ces derniers pourront en avoir en nombre et les placer dans différents endroits de la ville pour travailler en leurs noms, les garçons peu fidèles pourront en ce cas réserver pour eux ce qu'ils recevront, de sorte qu'on pourra dire que ce sera à leur profit particulier qu'ils travailleront, ce que le maître ne pourra empêcher parce qu'il ne sçaura point ce que son garçon fera, ne demeurant point chez luy, au lieu que quand il y demeure, le maître a connoissance de toutes ses démarches.

A. C. L., Avis du Procureur syndic, année 1746, p. 44.

262.

1747, 14 novembre. — Dans la cause des doyen et maîtres du corps et art de la Chirurgie de cette ville de Lille, demandeurs par requête du 23 octobre 1747 contre le sieur Valentin Rothermel, opérateur et occuliste allemand, demeurant en cette ville, opposant ; pardevant Messieurs les mayeur et eschevins de la ville de Lille. A l'audience du 24 octobre 1747, sont comparus les sieurs Michel, Lambert et Labuissière, maîtres dudit corps et art de chirurgie, assistés de Me Charles-Adrien-Joseph Couvreur, leur procureur, lesquels en ramenant à fait leur requête ont conclu comme par icelle, offrant preuve nécessaire et demandant amendes et dépens. Est aussy comparu M° Thomas Vantourout, au nom et comme procureur dudit sieur Rothermel, lequel a dit que les demandeurs ne sçauroient être fondez dans leur fins et conclusions prises par leur requête, attendu que l'opposant n'est tenu qu'à un examen ; pour parvenir à laquelle fin il s'est adressé à ce siège par requête le neuf du courant, par laquelle il a demandé qu'il luy soit permis de pouvoir travailler et exercer son art d'opérateur et occuliste, tant pour la maladie des yeux qu'autres incommoditées ; et avant de disposer, il vous a plu de demander l'avis du collège des médecins où l'opposant s'est addressé et le dix il auroit subi l'examen tant des médecins que chirurgiens, ainsy qu'il paroit de leur avis qu'ils ont donné très favorablement sur laditte requête ; en conséquence de quoy vos seigneuries, par votre ordonnance du douze du même mois, ont accordez et permis à l'opposant ce qu'il a requis par saditte requête, de laquelle il en a délivré copie aux demandeurs ; ainsy l'opposant a pleinement satisfait à l'ordonnance de Messieurs du Magistrat et comme les demandeurs se sont prévalus d'une sentence rendue sur un verbal, on les somme d'en délivrer copie, parmy quoy l'opposant conclut au rejettement de la ditte requête avec dépens, dommages et intérêts. Et par lesdits maitres, assistez comme dessus, a été dit qu'ils étoient bien fondez dans les conclusions de leur requête, puisque de l'aveu même de l'opposant il n'avoit pont subi l'examen au désir de l'ordonnance du neuf octobre 1714 ; que celuy qu'il disoit avoir subi au collège des médecins n'étoit point suffisant et pouvoit seulement regarder la médecine, l'exercice de laquelle les demandeurs ne luy contestoient point ; que le Collège n'étoit point compétent pour l'examiner sur les opérations de chirurgie, que l'opposant excédoit la permission que vous luy aviez accordée ensuite de l'avis du Collège ; qu'en effet cet avis portoit que le Collège des médecins, ayant examiné le suppliant, l'a trouvé très capable dans la théorie et pratique des maladies des yeux et par conséquent qu'on pouvoit avantageusement pour le bien public luy accorder sa demande ; suivant quoy, par votre apostille du douze de ce mois, vous luy aviez accordé ce qu'il requéroit ; l'opposant ne devoit donc se borner qu'à la seule guérison des yeux et ne point surpasser son privilège en faisant des opérations manuelles qui regardent la chirurgie, détaillées dans le billet imprimé qu'il a fait distribuer par toute la ville où il déclare qu'il guérit toutes sortes de ruptures par des bandages et des apareils propres, qu'il guérit aussy toutes sortes de bouches de lièvres, chancres et autres infirmités, opérations qui ne regardent certainement point la médecine ; il falloit donc pour qu'il put faire toutes ces opérations en subir l'examen conformément à l'article 9ᵉ de laditte ordonnance qui porte ces termes : les opérateurs à qui nous permettrons de tenir théâtre ou fixerons un temps pour exercer la chirurgie, seront tenus de subir l'examen sur leurs opérations et payer aux doyen et jurez chacun quarante patars et six florins pour la chapelle ; que l'opposant ne reconnoissoit que trop qu'il devoit subir l'examen pardevant les maîtres chirurgiens, puisqu'il alléguoit par ses deffenses qu'il l'avoit subi ainsi qu'il paroissoit, disoit-il, de l'avis donné sur sa requête, ce qui n'étoit cependant point puisque l'avis n'étoit signé que du sieur Scheppers, médecin ; qu'à supposer qu'il y eût eu un chirurgien au Collège lors qu'il a subi son examen de médecin et que ce chirurgien luy ait fait quelques questions, cela ne sçauroit être regardé comme un examen, ce chirurgien, quelque qualité qu'il ait, n'étoit ny compétent, ny suffisant pour cela, puisqu'aux termes de cette même ordonnance, article 1ᵉʳ, il est porté que les examens se feront par le doyen, les maîtres du corps et deux suppôts ; qu'ainsy ce prétendu examen ne sçauroit être regardé que comme nul et de nulle valeur, tant qu'il n'ait été fait dans les formes prescrites ; autrement et dans le sisteme de l'opposant, le corps de la chirurgie s'anéantiroit et sur ce pied là, il ne faudroit plus de maîtres en exercice ; qu'enfin l'autorisation qu'il avoit obtenue ne regardoit que la médecine ; que d'ailleurs cette question n'étoit point nouvelle, qu'elle s'étoit encore présentée dans la cause desdits maîtres demandeurs par libelle du 2 juin 1729 contre le sieur Louis Deblache, opérateur, qui, ayant prétendu pouvoir exercer la chirurgie comme l'opposant, ensuite de l'examen subi au collège des médecins et de votre authorisation, par sentence du trois du même mois, il luy fut fait deffenses d'exercer à l'avenir l'art de chirurgie en cette ville, ny d'y faire aucune opération sous les peines portées par les ordonnances, de laquelle sentence, ils luy ont délivré copie et au moyen de quoy ont conclu comme par leur requête, demandant amende et dépens, observant les demandeurs que telle que soit la capacité de l'opposant et quelques belles cures qu'il puisse avoir faites, cela ne sçauroit le dispenser de la formalité de l'ordonnance. Et par le second comparant a été dit qu'il se borne à l'opération seule de la guérison des yeux, pour laquelle il a passé l'examen au collège des médecins, à la vue de laquelle examination et de l'avis favorable donné par lesdits médecins, il luy a été permis de travailler ainsy qu'il paroit par votre ordonnance du douze dudit mois d'octobre, couchée sur sa requête cy-jointe par copie, on ne peut douter que vos Seigneuries ont très bien reconnu que pour cette opération, c'étoit l'affaire des médecins à l'examiner, ainsy qu'il luy a été ordonné par votre appostille du neuf du même mois, donnée sur ladite requête ; il est aussy hors de doute que le même collège des médecins examine tous chirurgiens et femmes qu'ils veuillent être maîtres acoucheurs ; d'ailleurs l'opération que l'opposant fait est pour le bien publicq et d'un grand secours pour les pauvres, qu'il guérit gratis ; son sçavoir est très bien reconnu dans cette ville et partout ailleurs par les opérations qu'il a fait jusques et dans l'hôpital général de cette ville, en présence de plusieurs personnes ; ainsy il ne fait aucun tort au corps des chirurgiens ; la sentence que les demandeurs se prévallent est tout différente dans le cas qui se présente à juger. Parmy toutes ses raisons, il conclut au rejettement de ladite requête avec dépens ; et après plusieurs autres verbalités, la cause coula en avis, vuidant duquel raport fait nous avons demandé, avant faire droit, l'avis du procureur de ville. Fait les jour, mois et an que dessus. Signé : H.-F. Le Roy.

Avis. — Veu les pièces de l'instance d'entre les doyens et maîtres du corps et art de la chirurgie de cette ville, demandeurs par requête du 23 8bre 1747 d'une part ; le sieur Valentin Rosh-Ermel, opérateur et occuliste allemand, demeurant en cette ville, opposant d'autre part ; et la sentence interlocutoire par laquelle vous demandez mon avis.

Par la requête que l'opposant vous a présenté, Messieurs, il vous a demandé la permission de travailler et exercer son art d'opérateur et occuliste en cette ville. Par appostille du 9 octobre, vous avez demandé l'avis du collège des médecins. Il s'est en conséquence présenté à ce collège et sur le rapport favorable qu'il en a fait par l'avis qu'il a rendu après avoir examiné, vous avez accordé au suppliant ce qu'il requéroit par votre ordonnance du 12 8bre 1747. Les chirurgiens ont cependant traduit l'opposant en jugement. Ils se plaignent de ce que l'opposant exerce l'art de chirurgie au mépris de votre réglement du 9 octobre 1714, et ils concluent à ce qu'il luy soit fait deffense d'exercer davantage ledit art de chirurgie en cette ville, sans au préalable avoir subi l'examen sur les opérations qu'il prétend faire, qu'il soit condamné en cinquante livres d'amende et aux dépens. Les plaintes des demandeurs sont bien fondées; comme il s'agissoit d'opérations chirurgicales, l'opposant ne pouvoit les faire sans satisfaire à l'art. 9 dudit réglement. Mais les conclusions qu'ils prennent à sa charge ne sont pas justes, du moins en ce qui regarde l'amende et les dépens, parce que, quant à luy, il a satisfait à tout ce qu'il devoit en vous demandant la permission ; l'erreur n'est provenue que de ce qu'au lieu de demander l'avis des maîtres et jurez du corps de la chirurgie, comme il étoit de règle, puisqu'il s'agissoit d'opération de chirurgie, on a par l'appostille du 9 octobre demandé celuy du collège des médecins. Cependant comme, d'un côté, il n'est pas juste que le corps de la chirurgie soit privé de son droit, et que, d'un autre, l'opposant aiant subi l'examen du collège des médecins, sur lequel il a obtenu votre permission, il ne siéroit point qu'il subit encore un nouvel examen des maîtres et jurez de la chirurgie, je serois d'avis, en donnant acte aux demandeurs de la déclaration faite au procès par l'opposant qu'il se borne à l'opération seule de la guérison des yeux, de luy accorder de nouveau la permission de faire cette opération en cette ville, en le dispensant de l'examen ordonné par l'art. 9 de votre règlement du 9 9bre 1714, en païant, néanmoins, aux doyen et jurez et à la chapelle du corps de la chirurgie les droits ordinaires, le tout sans tirer à conséquence et sans préjudice à l'entière exécution dudit réglement pour l'avenir, et de mettre suivant ce les parties hors de cour et de procès sans dépens. Fait ce 9 novembre 1747. E. Delavallée.

Vu l'avis, Nous, en donnant acte aux demandeurs de la déclaration faite au procès par l'opposant qu'il se borne à l'opération seule de la guérison des yeux, avons mis et mettons les parties hors de cour et de procès sans dépens ; ordonnons cependant qu'à l'avenir l'article neuf de notre ordonnance du 9 octobre 1714 sera exécuté selon sa forme et teneur. Fait en la Chambre aux visitations des procès, le 14 novembre 1747. H. F. Le Roy.

A. C. L., Avis du Procureur syndic, année 1747, p. 66 bis.

263.

1747, 4 décembre. — *Pension à un chirurgien pour la taille.*

A Messieurs les maïeur, eschevins, etc.

Suplie très humblement François Vandergratte, maître chirurgien et opérateur-juré de cette ville, disant qu'il possède la méthode de l'opération de la taille de la pierre par l'appareil lattéralle, façon nouvelle de tailler qui n'a pas encore été appliquée en cette ville, beaucoup plus aisée, plus seure et moins douloureuse que l'ancienne, ce qui est vérifié par le certificat et témoignage cy attaché, à cause des personnes dénommés dans la liste présentée à Messieurs les ministres généraux de la Bourse commune des pauvres de cette ville, qu'il a charitablement et entièrement guéris *pro Deo* sans incontinence d'urines et sans fistule, opérations qui auroient deus être faites par le sieur Raussin, maître chirurgien juré opérateur à Cambray, votre pensionnaire pour la taille en cette ville deux fois l'année, s'il étoit plus à porté, nécessité pourtant pour le soulagement de ceux qui ont le malheur d'avoir la pierre dans la vessie, parce que l'opération ne peut être différée si longtemps, attendu que la pierre grossit toujours et que devenant par conséquent plus difficile à tirer elle rend l'opération plus dangereuse et cause des inégalités, des douleurs, présente des ulcères et encrassemens dans la vessie, ruine et affoiblit tellement la constitution et les forces de l'affligé qu'il n'est plus en état de souffrir l'opération aux arrivées dudit sieur Raussin, qui deviennent inutiles par un trop long retardement, le pauvre n'étant pas en état de frayer le voiage à Cambray pour parvenir à guérison; pension (sous correction) que Vos Seigneuries peuvent éviter, ledit sieur Raussain n'étant pas plus à portée pour le soulagement des pauvres, et le supliant sur les lieux et en état d'y faire sitôt la demande, tant à l'égard du pauvre qu'il promet de traiter *pro Deo*, qu'autres, dans l'espérance de quelque reconnoissance par an de la part de Vos Seigneuries; à ces causes il a son très humble recours vers icelles, ce considéré, Messieurs, prenant égard aux témoignages et certificat attaché qui prouvent que le supliant possède la méthode de science de la taille de la pierre par l'appareil lattérale, sans le secours de personne, comme il conste des témoignages et certificats, les personnes y dénommées étant parfaitement guéries, sans incontinence d'urines et sans fistulle, ce qui rend les visites du sieur Raussain en cette ville inutiles, il vous plaise lui accorder pour tout ce qu'il fera en faveur du pauvre telle reconnoissance qu'il plaira à Vos Seigneuries luy fixer par année. Ce faisant, etc.

APPOSTILLE. — Avis du procureur-sindic de cette ville. Fait en halle le 23 novembre 1747. Signé : Ringuier.

Veu la présente requête, le certificat des ministres généraux de la Bourse commune des pauvres, celui des chirurgiens jurés et autres pièces jointes contenant que le supliant a donné des marques distinguées et particulières de la connoissance qu'il a de l'opération de la taille qu'il a fait plusieurs fois avec applaudissement général ; vu aussy l'avis du procureur sindic, le tout en considération de la capacité du supliant et du grand avantage que le public en retire, nous lui avons accordé une pension de cinquante florins par an par provision et jusqu'au rappel, dans la confiance qu'il continuera de donner tous ses soins pour se perfectionner de plus en plus dans les talens qu'on lui reconnoit et mériter par là des grâces proportionnées à son expérience et convenables aux circonstances du tems et surtout lorsque les pensions accordées à d'autres personnes pour pareil sujet cesseront, à condition qu'il opérera gratis pour le pauvre comme il a fait jusqu'à présent. Fait en halle, ce 4 décembre 1747. Signé : Goudeman Destevele.

A. C. L., Reg. aux résolutions, n° 31, f. 149 et 161.

264.

1747, 9 décembre. — *Requête des chirurgiens contre les médecins.*

Supplient très humblement les doien et maîtres de l'art de chirurgie de cette ville de Lille, disant que chaque art devroit se renfermer dans ses justes bornes et ne point s'attribuer la connaissance des opérations qui ne le concernent point, au préjudice de celuy à qui elles appartiennent ; cependant le corps des suplians se trouve tellement ébréché de toutes parts par le collège des médecins, que si leurs entreprises sont tollerées davantage, elles le conduiront à sa ruine et à son anéantissement.

En effet, le collège, par un abus qui n'est point tolérable, pratique d'examiner les accoucheurs et accoucheuses, de les recevoir à l'exercice de l'opération de l'accouchement, quoiqu'elle soit vraiment chirurgicale, et qu'elle doit conséquement être de la connoissance des supplians, puisqu'au terme de votre ordonnance du 9 8bre 1714, article 7, il est fait deffenses à toutes personnes, de quelque qualité et conditions qu'ils puissent être, de faire aucune opération de chirurgie sans avoir subi l'examen, lequel examen, suivant l'article 1er de cette ordonnance, doit être subi devant le doïen, les quatre maîtres et deux suppôts.

Le collège commet encore un autre abus en recevant des accoucheurs qui ne sont point chirurgiens et les supplians viennent d'apprendre qu'il se dispose encore à en examiner et en recevoir un, quoy que ces deux qualités aient une telle connexité l'une avec l'autre, qu'on ne sçauroit les diviser sans exposer le public à des accidens dangereux et mortels et sans donner atteinte au corps des suppliants, car un accoucheur, quoy que point chirurgien et souvent point capable de l'être, ne laisse point d'exercer l'art à tout événement sous le manteau d'accoucheur. Visite-t-il une femme pendant sa grossesse qui a besoin d'être saignée, il la saigne ; a-t-elle un autre accident, il la panse ; une personne a-t-elle une rupture et s'adresse-t-elle à luy, il lui applique les bandages ; a-t-elle une autre plaie, il luy administre le remède ; enfin, l'on peut dire qu'il exerce la chirurgie comme un maître juré de l'art, et que sa qualité d'accoucheur comprend celle de chirurgien, quoy qu'il ne le soit point et n'en ait point qualité.

Il paroit donc important pour le bien public qu'avant d'être accoucheur il faut être chirurgien, parce qu'à deffaut de connoissance de la chirurgie, on peut commettre des fautes capitales dans des accouchemens. Pourquoy ? parce que des accoucheurs non chirurgiens, soit par une vaine présomption de leur science, soit par honte, ne veuillent point implorer le secours des chirurgiens dans de certaines occasions, de sorte que les accouchées sont les victimes ou de leur ignorance ou de leur ostentation.

Il n'arrive point de pareils abus dans la ville de Paris, ni dans d'autres villes du Royaume où on ne reçoit point d'accoucheurs qu'ils ne soient pas chirurgiens tout ensemble, par la raison que ces deux qualités ont un tel rapport l'une avec l'autre et une telle ressemblance qu'elles doivent être nécessairement unies. Les accoucheurs de Paris et d'autres villes ne sont point non plus examinés par des médecins mais par des chirurgiens ; il en devroit donc être de même en cette ville et si ces villes réputent chirurgicale l'opération de l'accouchement, comme elle l'est en effet, il est tout simple qu'elle doit être icy réputée telle et que conséquement l'examen en doit être subi par devant les supplians, à l'exclusion du collège des médecins. En voicy une preuve : s'il arrive quelque accident à une femme en couche au dessus de la connoissance de l'accoucheuse, cette dernière ne s'adressera pas à un médecin pour l'aider et luy conseiller de la façon qu'elle devra opérer, elle s'adressera au contraire à un chirurgien accoucheur, parce qu'elle sçaura qu'il en a la connoissance et qu'il est capable de faire les opérations convenables et non point les médecins, ce qui concourt à faire voir que les opérations ne concernent point leur art. Le juge de la gouvernance de Lille reconnoit aussi que les accouchemens ne sont point du ressort de la médecine, puisqu'il en ordonne l'examen devant le chirurgien juré du siège.

Le collège des médecins entreprend encor d'une façon sur le corps des supplians ; il vient tout récemment d'examiner un opérateur sur la pratique de la maladie des yeux, telle que la levée de la cataracte, fistules lacrymales et autres, ce qui regarde encore la chirurgie, de sorte que, peu à peu, il examinera sur toutes les opérations indistinctement et se rendra insensiblement le maître du corps des supplians ; mais comme il importe à ces derniers de maintenir les droits et prérogatives de leur dit corps et de faire réformer les différens abus qui se sont commis à son préjudice, ils ont à ce sujet recours à votre autorité, MM., afin qu'il vous plaise faire défense audit collège des médecins d'examiner et recevoir à l'avenir aucun accoucheur ou accoucheuse ou autre personne qui demandera à être admis à faire des opérations de chirurgie de quelle nature elle puisse être, ordonner que lesdits accoucheurs et accoucheuses ou autres personnes, qui demanderont d'être admises à faire quelques opérations, seront examinés conformément à votre ordonnance du 9 8bre 1714 ; et ordonner en outre qu'aucun ne sera reçu accoucheur qu'il ne soit auparavant reçu maître chirurgien. Ce faisant, etc.

APPOSTILLE. — Avis du procureur de ville Fait en halle, le 13 novembre 1747. H. F. Le Roy.

APPOSTILLE. — Vu l'avis du procureur de ville, avis du collège des médecins. Fait en halle, le 9 décembre 1747. H. F. Le Roy.

A. C. L., Aff. gén., c. 1271, d. 1 ; Reg. des chirurgiens, f. 30.

265.

1747, 12 décembre. — « *Suppression de pension pour les ruptures* ».

A Messieurs les Maïeur et Eschevins de Lille.

Suplie très humblement Maximilien Delahaye, demeurant en cette ville, disant que feu frère Charles-Antoine Fournier, religieux minime, lui aiant confié le secret de guérir les ruptures et descentes de boiaux, vous auriez par votre ordonnance du 17 mars 1739 jointe, après avoir entendu Méssieurs les ministres généraux, permis au supliant de se faire connoître au public par une apposition de tableau au-dessus de sa porte ; que par autre ordonnance du 30 décembre dudit an aussi jointe, vous lui auriez accordé une pension de 350 florins pour panser de médicaments les pauvres dudit Lille, pardessus les bandages qui lui auroient été payés sur le pied de trente pattars chaque ; et quoyque il y ait travaillé avec beaucoup de succès pendant quelques années à guérir une infinité de pauvres accidentés de ruptures et de descentes, ainsy qu'il conste tant de la liste certifiée par lesdits sieurs ministres généraux que par l'affiche jointe, cependant ces derniers refusent depuis deux ans ou environ de luy payer saditte pension, ce qui prive de guérison différents pauvres accidentés dudit mal, à raison que le supliant ne peut point passer son temps et faire la dépense de ses remèdes gratis, étant obligé de s'appliquer à autre chose pour subsister avec sa famille, sujet que le supliant a recours à vous, Messieurs, ce considéré, il vous plaise lui accorder comme autrefois la somme de 350 florins et les bandages à l'avenant de trente patars chaque, à charge de par luy panser et médicamenter les pauvres personnes de Lille accidentés de ruptures et descentes, ensemble luy permettre de faire afficher par la ville l'affiche jointe. Ce faisant, etc. Signé : Delahaye.

APPOSTILLE. — Avis du procureur de ville. Fait en halle ce 1er décembre 1747. Signé : Goudeman.

AVIS. — Par votre ordonnance du 31 décembre 1739 vous avez, Messieurs, accordé au supliant une pension de 350 florins par an, à condition de panser tous les pauvres gratuitement et de leur fournir les bandages pour lesquels il luy seroit payé trente patars ; mais le 24 may 1745, sur ce que les ministres généraux nous ont rapporté qu'il ne réussissoit point dans ses opérations, vous avez révoqué cette pension. Il ne fait conster de plus de capacité ; aussi nulle raison de luy accorder une pareille pension, non pas même de luy permettre d'afficher l'exemplaire joint à sa requête. — Fait ce 5 décembre 1747. E. Delavallée.

Vu l'avis, ce qui se requiert ne peut s'accorder. Fait en halle, le 12 décembre 1747. H. F. Le Roy.

A. C. L., Registre aux résolutions, n° 31, f. 153.
Avis du Procureur syndic, année 1747, p. 5911.

266.

1748, 15 mars. — *Requête du sieur Boucher.*

A Mgr Moreau de Séchelle, Intendant, etc.

Pierre-Joseph Boucher, médecin pensionnaire de cette ville pour l'école d'anatomie et de chirurgie, associé à l'académie roïale de chirurgie, a l'honneur de représenter à votre Grandeur qu'en bon et zélé serviteur du Roi il a rendu tous les services qui dépendoient de son ministère à messieurs les officiers malades et blessez, qui ont été transportés à l'hôpital de St Sauveur, dont il est le médecin en chef, dans les campagnes de 1744, 1745 et 1746, sans en avoir reçu de récompense que la très petite pension ordinaire de la maison. Le supliant ayant été choisi en 1741 médecin de la maison considérable des enfans orfelins, située alors au riez, sous une rétribution fort modique dans un temps où régnoient dans toute leur force des maladies épidémiques, il fut exposé pendant trois ans à un air infecté de scorbut et de fièvres malignes, dont il faillit être la victime. L'obligation où l'on fut de réunir précipitamment en 1744, cette maison à l'hôpital général, à l'ocasion du voisinage des armées ennemies, fit perdre de vuë la récompense qu'on lui avoit fait espérer. Il pourroit ajouter à ces motifs, que depuis douze années qu'il donne ses leçons publiques d'anatomie, il les a augmentées d'année en année, et s'est assujéti à tout ce qu'il a crû pouvoir contribuer à les rendre plus utiles aux élèves en chirurgie. Ce sont ces motifs qui ont enhardi le supliant à se retirer vers votre Grandeur, afin que, ce considéré, Monseigneur, il vous plaise ordonner que le supliant jouisse de l'exemtion des droits imposés sur les boissons ordinaires, comme en jouissoit cy-devant l'autre médecin pensionnaire de la ville, avant qu'il fût nommé médecin des hôpitaux du Roi.

APPOSTILLE. — Soit communiqué aux Magistrats de la ville de Lille pour nous donner leur avis sur le contenu en la présente requeste. Fait à Lille, le 15 mars 1748.

A. C. L., Avis du Procureur syndic, année 1752, p. 47.

267.

1748, 23 juillet. — *Réponse des médecins aux chirurgiens, et sentence du Magistrat.*

Mémoire pour servir de réponse à l'appostille couchée sur la requête des maîtres chirurgiens de cette ville, en date du 9 décembre 1747.

A Messieurs les rewart, mayeur, etc.

Le collège général des médecins, extraordinairement assemblé pour délibérer au sujet de la requête des maîtres chirurgiens de cette ville du 13 novembre 1747, a l'honneur de vous présenter, Messieurs, que par votre ordonnance du 1er d'avril 1681, art. 5, il a été décidé ce qui suit : les empiriques, lithotomites, ceux qui font le point doré, qui abbatent les cataractes et autres opérateurs ne pourront travailler en cette ville, à moins qu'ils n'aient été examinés audit collège sur leur pratique et expérience, qu'ils en aient obtenus un témoignage favorable et du Magistrat de cette ville la permission de pouvoir exercer leur fonction en cette ditte ville.

Et par votre ordonnance du 12 may 1681, il est deffendu sous peine de trente florins d'amende à tous empiriques, à ceux qui taillent de la pierre, qui font le point doré, qui abbatent les cataractes et autres opérateurs de travailler en cette ville, à moins qu'ils ayent été examinés audit collège sur leur pratique et expérience et sur l'avis et au témoignage qu'aura donné ledit collège, ensuite dudit examen obtenir la permission du Magistrat d'y pouvoir exercer leurs opérations.

Et dans le registre aux résolutions du conclave échevinal de cette ville de Lille se trouve le règlement suivant : Le 15e jour de novembre 1688, la loy assemblée, sur ce qu'il a été représenté que l'on voïoit assez d'inconvéniens dans les accouchemens des femmes et craignant que cela ne vienne de l'impéritie des sages femmes, nous avons résolu que celles qui sont présentement admises seront incessamment examinées fort exactement dans le collège des médecins et qu'elles nous rapporteront acte de leur examen, pour ensuite y être pourvu par nous, ainsi qu'il appartiendra.

Il faut observer qu'il n'est pas fait mention d'accoucheurs dans cette résolution du conclave, parce que dans ce tems les accoucheurs n'étoient point à la mode, comme aujourd'huy ; mais les messieurs du Magistrat n'ont laissé aucun doute sur cet article en obligeant Jacques Vincent, maître chirurgien, à subir l'examen devant le collège des médecins, ce qui a été fait le 13 d'aoust 1705 et le 1ᵉʳ octobre suivant. Antoine Alexandre, aussi maître chirurgien, fut obligé d'être examiné par ledit collège avant pouvoir remplir les mêmes fonctions, ce qui a été pratiqué depuis par tous les accoucheurs qui se sont établis en cette ville.

Tous les articles de vos ordonnances et résolutions du conclave, Messieurs, directement concernant les points contestés, peuvent-ils être contrebalancés par l'expression générale de votre ordonnance du 9 octobre 1714 qui fait deffenses à toutes personnes de quelle qualité et condition qu'ils soient de faire aucune opération de chirurgie sans avoir subi l'examen ? C'est, cependant, en vertu de cet article, que les maîtres chirurgiens prétendent aujourd'huy contester au collège des médecins des prérogatives, dont cedit collège jouit depuis l'année 1681.

L'autorité et la raison sont les deux points d'appui de la requête des chirurgiens ; on croit avoir suffisamment répondu au premier point, il s'agit de faire voir que leurs raisons ne sont pas plus valides. Les chirurgiens disent, dans leur requête, que par des abus qui ne sont pas tolérables, la chirurgie se conduit à sa ruine et à son anéantissement. On se demande, si depuis 67 ans que ce règlement subsiste, la chirurgie a souffert la moindre atteinte ? Pour ce qui concerne la réception des accoucheurs non chirurgiens, le collège convient que cela peut occasionner des abus préjudiciables au bon ordre et c'est la raison pourquoy le collège a refusé d'examiner un sujet non chirurgien qui se présentoit au mois de septembre 1747. Il est vraiment étonnant que les chirurgiens, qui n'ignorent sûrement pas ce fait, puisqu'il en font mention dans leur requête, veuillent se servir de cet argument pour faire valoir leurs prétentions. S'ils manquent de bonne foy dans l'article précédent, il y a de la présomption de vouloir comparer leur corps à celuy des maîtres chirurgiens de Paris ; on en conçoit aisément la différence ; mais c'est sans fondement qu'ils allèguent que dans les autres villes du Royaume, ce sont les chirurgiens qui examinent les accoucheurs et sages femmes, puisqu'à Lyon, à Rennes, la Bretagne, etc., de même que dans les villes voisines telles qu'à Ypres etc , où il y a des collèges de médecine, le tout se pratique comme en cette ville. Enfin, Messieurs, les maîtres chirurgiens de cette ville trouvent mauvais que c'est à des juges intègres et impartials que vous avez confiés le soin d'examiner la capacité des opérateurs occulistes, litotomistes, des accoucheurs et des sages femmes, pendant que les chirurgiens doivent être regardés, dans ce cas, comme juges de leur propre cause; en effet, comment ces maîtres chirurgiens suporteront-ils qu'un opérateur étranger plus habile qu'eux dans son art particulier, dont il fait son unique étude et profession, traite les accidens du ressort de la chirurgie et qu'ils n'oseroient entreprendre faute d'expérience suffisante? L'opération de la taille, les opérations qui concernent la maladie des yeux et les accouchemens ont été regardées, depuis un tems immémorial, comme des opérations particulières et indépendantes, d'une certaine façon, de la chirurgie générale et n'ont été principalement pratiquées que par ceux qui, d'entre les chirurgiens mêmes, en faisoient leur application particulière, comme cela s'observe encore entre les chirurgiens de cette ville. Les médecins seuls doivent être écoutés sur la capacité des uns et l'insuffisance des autres.

La chirurgie, par sa nature, partie subalterne, partie ministrante de la médecine, n'a jamais pu obtenir le pouvoir d'examiner par elle-même ses propres élèves sans être examinés en même tems par des médecins qui étoient autrefois les seuls arbitres de la réception à la maîtrise, à l'exclusion des chirurgiens, et ils prétendent aujourd'huy renverser sous vos yeux des ordres établis par l'équité et la justice.

C'est ainsi qu'en 1703, les maîtres appoticaires de cette ville ont prétendu contester au collège des médecins l'examen des remèdes particuliers des empiriques dont la connoissance a été conservée au collège par vos sages prédécesseurs.

Enfin, Messieurs, le collège des médecins est votre ouvrage, il a été établi 1º pour empêcher les abus dans la distribution des remèdes particuliers des empiriques et 2º pour examiner ceux qui veuillent par préférence s'occuper de l'opération de la taille, des accidens des yeux et des accouchemens; ce n'est aucune raison d'intérêt qui fait que le collège des médecins demande la continuation de l'usage qui est établi et qui subsiste, sans aucun inconvénient, depuis un grand nombre d'années; le bien public, le bon ordre et le cas infini qu'il fait de vos bontés sont les seuls motifs qui le déterminent à vous demander de continuer. Quoy faisant, étoit signé: de Schepper, sindic du collège des médecins.

Appostille. — Vu la requête des doyen et maîtres du corps de la chirurgie du 13 novembre 1747, les réponses du collège des médecins sur laditte requête, ouy l'avis du procureur sindic, nous maintenons ledit collège dans les droits et possessions d'examiner les accoucheurs et accoucheuses; leur défendons cependant d'examiner des hommes non chirurgiens; ordonnons que l'article 9 de notre ordonnance de 1714 sera exécuté selon sa forme et teneur et en conséquence, lorsque nous aurons permis aux opérateurs d'exercer la chirurgie en toutes les parties, ils seront tenus avant tout de subir l'examen sur leurs opérations par devant les doyen et maîtres de la chirurgie, sauf que ceux qui se borneront à faire l'opération de la taille, du point doré, le ver, la cataracte et autres semblables, continueront d'être examinés par ledit collège. Fait en conclave le 23 juillet 1748. Étoit signé : Goudeman Destevel.

A. C. L., Reg. des chirurgiens, f. 30.

268.

1748, 31 octobre. — *Cours de botanique pour les chirurgiens et les pharmaciens, par Pierre Cointrel* [1].

A Messieurs les rewart, mayeur, etc.

Remontre très humblement maître Pierre Cointrel, natif de Lille, docteur en médecine, que s'étant appliqué depuis 30 et quelques années à la connoissance et à la recherche de toutes les plantes qui naissent dans la Flandre maritime depuis la mer jusqu'aux limites de ladite province, il en a fait un recœuil très considérable qui consiste en vingt-cinq volumes in-folio manuscrits, avec toutes leurs figures dessinées et peintes au naturel, dont le titre ci-joint est le même qu'il a eu l'honneur de présenter à Monsieur de Séchelles, intendant de cette province, au mois de décembre 1747 ; de plus avec un projet ou plan de ce vaste ouvrage auquel il ne désistera pas de travailler pour le rendre complet si longtemps qu'il sera en état d'en augmenter les volumes. Il se retire vers vous, Messieurs, pour vous suplier de lui accorder la permission de démontrer la botanique, ou science de connoître les plantes qui naissent volontairement ou qui sont cultivées en cette province, aux élèves en pharmacie et en chirurgie et à tous les amateurs ou curieux de la nature en cette ville, en leur expliquant les pro-

---

[1]. Ce cours fut inauguré le 22 janvier 1749. — Voir : EDM. LECLAIR, *Histoire de la Pharmacie à Lille*, pp. 18-22 et 243-256.

priétés et vertus dont le Tout Puissant a doué chaque plante en particulier, selon l'expérience que le supliant en a fait tant à Armentières qu'à Baillœul en Flandres, où sa réputation est très connue par de très beaux certificats dont le supliant est muni et où il a exercé la médecine avec honneur et à l'applaudissement général du public.

Que sa Patrie le reçoive comme un gage de la plus parfaite reconnoissance qu'il lui doit après avoir pu mériter sa confiance et sa bienveillance dans les besoins pressans où il pourra la servir en sa qualité de médecin. Son projet, quoyque d'un vaste dessein et qui doit paroître difficile à celui qui ose l'entreprendre, servira d'éclaircissement et sera avantageux à tous ceux qui voudront avoir la même émulation pour le bien de leur Patrie.

Le supliant espère que le Magistrat de cette ville, jaloux de l'honneur et de la gloire d'icelle, pour qui il s'intéresse et se sacrifie, et zélé pour la santé du public, lui donnera généreusement les moïens pour achever un ouvrage pareil, et si avantageux et si nécessaire et si glorieux à une ville qui est la protectrice des sciences et des beaux-arts. Signé : Cointrel.

APPOSTILLE. — Avis du procureur-sindic. Fait en Conclave, le 26 octobre 1748. Signé : Goudeman d'Estevèle.

Veu l'avis, nous permettons au supliant de démontrer la botanique en cette ville suivant le projet joint à la présente requête, et ce dans l'antichambre du Concert de l'hôtel de ville aux jours et heures qui lui seront indiqués par Monsieur le Mayeur ; et quant au Jardin, il y sera pourvu cy après, par provision et jusqu'au rappel. Fait en conclave, le 31 octobre 1748. Le Roy.

A. C. L., Reg. aux résolutions, n° 31, f. 267.

269.

1749, 16 août. — *Ordonnance fixant le nombre d'examens pour les aspirants à la maîtrise.*

A Messieurs les rewart, mayeur, etc.

Supplient très humblement les doyen, maîtres et suppôts du corps et art de la chirurgie de cette ville de Lille, disant qu'étant d'une grande importance pour le public que ceux qui demandent d'être admis à la maîtrise dudit art de chirurgie soient des sujets capables de l'exercer et en ayant les connoissances acquises, il conviendroit augmenter le nombre des examens et au lieu de quatre qu'il y en a de fixés par l'article premier de l'ordonnance de vos Seigneuries du 9 octobre 1714, en faire subir à l'avenir six par les aspirans, au moïen de quoy ils pourront être examinez sur toutes les parties de la chirurgie, ce qui ne peut se faire en quatre examens parce qu'elle est d'une trop grande étendue. A ces causes, les supliants ont recours à vos Seigneuries, Messieurs, pour qu'il vous plaise ordonner qu'à l'avenir les aspirants à la maîtrise de l'art de chirurgie subiront six examens au lieu de quatre ; sçavoir : le premier sur les principes de l'art, le second sur la connoissance de l'ostéologie, partie fondamentale du corps humain, le troisième sur la miologie, le quatrième sur la splanchnologie ou connoissance des viscères, le cinquième sur les maladies chirurgicales et leurs remèdes, et le sixième sur les opérations de l'art ; le tout en la forme et manière prescrite par ladite ordonnance de 1714 et aux droits ordinaires et accoutumés Ce faisant, etc., Signé : Couvreur.

Avis du collège des médecins. — Le collège assemblé par ordonnance des Messieurs du Magistrat de cette ville le 7 aoust 1749, pour donner son avis sur la requête des maîtres chirurgiens de cette ville, demandants de faire subir dans l'avenir aux aspirants en chirurgie six examens au lieu de quatre qui se faisoient cy-devant, le Collège a résolu à la pluralité de voix que la demande des maistres chirurgiens peut être accordée puisqu'elle tend à la perfection de l'art et que l'aspirant en chirurgie trouvera plus d'aisance à satisfaire dans les six examens ; qu'il convient cependant d'observer qu'il seroit à propos de n'augmenter que peu ou point les frais pour les aspirants et pour cet effet de modérer le prix de 40 patars. Fait au Collège des médecins, le jour et année que dessus. De Schepper, syndic.

Veu l'avis du collège des médecins de cette ville, nous ordonnons qu'à l'avenir les aspirans à la maîtrise de chirurgie subiront les six examens repris par la requête, et que le second et troisième examen sur l'ostéologie et myologie se fera sur le squelette, à charge néantmoins que le droit de chaque maître taxé cy-devant à quarante patars pour chaque examen sera réduit à trente patars. Fait en Conclave, le 16 août 1749. H. F. Le Roy.

A. C. L., Reg. aux métiers, F., f. 134 v. — Imprimé dans le Recueil des principales ordonnances, p. 422.

270.

1750, 23 octobre. — « *Touchant les visites des chirurgiens dans les maisons à la charge de cette ville* ».

Dans l'assemblée de Loy dudit jour 23 octobre 1750, raport fut fait que dans le comité des députés ordinaires et permanens du 16 septembre dernier on avoit examiné, à la requête du procureur sindicq, les états de six mois des chirurgiens jurez de cette ville concernant les visites qu'ils avoient faits dans les maisons à la charge de cette ville ; qu'il y fut observé que ces états estoient formés en gros et sans détail, ce qui auroit pu occasionner dans la suitte des dépenses très fortes à l'administration ; pour à quoy prévenir ledit comité fut d'avis de régler à la suitte une forme différente pour ces états, de même que pour ceux des mendians, et qu'il conviendroit qu'à commencer au premier novembre prochain de la présente année 1750 les médecins et chirurgiens eussent à rapporter leurs états tous les mois au lieu de tous les six mois au greffe criminel, lesquels devroient être détaillés par jour et datte en y exprimant aussy les noms de chaque personne qu'ils auroient visité, pansé ou saigné et qu'ils ne pourroient aussi se transporter dans aucune de ces maisons autrement qu'à la réquisition des supérieurs d'icelles, qui certifieroient la réalité de leurs visites et de les avoir fait appeller pour tout ce qui seroit repris dans leurs susdits états de chaque mois ; sur quoy la matière mise en délibération, la Loy a ordonné que l'avis du comité seroit suivi dans tous ces points pour avoir son effet au premier novembre 1750, et que copie de la présente délibération seroit remise aux supérieurs des maisons dont s'agit, de mesme qu'aux médecins et chirurgiens pour qu'ils s'y conforment.

En conséquence de la délibération cy-dessus, je soussigné, commis-juré au greffe du procureur du Roy sindic de la ville de Lille, déclare m'estre transporté dans les maisons cy-après, scavoir : aux sœurs de la Magdeleine, parlant à la supérieure ; à la Tour des insensés, parlant à la femme Delebecque ; à la Maison-Forte, parlant à Delesaille ; chez le sieur Ducrot, médecin-juré de cette ville de Lille, parlant à sa servante ; au sieur Guffroy, chirurgien-juré, parlant à sa personne ; et au sieur Vincent, aussy chirurgien-juré, parlant à son garçon ; ausquels et à chacun d'eux j'ay délivré copie de la délibération cy dessus afin qu'ils n'en ignorent. A Lille, le 29 octobre 1750. Signé : Cointrel. A. C. L., Reg. aux résolutions,-n° 32, f. 245 v.

271.

1751, mai. — *Avis au public de la part du Magistrat de la ville de Lille.*

L'on fait sçavoir que le S. François-Hector Raussin, chirurgien major des hôpitaux du Roy à Cambray, ayant pension de cette ville pour y venir deux fois par année et y résider à chaque fois pendant dix jours, pour tailler au grand et au petit appareil, hommes, femmes et enfans, qui seront incommodez de la pierre en la vessie et pour rendre la vue à ceux qui se trouveront aveugles par cataractes, arrivera en cette ville, 12 may 1751, qu'il y restera pendant dix jours, et qu'il logera au cabaret ayant enseigne le *Romarin*, derrière Saint-Maurice. Partant ceux qui voudront profiter de l'occasion, pendant le séjour dudit Sr Raussin en cette ville, pourront se rendre audit lieu où ils le trouveront.

A. C. L., Aff. gén., c. 1276, d. 1 ; imprimé.

272.

1751, 12 juillet. — « *Touchant un renoueur ou paucheur* ».

A Messieurs les rewart, mayeur, etc.

Louis-François Durot, prestre demeurant en cette ville, a l'honneur de vous représenter très humblement, Messieurs, que Vos Seigneuries ayant reconnu l'adresse admirable d'Étienne Fernet de Contalmaison, à remettre les membres disloqués et luxés, il vous a plu lui accorder une pension à charge de se rendre en cette ville tous les premiers mercredy de chaque mois pour y panser les blessés. Le grand âge dudit Étienne ne luy permettant pas de s'y rendre exactement, il envoioit à sa place son fils, Siméon, qu'il reconnoissoit aussy habile que luy même en cet art, comme de fait ledit Siméon a, depuis 22 ans, fait des cures admirables en cette ville et guéri une infinité de blessés abandonnés des chirurgiens ; ledit Siméon vous ayant demandé, Messieurs, la survivance de son père pour laditte pension, il luy semble que sans avoir égard aux cures admirables qu'il a fait en cette ville, vous voulez non seulement ne point luy accorder la survivance, mais même révoquer la pension de son père, ce qui luy feroit grande confusion et déshonneur. Dans cette crainte, il requiert le remontrant de rendre témoignage d'un fait admirable qu'il a expérimenté en son particulier, sujet pourquoy le remontrant, en vue de reconnaissance du service qu'il a reçu dudit Siméon Fernet, et de l'avantage des citoïens de cette ville, se retire vers vous, Messieurs, pour qu'il plaise à Vos Seigneuries avoir égard non seulement au témoignage du remontrant, mais même à celuy de Me Ringuier, supérieure de Comtesse en cette ville, de M. Morameur, curé de Mametz, et autres cy joint, offrant d'en offrir d'autres au besoin qui leur prouveront l'adresse et les faits admirables dudit Siméon; en conséquence luy accorder la survivance de son père pour la pension dont est question; tout le publiq vous en aura d'éternelle reconnoissance.

Je soussigné, prestre demeurant à Lille, certifie qu'après avoir consulté séparément et ensemble, pendant dix-huit jours, quatre chirurgiens passant pour les plus habiles de cette ville, à cause d'une malheureuse chûte faite le 21 de janvier 1748, lesquels quatre chirurgiens n'ont jamais reconnu pendant ledit temps aucune dislocation dans le sujet, le soussigné, las de souffrir, fit appeler le paucheur nommé Siméon Fernez, en présence des mêmes quatre chirurgiens, qui, sans avoir touché le malade, rien qu'à voir sa contenance, déclara qu'il avoit la cuisse droite disloquée de dislocation complette et en fit convenir les quatre mêmes chirurgiens unanimement; et après les en avoir fait convenir, les défia d'en parvenir tous ensemble à la réduction, assurant que luy seul alloit la faire. Comme de fait, il la fit en présence de deux chirurgiens, deux autres s'étans retirés par confusion, de sorte que le soussigné, qui ne devoit plus espérer de marcher autrement qu'avec béquille et très misérablement, se trouve aujourd'hui, par la grâce de Dieu et le ministère dudit Siméon Fernez, capable de remplir les fonctions de son état et de vaquer à ses affaires.

En foy de quoy j'ay signé ce présent l'affirmant véritable, étant prêt de le ratifier devant qui il appartiendra. Fait à Lille, le 12 juillet 1751. L.-F. du Rot, prestre.

A. C. L., Aff. gén., c. 1279, d. 6.

273.

1751, 13 août. — *Requête des chirurgiens pour la fondation d'une école ou société d'émulation.*

A Messieurs les rewart, mayeur, etc.

Suplient humblement les maîtres chirurgiens de cette ville soussignés, disant que leur art étant peut-estre la profession la plus utile et la plus essentielle, tout doit concourir à le perfectionner ; et que dans cette veüe ils ont formé, sous votre bon plaisir, le projet d'une Société ou École d'émulation, dont ils ont l'honneur de vous présenter les statuts, pour y retrancher ou adjouter ce que vous jugerés à propos : comme ils n'ont pour but que la perfection de cet art et le soulàgement des pauvres, ils vous suplient très respectueusement de vouloir leur accorder vos suffrages et votre protection pour leur exécution ; ce qu'ils ont d'autant plus lieu d'espérer de Vos Seigneuries, que le Roy, pour encourager cette partie, ne s'est pas contenté de gratiffier de lettres de noblesse plusieurs chirurgiens de Paris, mais qu'il s'est même déclaré protecteur de leur académie. Ce 13 août 1751.

APPOSTILLE. — Avis du Procureur de ville. Fait en halle, le 19 août 1751. H.-F. Le Roy.

A. C. L., Aff. gén., c. 1271, d. 1.

274.

1751. — *Projet d'une société académique ou école d'émulation.*

Projet d'une Société académique ou d'une École d'émulation par une compagnie de chirurgiens de la Ville de Lille présenté à Messieurs du Magistrat.

La Chirurgie est sans contredit un des arts qui demande le plus d'application de la part de ceux qui veulent l'exercer avec distinction et ce ne peut être qu'en se conciliants, se rassemblants, et se communiquants des lumières les uns aux autres que l'ont peut acquérir les connoissances aussi étenduës que renferme cette science.

Messieurs du Magistrat mieux que personne ont senti de tout tems la nécessité d'avoir de bons Chirurgiens. C'est dans cette vuë qu'ils ont établi des démonstrations publiques de chirurgie et de botanique ; ce qui prouve qu'il ne leur échappe rien, sitôt qu'il s'agit de la conservation de leurs citoyens. Guidés par des principes si nobles et si louables, nous espérons qu'ils nous accorderont l'établissement dont il est ici question et qu'ils approuveront le règlement dont les articles sont mentionnés cy après, les suppliant d'ajouter ou de retrancher ce qui leur paroîtra plus avantageux au but que nous nous proposons.

Art. 1. — Les chirurgiens composant la société académique demeureront toujours sous la protection de Messieurs du

Magistrat, qui aura la bonté de juger des différends qui pourroient troubler le bon ordre.

En marge : Il conviendroit de préposer deux échevins commissaires.

2. — La Société sera composée de douze membres d'abord pris de la communauté des maîtres en Chirurgie de cette ville, parmi lesquels il sera élu par voye de scrutin un directeur et un secrétaire.

En marge : Pourquoy limiter ce nombre ?

3. — Aucun Chirurgien ne pourra être admis comme membre de la Société, sans renoncer à la Barberie, et à tout exercice étranger à la Chirurgie.

En marge : Il y a de très bons chirurgiens qui rasent, tels que le sieur Théry, etc.

4. — Lorsque cette Société sera appuiée et autorisée par Messieurs du Magistrat, le Directeur fera un mémoire qu'il adressera à Messieurs les grands Baillifs des États de Lille, Douay et Orchies, pour les supplier de se faire informer du nombre des pauvres malheureux qui gémissent dans les coins des campagnes sous le poids des maladies chirurgicales, lesquelles souvent dans leur naissance sont peu de chose, et deviennent de grande conséquence par la négligence des malades, leur indigence, ou faute d'avoir des Chirurgiens sur les lieux. Lorsque les Mayeurs, Baillifs, Curés, Vicaires, ou autres, qui seront chargés de rendre compte des pauvres malades des villages de la Châtellenie, auront donné avis qu'il s'en trouve quelques uns, on leur mandera de les faire amener à Lille, où ils seront vus et examinés gratuitement par les membres de la Société. Quand les maladies seront reconnuës graves et qu'elles paroitront exiger des attentions, les Chirurgiens de la Société chargés de l'hôpital général, de Contesse et St Sauveur, emploïeront tout leur crédit pour obtenir des lits dans les dits hôpitaux, afin que le traitement de ces maladies se passe sous leurs yeux. S'il est question d'une opération, le Chirurgien chargé de la faire en donnera avis à ses collègues par un billet de convocation du jour et de l'heure ; il instruira la Société par un mémoire de toutes les circonstances et du succès de son opération ; de même si le malade vient à périr, il lui fera part de ce qu'il aura reconnu dans l'ouverture du cadavre.

En marge : Ces hôpitaux sont destinés pour les habitans de Lille. Si l'on y reçoit des étrangers on ne pourra y recevoir qu'un moindre nombre de bourgeois et habitans.

5. — Le Directeur sera chargé de rédiger conjointement avec l'auteur les mémoires avant qu'ils soient présentés, afin de leur donner la forme et l'ordre qu'il convient. Ces mémoires seront lus par l'auteur, ou par quelqu'un des membres à son choix, doucement et intelligiblement

6. — Chacun des membres pourra prétendre à devenir Directeur ou secrétaire. Ces deux charges changeront tous les ans, comme il sera dit à l'article quatorze.

7. — Le Directeur pourra, suivant l'exigence des cas, convoquer des assemblées extraordinaires, tant pour les malades de la campagne arrivés inopinément, ou pour quelques cas graves qui pourroient survenir en ville.

8 — Les assemblées ordinaires se feront deux fois par mois, un jeudy. Lorsqu'il se trouvera une fête, elle sera remise à la semaine d'après ; il n'y en aura pas non plus pendant la quinzaine de Pâque. Les séances seront de deux heures, depuis trois jusqu'à cinq.

9. — Le Directeur aura attention que chacun parle à son tour, et que tout se passe dans la bienséance ; il y maintiendra le bon ordre, et empêchera que personne ne s'écarte de ce qu'il se doit et à la société.

10. — Les assemblées tant ordinaires qu'extraordinaires se feront toujours par un billet de convocation du Directeur, lequel n'aura, ainsi que les autres membres, qu'une voix délibérative. Il opinera le premier, après luy le secrétaire et les autres ensuite, suivant leur rang d'ancienneté de maitrise.

11. — Il sera permis au Directeur de renvoïer sur le champ de l'assemblée celui ou ceux qui y causeront du trouble, et même de leur faire ôter par délibération de la société le droit d'y assister, soit pour un tems, soit même pour toujours, suivant l'exigence des cas.

12. — La société ne pourra délibérer valablement qu'elle ne soit au moins composée de sept membres ; tout s'y décidera à la pluralité des voix.

13. — Le Directeur nommera un commissaire pour tous les mémoires et ouvrages qui seront présentés à la société ; il en tirera un extrait, pour en rendre compte à la plus prochaine assemblée, en y faisant les remarques qu'il jugera convenables, et qu'il communiquera de même sans aucune critique de sa part, et en faisant faire attention simplement aux remarques dont on pourra tirer des instructions.

14. — Pour remplir les places de Directeur et de secrétaire,

la société élira chaque année deux sujets pour chacune des dites places, lesquels seront proposés à Messieurs du Magistrat qui sera supplié d'en nommer un des deux. Ces officiers pourront, sous le bon plaisir de Messieurs du Magistrat, continuer leur charge plusieurs années de suitte, quand la société le jugera avantageux pour le bien de son service. Elle fera de même, lorsqu'il s'agira de créer une nouvelle charge, et surtout si le nombre de la société vient à augmenter.

15. — La société s'appliquera à perfectionner la théorie et la pratique de la chirurgie. Chacun des membres est engagé de faire part aux assemblées des recherches qu'il aura faites sur tel ou tel cas, des douttes qu'il pourroit avoir sur telle ou telle maladie chirurgicale, et sur l'application des remèdes dans les dits cas, après néanmoins en avoir demandé la permission au Directeur et l'en avoir prévenu avant l'assemblée.

16. — Dans les assemblées ordinaires, lorsqu'un membre ou un associé auront obtenu la permission d'y lire un mémoire, le Directeur demandera les avis de la société, pour sçavoir si on doit l'approuver ou le réformer ; au cas que cette matière demande de plus amples réflexions, le secrétaire fera un état sur un registre destiné à cet effet pour remettre les points douteux dudit mémoire à l'examen à son tour ; et le Directeur nommera un commissaire pour, conjointement avec l'auteur, éclaircir le tout.

17. — Les délibérations que l'on aura réglées seront enregistrées et seront signées du Directeur et du secrétaire.

18. — A l'absence du Directeur, le secrétaire prendra sa place et jouira des mêmes prérogatives.

19. — Le secrétaire sera tenu d'avoir un registre en ordre, sur lequel il tiendra un état des jours et quantième des assemblées, et du résultat des délibérations qui y auront été faites. Il en donnera les expéditions suivant l'ordre du Directeur.

20. — Il y aura un registre particulier ou à la tête de chaque page il sera écrit première, seconde, troisième, etc., séance ordinaire ou extraordinaire, avec les dattes de l'an, mois et jour. Tous les membres signeront en entrant, et à trois heures et un quart précises, le Directeur signera après tous les autres, et tirera une ligne sous sa signature. Ceux qui ne seront point arrivés avant la ligne tirée païeront dix sols d'amende.

21. — Le secrétaire enregistera les absens et le produit des amendes sera appliqué aux frais que la société sera obligée de faire. Ces frais consisteront dans les ports de lettres, dans les

gages d'un clerc qni portera les billets de convocation ; pour l'impression de ces mêmes billets, pour se procurer les journaux des sçavants, celui de Verdun, le Mercure de France, ouvrages dans lesquels il s'y trouve souvent de grands morceaux de chirurgie, lesquels seront lus exactement dans l'assemblée. Les dites amendes se paieront régulièrement tous les trois mois.

22. — Les membres de la société seront obligés de donner chaque année un mémoire soit de théorie ou de pratique chirurgicale. Ceux qui passeront deux ans sans se conformer à cette disposition, à moins qu'ils n'aïent eu des raisons légitimes de s'en dispenser, leur place sera déclarée vacante, et on en proposera un autre après en avoir délibéré. On procédera de la même façon envers ceux qui sans de bonnes excuses se seront absentés pendant trois mois consécutifs.

23. — Tous ceux qui, avec du mérite et des talens, mais n'étant point agrégés au corps des maîtres en chirurgie de cette ville, ne pourront être reçus qu'à titre d'associés, et n'auront aucune voix délibérative.

24. — Les associés prendront séance dans toutes les assemblées ordinaires. Ils pourront y lire des mémoires et seront sujets à l'ordre et à la même discipline que les membres, et signeront comme eux pour faire preuve de leur assiduité.

25. — Les Chirurgiens des paroisses ou des prisons de la Ville donneront avis à la Société des faits rares et de conséquence qu'ils auront. C'est pourquoi le Directeur nommera deux membres de la Société pour de concert ensemble examiner l'état de la maladie et en faire leur raport à la première assemblée.

En marge : A voir.

26. — Lorsque les mémoires auront êtes vüs et examinés et qu'ils paroiteront corrects et bien traités, on les envoïera à l'Académie roïale de chirurgie de Paris ; on mettra au bas du mémoire le nom de l'auteur et le visa de la Société.

En marge : Bon.

27. — Le Directeur aura soin de s'adresser à un chirurgien de l'Académie de Paris qui, par sa corespondance, lui fera part des nouvelles découvertes et des instruments nouvellement imaginés, avec la manière de s'en servir.

En marge : Bon.

28. — Tous les 1ers mercredis du mois, les membres de la Société s'assembleront aux Récollets pour entendre la messe, après laquelle ils visiteront les pauvres infirmes de maladies

chirurgicales, en leur donnant leurs avis gratuitement. On fera en sorte d'avoir dans le même couvent un endroit convenable pour les voir, et délibérer avec plus d'aisance sur leur état.

En marge : Bon.

29. — Tous les membres ne s'appliqueront, dans les premiers tems, que dans l'arrangement des mémoires ou détails des maladies, en observant de spécifier l'âge du malade, son sexe, sa constitution bonne ou mauvaise, la nature de sa maladie, sa cause, son origine, sa position et situation, le tems où elle a commencée, sa lenteur et la rapidité de son progrès, le genre d'accidens qui l'ont accompagné, quels sont les remèdes ou médicamens que l'on a appliqué. Si c'est une tumeur considérable, on dépeindra son caractère, sa figure, sa grandeur, sa latitude, sa longitude, sa saillie, en un mot toutes ses dimensions, son kiste ou enveloppe, ses varices et anévrismes; ils tâcheront de donner une idée des parties qui avoisinent la tumeur, ou qui sont au-dessous, dont les fonctions ont été lézées, du vice dominant qu'ils auront reconnu (tels sont le vénérien, le scrophuleux, le scorbutique, le cancéreux, et autres qui compliquent la maladie), le pronostic qu'ils en auront tiré eu égard aux forces, à l'âge, au tempérament, et autres circonstances, et sur quoi ils auront été fondés ; enfin les remèdes qu'ils auront emploïé pour combattre quelque vice, ou corriger la mauvaise qualité des liqueurs, qui peuvent pécher en quantité ou en qualité, et tout ce qui a concouru à préparer le malade à l'opération. On y expliquera la manière dont on s'est comporté en faisant l'opération ; la quantité du pus ou sang ou autre liquide, et les corps étrangers que l'on aura trouvé, les obstacles que l'on aura rencontré et que l'on n'aura pû prévoir, l'hémoragie, en un mot tout ce que l'anatomie aura offert aux sens de l'opérateur. On s'appliquera journellement à faire des nottes par écrit de ce que l'on aura reconnu ou apperçu dans le premier, second, troisième, quatrième et cinquième appareil, et autres pansemens, des onguens, médicamens, beaumes, liqueurs et instrumens que l'on a mis en œuvre, des supurations, escarres, exfoliations, de la fièvre et autres.

A. C. L., Aff. gén., c. 1271, d. 4.

275.

1751, 31 décembre. — « *Pension pour la taille et la cataracte* ».

A Messieurs les mayeur et eschevins, etc.

Suplie très humblement François Vandergracht, chirurgien juré de cette ville, disant que, depuis plusieurs années, outre les devoirs et opérations ordinaires attachés à l'art de la chirurgie, il s'est particulièrement appliqué à se perfectionner à l'opération de la taille, par l'appareil latéral et aussi à l'opération de la cataracte et à la connoissance des autres maux des yeux, que les applications exactes et régulières du supliant à ces deux opérations, qui sont les plus dangereuses et les plus difficiles de la chirurgie, luy ont procuré tout le succès qu'il pouvoit en attendre, ce qu'il a clairement démontré et justifié tant par les certificats des sieurs ministres généraux de la Bourse commune des pauvres et des sieurs Schepper, Prévot, Boucher et Saladin, médecins, qu'il a joints à la requête qu'il a eu l'honneur de vous présenter, Messieurs, le 23 novembre 1747, que par différens autres certificats des particuliers qu'il a radicalement guéris, même sans grande douleur; que sur ladite requête, vous avez, Messieurs, accordé au supliant une pension de cinquante florins par an, ainsi qu'il résulte de votre ordonnance y couchée sous la datte du 4 décembre dudit an 1747, qui en énonce les motifs et qui porte que c'est par provision et dans la confiance que le supliant continuera tous les soins et applications pour lesdittes opérations à pouvoir par ce moïen mériter des grâces proportionnées à son expérience et convenable aux circonstances des tems et surtout lorsque les pensions accordées à d'autres personnes pour pareil sujet cesseront, à condition aussi qu'il opérera gratis pour les pauvres comme il avoit fait jusqu'alors; le suppliant ose se flatter que, depuis cette ordonnance, il en a parfaitement rempli l'objet et la condition par le grand nombre d'opérations qu'il a fait avec applaudissement, tant de la taille que de la cataracte et de différentes autres maladies des yeux, ainsi que le tout est plus amplement repris par les états icy joints, et dont presque tous les sujets sont pauvres, en sorte que le supliant a procuré non seulement les soins et peines, mais encore a fourny les remèdes convenables, le tout gratis ; vous avez eu la bonté, Messieurs, de lui faire espérer une pension à ce proportionnée, lorsque celle accordée à un autre sujet pour la même cause cesseroit, ce qui est arrivé depuis le mois de may de la présente année, le sieur Raussin, maître chirurgien à Cambray, qui étoit pensionné de cette ville à l'advenant de deux cens florins par an, pour deux voiages seulement qu'il faisoit chacun an pour les opérations sus-énoncées, a en effet été remercié par Vos Seigneuries, et comme le supliant est assurément plus à portée que le sieur Raussin pour rendre ces devoirs et qu'il a même remplis depuis plusieurs années à la pleine satisfaction du public et presque toujours gratis, ceux qui sont ordinairement attaqués de ces accidens étant très souvent gens pauvres ; il a été conseillé d'avoir très humblement recours à Vos Seigneuries, Messieurs, afin que ce considéré il vous plaise accorder au supliant la pension de 200 florins par an qui étoit payée audit sieur Raussin, parmi le fournissement qu'il donne de continuer d'opérer gratis pour les pauvres. Ce faisant, etc. Signé : Vandergracht.

APOSTILLE. — Ouï le procureur sindic, nous avons augmenté la pension du supliant de 50 florins par année, augmentation qui commencera au 4 décembre, à tel effet que l'ordonnance qui lui sera dépêchée sera à l'avenir de 100 florins au lieu de 50 dont il jouissoit cy devant, le tout par provision et jusqu'à rappel et aux conditions reprises en notre ordonnance couchée sur la requête du 4 décembre 1747. Fait en conclave, la Loy assemblée, le 31 décembre 1751. Signé : Goudeman d'Estevele.

A. C. L., Reg. aux résolutions, n° 33, f. 71 v.

276-278.

1752, février-mars. — « *Affaire Alavoine.* »

I. — Avis au public. De la part du Magistrat de la ville de Lille.

On fait sçavoir que George et Adrien Alavoine, frères, renoueurs vulgairement appellés paucheurs de profession, le premier demeurant au village du Grand Rocourt près d'Avesnele-Comte, et le deuxième au village de Cantalmaison près de Bapaume, pensionnés de cette ville pour s'y rendre, où l'un d'eux, régulièrement les deuxième et dernier mardis de chaque mois et y rester le mercredy suivant toute la journée, à effet de renouer les membres disloquez et de faire les opérations gratuitement pour les pauvres de cette ville et de la Châtellenie de Lille, munis de certificats de pauvreté des ministres particuliers des charités de leurs paroisses, arriveront en cette ville mardy 8 février de cette année 1752 vers le soir pour la première fois et qu'ils logeront au cabaret ayant pour enseigne l'*Écu d'Artois*, rue du Molinel. Partant ceux qui voudront profiter de l'occasion pendant le séjour desdits Alavoine en cette ville et pendant les autres qu'ils feront dans la suitte tous les deuxième et dernier mercredy de chaque mois, pourront se rendre audit lieu où il les trouveront.

II. — A Messieurs les mayeur et eschevins... Remontrent très humblement les doyen et maîtres du corps et art de la chirurgie de la ville de Lille, qu'il est venu à leur connoissance que George et Adrien Alavoisne, frères, renoueurs vulgairement paucheurs de profession, le premier demeurant au village de Rocourt et le second au village de Cantalmaison près de Bapaume, doivent se rendre en cette ville deux fois chaque mois pour y faire leurs opérations, sans au préalable se mettre en debvoir de subir un examen pour reconnoitre s'ils ont la capacité et connoissance requises pour travailler à de semblables opérations, ce qui paroit intolérable et d'une dangereuse conséquence pour le public, étant sans exemple et contre l'ordre qu'un homme exerce un art aussy important que la chirurgie sans avoir donné des preuves de son expérience, tandis que le moindre artisan est tenu de faire un chef-d'œuvre ; comparaison simple et naturelle qui devroit seule suffire pour interdire toutes opérations auxdits Alavoisne avant d'avoir subi leur examen ; aussi les ordonnances s'opposent-elles à ce qu'ils opèrent sans l'avoir subi, car non seulement les lettres et statuts du corps de la chirurgie émanez de Vos Seigneuries, mais encore un édit de Sa Majesté du mois de février 1692 publié et affiché en cette ville, ensuitte de l'attache de M. de Bagnols lors intendant, deffendent expressément à toutes personnes de quelque état et qualité qu'elles soient d'exercer l'art de chirurgie, de faire aucune opération d'icelle ni d'administrer aucun remède servant à la chirurgie, sans avoir été examinez. A ces causes les remonstrants, en acquit de leur devoir, se retirent vers vous, Messieurs, pour qu'il vous plaise, en conformité dudit édit et de vos lettres et statuts, ordonner que lesdits Georges et Adrien Alavoisne subiront un examen sur leurs opérations, avant de pouvoir exercer leur profession en cette ville, à péril que s'ils exercent sans l'avoir subi, ils encoureront les amendes portées par les édits, statuts et ordonnances et qu'ils seront condamnez en tous dépens. Ce faisant, etc. Signé : Couvreur.

Appostille. — Avis du procureur de ville. Fait en halle, le 29 février 1752. Signé : H. F. Le Roy.

Veu l'avis ce qui se requiert ne peut s'accorder. Fait en conclave, la loy assemblée, le 22 mars 1752. Signé : Goudeman Destevèle.

III. — Avis du Procureur syndic. — Par une ordonnance du 9 octobre 1714, il est, Messieurs, fait deffenses à toutes personnes d'exercer l'art de la chirurgie, de faire aucune opération, ni même d'administrer aucun remède concernant ledit art, sans au préalable avoir subi l'examen. Cette ordonnance n'a été faite que pour empescher les ignorans d'exercer cet art avec liberté et afin d'assurer le public que tous ceux qui en font profession, ont donné des preuves de leur capacité et peuvent pour cette raison mériter sa confiance. C'est pour cela qu'il est statué par l'article 9 de cette ordonnance que les opérateurs qui obtiennent la permission d'exercer la chirurgie devront subir l'examen sur leurs opérations. On ne pouvoit pas trouver de moyens plus propres pour connoître si les étrangers qui demandent d'exercer une partie de la chirurgie ont des talens suffisans pour cet effet, et s'il n'est point dangereux de les admettre.

Mais lorsque quelques personnes, comme les nommés Alavoisne, ont donnez tant de preuves de leur capacité dans l'exercice de quelque partie de la chirurgie, qu'elles sont reconnues expertes dans leur art et même demandées pour le bien public par les Magistrats d'une ville autre que celle de leur résidence, il seroit imprudent de les obliger à subir un examen des chirurgiens de cette même ville, ce procédé en éloigneroit toutes les personnes à talent, et une légère récompense comme est celle que vous accordez audits Alavoisne ne seroit point un sujet suffisant pour les engager à subir cet examen, parce que leur réputation dépendroit alors des examinateurs souvent interressez à leur faire perdre.

Pourquoy, Messieurs, je requiers qu'il soit déclaré que ce qui se requiert ne peut s'accorder. Fait le 22 mars 1752. Du Chasteau de Willermont.

A. C. L., Reg. aux ordonnances, BB., f. 327 ; Reg. aux métiers, F., f. 160 v. ; Aff. gén., c. 1276, d. 2.

279.

1752, 14 août. — *Réception à la maîtrise sans apprentissage.*

Vu la requête d'Arnould Warocquier, natif d'Orchies, afin d'être admis au nombre des maîtres chirurgiens jurez en cette ville, d'une part ; les raisons d'oppositions desdits maîtres chirurgiens, de l'autre ; et l'ordonnance par laquelle vous demandez mon avis.

On voit, Messieurs, des lettres et statuts du corps des chirurgiens, que les maîtres ne peuvent recevoir aucune personne à maîtrise, à moins qu'elle n'a fait en cette ville deux années d'apprentissage sous quelque maître dudit corps. Par une autre ordonnance postérieure en datte, du 21 octobre 1678, rendue sur requête présentée par les maîtres dudit corps, et après avoir demandé l'avis des médecins, il est dit que les candidats devront avoir fait trois années d'apprentissage avant de pouvoir prétendre à la maîtrise. Les maîtres du corps sont obligez de se conformer à ces lettres et ordonnances et ne peuvent pour cette raison recevoir de leur propre mouvement aucun candidat à maîtrise, à moins qu'il ne fasse conster d'avoir fait son apprentissage pendant trois ans et avoir satisfait à toutes les obligations y spécifiées. C'est pourquoy ils ont toujours demandé votre authorisation lorsque quelques sujets non ayant fait apprentissage, mais capables d'exercer cet art, se présentoient à eux afin d'être reçus à maîtrise par grâce ; vous leur avez accordé en différentes occasions. Vous avez aussy quelquefois dispensé, nonobstant l'opposition des maîtres du corps, des sujets dont la capacité vous étoit reconnue et prouvée par des attestations authentiques, de la nécessité de faire apprentissage, surtout lorsqu'ils avoient travaillé pendant un certain tems dans les hôpitaux. Jean Labbé a été reçu le 5 may 1692 ; Charles-Antoine Moret, le 24 septembre 1706 ; Jean-Baptiste Lambert, le 10 may 1709 ; Pierre Laurent, le 2 may 1719 ; le nommé Dubois, en l'année 1735 ; le sieur Vandergracht, le 11 febvrier 1745 ; les sieurs Labussière et Chastenet, il y a peu de tems, sans qu'ils ayent jamais fait d'apprentissage chez aucun maître de cette ville et uniquement en faveur de leur travail dans les hôpitaux. Il semble que le suppliant a bien mérité la même faveur. Il rapporte un certificat en forme du sieur Andouillé, inspecteur des hôpitaux de Flandres, chirurgien aide major des camps et des armées du Roy, en datte du 6 juin 1748, contenant qu'il a donné des preuves d'application et d'exactitude pour tout ce dont il a été chargé ; un autre dudit sieur Andouillé, du 21 avril 1751, par lequel il déclare que le suppliant a rempli avec assiduité et capacité les devoirs de son état ; autre du sieur Tenon, ancien chirurgien ayde major des camps et armées du Roy, principal chirurgien de l'hôpital général, qui prouve que ledit suppliant a suivi avec tant d'assiduité les leçons d'anatomie et de chirurgie et qu'il s'est exercé à la dissection et aux opérations de la chirurgie avec tant de succès, qu'il a acquis les connoissances nécessaires pour remplir les premières places avec distinction ; autre enfin du sieur Laurent, commissaire des guerres, demeurant en cette ville, qui atteste que le suppliant a travaillé dans les hôpitaux militaires de l'armée de Flandres en qualité de chirurgien et qu'il est de sa connoissance par les témoignages qui luy en sont revenus qu'il a été fort appliqué à sa profession et qu'il s'y est distingué.

A la vue de ces certificats, il me semble que, sans s'arrester au défaut d'enregistrement du suppliant comme apprentif, on pourroit luy accorder sa demande. Pourquoy je requiers qu'il en soit ainsy ordonné, à condition que le suppliant prestera le serment en tel cas accoutumé, subira les examens et payera les droits ordinaires. Fait à Lille, le 2 aoust 1752. Du Chasteau de Willermont.

En marge : Le 14 aoust 1752, accordé, en payant la somme de double droit de chapelle pour rédemption.

A. C. L., Aff. gén., c. 1278, d. 1.

280-283.

1752, 8 août. — 1753, 9 octobre. — « *Affaire Verly* ».

I. — Avis du Procureur syndic. — Vu les pièces de l'instance d'entre les doyen et maîtres du corps et art de la chirurgie de cette ville, demandeurs par libel et exploit du 27 mars 1752, d'une part, Louis-Bauduin Verly, marchand espicier, opposant d'autre, et l'ordonnance par laquelle vous demandez mon avis.

Les demandeurs, Messieurs, ont fait donner assignation à l'opposant pour se voir condamner en l'amende de 50 livres, pour avoir exercé l'art de chirurgie sans avoir acquis la franchise du corps, ni subi les examens prescrits par leurs lettres, statuts et ordonnances. Ils me paraissent fondez dans les fins et conclusions de leur requête et libel, d'autant que, suivant l'art. 7º de votre ordonnance du 9 octobre 1714, il est fait deffenses à toutes personnes de quelque qualité ou condition qu'elles soient d'exercer l'art de chirurgie, de faire aucune opération, ni même administrer aucun remède concernant ledit art sans au préalable avoir subi l'examen et fait chef d'œuvre, à peine de 50 livres d'amende, de 100 en cas de récidive. L'opposant n'a jamais subi aucun examen, ni fait chef d'œuvre, et cependant il résulte de son aveu même, contenu dans le verbal d'audience, que depuis plusieurs années, il exerce publiquement cet art en appliquant dans les occasions des remèdes externes pour les blessures ou maladies des personnes qui le demandent ; ainsi il doit être condamné en l'amende portée par les ordonnances. Les certificats de capacité et d'expérience qu'il joint à ses moyens de deffenses, ne peuvent servir de raison pour l'en dispenser ; il pourroit seulement espérer, à l'aide des pièces aussy authentiques, d'être reçu à maîtrise dans le corps des demandeurs sans faire d'apprentissage. Mais l'application des remèdes externes ayant toujours été spécialement attachée aux maîtres chirurgiens. seulement, il n'a pû s'y immiscer sans avoir été reçu à maîtrise, ou avoir obtenû une permission particulière du Magistrat pour pouvoir librement appliquer certains remèdes, à peine d'encourir l'amende. Cela est si vray que l'opposant convient luy-même que les nommez Descamps, Demarcq, Delouche et Reynart, ont été authorisez d'appliquer des remèdes externes pour guérir certaines maladies ou blessures. Mais il faut remarquer que les permissions accordées aux susnommez n'étoient point générales, elles étoient bornées à l'application de certains remèdes spécifiques pour la guérison de blessures particulières, par exemple la veuve Reynart a été authorisée le 17 décembre 1714 d'appliquer les remèdes propres pour remettre les descentes ou ruptures. L'opposant n'a aucune permission de cette nature et cependant il est notoire qu'il applique toutes sortes de remèdes pour telle maladie ou blessure que ce soit. Il est important d'arrêter un pareil abus qui peut tirer à conséquence et dont l'entreprise peut devenir autant préjudiciable au public, qu'elle est contraire aux intérêts des demandeurs.

Pourquoy, Messieurs, je requiers que l'opposant soit condamné en cinquante livres d'amende. Fait ce 8 aoust 1752. Du Chasteau de Villermont.

11. — *Première sentence.* — Sans tirer à conséquence et attendu la spécialité du cas, et avant statuer sur ce que le suppliant requiert, ordonnons qu'il subira un seul examen sur la pratique de la chirurgie, qui sera fait par les examinateurs ordinaires, par devant nos collègues commissaires au corps, pour sur le raport qui nous sera fait dudit examen par

nosdits commissaires, être disposé sur les conclusions de laditte requette ainsi qu'il appartiendra. Fait en l'assemblée du 13 novembre 1752. Signé : Grenet.

III. — Deuxième sentence. — Ouï nos commissaires au corps de la chirurgie et vu le rapport des examinateurs ordinaires des aspirants à la maîtrise de chirurgie, nous permettons au suppliant d'appliquer des remèdes extérieurs seulement, luy défendons de faire aucune opération de chirurgie ; luy entier néanmoins de se présenter pour subir un nouvel examen pratique conformément à notre ordonnance du 13 novembre dernier, pour parvenir à la maîtrise de chirurgie, lorsqu'il trouvera à propos. Fait en conclave, la Loy assemblée, le 19 may 1753. Signé : H.-F. Le Roy.

IV. — Le 9 octobre 1753, condamné en 3 florins et aux dépens.

A. C. L., Avis du Procureur syndic, année 1752, p. 54, Aff. gén., c. 1276, d. 6.

284.

1752, 16 octobre. — *Demande d'exemption par le s^r Boucher.*

Veu la requête de Pierre-Joseph Boucher, médecin en cette ville (professeur d'anatomie et de chirurgie), à fin d'exemption... je requiers qu'il soit déclaré que ce qui se requiert ne peut s'accorder. Fait ce 14 octobre 1752. E. Delavallée.

APPOSTILLE. — Le 16 octobre 1752, cet avis aiant esté rapporté dans un comité, on a été de sentiment de le suivre, mais de ne point le rapporter à la loy, pour ne point faire de peine au sieur Boucher par un refus marqué.

A. C. L., Avis du Procureur syndic, année 1752, p. 47.

285.

1753, 17 janvier. — Arnould-Joseph Waroquier, à fin d'être autorisé de démontrer l'anatomie chez luy. — Le s^r Boucher est établi pour cet effet en cette ville, pour quoy il jouit d'une pension assez considérable. Ainsi il est inutile d'accorder la demande du suppliant, d'autant plus qu'il pourrait peut-être exiger des sallaires des écoliers qu'il auroit à l'avenir, ou les détourner de l'école dudit sieur Boucher, dont la capacité vous est connue. Pour l'assemblée de Loy du 17 janvier 1753. Grenet.

A. C. L., Avis du Procureur syndic, année 1753, p. 5.

286-288.

1753, 20 octobre-15 novembre. — *Autorisation à un oculiste anglais.*

I. — A Messieurs les mayeur et eschevins de Lille.

Supplie très humblement le s^r Guillaume-Constantin Laaser, oculiste anglois, cy devant chirurgien major des hussards de Sa Majesté hongroise, disant qu'il a acquis, tant par théorie que pratique, l'art de différentes opérations, qu'il a exercé en plusieurs royaumes et notamment en Italie, Portugal, Espagne, Angleterre, Hollande, Allemagne, Suède, Danemarck, et en dernier en ce royaume, ainsi qu'il paroit des certificats, attestations et privilèges qui luy ont été donnés et qui répondent du succès de ses diverses opérations, qu'il souhaitcroit pouvoir exercer pour quelques tems ses talens en cette ville, sous offre d'y traiter les pauvres gratis et de faire tant en présence de vos Seigneuries que ceux qu'il vous plaira indiquer les opérations qu'il vous plaira. A ces causes, il a recours à vos Seigneuries, Messieurs, à ce qu'il vous plaise, vu les certificats, privilèges et attestations dont il est fourni, luy accorder la permission d'exercer en cette ville, pour le temps qu'il vous plaira indiquer, les talens qu'il a acquis. Ce faisant, etc.

APPOSTILLE. — Avis du collège des médecins. Fait en halle, le 20 octobre 1753. H. F. Le Roy.

Le nommé cy dessus, aiant comparu au collège des médecins et y aians été examiné sur les opérations qui sont spécifiés cy dessus, l'ont trouvé en état de les entreprendre et de les exercer. Lille, ce 25 octobre 1753. Signé : Fauvel, médecin, sindic dudit collège.

APPOSTILLE. — Vu l'avis, nous autorisons le suppliant de faire les opérations en qualité d'oculiste seulement. Fait en halle, le 15 novembre 1753. Du Chasteau de Willermont.

II. — *Certificat.* — Nous, administrateurs de la Charité générale de Lille, déclarons, certifions et attestons à tous qu'il appartiendra que le Sr Guillaume-Constantin Laaser, oculiste anglois, aiant, en vertu de notre permission accordée sur l'avis du collège des médecins de cette ville, fait la visite des pauvres nourris et entretenus à l'hôpital général de cette ditte ville et dans les autres maisons de charité dépendantes de cette administration, et trouvé audit hôpital les nommées Rose Dilly, âgée de 68 ans, aveugle depuis huit ans, ayans les deux yeux couverts de cataractes, et Marguerite-Thérese Delannoy, âgée de 77 ans, ne voyant que d'un œil, aiant l'autre couvert d'une cataracte, leur en a fait l'opération avec dextérité le 28 octobre dernier ; qu'aiant aujourd'huy fait venir devant nous, assistés des sieurs Cointrel et Robert, médecin et chirurgien pensionnés audit hôpital, lesdites femmes, non seulement elles nous ont assuré voir, mais encore nous nous en sommes convaincus en leur présentant divers objets et différentes couleurs qu'elles ont nommés et distingués, et finalement lesdits sieurs médecin et chirurgien nous ont déclaré qu'ils ne s'apercoivent pas qu'il y ait jusqu'à ce jour aucun danger à craindre de laditte opération. En témoin de quoy nous avons aux présentes dépêchées sous la signature de l'un des grefiers de laditte charité générale, à la requête dudit Laaser, fait apposer le scel ordinaire de notre administration. Ce 10 novembre 1753.

III. — Relation des chirurgiens. — Nous soussignés, maîtres chirurgiens jurés en la ville de Lille, certifions de nous être transportés, par ordre de Messieurs du Magistrat de laditte ville, pour examiner et visiter à l'hôpital Saint-Joseph le nommé Gilles de Faucompret, âgé de 66 ans, natif de Lille, à l'occasion de l'opération de la cataracte qui a été faite par le sieur Laserre, opérateur oculiste. Ledit Faucompret nous a déclaré qu'il distinguoit les gros objets avant qu'on luy a fait l'opération, et depuis l'opération il ne distingue aucun objet ; par l'examen que nous avons fait de l'œil droit sur lequel il a opéré, l'œil gauche étant perdu depuis plusieurs années, nous avons observé qu'une portion de la cataracte étoit passé dans la chambre antérieure, et que l'autre portion étoit restée confondue dans les humeurs de l'œil, ce qui empêche que les rayons de la lumière ne puissent passer la prunelle sans aucun mouvement ; les membranes de l'œil un peu enflamées, en sorte que le susdit est aveugle sans ressource ; nous ne pouvons pas juger aujourd'huy de quelle espèce de maladie étoit compliquée la cataracte icy devant, n'ayant pas vu le sujet avant l'opération. A l'égard de celuy qui a été pratiqué dans le même hôpital et qu'il a entrepris de guérir, il est comme auparavant. Nous nous sommes ensuite transportés à l'hôpital général, où nous avons examiné deux femmes, l'une desquelles, âgée de 68 ans, à laquelle il a abatu la cataracte à l'œil droit, et une autre, âgée de 74 ans, à laquelle il a abatu deux cataractes avec succès. Les deux femmes distinguent les objets autant que leurs grandes âges peuvent le permettre. D'ailleurs sont parfaitement guerries, sans inflammation, ny douleurs aux yeux. En foy de quoy, nous avons donné le présent certificat. Fait à Lille, le 14 novembre 1753. F. Vandergrat. Robert.

A. C. L., Aff. gén., c. 1276, d. 1.

289-292.

1753, 19-22 novembre. — « *Affaire Verly père et fils* ».

I. — A Messieurs les mayeur et eschevins de Lille.

Remontrent très humblement les doïen et maîtres du corps et art de la chirurgie de cette ville de Lille, qu'il est venu à leur connoissance que le sieur Verly fils, médecin en cette ville, a vu en sa qualité pendant un mois et demi Marie-Françoise-Julie Michelle, femme de Pierre-Antoine-Joseph Levincourt, maître cordonnier en cette ville, accidentée d'un abcès à la cuisse, qui quoyque la cure d'un pareil accident regarde la chirurgie et que le sieur Verly n'auroit point dû continuer ses visites sans faire appeler un chirurgien pour faire l'ouverture de l'abcès, cependant il ne s'est point conduit de cette façon, mais tout au contraire il luy a ordonné des remèdes les plus dangereux et les plus violents, dont l'application s'est faite par le sieur Verly, son père, marchand épicier en cette ville ; lesquels remèdes, bien loin de guérir cette femme, ont empiré le mal, de sorte que ledit sieur Verly, médecin, l'ayant vu le 14 de ce mois sans ressource, a proposé luy faire donner l'extrême onction ; de quoy ayant été fait part au sieur Duriez, vicaire de la paroisse de St Estienne, il vint voir cette femme et conseilla avant tout d'en parler au sieur Chastenet, chirurgien, lequel étant venu le même jour quatorze de ce mois examiner la playe, trouva que c'était un abcès qu'il perça en suitte, en présence du sieur Saladin, médecin, ce qui soulagea cette femme par la grande quantité de matière purulente qui sortit de la playe, nonobstant que le sieur Verly luy eût assuré qu'il n'y en avoit pas non plus que sur sa main. Et d'autant que la conduite dudit sieur Verly, médecin, et celle de son père sont une contravention formelle aux lettres, statuts et ordonnances concernant la chirurgie, les remonstrans sé retirent vers votre justice, Messieurs, pour qu'il vous plaise condamner ledit sieur Verly, médecin, en 50 livres d'amende et ledit sieur Verly père en 100 livres, attendu que la contravention de celuy-cy est réitérée et ne peut être regardée que comme un mépris formel de votre sentence du 9 octobre dernier, qui l'a condamné en amende pour avoir exercé la chirurgie, ensemble leur faire deffences de récidiver sous telles peines et amendes plus fortes qu'il vous plaira arbitrer, et les condamner aux dépens. Ce faisant, etc. Signé : Couvreur.

Parties comparaîtront à la prochaine audience. Fait en halle le 20 novembre 1753. Signé : H. F. Le Roy.

II. — Mémoire pour les doyen et maîtres chirurgiens. — P. J. Pollet, doyen. — L. F. Robert. — L. L. Prévost. — J. F. Vinchant. — L. Chastanet, maîtres du corps.

III. — Attestation de Delevincourt et sa femme, 17 novembre 1753.

IV. — Audience du 22 novembre 1753. — Nous, en donnant acte aux parties de leurs comparutions, dires et réquisitions, avons retenu la cause en avis, pour en être fait rapport dans la chambre aux visitations des procès.

A. C. L., Aff. gén., c. 1276, d. 6.

293-296.

1754-1755. — « *Affaire Plancq* ».

I. — Mémoire pour le collège des médecins de la ville de Lille, demandeur par requête répondue le 8 novembre 1754, contre le sieur Plancq, chirurgien major de l'hôpital militaire de cette ville, assigné et défendeur, pardevant Messieurs les mayeur et eschevins de la ville de Lille.... Après avoir avoué que la maladie du sieur Jacques Wartel étoit dans son principe du ressort de la médecine, puisqu'il est convenu que c'étoit une indigestion, il imagine, pour se sauver de la peine de sa contravention aux ordonnances du Roy, dont il est si justement accusé, une descente ou rupture désavouée généralement par tous les parens.... Le collège a lieu d'espérer l'entérinement de sa requête, et que, suivant ce, le sieur Plancq sera condamné en l'amende de 500 livres comminée par l'art. 26 de l'édit du mois de mars 1707, et que défenses lui seront faites de plus s'immiscer à l'avenir de faire la médecine. A quoi on conclut, demandant toujours dépens.

II. — Réponse du sieur Plancque... J'ai traité le sieur Wartel d'une hernie dans les règles de l'art ; après la réduction, je lui ai ordonné le régime convenable. Pendant le temps que je l'ai vu seul, aucune autre maladie ne s'est manifestée. Pouvais-je prévoir que le vendredi un mal caché se seroit développé ? Il suffit pour ma justification qu'alors je n'ai plus agi seul....

III. — Attestation des affirmations du sieur Plancque, signée De Ghewiet, veuve Jacques Wartel; Marie-Élisabeth-Joseph Wartel; Auguste-Joseph Wartel, 22 mars 1755.

IV. — Réplique du Collège à la réponse imprimée du s^r Plancque, 14 avril 1755.

297-309.

1754-1755. — « *Affaire des médecins contre les chirurgiens et apothicaires* ».

I. — Requête du collège des médecins. — Les médecins du collège de cette ville supplient Messieurs du Magistrat de rendre une ordonnance par laquelle en réitérant ce qui est statué par les édits, déclarations et les précédens réglemens, il soit déclaré :

1° Que personne ne peut exercer la médecine à Lille, même gratuitement, sans s'être préalablement fait aggréger audit Collège en représentant leurs lettres de doctorat ou de licence.

2° Qu'il soit défendu à tous apotiquaires, droguistes, épiciers et tous autres de délivrer aucun médicament ou remède destiné à entrer dans le corps humain sans ordonnance par écrit d'un médecin, lesquelles ordonnances seront dattées et signées.

3° Qu'il soit défendu, en conformité du règlement du 7 février 1632, à tous chirurgiens d'entreprendre aucune opération d'importance, telles que du trespan, de la taille, la fistule à l'anus, l'amputation de quelque membre, etc., aucune cure d'accident considérable tels que la cangrène, playes à la tête, à la poitrine, au ventre, celles qui attaquent les artères ou les tendons etc., sans y appeller un médecin aggrégé audit collège ; ce qu'ils seront pareillement tenus de faire avant de commencer à traiter du mal de Naple, sans telle peine et amende qui sera réglé.

4° Qu'il soit enjoint à tous chirurgiens de se borner aux opérations de chirurgie manuelle, avec défences de composer, vendre ou débiter aucun médicament ou remède destiné à entrer dans le corps humain.

Dans l'assemblée de loy du 12 novembre 1753, le procureur sindic de cette ville a été chargé de communiquer amiablement aux maitres apotiquaires et chirurgiens les articles ci-dessus pour, leurs observations vues, être ordonné ce qu'il appartiendra.

II. — Requête des maîtres chirurgiens. — A Messieurs les mayeur, etc.

Suplient très humblement les maîtres chirurgiens de cette ville, disant que quelques médecins du collège de la même ville ayant présenté à Monsieur Ringuier un amas confus et indigeste d'ordonnances, de réglemens, d'arrêts anciens et modernes dont quelqu'uns sont restés dans l'oubli et quelqu'autres n'ont jamais été publiés en cette ville, d'où ce dernier a pris la peine d'extraire quatre articles qu'il a remis le 12 novembre dernier à Vos Seigneuries comme un projet de réglement demandé par lesdits médecins, à la fin duquel vous avez chargé votre procureur sindic de le communiquer aux maîtres apoticaires et aux suplians, pour, leurs observations vues, être ordonné ce qu'il appartiendroit, par où les adversaires des suplians ont reconnu que leurs prétentions énoncées dans ledit projet étoient des nouveautés fondées au plus sur des réglemens tombés en non usage et qui n'avoient plus force de loi faute d'exécution et Vos Seigneuries préjugent qu'elles n'auroient point scellé ce projet de leur autorité, si les suplians avoient eu des raisons solides pour s'y opposer ; en conséquence de quoy les suplians ont formé le mémoire cy-joint, où ils se flattent d'avoir combattu avec avantage la demande desdits médecins et où ils se sont rendus demandeurs en autre réglement pour éviter que, dans la suite, on ne leur suscite la même tracasserie ; depuis la formation duquel mémoire lesdits médecins ont présenté une espèce de requête à Vos Seigneuries qui a été communiqué aux suplians le 28 du présent mois de janvier, de la même façon que le susdit projet, expositive qu'ils regardent le précis qui a été communiqué par vos ordres aux maîtres apoticaires et chirurgiens et le bruit qui en est répandu dans la ville comme suffisant pour les tenir avertis de ce que les édits, les ordonnances et vos sages réglemens deffendent, s'imaginant sans doute par la plus grande de toutes les illusions que c'est assez que l'on soit informé de leur fausse démarche pour qu'un simple projet passe en force de réglement, absurdité qui ne peut tomber que dans leur esprit, qui fait voir qu'ils n'ont aucun moyen plausible pour appuyer leurs frivoles prétentions, mais qui n'empêche pas qu'il n'échet de faire droit sur les demandes respectives des parties.

A ces causes, les suplians ont très humblement recours à votre autorité, Messieurs, ce considéré, il vous plaise en statuant sur icelles édicter un réglement conforme aux conclusions du mémoire cy-joint, et là où vous trouveriez bon de le faire communiquer auxdits médecins avant faire droit, ordonner qu'il le sera de la même façon que l'ont été aux suplians le susdit projet de réglement et la susdite requête des médecins, avec injonction à eux de fournir leur réponse dans tel terme qu'il vous plaira préfiger, à tel péril que de droit. Ce faisant, etc. Wartel.

Appostille. — Soient la présente requête et le mémoire joint, ensemble la réponse des apoticaires, mises ès mains du procureur de ville qui en donnera communication aux médecins pour leurs observations vues être ordonné ce qu'il appartiendra. Fait en halle, le 22 février 1754. Rousseau.

III. — Réponse du collège des médecins présentée le 8 août 1754.

IV. — Mémoire pour les maîtres chirurgiens opposans au projet de réglement des médecins et renversallement demandeurs en autre règlement... On supplie très humblement Messieurs du Magistrat de porter un règlement qui fixe les limites des deux corps, et d'ordonner :

1º Que dans toutes les maladies et les opérations de chirurgie, les chirurgiens pouront opérer et administrer les remèdes convenables, tant internes qu'externes, sans être forcés d'appeller un médecin, laissant au malade la liberté d'en appeller ou de n'en point appeller ; mais que dans les cas difficiles ils seront tenus, surtout les nouveaux maîtres, d'appeller quelqu'un de leurs confrères pour renfort.

En marge : Cet article est conforme au serment que l'on exige des chirurgiens, et à l'article IX de l'arrêt du Conseil d'État du Roi du 4 juillet 1750.

2º Qu'ils ne seront pas plus obligés d'appeller un médecin dans le traitement du mal de Naples, avec deffence d'administrer des remèdes dans ces sortes de maladies, à tous ceux qui ne seront pas maîtres chirurgiens.

En marge : C'est la disposition de l'article 1 de l'Édit du Roi, publié en cette ville en 1692

3º Que dans toutes les consultations où il sera apellé des médecins et des chirurgiens, soit sur des maladies procédantes de causes extérieures, soit sur des maladies d'un autre genre, dans lesquelles il poura y avoir lieu de faire une opération chirurgicale, comme la taille ou autres semblables, les chirurgiens donneront leurs avis les premiers, et leurs voix seront comptées comme celles des médecins, qui opineront après tous les chirurgiens.

En marge : Ce sont les propres termes de l'article IX de l'arrêt du Conseil d'État du Roi, du 12 avril 1749.

4° Qu'il soit ordonné qu'à l'avenir les sages femmes et les lithotomistes seront examinés et reçûs par le doyen et les quatre maîtres du corps de la chirurgie, le médecin et le chirurgien de la ville.

En marge : La taille et les accouchemens sont des dépendances de la chirurgie ; d'ailleurs l'article, en ce qui regarde les sages-femmes, est modellé sur l'article LXXV des statuts et réglemens pour les chirurgiens des provinces, établis ou non établis en corps de communauté, confirmés par une déclaration du Roi du 24 février 1730.

5°. Que les opérateurs seront examinés dans la même forme.

En marge : Ce droit est dû aux chirurgiens et leur est conservé par le réglement de Messieurs du Magistrat, du 23 octobre 1714.

V. — Réflexions du collège des médecins sur le mémoire précédent.

VI. — Réflexions pour les maîtres chirurgiens concernant le droit que quelques médecins leur disputent d'examiner les sages-femmes, les lithotomistes, les oculistes et autres opérateurs.

VII. — Projet d'une société de chirurgie ou école d'émulation, présenté à Messieurs du Magistrat par les chirurgiens de Lille. (Voir ci-dessus, n° 274).

VIII. — Avis du procureur syndic. — Conclut à ce que le réglement proposé par les médecins soit adopté, et qu'il soit déclaré aux chirurgiens, qu'il a déjà été suffisament statué sur les différens articles contenus en leur demande de nouveau réglement, et qu'il n'échet de prononcer une seconde fois. — Quant à la demande d'une société, que cet établissement ne sçauroit occasionner que des difficultés et de la jalousie pour ceux des chirurgiens qui ne seront pas du nombre des douze associés ; que la communauté des chirurgiens peut convenir de ceux d'entre eux qui se destineront à panser les pauvres, sans besoin pour cela que l'autorisation du Magistrat intervienne ; que chacun des chirurgiens qui fera des cures dans son district, en pourra rendre compte à la première assemblée de la communauté, ou à celle des leçons d'anatomie où préside le sieur Boucher, pour y dresser les mémoires des cures extraordinaires et être envoyés à l'Académie s'il y échet. — 1er octobre 1754.

IX. — Lettre de M. Bagieu à M. Ringuier. — Monsieur, La bonté avec laquelle vous m'avez écouté, lorsque j'ay eu l'honneur de vous parler des chirurgiens de votre ville, m'avoit persuadé qu'étant prévenu contre eux, vous leur seriez plus favorable. Votre complaisance m'a abusé, je l'avois prise pour une persuasion ; elle n'en a eu que l'aparence. Oseray-je vous dire, Monsieur, que, trop attaché aux anciens usages que vous réclamez contre vos chirurgiens, vous ne faites pas autant d'attention que vous en êtes capable aux prétentions réciproques de Messieurs vos médecins et chirurgiens. Cependant des affaires pour lesquelles vous donnez vos conclusions par état, pas une ne doit vous paroitre de cette importance. Il s'agit de la conservation de la vie des hommes : elle a été confié à deux professions créées pour un employ aussy noble, mais trop étendu pour n'en faire qu'une, comme du tems de nos premiers maîtres ; elles ont leurs bornes et leur objet, comme elles ont leurs études et leurs expériences particulières. Quelle erreur, Monsieur, de penser que l'une de ces professions soit capable de conduire l'autre ! Cependant cette erreur toute dangereuse qu'elle est, s'est accréditée longtems et elle le seroit encore, même dans la capitale du plus éclairé et du plus sage des états, si l'équité réfléchie des Magistrats n'avoit enfin fixé à leur justes bornes deux professions qui concourent également au même bien.

Messieurs les maîtres chirurgiens de votre ville, Monsieur, ont recours à la même équité, elle est de tous les pays, parce que les hommes y sont également chers. Vous devez être par état leur organe, comme vous êtes celui des médecins. Il est possible, il y a même aparence que vous pensez favorablement pour ces derniers. Mais n'est-ce pas une raison assez pertinente pour donner des conclusions que Messieurs les chirurgiens sollicitent depuis si longtems, et dont le retardement suspend un jugement si nécessaire ?

Je réponds de votre bonne foy, Monsieur ; vous êtes né dans un pays et vous êtes magistrat d'une ville où la justice et la probité, qui vous est naturelle, n'ont point encore reçu d'atteinte illégitime ; mais permetez moy de vous dire que vous ne faites pas seul le respectable tribunal qui doit décider sur des affaires aussy importantes.

C'est avec la plus vive douleur pour vous, Monsieur, que je sçay depuis longtems que vos affaires vous rendent inaccessible aux fréquentes visites de Messieurs les chirurgiens et je sçay depuis peu qu'enfin vous leur avez accordé une audiance pour leur faire entendre qu'il ne seroit pas possible de leur accorder en tout ny en partie la réception des accoucheurs, des sages-femmes, des lithotomistes et des autres opérateurs, et qu'à l'égard d'une académie, qu'on pourroit y donner les mains à condition qu'un médecin présideroit à leur séances. Il est possible que cela sera ainsi décidé, mais la chose ne se peut sans une décision. Sans doute que Messieurs les médecins vous ont donné des pièces victorieuses. Mais pourquoy, sachant que je me suis mis à découvert sur cette double affaire, m'ont-il laissé ignorer les conséquences dangereuses de mon zelle. Ont-ils d'autre témoignage à alléguer qu'un usage aussy abusif que pernicieux?

La chirurgie n'est pas une science conjecturale, elle est positive, elle est démontrée, mais ce n'est que par ceux qui la pratiquent par eux-mêmes, c'est ce que nous avons si manifestement éprouvé à la célèbre faculté de la capitale, qu'elle a été forcée d'aplaudir aux lois qui ont borné leurs prétentions mal entendues.

Au reste, Monsieur, je ne cite pas cet exemple pour surprendre votre religion, je ne désire que vos conclusions vis à vis le respectable tribunal qui doit décider avec vous sur des contestations aussy intéressantes.

Si vous avez pensé que je suis convenu qu'un médecin présideroit aux séances académiques, vous avez confondu la présidence à l'égard des examens, avec celle qui doit être établie à l'académie. Si vous vouliez vous donner la peine de lire le projet de cet établissement aussy charitable qu'instructif, vous verriez sans peine qu'un médecin seroit aussy déplacé dans les assemblées qui concernent les maladies extérieures, qu'un chirurgien le seroit s'il vouloit présider dans des assemblées d'une faculté où il ne s'agiroit que des maladies intérieures. Chacune de ces professions a son lot, et je puis vous assurer avec le plus grand des médecins que la vie est trop courte pour voir toute l'étendue de deux arts aussy difficiles.

Je vous suplie, Monsieur, de vous resouvenir que S. A. M. le prince de Soubise a très fort aprouvé ce prétendu projet d'académie; ce prince aussy judicieux qu'ami de l'humanité se prêteroit à son établissement et vous le demanderoit s'il ne connoissoit sur cela les dispositions de plusieurs de vos magistrats.

J'ay l'honneur d'être avec autant d'estime que d'attachement, Monsieur, votre très humble et très obéissant serviteur. Bagieu. — A Paris, le 2 novembre 1754.

X. — Réflexions pour les maîtres chirurgiens, 20 février 1755.

XI. — Second mémoire des chirurgiens de Lille. — 1° Ce seroit aller contre le bien public de mettre les chirurgiens dans une dépendance servile des médecins. — 2° Ce seroit s'écarter du bien public, de ne point confier aux chirurgiens l'examen des lithotomistes, des sages-femmes et des opérateurs. — 3° Ce seroit blesser le bien public de ne point accueillir le projet de société de chirurgie, que les chirurgiens ont eu l'honneur de présenter. — 16 mai 1755.

XII. — Règlement du Magistrat. — Dans l'assemblée de Loy du 26 novembre 1755, après avoir ouï le rapport des demandes en règlement formées tant de la part du collège de médecine de cette ville, que de celle du corps des maîtres chirurgiens, et vus les mémoires et observations fournies de part et d'autre servans à leurs intentions et par le corps des apoticaires, vu aussy nos règlemens du 7 février 1632, 12 may 1681, 25 juillet 1684, l'édit du Roy du mois de mars 1707 et notre délibération du 23 juillet 1748, ensemble les conclusions du procureur du Roy sindic de cette ville, tout considéré, Nous, rewart, maïeur, eschevins, conseil et huit hommes de la ville de Lille, quant à la demande dudit collège, à ce qu'il soit deffendu à toutes personnes d'exercer la médecine en cette ville, même gratuitement, sans lettres de doctorat ou de licence, déclarons qu'il est suffisamment pourvu par le susdit édit du mois de mars 1707 enregistré au parlement de Flandres, faisant deffenses à tous ceux qui ne sont pas licentiés en médecine d'en exercer la profession, à peine de 500 livres d'amende. Quant à la demande dudit collège à ce qu'il soit deffendu à tous apoticaires et autres de délivrer aucun médicament ou remède destiné à entrer dans le corps humain, sans ordonnance par écrit d'un médecin dattée et signée, la demande au contraire desdits maîtres chirurgiens à ce que dans toutes les maladies et les opérations de chirurgie ils pourront administrer et ordonner tous les remèdes tant externes qu'internes, Nous déclarons que lesdites deux demandes pour être trop générales et contraires à notre susdit règlement du 7 février 1632, ne peuvent être accordées. Sur la demande dudit collège à ce

qu'il soit deffendu à tous chirurgiens d'entreprendre aucune opération importante sans y appeler un médecin aggrégé audit collège, et la demande au contraire du corps des chirurgiens à ce qu'il soit réglé que dans les cas difficiles ils ne seront tenus (surtout les nouveaux maîtres) que d'appeler quelqu'uns de leur confrères pour renfort, nous déclarons que nous n'entendons rien innover à cet égard à ce qui est prescrit par l'article douzième de notre susdit règlement du 7 février 1632 qui continuera d'être exécuté selon sa forme et teneur. Quant à la demande dudit corps des chirurgiens à ce que les examens des sages-femmes, des lithotomistes et autres semblables opérateurs étrangers qui sont attribués et confirmés audit collège par nosdits règlemens du 12 may 1681, 15 juillet 1684 et délibération du 23 juillet 1748, seront faits à l'avenir par les doïen, quatre maîtres du corps, les médecins et chirurgiens jurés de la ville, nous déclarons que nosdits réglemens et délibérations continueront d'être exécutés selon leur forme et teneur. Sur la demande du corps des maîtres chirurgiens en érection d'une société chirurgicale ou école d'émulation, nous permettons aux douze maîtres chirurgiens qui ont signé l'acte qui nous a été présenté à cet égard de s'assembler quant ils le trouveront convenir, dans l'endroit qu'il leur sera par nous indiqué, pour discourir, raisonner et former des mémoires sur les cas de chirurgie et à cet effet de convenir entre eux à l'intervention dudit procureur sindic des règles qu'ils voudront suivre pour lesdites assemblées, nous réservant cy après, à proportion du progrès que nous remarquerons de ce commencement d'établissement et de l'utilité qu'il en reviendra au public, de l'ériger et perpétuer en forme de société académique, suivant les articles du règlement que lesdits maîtres chirurgiens nous ont présentés ou tels autres que nous trouverons convenir. Ordonnons, sur le réquisitoire dudit procureur sindic, que l'ancienne formule de serment qui a toujours du être prêté sans aucune innovation par les aspirants reçus à la maîtrise de chirurgie, sera rétablie telle qu'elle se trouve énoncée dans notre susdit règlement du 7 février 1632, article premier ; et pour que ledit collège de médecine et ledit corps des chirurgiens aient à se conformer à notre présente délibération, copie d'icelle leur sera délivrée à la diligence du procureur sindic. — Fait en conclave, la Loy assemblée, les jour, mois et an que dessus.
H.-F. Le Roy.

XIII. — Les règles dont les soussignez maîtres chirurgiens sont convenus, à l'intervention du procureur sindic de cette ville, en conséquence de la délibération de Messieurs du Magistrat du 26 novembre 1755.

1° Ils s'assembleront une fois chaque semaine dans une place de l'hôtel de ville ou autre qui leur sera désignée par Messieurs du Magistrat, pour se communiquer les observations qu'ils auront faites sur quelque maladie ou opération de chirurgie.

2° Ils ne pourront donner au public les mémoires qu'ils auront faits, avant avoir été approuvez par le plus grand nombre d'entre eux.

3° Dans toutes les affaires où il faudra opiner, le doyen recueillera les voix suivant l'ordre des réceptions en maîtrise de chirurgie.

4° S'il y a opinion de partage, la matière sera remise à l'examen de l'assemblée immédiatement suivante, et on ne pourra en traiter une autre avant que celle-là soit finie.

5° Avant qu'aucune assemblée se divise, on devra avoir choisi une matière de chirurgie sur laquelle quelqu'un d'entre les présens sera chargé de faire des observations.

6° Lorsqu'un mémoire aura été approuvé, il sera signé par le plus jeune des confrères, qui dressera pour cet effet un projet d'approbation, qui ne pourra être transcrit dans le registre aux délibérations qu'après avoir été examiné à l'assemblée suivante.

7° Lorsqu'il ne se trouvera pas plus de cinq confrères assemblez, on ne pourra approuver aucun mémoire.

8° Aucun des confrères ne pourra se dispenser de se rendre aux assemblées ordinaires et à l'heure convenue sans en avoir prévenu le doyen.

9° Lorsque quelqu'un se sera absenté plus de deux fois sans cause légitime, on choisira un autre confrère pour venir aux assemblées en sa place.

10° Il sera libre à tous les autres maîtres chirurgiens de se trouver aux assemblées ordinaires que feront les soussignez et d'y faire part des observations qu'ils pourront avoir fait sur quelques matières de chirurgie.

A. C. L. Aff. gén., c. 1271, d. 1.

310.

1754, 27 juin. — *Interdiction d'exercer la chirurgie.*

Veu les pièces de l'instance d'entre les doyen et maîtres du corps et art de la chirurgie de cette ville de Lille, demandeurs par libelle et exploit du 8 aoust 1753 d'une part, Joseph Sauvage, galonneur, demeurant en cette ville, opposant d'autre, et la sentence interlocutoire par laquelle vous demandez mon avis et deffendez par provision audit Sauvage d'exercer la chirurgie.

Il s'agit, Messieurs, de sçavoir si l'opposant, en qualité de garde de S. A. Monseigneur le Prince de Soubise, a la liberté d'exercer la chirurgie en cette ville. A prendre le règlement du 9 aoust 1731, art. 3, au pied de la lettre, il semble que ce droit luy est acquis. Il accorde aux gardes la faculté d'exercer la profession qu'ils jugent à propos, sans pouvoir être inquiétés par les maîtres des différens corps d'arts et métiers sous prétexte qu'ils n'auroient pas fait d'apprentissage ni chef-d'œuvre; il n'excepte que les professions de perruquiers, qui sont créés en titre d'office, et celles des cabaretiers à vin et à bierre qui sont pareillement créés en titre d'office et réunies à leur corps. La chirurgie n'est pas exceptée, et par conséquent l'on peut dire qu'il est libre aux gardes de l'exercer. Mais si l'on entre dans l'esprit de ce règlement, on reconnaîtra aisément qu'il n'a jamais entendu accorder aux gardes l'exercice de toutes sortes de professions indistinctement et que, quoy qu'il n'ait excepté que les professions des perruquiers et des cabaretiers à vin et à bierre, il y en a d'autres qui le sont naturellement d'elles-mêmes à cause de leur importance et du bien public, qui n'en doit permettre l'exercice qu'à des personnes d'une expérience reconnue, comme sont celles de la chirurgie et de la pharmacie. Le règlement en accordant la liberté aux gardes d'exercer la profession qu'ils jugent à propos doit s'interpréter sainement et être limité aux professions purement méchaniques et qui seules conviennent aux personnes réduittes à se couvrir d'une bandoulière ; il n'y auroit pas l'ombre de raison de l'étendre à celles qui approchent des arts libéraux qui ont des règles particulières et rapport à la conservation du genre humain. D'ailleurs, il y a un projet d'un nouveau règlement qui éclaircit celuy du 9 aoust 1731, il a été approuvé dans l'assemblée de Messieurs les députés ordinaires et permanens, le 16 juillet 1753, on y a excepté plusieurs professions dont l'exercice ne convient point aux gardes, on y a observé à l'égard de celles des appotiquaires et chirurgiens qu'on ne les mettoit pas du nombre, parce que l'on supposoit qu'on n'admettroit aucun garde à l'exercice d'aucune profession, qu'après avoir fait chefs d'œuvre (les examens sont le chef-d'œuvre chez les chirurgiens); mais que si l'on étoit d'un avis contraire, ce seroit pour lors une nécessité de mettre ces professions en réserve pour l'interrest public. Ce règlement aiant été lu le 25 de ce mois en présence de M. de Séchelles et de Messieurs les députés ordinaires et permanens, l'on est convenu que les gardes ne devoient point se prévaloir du règlement pour exercer la chirurgie. Ainsi nul doute que les demandeurs sont bien fondés dans leurs fins et conclusions; cependant comme l'opposant a été reçu garde le 11 décembre 1751, qu'il a lors déclaré de choisir la profession de chirurgien barbier et qu'il n'y a pas de doute qu'il a cru de bonne foy pouvoir l'exercer, je pense qu'il y a lieu à le dispenser de l'amende. Il n'en est pas de même des dépens de l'instance qu'il a occasionné et encouru par sa contestation. Pourquoy, Messieurs, je requiers que les fins et conclusions des demandeurs soient adjugés définitivement, en dispensant néanmoins l'opposant de l'amende et le condamnant aux dépens. Fait ce 27 juin 1754. E. Delavallée.

En marge : Suivi le 28 juin 1754.

A. C. L., Avis du Procureur syndic, année 1754, p. 54.

311.

1754, 18 octobre. — *Sage-femme des pauvres.*
(Voir : *Un chapitre* etc., p. 23).

312.

1755, 5 juillet. — *Gratifications pour opérations de chirurgie.*

Le cinq juillet 1755, la Loy assemblée, rapport fait que le sieur Lecat, chirurgien major de l'hôpital militaire de Rouen, qui étoit venu en cette ville à la sollicitation de quelques personnes pour leur abbattre la cataracte, aïant bien voulu en même tems l'abbattre gratuitement à plusieurs pauvres, tant à l'hôpital général qu'ailleurs, qu'il avoit aussy fait de même d'autres opérations importantes et donné ses avis aux malades qui alloient le consulter, qu'il avoit pour suffire à tout été souvent obligé d'emploïer le sieur Bastille, chirurgien-major du régiment roïal dragons en garnison en cette ville, qui alloit seul visiter les malades et renouveller leurs appareilles après que les opérations étoient faites ; que de plus le sieur Vandergracht, chirurgien en cette ville, avoit beaucoup employé de tems à examiner les personnes qui croient pouvoir être opérées par ledit sieur Lecat et à prescrire un régime à ceux qu'ils estimoient en état de pouvoir l'être. La matière mise en délibération, il a été résolu de faire présent au premier de vingt louis, de trois audit sieur Bastille, de deux audit sieur Vandergracht.

A. C. L., Reg. aux résolutions, n° 34, f. 217.

313.

1755, 19 septembre. — *Refus de maintenir en exercice les maîtres du corps sortants.*

A Messieurs du Magistrat de Lille,

Supplient très humblement les maîtres du corps des chirurgiens de cette ville, disant que l'avantage de leurs corps, qui se trouve si étroitement lié avec celuy du public, demande et exige que les affaires entamées soient dirigées, soutenues et suivies par le même esprit de concorde et d'émulation qui les a conduits jusqu'à présent, surtout l'établissement d'une société de chirurgie qu'ils espèrent obtenir, Messieurs, de votre attachement au bien public ; mais comme le tems où l'on a coutume de renouveller les maîtres approche et qu'il feroit craindre qu'un changement dans la maîtrise produise un changement dans la façon de penser des maîtres, les supplians ne trouvant rien d'onéreux quand il s'agit de travailler et de donner tous leurs soins aux progrès de la chirurgie ; les supplians, dis-je, quelque pénible que soit la maîtrise, ne désirent pas moins de la conserver uniquement pour consommer un projet conçu par leur zèle et dont l'utilité deviendra de jour en jour plus sensible ; ce qui les engage, Messieurs, à vous demander en grâce de les continuer cette année. Ce faisant, etc. Signé : Robert Prévot, Vincent et L. Chastenet.

APOSTILLE. — Vu la présente requête, ce qui se requiert ne peut s'accorder ; ordonnons en conséquence de procéder cette année au changement des maîtres en la manière accoutumée. Fait à l'assemblée de Loy du 19 septembre 1755. — Signé : Du Chasteau de Willermont.

A. C. L., Reg. aux chirurgiens, n° 26, f. 1.

314.

1755, 8 octobre. — *Autorisation pour la cure des hernies.*

A Messieurs les rewart, maïeur, etc.

Suplie très humblement François Paschal, marchand péruquier demeurant en cette ville, disant qu'il a eû l'honneur de vous présenter sa requête au sujet qui suit ci-après et que vous avez eu la bonté d'appostiller, laquelle a été remise au greffe et ailleurs qui se trouve égaré, qu'il est venu à sa connoissance par le moïen d'un de ses amis qui lui a bien voulu communiquer un secret radical concernant la guérison des descentes qui s'est ensuivi par des certificats des personnes guéries et ceux des chirurgiens jurés de cette ville qui ont été remis à M. de Villermont, procureur sindic de cette ville ; il ose se flatter d'être assez heureux d'avoir acquis par expérience la capacité suffisante pour guérir radicalement de pareils maux qui surviennent aux humains de tous âges jusqu'à celui de soixante ans, ainsy qu'il en a donné des marques, même des preuves non équivoques, par les guérisons de plusieurs notables habitans de cette ville, qui ont eu le malheur des descentes de différens genres, sans autre travail que l'application d'une emplâtre sur la partie affligée d'une certaine composition dont le secret ne lui a été confié qu'au moïen d'une dépense considérable qu'il a fait pour y parvenir ; et désirant faire usage de ce même secret au soulagement et guérison des habitans de cette ville et autres qui voudront en profiter, il souhaiteroit à cet effet avoir l'approbation et être autorisé de vos seigneuries ; à ces causes, il prend la liberté de se retirer vers vous, Messieurs, ce considéré, il vous plaise, ayant favorable égard que le supliant est en état de prouver l'efficacité de son remède pour la guérison radicale des descentes, lui permettre de travailler à mettre ce secret en usage pour le service du public, de le faire annoncer et afficher dans cette ville. Ce faisant, etc.

APPOSTILLE. — Veu la présente requête, les certificats joints et l'avis du procureur sindic, nous permettons au supliant de faire usage par provision et jusqu'au rappel du secret dont il s'agit pour la guérison des descentes. Fait en conclave, la loy assemblée, le 8 octobre 1755. Signé : H. F. Le Roy.

A. C. L., Aff. gén., c. 1276, d. 6.

315-317.

1756, 21 janvier-1" avril. — *Premier projet d'un cours d'obstétrique par le chirurgien Warocquier.* (Voir : *Un chapitre* etc., p. 29 à 33.)

318.

1756, 22 mars. — « *Mémoire que les chirurgiens de la ville de Lille en Flandres ont l'honneur de présenter à M. le comte d'Argenson, secrétaire d'État.* » — *Réponses en marge du Magistrat et de la Gouvernance de Lille.*

De tous les juges du royaume, la Gouvernance et le Magistrat de la ville de Lille sont les seuls qui résistent à l'entière exécution des loix que Sa Majesté a édictées pour la police de la chirurgie de toute l'étendue de sa domination.

En marge : Les chirurgiens de Lille avancent une fausseté manifeste, puisque tout l'Artois réclame, ainsi que Lille et sa Châtellenie, contre l'exécution de l'édit de 1730.

Un récit succint des faits de la fidélité desquels est garand la respectueus eliberté que les chirurgiens prennent de l'adresser à Votre Grandeur vous convaincra, Monseigneur, que l'opiniâtreté de la Gouvernance et du Magistrat de Lille n'est pas moins déplacée que nuisible aux progrès de la chirurgie dans une ville capitale et frontière.

En marge : Cette opiniâtreté, ou plutôt cette fermeté judicieuse est fondée sur la raison naturelle et simple que la police pour la chirurgie est mieux sous l'administration de la Gouvernance et du Magistrat que sous la conduite d'un seul homme susceptible de passions, d'intérêt, etc.

Votre amour pour les arts, et principalement pour ceux dont l'utilité se fait sentir pendant la guerre, fait espérer aux chirurgiens de Lille que vous n'écouterez point avec indifférence leurs plaintes et leurs prières.

En marge : Les vaines et bruïantes clameurs des chirurgiens, qui ne se lassent pas de poursuivre des droits chimériques, en' ont toujours imposé au ministère, jusques-là que dans la dernière guerre ils ont pû persuader que les chirurgiens pouvoient faire les fonctions de médecins dans les armées ; cette imposture grossière a coûté au Roi, de l'aveu d'un chirurgien-major, plus de trente mille hommes dans le cours de cette guerre.

Il y a longtems que Sa Majesté à qui rien n'échape de tout ce qui peut contribuer au bonheur de ses sujets a porté ses vues sur la chirurgie ; pour hâter le progrès d'un art si intéressant, notre monarque a jugé à propos de réunir tous les chirurgiens de sa domination sous un même chef, de les soumettre aux mêmes loix, de les assujettir à la même discipline.

En marge : Mais si les vües de Sa Majesté pour le progrès de la chirurgie sont remplies en Flandres par les soins et les attentions des Magistrats ; si d'un autre côté les loix établies à cette fin sont plus sûrement mises à exécution ; si la police de la chirurgie soumise immédiatement aux Magistrats est moins susceptible d'abus, comme on est à portée de le prouver par les effets ; n'est-il pas plus naturel et plus sage que les choses restent sur l'ancien pied ?

C'est pour cela que, par édit du mois de 7bre 1723, Sa Majesté a rétabli son premier chirurgien, ses lieutenans et greffiers dans tous les droits, honneurs et prérogatives et émolumens qui étoient ci devant attachés aux offices de chirurgiens jurez ; en même tems Sa Majesté a ordonné que les statuts de la Communauté des maitres chirurgiens de la ville de Versailles seroient exécutés selon leur forme et teneur dans tous les lieux où il y auroit communauté et un lieutenant de son premier chirurgien. Cet édit et les statuts de Versailles, attachés sous le contre scel d'icelluy, ont été envoyés et enregistrés au parlement de Flandres le 8 8bre de la même année 1723. Ainsi dès ce moment ils ont dû avoir force de loy et être en vigueur à Lille et sa Châtellenie qui ressortissent à ce parlement.

En marge : Le parlement de Flandres, en enregistrant cet édit sans consulter ni la Gouvernance ni le Magistrat de Lille, n'a pas pû, je crois, préjudicier aux usages et privilèges de cette ville et de sa châtellenie, confirmés par Louis le Grand, lorsqu'il en fit la conquête. D'ailleurs cet édit est fondé sur des édits et déclarations antérieurs qui n'ont jamais été reçus à Lille ni dans sa châtellenie.

Cependant M. Mareschal, alors premier chirurgien du Roy, n'a établi un lieutenant et un greffier pour Lille et quelqu'autres villes de Flandres que par une commission du 8 mars 1727, qu'il expédia au sieur Laurent et au sieur Guffroy, tous deux chirurgiens de Lille. En conséquence le sieur Laurent présenta sa requête à M. Demeliand, intendant de Flandres, pour que deffenses fussent faites à tous magistrats et de le troubler dans ses fonctions et d'empêcher l'exécution des édits de Sa Majesté relatifs à la chirurgie, ce qui fut ainsi ordonné le 7 avril de la même année 1727. Malgré cela, malgré que les édits de Sa Majesté fussent munis du sceau de son parlement et de son intendant de Flandres, il ne paroit pas que le sieur Laurent ait absolument joui de ses droits et que les loix que Sa Majesté a édictées sur la police de la chirurgie ayent autrement été exécutées à Lille, soit que le sieur Laurent ait négligé d'y veiller, soit qu'il ait rencontré des obstacles à leur exécution de la part du Magistrat de cette ville ; tout ce que l'on sçait de positif, c'est que les aprentifs chirurgiens de Lille n'ont été enregistrés qu'à l'assistance du sieur Laurent, comme lieutenant du premier chirurgien du Roy, et que son nom est placé à la tête de chaque acte d'enregistrement fait de son tems.

En marge: C'est pour les raisons énoncées cy-dessus que le Magistrat et la Gouvernance se sont opposés à ce que la commission des sieurs Laurent et Guffroi eussent leur effet ; le premier intervenoit par acomodement aux examens tant de la ville que de la campagne, comme chirurgien attaché à l'un et à l'autre corps.

Le sieur Laurent a bien reçu des chirurgiens pour la châtellenie de Lille et quelqu'autres lieux de son district après leur avoir fait subir les examens prescrits par les statuts de Versailles ; il a même examiné et expédié des lettres de maîtrisse à un chirurgien de Douay, dans le tems qu'il n'y avoit point de lieutenant pour cette ville ; mais il n'a jamais présidé en la qualité de lieutenant aux examens et à la réception d'aucun maître chirurgien de Lille, examens et réceptions où l'on a suivi d'ailleurs la forme ancienne sans s'arrêter aux statuts de Versailles et aux volontés de Sa Majesté.

En marge: Si le sieur Laurent et le sieur Guffroi ont reçu des chirurgiens pour la campagne, ça toujours été contre la réclamation de la Gouvernance, qui a même obligé quelques-uns des chirurgiens admis par ces messieurs, de subir leur examen de nouveau, *more solito*.

Tandis que la chirurgie se ressentoit toujours à Lille de l'imperfection de la police, elle faisoit partout ailleurs des progrès rapides qui répondoient aux soins et aux bienfaits de Sa Majesté ; l'on voyoit renaître en France ces anciens chirurgiens qui s'étoient acquis dans toute l'Europe une réputation si brillante et si bien méritée. Alors M. Maréchal présenta au Roy de nouveaux statuts pour tous les chirurgiens de province, qui exigeoient des aspirans à la maîtrise de chirurgie plus de connoissances et de capacité que n'en requéroient les statuts de Versailles ; l'art se trouvant perfectionné, les principes mieux développés, les ressources multipliées, il étoit naturel de soumettre les sujets qui se destinoient à l'exercice de la chirurgie à un examen plus scrupuleux.

En marge : Il semble, à entendre nos chirurgiens naissans, que l'on n'a pas eu cy-devant à Lille de vrais chirurgiens. Le public seroit cependant fort content d'eux, s'ils pouvoient atteindre les talens et le sçavoir des Decorbies, des Dupuis, des Marche, des Labbe, etc., etc., et même de quelques-uns de leurs anciens, qui sont devenus habiles sans le secours de l'établissement demandé.

Sa Majesté approuva les nouveaux statuts de M. Mareschal et les confirma par une déclaration du 24 février 1730, qui fut également enregistrée au parlement de Flandres ; mais le sieur Laurent ne se mit pas en devoir de faire exécuter en la ville de Lille les nouveaux statuts avec plus d'exactitude que les statuts de Versailles et l'édit de 1723.

En marge : Cette déclaration de 1730, quoiqu'enregistrée au parlement de Flandres, ne fut pas plus reçue par la Gouvernance et le Magistrat de Lille que l'édit de 1723, pour les raisons énoncées cy-dessus.

Peut être étoit-il d'intelligence avec le Magistrat de Lille plus jaloux du phantôme d'autorité que soigneux de procurer à ses concitoyens des chirurgiens habiles ; il est vrai du moins que le Magistrat de Lille a pris un prétexte pour accorder une pension au sieur Laurent et que l'on a dit dans le public qu'il la luy donnoit pour l'engager à ne point faire à Lille ses fonctions et à ne point se plaindre de l'inexécution des réglemens de Sa Majesté.

En marge : Le mensonge et les imputations ne coûtent rien à nos chirurgiens partisans de la lieutenance. La pension du sieur Laurent n'étoit qu'un salaire juste acordé à ce chirurgien pour la commission dont il étoit chargé de la part du Magistrat de faire en public les démonstrations d'anatomie et de chirurgie ; elle subsiste encore aujourdhui cette pension, non en faveur d'un chirurgien revêtu de la lieutenance, mais d'un médecin, qui s'acquitte de la fonction de démonstrateur depuis que ledit sieur Laurent l'eût abandonnée, quelques années avant sa mort, auquel moment la pension a désisté pour lui. Au reste cet établissement fournit une grande preuve des attentions et du zèle du Magistrat de Lille pour le progrès et le perfectionnement de la chirurgie.

Enfin le sieur Laurent mourut en 1741 et M. de la Peyronnie, qui avoit succédé à M. Mareschal dans la place de premier chirurgien du Roy, nomma pour son lieutenant au département de Lille, le sieur Guffroy ; le sieur Isabeau fut reçu greffier à la place de ce dernier. Tous les chirurgiens de Lille, excepté un seul, se rangèrent avec empressement sous l'étendart du sieur Guffroy ; mais les officiers de la Gouvernance et le Magistrat de cette ville, toujours guidés par leurs préjugés, refusèrent d'enregistrer sa commission et protestèrent même de nullité de tout ce qu'il pourroit faire en conséquence. M. de la Peyronnie, dont le souvenir sera à jamais précieux à la chirurgie qu'il a illustrée par ses talents et comblé par ses libéralités, s'en plaignit au Conseil de Sa Majesté par une requête sur laquelle il obtint un arrêt qui en ordonnoit la communication tant aux officiers de la Gouvernance qu'au Magistrat de Lille pour y répondre dans les délais ordinaires. Ceux-cy n'ayant rien répondu, apparament parce qu'ils n'avoient rien à répondre de plausible, M. de la Peyronnie obtint un second arrêt du Conseil qui cassa et annula les protestations des officiers de la Gouvernance et du Magistrat de Lille, leur fit deffenses de troubler le sieur Guffroy et le sieur Isabeau dans l'exercice de leurs fonctions de lieutenant et de greffier du premier chirurgien du Roy, et leur enjoignit d'enregistrer leurs commissions à péril que la signification dudit arrêt vaudroit enregistrement.

En marge : On en jugera par les moïens qu'ils emploient à présent.

Cet arrêt fut enregistré au parlement de Flandres le 7 février 1743 et le tout signifié à la Gouvernance et au Magistrat le 11 du même mois, ensuitte publié et affiché aux carrefours de Lille ; ainsi les chirurgiens de cette ville se flatoient d'être délivrés du joug des réglements barbares des magistrats et de n'avoir à l'avenir d'autres loix à suivre que celles de tous les chirurgiens du royaume. En effet, peu de tems après, il se présenta à Lille un aspirant à la maîtrise en chirurgie, il s'addressa au sieur Guffroy par devant qui il subit sans difficulté deux examens dans la forme prescrite par les statuts confirmés en 1730. Mais le Magistrat de Lille, qui avoit perdu toute espérance de trouver dans le sieur Guffroy un lieutenant du premier chirurgien du Roy aussi complaisant que l'avoit été le sieur Laurent, fit deffenses à l'aspirant d'aller en avant sous peine de mille écus d'amende et présenta d'un autre côté sa requête au Conseil de Sa Majesté, en opposition de l'arrêt qu'il avoit rendu le 30 décembre 1742 en faveur de M. de la Peyronnie. Le sieur Guffroy auroit pû outrer les choses, car la foible autorité du Magistrat ne pourroit empêcher, du moins provisionnellement, l'exécution des édits et déclarations de Sa Majesté et des arrêts de son Conseil enregistrés au parlement de Flandre; mais il se contenta de sommer l'aspirant d'achever ses examens par devant luy, sous les peines portées par les édits, déclarations et arrêts de Sa Majesté, dans l'espérance que l'injuste opposition du Magistrat ne tarderoit point à être proscritte au Conseil. L'aspirant ne se trouva point entre deux feux, il balança longtems; à la fin il prit le parti de subir ses examens dans la forme réglée par les ordonnances du Magistrat; tous ceux qui vinrent après luy jusqu'à ce jour suivirent les mêmes traces quoique avec répugnance.

En marge : L'aspirant prit le bon parti, comme on en peut juger par les suites, puisque M. de la Peyronie, malgré son grand zèle pour l'établissement de ses lieutenans en Flandres et pour l'exécution de l'édit de 1730, a abandonné le sieur Guffroi à qui il avoit promis monts et merveilles.

De son côté le sieur Guffroy a toujours fait et continue de faire tous ce qui dépend de luy pour se maintenir autant qu'il est possible dans l'exercice de ses fonctions de lieutenant du premier chirurgien du Roy. Il prend sur sa porte la qualité de lieutenant; en vain le Magistrat l'a menacé, en vain il luy a ordonné de la rayer; le tableau reste et annonce au public la révolte du Magistrat aux volontés de Sa Majesté. La Gouvernance de Lille n'a point usé des mêmes voyes que le Magistrat pour intimider les esprits; journalièrement le sieur Guffroy reçoit des chirurgiens, des sages femmes pour la campagne quand ils satisfont aux examens; mais ils ne s'adressent point tous à luy; ceux qui craignent des examinateurs trop éclairés, s'en vont à la Gouvernance qui les reçoit également, après les avoir fait interroger par un médecin et un chirurgien qu'elle dénomme à cet effet.

En marge : Voyez ce qui a été dit cy-dessus à ce sujet : Si les sieurs Laurent et Guffroi, etc...; qu'on le demande aux eslèves en chirurgie s'ils craignent plus d'avoir pour examinateurs le sieur Guffroi et ses adhérans que les médecins et chirurgiens-jurez de la Gouvernance. Ce qu'ils craignent le plus dans les premiers, ce sont les frais d'examen, qui vont ordinairement au double de ce qui se paye à la Gouvernance. Cette imputation grossière tombe à la vue de plusieurs candidats refusés et renvoïés à un examen ultérieur de la part de la Gouvernance, au lieu que le sieur Guffroi n'est pas à portée d'en désigner un de renvoïé dans le nombre assez grand de chirurgiens qui se sont addressés à lui. Ainsi les officiers de la Gouvernance sont très fondés à cet égard de retourner la médaille.

Voilà l'état des choses : d'un côté, les édits, déclarations et arrêts de Sa Majesté sur la police de la chirurgie sont enregistrés au parlement de Flandres ; de l'autre, le Magistrat rebelle à l'autorité royale refuse opiniâtrement de s'y conformer et fait exécuter à Lille un ancien réglement édicté par ses prédécesseurs en 1632, à la honte de la raison et de la chirurgie.

En marge : Cet ancien réglement, auquel on donne des qualifications odieuses, est celui de presque toute l'Europe, et le même qui avoit lieu cy-devant en France ; il est fondé sur la subordination de la chirurgie à la médecine. Il n'a pas empêché qu'on n'ait eu, comme on l'a dit cy-dessus, d'excellens chirurgiens à Lille.

Icy, la gouvernance de Lille admet des chirurgiens et des sages femmes pour la campagne ; là, le sieur Guffroy en fait autant en sa qualité de lieutenant du premier chirurgien du Roy ; pour tout dire en un mot, il n'y a rien de réglé ou que de mal réglé pour la police de la chirurgie de Lille et de Sa Majesté. De là des abus sans nombre ; mais le plus considérable c'est que le défaut d'une discipline sage et uniforme arrête nécessairement les progrès de la chirurgie à Lille et dans sa Châtellenie. Et comment les chirurgiens pourroient-ils y prendre l'essor, obligés de lutter sans cesse contre l'ignominie de l'état où ils se trouvent réduits? Rien n'aiguillone leur courage et leur zèle que l'espérance de voir la fin de leur tribulations.

En marge : C'est encore icy une vaine déclamation. Le Magistrat, ainsi que la Gouvernance, loin d'avilir la chirurgie et d'en empêcher le progrès, se sont toujours occupés du soin de procurer à cet art utile tout le relief et la considération qu'il mérite, mais en faisant une sage distinction de l'état de médecin et de celui de chirurgien, distinction qui est naturelle, et qui a eu lieu de tout temps et partout ; d'un autre coté l'ancien règlement de 1630 n'a pas empêché le Magistrat de se prêter aux arrangemens qui lui ont été représentez en divers temps comme devant servir sensiblement au progrès et à la perfection de cet art : témoins, l'école d'anatomie et de chirurgie établie lontemps avant qu'il fut question de la lieutenance et de l'édit de 1730 ; le règlement de 1714, qui est une addition aux anciens statuts, et qui concerne les aspirans à la maîtrise de la chirurgie, fixant le nombre des examens à quatre ; l'ordonnance du Magistrat de 1740, pour que le médecin professeur d'anatomie et de chirurgie intervienne auxdits examens ; un règlement ultérieur en 1749 pour que lesdits examens soient à l'avenir au nombre de six, en conséquence des représentations du corps de chirurgie, etc.

Ce n'est pas là sans doute l'intention de Sa Majesté ; il est temps de rétablir le bon ordre dans une province, où il est aussy important que partout ailleurs qu'il y ait des chirurgiens experts. A peine la guerre est-elle déclarée que Lille devient souvent le refuge des blessés ; la vie d'un infinité de guerriers, qui n'est en danger que pour avoir soutenu la gloire des armes de Sa Majesté, est nécessairement abandonnée aux soins des chirurgiens de cette ville ; que de bras nécessaires et perdus pour l'état, si les chirurgiens qui les pansent ne sont point habiles. Mais peut-on espérer que les chirurgiens de Lille arrivent jamais à la perfection de l'art, si, seuls de tous les chirurgiens du royaume, ils sont mal policés et mal disciplinés.

En marge : Que les chirurgiens de Lille s'appliquent à l'étude et à l'exercice de leur art, sans chercher à s'élever au dessus de leur état, sans courir après des phantômes d'honneurs et de prérogatives qui ne leur sont nullement dûs, et rien n'empêchera qu'ils deviennent tels qu'il est à souhaiter pour le bien publicq et pour le service de Sa Majesté. C'est l'ambition, la vanité et la présomption qui les éloignent du but souhaité, et non la prétendue sujettion où ils se disent être.

D'ailleurs il n'y a qu'un aveugle préjugé et une politique mal entendue qui puissent engager le Magistrat de Lille à s'opposer à l'exécution des statuts de 1730. Le premier des privilèges est le bien public, tous les autres lui sont subordonnez ; mais il y a plus, le privilège que réclame le Magistrat pour autoriser sa résistance, (celui d'avoir la police de tous les corps d'arts et métiers sous leur jurisdiction), n'est aucunement blessé par les statuts de 1730 ; bien loing de là, les articles 3, 5, 19, 20, 31, 81, 96 conservent spécialement aux juges de police des lieux une jurisdiction sur les communautés de chirurgiens supérieure à celle du premier chirurgien du Roy et de son lieutenant.

En marge : Les articles citez conservent à la vérité aux juges de police et aux magistrats le droit de police en général sur les corps de chirurgie ; mais le reste de l'édit leur ôte toute inspection sur les assemblées, délibérations et les divers exercices publics de ces corps.

Toute la différence qu'il y aura, c'est que des statuts faits dans un siècle où la chirurgie est portée en France à un degré de perfection qu'il est difficile d'outrepasser, succéderont et seront subrogés aux règlemens barbares et révoltants faits par le Magistrat de Lille dans un tems où la chirurgie dégradée et avilie y étoit mise en paralelle avec les métiers les plus vils et les plus abjets.

En marge : Les peintres, les sculpteurs, les orfèvres, dont la profession a été regardée de tout temps comme tout au moins aussi honorable que celle des chirurgiens, n'ont jamais été scandalisez de faire en ce pays partie des corps et métiers.

Le Magistrat de Lille n'a point assurément le privilège d'empêcher son souverain de corriger ce qu'il y a de défectueux dans les loix de police qu'il lui permet d'édicter.

En marge : Une loi peut être de convenance pour un pays, qu'elle ne l'est pas pour un autre.

Il est donc sensible que le Magistrat ne peut rien alléguer de plausible et de conséquent pour colorer sa désobéissance aux édits, déclarations et arrêts du Roy, qu'invoquent les chirurgiens de Lille, et encore moins pour mettre obstacle à l'exécution des statuts sur la police de la chirurgie, auxquels tous les autres peuples soumis à la domination de Sa Majesté ont applaudi.

En marge : Il falloit dire : auxquels on a astreint les autres peuples de la domination de Sa Majesté, malgré les remontrances des magistrats et des tribunaux de justice.

Les chirurgiens de Lille n'ont rien déguisé, Monseigneur ; pénétrés de la justice de leur demande, ils se sont énoncés avec franchise : daignez, Monseigneur, remédier à un abus qui pourroit avoir des suittes bien funestes, en donnant des ordres pour faire exécuter à Lille les statuts de 1730, ainsi qu'ils le sont dans toute l'étendue du royaume.

Fait à l'assemblée générale des chirurgiens de Lille, à ce tous expressément convoquez, le 22 mars 1756. Signé : P.-J. Pollet, doïen; Josse-Bonnaventure Vanstiworde, J.-F. Delecluse, P.-J. Guffroy, lieutenant; C.-J. Vinchant l'ainé, Lesco, J.-F. Vinchant, Robert, Prévot, E. Vandendriesse, Chastanet, F. Boutoy, A. Warroquier.

A. C. L., Aff. gén., c. 1278, d. 2.

319-326.

1756, 26 avril-26 octobre. — « *Affaire Verly en appel.* »

I. — És plaids tenus en halle de la ville de Lille, pardevant Monsieur le prévôt de cette ville, présens eschevins en nombre compétant, le 26 avril 1756, a été fait ce qui suit : vu le différent retenu en avis de la Cour d'entre les doïens et maistres chirurgiens de cette ville, demandeurs par requête du 20 novembre 1753, d'une part ; les sieurs Louis-Bauduin et François-Joseph Verly, père et fils, opposans d'autre part ; et considéré ce que fait à considérer et mouvoir peut, nous, sur ce conjurez de notre conjureur, avons, à bonne et meure délibération de Conseil, rejetté et rejettons laditte requête avec dépens à taxer par la Cour. Signé : H.-F. Le Roy.

II. — Appel des chirurgiens au Parlement de Flandre. La Cour ordonne aux parties de comparoir pardevant le conseiller Hériguer au jour qu'il désignera. Fait le 28 may 1756. Soyez.

III. — Mémoire pour les doyen et maîtres chirurgiens de la ville, appellans. 22 juin 1756.

IV. — Mémoire pour les sieurs Verly, père et fils, respectivement marchand et médecin en cette ville de Lille, intimés et défendeurs (avec 38 certificats de guérisons obtenues par eux).

V. — Écrit en la cause du procureur du Roy sindic de la ville de Lille, demandeur en intervention au procès du sieur Verly, porté par appel en cette cour, suivant les conclusions prises par sa requête répondue le 10 août 1756, contre les maîtres chirurgiens.

VI. — Réponse des doyen et maîtres chirurgiens. — Soit communiquée. Ce 25 octobre 1756. Hériguer.

VII. — Addition de mémoire pour les sieurs Verly père et fils. Soit communiqué. Ce 25 octobre 1756. Hériguer.

VIII. — Arrêt du Parlement. — Veu par la cour le procès entre les doyen et maîtres chirurgiens de la ville de Lille, appellans de la sentence rendue par les mayeur et eschevins dudit Lille, le 26 avril dernier, et d'une ordonnance rendue au conclave, la loy assemblée, le 19 mars 1753, portant permission indistinctement à Louis-Bauduin Verly d'appliquer des remèdes extérieurs, d'une part ; Louis-Bauduin et François-Joseph Verly père et fils, respectivement marchand et médecin dudit Lille ; joint à eux et intervenant le procureur sindic de la ville de Lille, par requête du 10 aoust dernier, d'autre part ;

conclusions du procureur général du Roy, ouï le raport de messire Adrien-François-Nicolas Hériguer, conseiller, et tout considéré, la Cour, sans s'arrêter à la ditte sentence ni à la ditte ordonnance, fait deffense audit Louis-Bauduin Verly d'user à l'avenir de la permission qui luy est accordée par icelle et, sur les conclusions des parties, les met hors de cour et de procès ; condamne le procureur sindic aux dépens de son intervention et lesdits Verly en la ditte moitié des autres dépens, le surplus compensé.

Fait à Douay, en parlement, le 26 8bre 1756. Signé : Soyez.

A. C. L., Aff. gén. ; c. 1276, d. 6 ; Reg. aux chirurgiens, n° 26, f. 3.

327.

1756, 9 mai-15 juillet. — *Autorisation d'emprunt.*

Vu la requête des doyen et maîtres du corps des chirurgiens de cette ville, à fin d'authorisation de lever en rente héritière la somme de 900 florins à trois pour cent par an, et l'ordonnance par laquelle vous demandez mon avis, je ne vois, Messieurs, aucune difficulté d'accorder la demande des supplians, d'autant qu'ils n'ont aucun boni par leur dernier compte et que, par conséquent, ils sont hors d'état d'acquitter, sans la levée qu'ils proposent, les frais et dépenses qu'ils ont faits à l'occasion des différens procès qu'ils ont soutenu contre le collège des médecins et quelques médecins en particulier D'ailleurs ils trouvent une personne disposée à leur donner ladite somme à un taux très modique et à une condition avantageuse de pouvoir la rembourser en aussi petites parties qu'ils jugeront à propos, ce qui leur facilitera le moyen de libérer leur corps en très peu de tems. Pourquoi, Messieurs, je requiers que les supplians soient authorisés à l'effet requis. Fait le 9 mai 1756. Du Chasteau de Willermont.

En marge : Suivi à l'assemblée de Loy du 15 juillet 1756.

A. C. L., Avis du procureur syndic, année 1756, p. 59.

328.

1756, 9 novembre. — *Demande de faire exécuter en cette ville les règlements relatifs au lieutenant du premier chirurgien.*

Dans l'assemblée générale du corps du 9 novembre 1756, convoquée suivant la forme ordinaire, il a été résolu d'une voix unanime de donner les mains à ce que le sieur Guffroy, notre confrère, fasse exécuter en cette ville les règlemens du Roy touchant la chirurgie, enregistrés au parlement de Flandres, et de tous les droits attachés à la charge de lieutenant du premier chirurgien du Roy, sous condition que ledit sieur Guffroy donnera acte de garantie en bonne forme comme il ne touchera pas au passé en quelque manière que ce soit, pour les chirurgiens de la ville ; comme il n'en résultera aucun frais à la charge de notre communauté ; sous condition encore que ledit sieur Guffroy s'engagera de ne rien exiger de nous pour les visites qu'il pourra faire de nos maisons et instrumens en sa qualité, cessant quoy, la présente délibération sera nulle. Signé : Pollet, doyen ; Lesco ; Waroquier, etc.

A. C. L., Aff. gén., c. 1278, d. 2.

329-332.

1756-1760. — *Annonces des cours de chirurgie de Waroquier.*

I. — Avis au public. — En conséquence des édits et ordonnances du Roi enregistrés au parlement de Flandre, le sieur Warocquier, maître en chirurgie, et démonstrateur en anatomie, commencera son cours sur le cadavre humain, lundi 20 du présent mois de décembre à deux heures, dans la Chambre de jurisdiction, établie rue de la Grande-Chaussée, par ordre du sieur Guffroi, lieutenant de M. le premier chirurgien du Roi, pour les ville et châtellenie de Lille, confirmé par arrêt du Conseil d'État de S. M., obtenu en 1743, revêtu de lettres patentes et le tout enregistré audit parlement de Flandre, le 7 février de la même année. Il invite les amateurs de l'art de lui faire l'honneur d'y assister ; les élèves en chirurgie ne doivent point y manquer.

II. — Même annonce : lundi 20 décembre 1757.
III. — Même annonce : jeudi 22 mars 1759.
IV. — Annonce du cours d'ostéologie : jeudi 24 juillet 1760.

A. C. L., Aff. gén., c. 1275, d. 10 ; c. 1278, d. 1 ; c. 1280, d. 1.

333-334.

1757, 4-26 mars. — « *Touchant l'école d'anatomie* ».

I. — Le quatre mars 1757, rapport fait que le sieur Boucher, préposé de notre part pour donner les leçons publiques d'anatomie et démontrer les opérations de chirurgie, consentoit qu'on retranchât de la pension que nous lui avions accordée pour cet effet la somme de 40 florins, pourvu que nous voulussions y ajouter celle de 120 florins pour la donner annuellement au sieur de la Bussière, qui seroit chargé, moyennant cette récompense, de démontrer les membres du cadavre sur lequel ledit sieur Boucher donneroit ses leçons et feroit des dissertations ; que par ce moyen les chirurgiens n'auroient aucun sujet de se plaindre de la forme ni de la manière dont on démontre l'anatomie en cette ville, puisqu'elles seroient conformes à celles de Paris, et que par cette raison le premier chirurgien du Roy auroit un moyen de moins à nous opposer dans le procès que nous soutenons au Conseil pour empêcher l'établissement de son lieutenant en cette ville. La matière mise en délibération, il a été résolu de laisser subsister les choses sur le pied que nous les avons établis.

II. — Dans l'assemblée de loy du 26 mars 1757, sur ce qui a été derechef représenté que, quoyque depuis près de vingt années que nous avons établi le sieur Boucher, médecin en cette ville et associé à l'académie roïale de chirurgie de Paris, pour démontrer publiquement l'anatomie en cette ville, il s'en est acquitté seul avec distinction ; cependant à l'exemple de ce qui se pratique dans le jardin roïal à Paris, il seroit convenable, pour une plus grande perfection de cet établissement, d'adjoindre audit sieur Boucher, un maître chirurgien capable de cette ville. Sur quoy, après que nos députés ordinaires en ont conféré avec ledit sieur Boucher, il a été délibéré de lui adjoindre, dans ses fonctions de démonstrateur d'anatomie et des opérations chirurgicales, le sieur de la Bussière, chirurgien, dont le mérite et la capacité nous sont connus, à la pension annuelle de 160 florins dont la moitié sera païé par cette ville et l'autre moitié sera retenu au profit dudit sieur de la Bussière sur la pension que cette ville paie audit sieur Boucher.

A. C. L., Reg. aux résolutions, n° 37, f. 63 v. et 70.

335-345.

1757-1773. — *Annonces des cours de chirurgie.*

I. — Sous les auspices de Messieurs du Magistrat, Pierre-Joseph Boucher, médecin associé de l'académie royale de chirurgie et correspondant de l'académie royale des sciences, commencera son cours public d'ostéologie et des maladies des os, lundy 16 de may 1757 ; il continuera ses leçons les lundis et les vendredis à trois heures, dans la chambre ordinaire rue du Palais.

Le sieur Labuissière, maître chirurgien en cette ville, et associé par Messieurs du Magistrat au sieur Boucher pour le manuel du cours d'opérations de chirurgie, fera la démonstration des bandages relatifs aux principales fractures et luxations.

II. — Cours d'opérations sur le cadavre, tous les jours de la semaine, à l'exception des dimanches et des mercredis. Les opérations seront pratiquées par le s^r Labuissière, maître en chirurgie. 21 décembre 1758.

III. — Cours d'ostéologie. 8 juillet 1760.

IV. — Cours d'opérations et de chirurgie sur le cadavre. 3 décembre 1760.

V. — Cours d'ostéologie. 12 juillet 1762.

VI. — Cours d'anatomie sur le cadavre. 9 mars 1763.

VII. — Même cours. 20 avril 1763.

VIII. — Cours d'ostéologie. 22 juillet 1765.

IX. — Cours d'anatomie sur le cadavre. 6 décembre 1768.

X. — Cours d'opérations de chirurgie. 7 janvier 1771.

XI. — Même cours. 25 février 1773.

A. C. L., Aff. gén., c. 1280, d. 1.

346-357.

1757-1770. — « *Affaire du premier chirurgien du Roi* ».

I. — Au Roy et à nos Seigneurs de son Conseil,

Les rewart, mayeur, échevins, conseil et huit hommes de Lille en Flandres représentent très humblement à Votre Majesté et à nosseigneurs de son Conseil que le s^r de Lamartinière, premier chirurgien, et ses prétendus lieutenans pour les villes et communautés de Lille, Douay et Valenciennes, ont fait signifier aux supplians le 31 mars d'un arrêt du Conseil du 10 aoust précédent, avec des lettres patentes expédiées sur iceluy, auquel les supplians sont obligés de former opposition. A ces causes, Sire, plaise à Votre Majesté et à nosseigneurs de son Conseil, attendu l'instance contradictoire pendante et admise au Conseil entre le premier chirurgien et les suplians, sur l'opposition du 30 décembre 1742, et attendu la constitution et les usages particuliers de la ville de Lille, recevoir les suplians opposans à l'exécution tant de l'arrêt du Conseil du 10 août 1756 que des lettres patentes expédiées sur icelui et non encore enregistrées au Parlement de Flandres, lesquelles en tout événement seront rapportées comme nulles et de nul effet, eu égard à la clause concernant l'admission aux offices municipaux, qui y a été insérée subrepticement et contre la teneur dudit arrêt ; leur donner acte de ce que pour moyens d'opposition, écritures et productions, ils employent le contenu en la présente requeste et aux pièces y énoncées, faisant droit sur l'opposition, ordonner que lesdits arrêt et lettres patentes seront et demeureront sans application aux chirurgiens de la ville de Lille, sauf aux suplians à leur procurer les prérogatives et distinctions convenables, même à recourir à cet effet, si besoin est, à l'autorité de Votre Majesté, et condamner le premier chirurgien en cas de contestation aux dépens envers les suplians, lesquels feront des vœux continuels pour la santé et prospérité de Votre Majesté. Signé : Hordret.

Soit donné copie à M. Boucher, avocat et conseil dudit La Martinière, premier chirurgien du Roy. 13 avril 1757.

II. — A Nosseigneurs de la Cour de Parlement,

Le Magistrat de la ville de Lille, pour satisfaire à l'arrêt du 17 mars 1757 rendu sur la requête qui luy a été présentée par le sieur de la Martinière, premier chirurgien du Roy, ses lieutenans pour la ville de Lille, Douay, Valenciennes et les communautés desdites villes, tendante à l'enregistrement au Conseil d'État du Roy des lettres patentes du 10 aoust 1756, vous représente très humblement que son premier soin a été, aussitôt après la signification qui luy a été faite le 31 du même mois de mars, de ladite requête et des pièces ci-dessus, d'écrire à son avocat aux Conseils pour former opposition audit arrêt rendu sur requête et aux lettres patentes expédiées sur iceluy ; c'est ce qu'il a effectué sur le champ comme la Cour le reconnoîtra par la copie de la requête qu'il a envoyée aux supplians et la lettre qu'il luy a écritte le 11 du présent mois d'avril, icy jointes, par laquelle il luy a marqué que cette requête n'avoit pu encore être signifiée à cause de circonstances dont il parle. La Cour verra par l'arrêt que le sieur de la Martinière a surpris sur requête, qu'il en a fondé en particulier les motifs sur l'édit du mois de février 1692 et la déclaration du 24 février 1730 ; mais ces titres sont absolument étrangers à la ville de Lille. L'édit de 1692 portant création de chirurgiens jurés n'y a pas eu son exécution, au moyen de la réunion qui y a été faite de pareils offices en vertu de la finance qui a été payée au Roy par le Magistrat, en vertu de l'arrêt du 7 avril 1693. La déclaration du Roy du 24 février 1730 ne peut pas plus être considérée, puisqu'elle n'a point été enregistrée à la Cour ; c'est ce qui est établi par la requête en opposition cy-dessus, fondée d'ailleurs sur les motifs les plus puissans pour écarter la demande du sieur de la Martinière, qui ne l'a formée que pour diviser l'objet : l'établissement de son lieutenant, d'une instance pendante au Conseil dans laquelle il se prévaut contre le Magistrat de ces mêmes édit et déclaration.

Il est constant d'ailleurs que si ce premier chirurgien parvenoit à obtenir l'enregistrement qu'il demande, il ne manqueroit pas de s'en faire un titre pour parvenir à établir dans Lille un lieutenant, à quoy le Magistrat s'oppose fortement. Il est vrai que l'auteur de la requête en opposition l'a fondée en partie sur ce que les lettres patentes parlent du droit qui est attribué aux chirurgiens de pouvoir être revêtus des offices municipaux, tandis que l'arrêt n'en fait point mention ; mais cette erreur ne peut être attribuée qu'à l'omission qui en a été faite dans la copie dudit arrêt qui a été signifiée au rescribent avec celle des lettres patentes qui ont été envoyées sur le champ au s^r Hordrez, sans en avoir pu faire un double, attendu la célérité que cette affaire demandoit, erreur qui a été reconnue par la lecture de l'arrêt imprimé, ce que le Magistrat a crû devoir avoir l'honneur d'observer à la Cour, afin de ne luy rien laisser ignorer de ce qui s'est passé et qu'il ne manquera point de faire connoître au Conseil dans le cours de l'instance en opposition, qui sera établie sur les moïens les plus solides, que le tems n'a pas permis de proposer.

Par tous ces considérations, Nosseigneurs, le Magistrat de la ville de Lille conclut à ce qu'il plaise à la Cour débouter le Sr de la Martinière, son lieutenant et la communauté des chirurgiens, de leur demande à fin d'enregistrement des arrêts du Conseil d'État du Roy et lettres patentes du 10 août 1756. Et en cas qu'elle y trouvât de la difficulté dans l'état où sont les choses, ordonner du moins qu'il sera sursis audit enregistrement jusqu'à ce que le rescribent ait justifié que sa requête en opposition ait été signifiée au Sr de la Martinière et si, contre toute attente, nonobstant les raisons ci dessus et les pièces produites, elle trouveroit convenable d'y procéder, il vous supplie, Nosseigneurs, de déclarer dans l'arrêt d'enregistrement que ce premier chirurgien ne pourra se prévaloir, sous prétexte d'iceluy, de l'édit du mois de février 1692 ; non plus de la déclaration du 24 février 1730 ; et que ledit enregistrement ne sera fait que sous la modification de sans préjudice au droit du rescribent et à l'état de l'instance pendante au Conseil. Fait en l'assemblée du 14 avril 1757. Du Chasteau de Willermont.

III. — Observations du Magistrat de Lille. — Les chirurgiens de toutes les villes du royaume qui exercent leur profession sans mélange d'aucun art non libéral ou profession étrangère, demandent à jouir des droits, honneurs et prérogatives attribués aux arts libéraux, et qu'ils seront regardés à l'avenir comme notables bourgeois dans les villes où ils feront leur résidence ; à l'effet de quoi ils ne pourront être compris dans les rolles des corps d'arts et métiers desdites villes que dans le même rang que les notables bourgeois, sans pouvoir être placés dans un rang inférieur.

Cette demande qui a pour objet l'intérieur du royaume seulement, ne peut s'étendre à la Flandre et ne pourroit y avoir lieu par les raisons suivantes. Les Magistrats de Lille ont des droits, privilèges et usages qui ont été maintenus par une capitulation solennelle et de nouveau confirmés par un certain nombre d'édits, déclarations et arrêts. Dans tous les temps les chirurgiens, aussi bien que toutes les autres communautés d'arts et métiers, ont été soumis à leur police et juridiction, tant avant que depuis ladite capitulation. Les choses ont été en règle, et la moindre nouveauté seroit préjudiciable à l'ordre établi et tireroit à conséquence. On sçait que la chirurgie est un art dont l'objet mérite de grandes considérations ; aussi les Magistrats ne manquent point d'y donner toutes leurs attentions ; cela est si vrai, que dans tous les cas où le bien public les autorise d'exiger des corps d'arts et métiers de certains services vils et abjects, les chirurgiens en sont toujours exceptés. Mais quelque utilité que le public retire de leur art, elle ne peut fournir de prétexte aux chirurgiens pour chercher à se soustraire à la juridiction des Magistrats de Lille, comme ils font pour le premier chef de leur demande.

Le second chef est également déplacé, en proposant d'être admis à remplir les charges municipales. La moindre connoissance de la constitution des Magistrats de Lille prouve combien cette demande est hazardée. Ce corps a été institué par un ancien souverain du pays, et maintenu jusqu'à présent dans le même état qu'il subsiste, conformément à la capitulation de la ville de Lille ; il se renouvelle chaque année à la Toussaint, suivant un article formel de cette même capitulation, par les quatre commissaires de Sa-Majesté, en vertu des lettres de cachet qui leur sont adressées, à moins que par des motifs particuliers elle ne juge pas à propos de le continuer, aussi en vertu des lettres de cachet Ces commissaires du Roi, dont les deux premiers sont le gouverneur et l'intendant de la province, et tels par état, ont toujours l'attention pour remplir les intentions de Sa Majesté, de ne composer le Magistrat que de personnes les plus distinguées, qui sont tous gentils hommes, hors un petit nombre choisis parmi les négocians en gros et les notables bourgeois ; rien ne prouve mieux que dans tous les temps, telle a été la volonté des souverains du pays, que la lettre écrite le vingt-huit octobre 1614 par les Archiducs au gouverneur de la ville de Lille, ici jointe en copie.

Il est aisé de sentir les conséquences qu'il y auroit, si l'on s'écartoit de ce qui a été si sagement établi ; plus un corps qui représente les habitans d'une ville, comme celle de Lille, est qualifié par ses membres, plus il inspire de confiance et de respect pour l'autorité que le Roi lui a confiée ; on ose même dire que le service de Sa Majesté y est intéressé, et l'on citeroit des époques qui prouvent cette proposition, si elle n'étoit évidente par elle-même. Les anciens souverains du pays n'ont pas borné leurs vues à cet objet, ils ont voulu en même temps que ceux qui seroient admis dans le Magistrat de Lille fussent libres par état de tous soins, pour vaquer entièrement à leurs fonctions ; cela est si vrai, que les juges des autres jurisdictions et les avocats qui exercent cette profession, en sont exclus par les chartres particulières de cette ville. On ajoute qu'il y a assez de gentilshommes et de gens notables dans la ville de Lille, pour être membres du Magistrat, sans être obligé d'introduire la nouveauté proposée, et ce nombre de gentilshommes et de notables est infiniment plus considérable qu'il n'étoit lorsque les Archiducs ont écrit la lettre cy dessus énoncée. De là il résulte que, de quelque côté qu'on considère aussi la deuxième demande des chirurgiens, elle n'est pas plus fondée que la première. Nulle comparaison à faire des officiers municipaux de l'intérieur du royaume avec le Magistrat de Lille, dont la constitution est émanée des souverains ; les exemples particuliers que les chirurgiens citent en leur faveur, ne peuvent s'appliquer à la ville de Lille.

Par toutes ces considérations, les Magistrats de Lille osent espérer que s'il plaisoit au Roi de rendre l'arrêt dont le projet leur a été communiqué, Sa Majesté aura la bonté d'excepter de son exécution la ville de Lille.

IV. — Réponse de M. de la Martinière, écuyer, premier chirurgien du Roi, de son lieutenant pour les ville et châtellenie de Lille, et des maîtres en chirurgie de la même ville, demandeurs aux fins d'enregistrement sur l'arrêt du Conseil du Roi du 10 août 1756 avec les lieutenans et les maîtres en chirurgie des villes de Douay et Valenciennes, et à la rescription de messieurs les rewart, mayeur et échevins, conseil et huit hommes de la dite ville, opposans audit enregistrement, avec messieurs les échevins de la dite ville de Douay et messieurs les prévôts, jurés et échevins dudit Valenciennes, pardevant nos seigneurs de la cour du Parlement de Flandres.

V. — Mémoire tenant lieu de dupliques pour le Magistrat de la ville de Lille. — Soit signifié à partie. Ce 14 octobre 1757. Hériguer.

VI. — Consultation et avis du procureur syndic, P. I. Ringuier. Lille, le 10 février 1758.

VII. — Sentence du Parlement de Flandre. — Vu par la Cour le procès entre les maîtres chirurgiens de la ville (de Douai, de Lille et) de Valenciennes, demandeurs aux fins d'enregistrement de l'arrêt du Conseil d'État du Roy et des lettres patentes du 10 août 1756 expédiés sur iceluy d'une part ; les rewart, mayeur, échevins, conseil et huit hommes de la ville de Lille, les échevins de la ville de Douay, les prévôt, jurés et échevins de la ville de Valenciennes opposants d'autre part, conclusions du procureur général du Roy, ouy le rapport de messire Adrien-François-Nicolas Lerique, conseiller, tout considéré, la cour ordonne aux parties de se retirer vers le Roy pour avoir déclaration de sa volonté, surseoir à l'enregistrement desdittes lettres patentes, sans dépens : Fait à Douay en parlement, le 23 X^{bre} 1758. Collationné, signé : Lepoivre.

VIII. — Précis pour le Magistrat de Lille et pour les officiers de la gouvernance et souverain baillage de la même ville.

Doit-il être établi un lieutenant et un greffier du premier chirurgien à Lille ? C'est ce que Guffroy prétend, sous le nom du premier chirurgien dont il a surpris une commission de lieutenant. Le Magistrat qui a l'inspection, la police et la jurisdiction sur les chirurgiens de la ville, et les officiers de la Gouvernance sur ceux de la châtellenie, soutiennent le contraire, parce que les chirurgiens de Lille et de sa châtelenie ont leurs statuts et réglements particuliers.

Auparavant d'établir la proposition du Magistrat et des officiers de la Gouvernance, il est nécessaire de rendre un compte sommaire de la procédure à cause de ses diverses branches.

Le 11 décembre 1741, Guffroy, chirurgien à Lille, s'est fait délivrer par le premier chirurgien du Roy une commission de son lieutenant, à l'effet d'exercer la police, juridiction et autres droits sur les chirurgiens de cette ville et sur ceux de la châtelenie. Comme c'étoit une nouveauté contraire aux droits du Magistrat et des officiers de la gouvernance, ils ont refusé d'enregistrer cette commission en leurs greffes. Guffroy s'est pourvu au parlement de Flandres; mais cette cour instruite des droits des deux sièges et de l'usage constamment observé à Lille, s'est contenté de renvoyer les parties devant Sa Majesté par arrêt du 2 may 1742 pour avoir lettre de sa volonté.

En conséquence de ce renvoy, le Magistrat et les officiers de la Gouvernance ont présenté leurs pièces et mémoire dès le 12 juin suivant, au Ministre qui a la Flandre dans son département. Mais Guffroy, sous le nom du premier chirurgien, s'est pourvu au conseil des finances, sans dire mot de ce renvoy, pour ordonner que sa commission seroit enregistrée aux greffes de la ville et de la Gouvernance. Il n'a d'abord obtenu qu'un communiqué, qu'il a fait convertir le 30 décembre 1742 en un arrêt adjudicatif de sa demande, mais simple arrêt par défaut contre les officiers de la ville et de la Gouvernance qui réclamoient au conseil des dépesches contre la même commission. Guffroy, pour essayer adroittement de donner effet à cet arrêt par défaut dans la province, l'a fait revêtir de lettres patentes qu'il a présentées au parlement. Le Magistrat et les officiers de la Gouvernance ayant été informés, y ont fait opposition, en sorte que cette cour ne les a enregistrées par arrêt du 7 février 1743, que sauf et sans préjudice de ladite opposition. Le Magistrat et les officiers de la Gouvernance ont mis en règle de leur part dès le 10 juillet 1743 cette instance d'opposition à l'arrêt du 30 décembre 1742. Et Guffroy a répondu à leur requête le 20 mars 1744. Depuis ce tems l'instance est restée impoursuivie jusqu'en 1757, que Guffroy s'est avisé de vouloir exercer les droits et fonctions de lieutenant au préjudice de cette litispendance et malgré une ordonnance du Magistrat du 21 mars 1743 qui le lui défendoit expressément. Et comme cette ordonnance, qui émanoit du véritable juge de police, le génoit, il l'a attaquée au Parlement, qui par suite de la litispendance au conseil, a ordonné aux parties, par arrêt du 16 février 1758, de se retirer vers Sa Majesté pour avoir déclaration de sa volonté. — 11 janvier 1760.

IX. — Observations nouvelles pour le Magistrat de Lille contre le premier chirurgien. — 7 janvier 1767.

X. — « Touchant le premier chirurgien du Roy ». — Dans l'assemblée de Loy du 18 janvier 1769, le conseiller Lespagnol de Grimbri a fait lecture d'une lettre qu'il a reçu de M. Hordret, avocat aux conseils, par laquelle il lui marque que l'avocat du premier chirurgien du Roy se proposoit de lever à nos frais une expédition de l'arrêt du Conseil qui a nommé un nouveau rapporteur touchant notre procès contre le premier chirurgien du Roy, si nous ne lui faisions pas signifier cet arrêt. La matière mise en délibération, il a été résolu, attendu que notre droit de police sur les chirurgiens de cette ville est reconnu dans ce moment-ci, de laisser lever une seconde expédition de cet arrêt et de charger M. Hordret de faire un mémoire d'observations par lequel il feroit connoître que notre droit est actuellement reconnu par tous les chirurgiens, Chastanet n'aïant point de tableau qui annonce sa qualité de lieutenant et ayant même accepté une place de maître du corps des chirurgiens, dont il fait à présent les fonctions.

XI. — Arrêt du 20 janvier et lettres patentes du 6 avril 1770. — Louis, par la grâce de Dieu, roi de France et de Navarre, A nos amés et féaux conseillers les gens tenant notre cour de parlement de Douay ; Salut.

Notre cher et bien amé Germain Pichault de la Martinière, écuyer, conseiller, chevalier de notre ordre de Saint-Michel, notre premier chirurgien, chef de la chirurgie de notre royaume, nous a très humblement fait exposer, que sur une contestation qui s'est élevée entre les mayeur, échevins, conseil et huit hommes de la ville de Lille, les officiers de la gouvernance et souverain bailliage de ladite ville, les baillis des quatre hauts justiciers, représentant l'état des châtellenies de Lille, Douay et Orchies, et le suppliant, au sujet de deux arrêts de notre conseil et lettres patentes expédiées sur le dernier, il y auroit été statué en notre conseil par arrêt rendu le 20 janvier 1770 et ordonné que sur icelui toutes lettres soient expédiées, lesquelles il nous a très humblement fait supplier de lui accorder. A ces causes, de l'avis de notre conseil qui a vu ledit arrêt du conseil, du 20 janvier dernier, dont l'extrait est ci attaché sous le contre scel de notre chancellerie, nous avons ordonné, et par ces présentes signées de notre main; ordonnons que l'édit du mois de septembre 1723, enregistré au parlement de Flandres le 3 octobre suivant, sera exécuté selon sa forme et teneur ; en conséquence nous avons maintenu et gardé, maintenons et gardons notre premier chirurgien dans le droit et possession d'avoir et commettre un lieutenant et un greffier dans la ville de Lille ; à condition néanmoins qu'en cas de vacance de la place de lieutenant, il ne pourra y commettre que l'un des trois maîtres, qui lui auront été nommés par les officiers municipaux de ladite ville, ce qu'ils seront tenus de faire dans le mois pour tout délai, à compter du jour de la vacance de ladite place ; faute de quoi, le premier chirurgien pourra choisir pour la remplir tel maître de la communauté qu'il estimera le plus capable ; et sans nous arrêter à l'opposition desdits officiers de la gouvernance, desdits mayeur et échevins, et desdits quatre baillis représentant l'état des châtellenies de Lille, Douay et Orchies, à l'enregistrement des lettres patentes expédiées le 10 août 1756, sur la requête de notre premier chirurgien ; nous avons ordonné et ordonnons qu'il sera passé outre à l'enregistrement desdites lettres patentes du 10 août 1756, à la charge toutes fois que les maîtres en chirurgie ne pourront être employés dans la classe des notables de ladite ville, qu'en justifiant par eux qu'ils ont pris le grade de maître ès arts dans une des Universités du royaume ; et avant faire droit sur le surplus des prétentions et demandes des parties, ordonnons que dans trois mois pour tout délai, notre premier chirurgien, lesdits officiers municipaux, et lesdits quatre baillis remettront entre les mains de Monsieur le Chancelier tels mémoires et projets qu'ils aviseront bon être, pour servir à la rédaction des statuts et règlemens pour la communauté des chirurgiens de ladite ville et desdites châtellenies, même à l'établissement d'une école de chirurgie en ladite ville, à l'instar des écoles de chirurgie établies en plusieurs villes des autres provinces de notre royaume, Ordonnons néanmoins par provision, et jusqu'à l'enregistrement des lettres qui seront adressées au parlement de Flandres sur lesdits statuts et règlemens, que le lieutenant du premier chirurgien à Lille jouira du droit de faire assembler la communauté des chirurgiens de ladite ville, de présider à leurs assemblées, d'y prononcer les délibérations et de les faire inscrire sur les registres, de recevoir les sermens du prévôt, du greffier et des nouveaux maîtres, tant de ladite ville que des châtellenies, d'entendre et recevoir les comptes du receveur et de veiller au maintien de la discipline; le tout sans préjudice de la justice et police desdits officiers municipaux et quatre baillis, chacun dans l'étendue de leur territoire et juridiction, lesquels officiers et baillis continueront de connaître de tout le contentieux, comme par le passé, et seront invités d'envoyer des députés aux dites assemblées pour la réception et installation desdits lieutenans et greffiers et aux examens des aspirans à la maîtrise, dont le dernier acte se fera à l'hôtel de ville, comme aussi pour la reddition des comptes. Si vous mandons que ces présentes vous ayez à faire registrer, et de leur contenu faire jouir et user l'exposant et ses successeurs pleinement, paisiblement et perpétuellement, nonobstant toutes choses à ce contraires. Car tel est notre plaisir. Donné à Versailles le sixième jour d'avril, l'an de grâce 1770, et de notre règne le 55e. Louis.

Registrées au greffe de la Cour du parlement de Flandres, ouï et ce consentant le procureur général du Roi en icelle, pour jouir par le suppliant de leur effet et contenu selon leur forme et teneur, conformément à l'arrêt de cejourd'hui 11 mai 1770, ainsi que les lettres patentes et arrêt du 10 août 1756, pareillement registrés. Signé : Lepoivre.

XII. — Requête du Magistrat de Lille au Roi... Ces officiers respectent infiniment la décision de Sa Majesté sur les deux parties de l'arrêt (du 20 janvier et 6 avril 1770) mais ils ne peuvent se dispenser de lui représenter que c'est à eux mêmes qu'il appartient de former les statuts qui peuvent être nécessaires pour la chirurgie de Lille, de même que c'est à eux de les faire exécuter dans cette ville ; ce qui les oblige de recourir de nouveau à l'autorité de Sa Majesté, pour qu'elle veuille bien les dispenser de fournir à cet égard ni mémoire, ni projets, comme étant eux mêmes juges en cette partie, et ordonner au contraire que ces mémoires et projets seront remis à leur propre greffe par la communauté des chirurgiens, pour former eux mêmes lesdits statuts et réglemens, et que la remise en sera faite dans le mois de la signification de l'arrêt à intervenir, faute de quoi le lieutenant du premier chirurgien sera privé de toutes fonctions de police... 28 avril 1770.

A. C. L., Aff. gén., c. 1276, d. 5 ; c. 1277, d. 1 ; c. 1280, d. 5 ; Reg. aux résolutions, n° 45, f. 206.

358.

1757, 19 août. — *Interdiction d'exercer la chirurgie.*

A Messieurs du Magistrat de la ville de Lille.

Supplient très humblement les lieutenant, prévôt, doyen et maîtres en chirurgie de cette ville qu'après avoir mandé infructueusement en leur chambre de juridiction François Pascal, perruquier en cette ditte ville, pour le réprimander de ce qu'il s'engéroit de pratiquer publicquement la chirurgie, ils ont été obligés de le faire assigner par devant les mayeur et eschevins pour se voir condamner aux amendes prononcées par les édits de Sa Majesté contre ceux qui s'avisent d'exercer l'art important de la chirurgie sans titre et sans qualité. Mais les supplians n'ont point été peu surpris que ledit Pascal est venu se prévaloir, à l'audience du 2 juillet de la présente année, d'une permission sur requête qu'il a surprise de votre religion le 8 octobre 1755, par laquelle vous l'avez autorisé, Messieurs, de faire usage jusqu'au rappel d'un prétendu secret ou emplâtre soi disant merveilleux contre les descentes. Ce n'est pas que cette permission puisse sauver Pascal de l'amende, les supplians étans en état de prouver qu'il en a beaucoup excédé les bornes, mais comme la permission n'en subsisteroit pas moins, si elle n'étoit révoquée par la même autorité dont elle est émanée, les supplians qui se flattent que vous ne l'auriez pas accordée, si vous leur aviez fait l'honneur de les entendre, osent espérer, Messieurs, que vous n'hésiterez point de la retirer, après qu'ils vous auront exposé leurs moyens d'opposition, et qu'ils vous auront convaincus combien il seroit dangereux de la laisser subsister plus longtemps, par les malheurs qu'il a occasionnés depuis qu'elle subsiste......

Il y a deux ans ou environ qu'il a entrepris la cure d'un nommé de Sègle, alors garçon perruquier, chez Nef, sur la Grand Place, accidenté d'une descente appelée en terme de l'art entéro-épiplocèle, qu'il portoit pendant vingt-sept ans. Pendant que Pascal l'a eu entre les mains, il ne luy a pas seulement appliqué son emplâtre prétenduement spécifique, mais des cataplasmes, des fomentations, des bandages et toutes sortes de remèdes. De là qu'est-il arrivé ? des accidens terribles, des vomissemens, des douleurs de ventre insurportables, l'inflammation, la gangrène et en un mot Desègle alloit être victime de la permission accordée à Pascal et mourir entre ses mains, lorsque le sieur Michel, prêtre et vicaire de Saint-

Étienne, luy conseilla d'appeller le sieur Vandergrat, qui le fit transporter à l'hôpital Comtesse où il fut opéré et guéri de tous les accidens mortels qui étoient les suittes de sa descente mal soignée......

L'autre exemple est plus récent et a eu une fin plus tragique. Il y a quelque semaine que Pascal s'est sugéré de traiter la servaute du sieur Lecomte, prêtre et chapelain de l'église Saint-Étienne, d'une descente ou hernie crurallé compliquée d'étranglement ; l'on ne sçait s'il fit usage de son emplâtre, ce qu'il y a de certain, c'est qu'il employa quantité d'autres remèdes entre autres un cataplasme de ruë broyée ; rien n'y faisoit. Le 20 juin dernier, sur les onze heures du matin, Pascal luy fit prendre une liqueur noirâtre, et la malade est morte le même jour sur les quatre heures après-midi, heureuse encore que deux heures avant mourir l'on ait appelé le sieur Vandergrat qui luy a fait sur le champ administrer les sacremens.

APPOSTILLE. — MM. du Magistrat lui interdisent l'application et l'usage de son remède par provision jusqu'à ce qu'étans convaincus de son efficacité par les épreuves qu'il en fera de concert avec les chirurgiens, il en soit autrement ordonné. — 19 août 1757.

A. C. L., Aff. gén., c. 1276, d. 3.

359.

1758, 31 janvier. — *Interdiction des cours de chirurgie annoncés par Warocquier.*

A Messieurs les maïeur et eschevins de Lille,

Le procureur du Roy, sindic de cette ville, vous remontre, Messieurs, que le nommé Warocquier, maître chirurgien en cette ville, s'est ingéré de faire annoncer au public par un avis qu'il a fait afficher le jour d'hier, dont un exemplaire imprimé est ici joint, que sous les auspices du s^r Guffroy, à qui il donne la qualité de lieutenant de M. le premier chirurgien du Roy, il donnera cejourd'huy, deux heures de relevée, des leçons d'anatomie sur le cadavre, dans une chambre située dans la cour du Beau-Bouquet, qu'il dénomme chambre de jurisdiction établie par ledit Guffroy, en saditte qualité, en vertu de l'arrêt du Conseil roïal des finances du 30 décembre 1742, revêtu de lettres patentes du 22 janvier 1743, enregistré au parlement le 7 février suivant, auquel arrêt Messieurs du Magistrat ont formé opposition par requête contenant les moïens de leur opposition qui, suivant les règlemens du Conseil, empêche l'exécution des arrêts qui en sont susceptibles, comme est celui du 30 décembre 1742, de sorte qu'il ne peut être exécuté même provisoirement au préjudice de l'opposition qui a été régulièrement formée, tant que cette opposition n'aura pas été jugée. Or cette opposition fait le sujet d'une instance contradictoire pendante au conseil ; ainsi ledit Guffroy ne peut exécuter cet arrêt, ni le faire exécuter par autruy. Or si on souffroit que ledit Waroquier donne lesdites leçons, ce seroit acquiescer à l'exécution dudit arrêt ; pourquoy le remontrant a recours à votre justice, Messieurs, ce considéré, il vous plaise faire deffense audit Warocquier de donner publiquement lesdites leçons d'anatomie et de faire afficher à l'avenir aucun avis à cet effet ou tout autre de l'espèce de celuy joint ou pour la même fin, à péril de 300 florins d'amende. Signé : Du Chasteau de Willermont.

APPOSTILLE. — Vu le présent réquisitoire, nous, mayeur et eschevins de la ville de Lille, faisons deffense au sieur Warocquier, maître chirurgien en cette ville, de donner publiquement lesdites leçons d'anatomie et de faire afficher à l'avenir aucun avis à cet effet ou tout autre tendant à la même fin, à péril de 300 florins d'amende ; le tout par provision et jusqu'à la décision de la cause pendante au Conseil du Roy, par oppositions aux prétentions du nommé Guffroy, maître chirurgien en cette ville. Fait en halle, le 31 janvier 1758. H. F. Le Roy.

A. C. L., Aff. gén., c. 1278, d. 1.

360.

1758, 28 mars. — « *Touchant l'élection des maîtres chirurgiens* ».

A Messieurs les rewart, maïeur, etc.

Le Procureur du Roy sindic de cette ville vous remontre, Messieurs, qu'il apprend que les sieurs de La Bussière et Waroquier ayant fini à la fête de Saint-Come 1757 le tems ordinaire de deux années de services en leurs qualités de maîtres de la communeauté des chirurgiens de cette ville, choisis pardevant eschevins commissaires le 27 septembre 1755, ainsy qu'il conste d'un extrait des registres cy-joint, l'on a négligé, après le tems de leur exercice expiré, de procéder en la forme usitée à l'élection des deux maîtres pour, conjointement avec les sieurs Lesco et Vandrieste, anciens maîtres restans, administrer les affaires de la communauté, et comme cette négligence occasionne entre autres ce préjudice que faute de maîtres en nombre compétent les aspirans à la maîtrise de ce corps ne peuvent pas être légitimement examinés ni admis, suivant les différentes dispositions de vos ordonnances ; le remonstrant a recours à votre autorité, Messieurs, ce considéré il vous plaise ordonner qu'à la diligence des sieurs eschevins commissaires de ladite communauté, elle sera convoquée en dedans tel tems qu'il vous plaira fixer, à l'effet de procéder à l'élection de deux nouveaux maîtres pour remplacer lesdits sieurs de La Bussière et Waroquier.

APPOSTILLE. — Vu le présent réquisitoire, nous ordonnons que la communeauté des chirurgiens de cette ville sera convoquée en dedans huitaine, à la diligence des eschevins commissaires à ladite communauté, à effet de procéder à l'élection de deux nouveaux maîtres pour remplacer les anciens maîtres qui ont fini le temps de leur exercice. Fait en Conclave, le 28 mars 1758. H. F. Le Roy.

A. C. L., Reg. aux résolutions, n° 38, f. 15 ;
Aff. gén., c. 1278, d. 2.

361-363.

1758, 31 mars. — 1759, 16 mars. — *Interdiction d'enseignes.*

I. — Vu la requête présentée à Messieurs du Magistrat de cette ville par le nommé Joachim-Joseph Delescluse et envoiée à nous par appostille de ce jour, tendant à ce qu'il lui soit permis de faire mettre un tableau au dessus de la porte de sa maison avec cette inscription : *Delescluse, chirurgien juré.* Je, prévost de cette ville, estime qu'on doit refuser audit Delescluse ce qu'il requiert, attendu qu'il n'a pas été admis chirurgien dans les règles ordinaires. Fait à Lille, ce 31 mars 1758. Le Comte Du Bus.

II. — Assignation à Delescluse, chirurgien, rue Basse, et à Vandekeere, chirurgien, rue royale, vis à vis Saint-Joseph, pour avoir posé une enseigne au dessus de leur porte. 8 mars 1759.

III. — Réponse desdits sieurs Delescluse et Vandekeere : les règlements les obligent à mettre leurs qualités sur la porte de leur maison ; du reste les chirurgiens et notaires n'ont jamais demandé de permission. De plus Vandekeere fait observer qu'il occupe la maison de feu le sieur Lescot, chirurgien, et qu'il a simplement fait transcrire son nom à la place de celuy du défunt. — Le Procureur syndic requiert une condamnation à 25 florins d'amende. — 16 mars 1759.

A. C. L., Aff. gén., c. 1275, d. 14.

364-369.

1758, 5 avril. — 1760, 25 janvier. — « *Élection des maîtres du corps des chirurgiens* ».

I. — Élection des nouveaux maîtres du corps des chirurgiens, faite le 5 avril 1758, par devant Messieurs Derocourt et Dehau, échevins de la ville de Lille, après que le valet du corps a affirmé d'avoir averti tous les suppôts du corps, au jour, lieu et heure, et en conséquence de l'ordonnance de ce siège couchée sur le réquisitoire du procureur sindic de cette ville, du 28 mars dernier.

Sont comparus les sieurs Guffroy, Chastenet, Vantisvoord, Barbier, Delescluse major, La Buissière, Théry, Vincent l'aîné et le jeune, Vandriesse, Maniez, Pionnier l'aîné et le jeune, Brulois, Prévot, Dauchy, Lombard, Delescluse minor, lesquels ont déclaré qu'ils ont procédé à l'élection des nouveaux maîtres entre eux, conformément à l'article 6 de l'édit du mois de septembre 1723, au mois de mars dernier, ainsi qu'ils ont fait l'année précédente ; il leur paroit inutile de procéder à une nouvelle élection. Fait les jour, mois et an que dessus. Signé : Lefort.

II. — A Messieurs les rewart, maïeur, etc.

Le procureur du Roy sindic de cette ville remontre, Messieurs, que les sieurs de Rocourt et Dehau, eschevins, commissaires préposés à la communauté des chirurgiens, ayant fait convoquer, en vertu de votre ordonnance du 28 mars dernier, rendue sur son réquisitoire, tous les maîtres et suppôts de ladite communauté, de s'assembler en cet hôtel le 25 avril suivant, ils leur déclarèrent qu'ils étoient chargés de faire procéder, conformément à leurs lettres et statuts, à l'élection de deux nouveaux maîtres pour remplacer les sieurs de La Buissière et Warocquier, qui avoient fini le tems ordinaire de leur exercice ; pour, conjointement avec les sieurs Lesco et Vandriesse, anciens maîtres restans, régir et gouverner les affaires de la communauté ; que les maîtres et suppôts ayant refusé sous de vains et spécieux prétextes de procéder à cette élection, ladite communauté se trouve dans le cas de n'avoir point de maîtres en nombre suffisant et légitimement établis pour veiller à ses intérêts, surtout depuis la mort dudit sieur Lesco, ancien maître en exercice. A quoy étant nécessaire de pourvoir, le remontrant a recours à votre authorité, Messieurs, ce considéré, il vous plaise de nommer trois chirurgiens, dont l'un sera chargé de faire les fonctions d'ancien maître en place dudit S. Lesco, et les deux autres celles de nouveaux maîtres, par remplacement desdits Labuissière et Waroquier. Fait et requis, le 1er juillet 1758. Du Chasteau de Willermont.

Appostille. — Vu le présent réquisitoire, nous avons dénommé et dénommons le sieur Barbier pour servir en qualité d'ancien maître pendant le terme prescrit par les lettres et statuts que nous avons fait pour ladite communauté, et les sieurs Pionnier l'aîné et Manniez pour servir en qualité de nouveaux maîtres, en prêtant par chacun d'eux le serment accoutumé. Fait en Conclave, la Loy assemblée, le 4 juillet 1758. — Signé : Le Roy.

III. — Lettre du procureur du Roi, sindic de la ville, à MM. du Magistrat, disant que les sieur Barbier, Pionnier et Manniez, qui ont été nommés maîtres du corps, à charge de prêter le serment accoutumé, n'ont pas rempli cette ordonnance et les priant de les y contraindre. — Appel à la prochaine audience. — Le 12 juillet 1758.

IV. — Réponse pour les sieurs Manniez et consorts. — Dans toute autre circonstance, les signifiés seroient très flattés de la préférence qu'on leur a donnée en les plaçant à la tête de la communauté. Mais y aïant des prévôts nommés et établis en conformité des statuts de Versailles et de l'édit de 1723, registrés au parlement de Flandres, les signifiés ne doivent et ne peuvent faire les fonctions de maîtres. Voilà la cause qui engage les signifiés à s'exempter et à s'excuser du service, persuadés que Messieurs les juges sont trop judicieux pour les désaprouver. Ils mériteroient au contraire le blâme de leurs juges et du public, s'ils avoient la lâcheté de trahir les droits et les intérêts de leur corps. Pourquoy ils concluent à ce qu'ils soient déchargés des conclusions prises par M. le procureur sindic ou à ce qu'il soit ordonné que la présente cause statera jusques à ce que droit soit fait entre le sieur Guffroy, lieutenant nommé pour Lille par M. de la Martinière, premier chirurgien du Roy, en exécution du susdit édit de 1723, et mondit sieur procureur sindic, ou à ce qu'il soit ordonné aux parties de se retirer vers le Roy pour avoir déclaration de sa volonté, en conformité de l'arrêt du parlement de Flandres du mois de février dernier, qui l'a ainsy ordonné sur le différend entre le sʳ Guffroy et mondit procureur sindic au sujet de l'exécution dudit édit, demandant dépens au cas d'ultérieures contestations.

V. — Audience du 22 août 1758. — Mᵉ J.-B. Liénard, procureur du sieur Pionnier, chirurgien-juré de cette ville, opposant, contre le sieur procureur du Roy sindic en cette ville, demandeur.

Ledit Liénard, audit nom, qui a vu la requête ci-dessus, dit qu'il n'a jamais refusé d'obéir et respecter messieurs du Magistrat, non plus que tous autres dont il est dépendant à cause de son art, mais ne voulant aucun procès avec l'un ny l'autre, il déclare, pour éviter à frais, de vouloir bien emprendre ladite maîtrise dont s'agist et autres interrets du corps, observant néantmoins que lui seul n'est pas compétent pour ladite exercice; il déclare, sitôt le procès jugé contre les deux autres chirurgiens assignez en pareil cas, qu'il prendra très volontiers laditte administration et suivra les ordres du sieur demandeur en sa qualité, soutenant, moyennant ce, que ladite cause statera jusques lors.

VI. — Réquisition du Procureur syndic. — L'ordonnance du 4 juillet 1758 ayant été signifiée, dès le 8 du même mois, aux chirurgiens par vous nommez, ils ont refusé d'emprendre la commission que vous leur avez confiée et de prester le serment ordonné; pour quoy le requérant a présenté requête à leur charge pour les faire condamner à remplir les devoirs de leurs commissions; ces derniers, bien loin de satisfaire à cette réquisitoire judiciaire, ont lié un procès encore indécis par devant le siège eschevinal, de sorte que pendant la litispendance, les aspirans à la maîtrise de la chirurgie ne peuvent légitimmement parvenir à leur fin, ce qui cause beaucoup d'intérêt aux particuliers et un grand préjudice au bien public qui se trouve privé des secours de ceux en qui ils ont confiance; pourquoy et attendu que le sʳ Vandriesse a fini aussi le terme de son exercice, il requiert, MM., il vous plaise nommer par provision les sʳˢ Robert et Pionnier l'aîné, pour servir en qualité de maîtres anciens de ladite communauté, et les sʳˢ Labuissière et Vandergrachte en qualité de nouveaux maîtres, à charge par eux de prester serment de bien et fidellement s'acquitter de leurs fonctions, pour ensuite être par eux procédé à l'examen des aspirans à la maîtrise de laditte communauté en la manière accoutumée, sçavoir en présence de deux eschevins commissaires à ce déléguez, après avoir appellé le médecin juré de cette ville, le démonstrateur d'anatomie, le doyen et les deux suppôts dudit corps et l'un de vos deux chirurgiens jurés, pour être sur leur raport expédiées aux aspirans, s'il y eschet, lettres de maîtrise en la manière accoutumée. Fait et requis, le 25 janvier 1760. Du Chasteau de Willermont.

Appóstille. — Vu le présent réquisitoire, nous avons nommé et nommons par provision les s^{rs} Robert et Pionnier l'aîné pour servir en qualité de maîtres anciens dans la communauté des chirurgiens de cette ville, et les s^{rs} Labuissière et Vandergrachte, en qualité de nouveaux maîtres, à charge par eux de prester serment de bien et fidellement s'acquitter de leurs fonctions, pour ensuite être par eux procédé à l'examen des aspirans à la maîtrise de laditte communauté en la manière accoutumée, sçavoir en présence de deux eschevins commissaires à ce déléguez, après avoir appellé le médecin juré de cette ville, le démonstrateur d'anatomie, le doyen et deux suppôts du corps des chirurgiens et l'un des deux chirurgiens jurez de cette ville, pour être, sur leur raport, expédiées aux aspirans, s'il y eschet, lettres de maîtrise en la manière accoutumée. Fait en conclave, la loy assemblée, le 25 janvier 1760. Signé : Lespagnol De Grimbri.

Ledit jour les sieurs Robert, Pionnier l'aîné, Labuissière et Vandergrachte ont presté le serment dont ils étoient chargés par l'ordonnance cy dessus. Dont acte. Signé : Rousseau.

A. C. L., Aff. gén., c. 1278, d. 2 ; Reg. aux chirurgiens, n° 26, f. 8 et 11 v.

370.

1758, 16 mars. — *Réception d'un chirurgien après examen.*

Nous, Philippe-Joseph Guffroy, lieutenant de M. le premier chirurgien du Roy en la ville et châtellenie de Lille, villes, bourgs, châtellenies de Cassel, Steenfort, Hazebrouck, Merville, Estaire, Wervicq et dépendances en Flandres, à tous ceux qui ces présentes lettres verront, salut. Sçavoir faisons que le nommé Joachim-Joseph Delescluse, âgé de 25 ans ou environ, fils de Joachim-Joseph, natif de Lille en Flandre, nous aiant remontré qu'il souhaiteroit subir les examens conformément à l'édit du Roy du mois de septembre 1723 et autres règlemens rendus en conséquence, après nous avoir fait apparoître les certificats de vie et mœurs et autres conformément aux ordonnances du Roy, pour être par nous reçu en qualité de maître chirurgien pour la ville de Lille en Flandre ; pourquoy il nous a requis de lui fixer jour par sa requête, et lui estant accordée pour subir les examens et aïant à cet effet convoqué les sieurs Ducrocq, conseiller du Roy, médecin pensionné de la ville de Lille, Pollet, doyen, Lesco, Vandendriesse, Prévost, Brulois, prévosts de la communauté, Vinchant l'aîné, Théry, Warocquier, maîtres chirurgiens, pour estre examinateurs et à ce présent Léonard Chastanet, greffier de la communauté et lieux ci-dessus, pour devant nous et lesdits dénommez subir par ledit Joachim-Joseph Delescluse les examens ; et aïant été examiné sur toutes les parties de la chirurgie, tant théorie que pratique, conformément aux règlemens et ordonnances et y aïant répondu ; ledit aspirant retiré, les voix aïant été recueillies, il a esté dit que ledit Joachim-Joseph Delescluse y avoit suffisamment et agréablement satisfait, et étant ensuite rentré, nous l'avons reçu et recevons maistre chirurgien pour la ville de Lille en Flandre, et à l'instant il a presté le serment en tel cas requis entre nos mains de s'en bien duement et fidèlement acquitter et de garder le secret quand le cas y échera, de se conformer aux ordonnances du Roy et de police ; ne pourra ledit Joachim-Joseph Delescluse reçu entreprendre dans toutes les grandes opérations et autres affaires de conséquence concernant l'art de chirurgie, sans y avoir appellé autant que faire se pourra un ou plusieurs anciens maîtres expérimentés de l'art ou l'un ou plusieurs licentiés en médecine, pour conférer ensemble à ce qu'il conviendra pour le bien des malades ; en vertu de quoy nous lui avons permis et permettons par ces présentes de tenir boutique ouverte et de faire toutes les fonctions concernant l'art de la chirurgie, aux conditions ci-dessus, sans qu'il puisse lui estre fait aucun trouble ni empeschement et cé dans le lieu sus-dénommé et non ailleurs, sans en avoir obtenu nostre consentement par écrit ; et de tout quoy, nous en aïant requis acte, nous lui avons accordé et enregistré au registre servant à cet effet. En foy de quoy nous avons signé ces présentes et fait signer par notre greffier. A Lille, le 16 mars 1758. Signés : Guffroy. Chastenet.

A. C. L., Aff. gén., c. 1275, d. 14.

371.

1758, 8 avril. — *Autorisation à un dentiste.*

A Messieurs les Magistrats de la ville de Lille.

Remontre très humblement Adrien-Joseph Cirez, expert dentiste résidant dans la ville de Douay, très réputé et connu dans plusieurs villes du royaume de France, de la principale noblesse, pour la dextérité et la légèreté de sa main dans les opérations les plus extraordinaires et les plus difficiles de la bouche, aïant été admis en cette ville de Messieurs les Magistrats l'an passé, ainsi que du collège de médecine, pour deux mois, où il eut l'honneur de travailler pour plusieurs personnes de qualité et autres de cette ville qui ont été satisfaits de ses services, désirant exercer son art pour l'utilité publique ; c'est pour ce sujet qu'il a recours à vos Seigneuries pour qu'il vous plaise permettre audit remontrant de continuer sa profession de dentiste en cette ville, lorsqu'il y sera appellé, ou qu'il trouvera à propos de venir une fois ou deux par année, pour y séjourner un mois ou six semaines chaque fois. Quoy faisant il ne manquera pas de faire des vœux pour la prospérité et la conservation de vos Seigneuries. Signé : Cirez.

Avis. — Le suppliant vous aïant, Messieurs, par une requête présentée en l'année 1756, demandé la permission d'exercer son art en cette ville pendant deux mois, vous luy avés, sur le certificat des villes d'Arras, Cambray, Abbeville, Valenciennes et Douay et sur l'avis du collège des médecins de cette ville, accordé sa demande. Aujourd'huy il souhaiteroit de continuer sa profession en cette ville, lorsqu'il y sera appellé ou qu'il trouvera à propos d'y venir, une fois ou deux l'année ; et je ne vois pas d'inconvénient à le luy permettre jusque au rappel seulement, surtout à la vue des certificats de plusieurs personnes de cette ville qui parlent en sa faveur. — E. Delavallée.

Veu l'avis, nous permettons au suppliant de continuer sa profession de dentiste en cette ville, lorsqu'il y sera appellé ou qu'il trouvera à propos d'y venir, une fois ou deux l'année, et ce jusqu'au rappel seulement. — Fait en conclave, la Loy assemblée, le 8 avril 1758. — H. F. Le Roy.

A. C. L., Reg. aux résolutions, n° 38, f. 19 v. ; avis du Procureur syndic, année 1758, p. 24.

372.

1759, 2 mai. — *Autorisation d'emprunt par les chirurgiens.*

A Messieurs du Magistrat de la ville de Lille.

Suplie très humblement la communauté des chirurgiens de cette ville, disant qu'ils ont été dans la nécessité de soutenir différens procès pour l'honneur et l'avantage de leur corps, ce qui n'a pu se faire sans occasionner des frais extraordinaires et considérables dont l'état est cy joint, pour le payement desquels ils ont besoin de lever une somme de 1.600 florins et celle de 1.024 florins demandée par Sa Majesté par édit du mois d'aoust 1758 pour augmentation des gages de controlleurs et inspecteurs créés dans tous les corps d'arts et mestiers par l'édit de 1745, faisant les dittes deux sommes celle de 2.624 florins ; sujet qu'ils ont très humblement recours à votre authorité, Messieurs, pour qu'il vous plaise les authoriser de lever ladite somme de 2.624 florins en rente héritière au moindre foeur que faire se pourra. Signé : R. de la Vallé.

APPOSTILLE. — Avis du procureur de la ville. Fait en halle, le 19 avril 1759. Le Roy.

Vu la présente requête, ouy le procureur de ville, nous, avant de statuer sur icelle, ordonnons qu'il sera fait assemblée en l'hôtel de ville lundy prochain, dix heures du matin, par devant les sieurs Béghin et Griel, échevins commissaires, de tous les supôts dudit corps, pour les entendre sur le contenu de la présente requête et le procès-verbal desdits commissaires et être ordonné ce qu'il appartiendra. Fait en conclave, la Loy assemblée, le 23 avril 1759. Signé : Rousseau.

Ouïs nos commissaires, nous autorisons les maîtres par nous établis à ladite communauté et à leur défaut Pierre-Jacques Pollet, Louis-François Delecluse, Claude-Joseph Vincent et Jean-Gilles Barbier, en leur qualités des quatre plus anciens supôts, de lever en rente héritière au denier le plus avantageux que faire se pourra, la somme de 1.600 florins d'une part et en outre celle de 766 florins, pour fournir la demande faite par Sa Majesté à titre d'augmentation de la finance des offices d'inspecteurs et controleurs des corps d'arts et mestiers, modérée à un quart ; dispensons lesdits maîtres ou supôts des droits dus à cette ville pour constitution de rente. Fait en conclave, la Loy assemblée, le 2 may 1759. Signé : Du Chasteau de Willermont.

A. C. L., Reg. aux chirurgiens, n° 26, f. 9 v.

373.

1760, 15 mars. — *Lieu de réunion de la communauté des chirurgiens.*

A Messieurs les rewart, mayeur, etc.

Supplient très humblement les doyen et les quatre maîtres de la communauté des chirurgiens de cette ville, disant que, n'ayant eu jusqu'à présent aucun endroit fixe pour la tenue de leurs assemblées, ils ont été obligés d'indiquer les convocations des suppôts dans des cabarets, ce qui est tout à fait contre la décence et avilit en quelque sorte leur profession; et désirant les suppliants avoir un endroit convenable et fixe pour la tenue de leurs assemblées et convocations, ils s'adressent à vos Seigneuries, Messieurs, pour qu'il vous plaise leur en assigner un, soit dans votre hôtel, soit dans l'endroit où se tient la Perche aux draps, ou ailleurs, vous priant d'observer que leurs assemblées ne durent qu'une heure au plus.

APPOSTILLE. — Avis du procureur de cette ville. Fait en halle, le 14 février 1760. Rousseau.

Vu l'avis, nous permettons aux supplians de tenir leurs assemblées, par provision et jusqu'à ce qu'il en soit autrement ordonné, en l'hôtel de cette ville, en la place dite Brunin. Fait en conclave, la Loy assemblée, le 15 mars 1760. H. F. Le Roy.

A. C. L., Reg. aux chirurgiens, n° 26, f. 15.

374-388.

1760, 9 décembre. — **1764, 7 juillet.** — *Cours d'obstétrique institué par le Magistrat.* — *Pension du chirurgien Warocquier pour ce cours.* (Voir : *Un chapitre* etc., p. 33 à 55).

389.

1760, 24 décembre. — *Autorisation à un chirurgien oculiste.*

A Messieurs les rewart, mayeur, etc.

Suplie très humblement Antoine Gaube, disant qu'il n'a rien tant à cœur que d'être utile à cette province et de lui donner des preuves de son attachement. Élève du sieur Bérangé, chirurgien oculiste de Paris et pensionné de la ville de Bourdeaux, il croit avoir montré sa capacité dans l'art chirurgical et surtout dans la partie qui concerne les yeux et celle de la bouche tant dans cette province que celle d'Artois, où il a été appelé de Paris l'hiver dernier, par plusieurs personnes de considération, dans la ville d'Arras, et a été envoyé par Madame de Cautmont à l'abbaye de Marquette pour Mademoiselle sa fille. Les certificats des sieurs de la Faye, professeur des écoles roïales de Paris, Moreau, chirurgien roïal de l'Hôtel-Dieu, et Jard, écuyer, accoucheur de Madame la Dhauphine, justifient qu'il a fait tout ses cours et opéré sous les yeux des grands maîtres. Le Roy a convoqué le ban de la noblesse de Saintonge en 1758 et le corps du ban a choisi le suppliant pour son chirurgien major ; en conséquence il a été employé comme tel dans l'état du ban et de l'armée ; il ne s'est pas seulement appliqué alors à remplir les devoirs de son employ, il a encore saisi toutes les occasions de soulager les pauvres malades affligés de la vue et des maladies de la bouche escorbutiques qui règnent plus fréquemment dans les contrées maritimes. M. l'évêque de Saintes et M. Forestier, médecin du Roy, et plusieurs chirurgiens, ont rendu un témoignage autentique de ses travaux et de ses succès sur ses opérations et surtout sur le traitement des susdites parties. Les seigneurs des États d'Artois ont même attesté ses succès dans les cures les plus difficiles qu'il a fait dans leur province où il est attaché pour la partie des yeux et des dents. Les personnes du premier rang, les bourgeois et les pauvres ont été témoins dans la ville d'Arras de ses opérations et ont ressentis les bons effets. Il ne vous dira pas combien il est intéressant d'avoir quelqu'un dans cette province qui connoisse bien la partie des yeux et celle de la bouche, et combien ces maladies sont délicates et dangereuses à traiter ; l'expérience journalière nous le prouve par une infinité de misérables qui perdent la vue faute d'un petit traitement méthodique. L'accœuil gracieux que Monseigneur l'Intendant a fait au suppliant lui fait espérer, Messieurs, l'honneur de votre confiance, n'étant animé que du zèle et de l'empressement d'être utile et de secourir des citoyens affligés, il n'est jaloux que de l'honneur de sa réputation, et le suppliant s'offre au surplus de donner des preuves de ses connoissances dans la théorie et pratique des objets énoncés par devant le collège des médecins de cette ville comme il est d'usage. A ces causes le suppliant se retire très respectueusement vers vous, Messieurs, ce considéré, il vous plaise autoriser le suppliant à pouvoir exercer en cette ville ses talens sur ce qui concerne les traitemens et opérations à faire aux yeux et aux dents.

Appostille. — Avis du collège des médecins. Fait en halle, le 22 décembre 1760. Signé : H. F. Le Roy.

Avis. — Le collège, assemblé le 23 décembre, ayant examiné le supliant, l'avons trouvé en état d'exécuter ce qu'il requiert par sa requête. Carbonnelle.

Appostille. — Veu l'avis, nous autorisons le suppliant à l'effet requis. Fait en conclave, la Loy assemblée, le 24 décembre 1760. Du Chasteau de Willermont.

A. C. L., Reg. aux résolutions, n° 40, f. 17.

390.

1761, 18 juillet. — « *Touchant les états des médecin et chirurgien des maisons à la charge de la ville* ».

Le 18 juillet 1761, la Loy assemblée, rapport fait qu'il étoit convenable de prendre quelques arrangemens pour empêcher les abus dans les états des médecins et chirurgiens jurés de cette ville, nous avons ordonné et ordonnons les points et articles suivans :

Il sera mis par le greffier criminel ès mains du directeur du quartier fort des Bons-Fils, de la directrice des insensées aux sœurs de La Madeleine, et des concierges du Petit Hôtel et de la maison de correction, un certain nombre de cartes imprimées sous leurs récépissés respectifs. Lesdittes cartes contiendront le nom de la maison à laquelle lesdits directeurs, directrices et concierges sont préposés ; elles seront marquées d'un M pour le médecin et d'un C pour le chirurgien et seront signées par le greffier criminel. Lesdits directeurs, directrices et concierges délivreront aux médecins et chirurgiens jurés de cette ville, une desdites cartes pour chaque visite et pansement qu'ils feront à leur réquisition, et tous les mois lesdites cartes seront rapportées par lesdits médecins et chirurgiens jurés aux directeurs, directrices et concierges qui leur délivreront un certificat conforme au modèle cy joint contenant que lesdits médecins et chirurgiens leurs ont remis le nombre de tant de cartes pour pareil nombre de visites et pansemens faits pendant tel mois/à leur réquisition, et à l'avenir il ne sera dépêché aucune ordonnance sur le trésorier que sur le vû desdits certificats que lesdits médecins et chirurgiens jurés rapporteront au greffe criminel.

L'apoticaire de cette ville sera tenu de joindre à ses états les ordonnances des médecins et chirurgiens jurés de cette ville.

Il sera délivré copie du présent règlement aux médecins, chirurgiens jurés et apoticaire de cette ville, au directeur du quartier fort des Bons-Fils, à la directrice des insensées aux sœurs de La Magdeleine et au concierge de la Maison Forte et du Petit Hôtel pour qu'ils aient à s'y conformer chacun en ce qui les regarde à commencer au premier août prochain.

A. C. L., Reg. aux résolutions, n° 39, f. 60.

391-394.

1761, 27 octobre. — 1762, 28 avril. — « *Touchant la charge de l'un des chirurgiens jurés* ».

I. — Supplie très-humblement Claude Vincent, chirurgien juré, disant que la triste situation où il se trouve ne lui permettant pas d'exercer les fonctions de la charge de chirurgien juré de cette ville, que vous avez bien voulu, Messieurs, lui confier, désiroit s'en déporter en faveur du sieur Prévost, chirurgien juré en cette ville, sous l'agrément et le bon plaisir de vos Seigneuries. C'est le sujet pour lequel le supliant a recours à vos bontés, Messieurs, pour qu'il vous plaise ordonner que le supliant puisse se déporter de laditte charge en faveur dudit sieur Prévost, le supliant se trouvant dans la dure nécessité de se procurer du secours vu l'état de ses affaires, auxquelles il espère, Messieurs, que vous aurez la bonté d'avoir égard à sa triste situation en lui accordant sa demande et ferez justice. — 27 octobre 1761. C.-J. Vinchant.

II. — Suplie très humblement Claude-Joseph Vinchant, maître chirurgien juré en cette ville, disant que les longues maladies qu'il a essuié et la vente publique qu'il a eu la disgrâce de voir faire de ses meubles et effets l'ont réduit dans un état qui excite la pitié ; que se trouvant sans la moindre ressource, même sans celle qu'il sçavoit autrefois tirer de ses mains, il a été obligé de se faire conduire, il y a environ un mois, en la maison des Frères de Saint-François dits des Bons-Fils de cette ville ; que comme il sent fort bien qu'il s'est trompé quand il a imaginé recouvrer la santé en peu de temps, par les soins que l'on auroit fait à sa personne, il prévoit que ces frères, à qui son indigence n'est maintenant que trop connue, l'obligeront, faute de paiement de sa pension, à les quitter. La suite de cet événement, qui est peut être desjà très proche l'effrairoit, s'il ne sçavoit que vous ne mettez pas moins en pratique les loix de l'humanité que celles de la justice, même à l'égard des personnes qui ne vous ont jamais rendu aucun service et s'il n'étoit soutenu de l'espérance que vous aurez la bonté de les exercer en sa faveur ; c'est le motif qui l'oblige à se retirer vers vous, Messieurs, pour qu'il vous plaise payer sa pension le reste de sa vie en la maison desdits frères Bons-Fils de cette ville. Ce faisant, etc.

Avis du Procureur de cette ville. Fait en halle, le 10 décembre 1761.

III. — Avis du Procureur syndic. — Le procureur du Roy sindic de cette ville vous remontre, Messieurs, que Claude Vincent, pourvu de la charge de l'un des chirurgiens jurés de cette ville par commission du 26 février 1739, vous ayant présenté requête le 29 octobre 1761 afin qu'il vous plût luy permettre de se déporter de sa charge en faveur du sieur Prevôt, maître chirurgien en cette ville, il n'a pas cru devoir donner ses conclusions sur cette demande jusqu'à ce que cette commission étant devenue vacante par mort, il vous fut libre de reprendre laditte charge et en pourvoir qui vous trouveriez convenir et aux conditions qu'il vous plairoit prescrire, tant pour éviter touttes difficultés sur l'excès des états que sur l'objet des attributions y attachées ; que les cas prévus étant arrivés par le décès dudit Vinchant, il est nécessaire de prendre le parti ou de rembourser cet office à l'effet cy-dessus, ou d'en pourvoir ledit Prévost en conséquence dudit déport qui a été fait en sa faveur, pour par luy en jouir aux mêmes droits, privilèges, exemptions et émolumens dont jouissoit son prédécesseur ; que pour vous mettre en état de délibérer lequel des deux partis est préférable, il paroit nécessaire de vous rappeller que depuis longtemps on a cherché les moïens de diminuer les excès des états des pourvus de cet office, à quoy l'on n'est parvenu que par degré et non sans beaucoup de plaintes de la part des pourvus, qui prétendoient que l'on donnoit atteinte à leurs droits ; que l'un de ces excès consistoit en ce que, quoyque par votre délibération du 17 mars 1722, il fut ordonné qu'ils seroient payés de dix patars pour chaque visite, pansement, saignée et autres devoirs qu'ils feroient à vos ordres, aux Bons-Fils, aux Sœurs de la Magdelaine, à la Tour des Insensés et dans les prisons de cette ville pour les personnes qui y seroient détenues à la charge d'icelle, cependant l'abus a été si loing que très souvent, sans aucun ordre de votre part ou de vos commissaires, ils se transportoient dans tous les endroits et y exerçoient leurs fonctions à leur volonté, c'est-à-dire qu'ils y faisoient autant de visites qu'ils jugeoient à propos; qu'il est vray qu'aujourd'huy, au moyen des précautions que l'on a prises de leur faire délivrer par les supérieurs ou préposés auxdites maisons une carte pour chaque visite où ils sont appellez, on a fermé toutes voyes à ces excès, mais qu'il est à craindre qu'à ce prix aucun bon chirurgien ne voudra accepter pareille commission, surtout après qu'il aura reconnu, par le produit d'une année ou deux d'exercice, qu'il n'en retirera point tout l'avantage qu'il en auroit espéré; que pour prévenir cet inconvénient, il croit qu'il seroit plus avantageux de rembourser aux héritiers ou ayant cause dudit Claude-Joseph Vincent la finance dudit office, qui est de 2.420 livres, et ensuitte nommer un chirurgien pour faire les devoirs d'icelui pendant six mois pour un salaire fixe; que ce moïen seul est capable d'entretenir l'émulation parmi les chirurgiens et de les rendre tout à la fois et plus dépendans et plus attentifs à leurs devoirs, afin de mériter la préférence et la continuation dans l'exercice de cette charge; si mieux vous n'aimez choisir un chirurgien avec lequel on conviendroit de remplir pendant six mois tous les devoirs prescrits par votre ditte délibération du 17 mars 1722, moïennant une somme fixe, à charge par luy de rembourser les héritiers ou ayant cause dudit Vinchent; que comme il avoit lieu de croire que vous vous seriez arrêté à l'une ou l'autre de ces deux propositions, il a cru devoir entendre le sieur Prévot et sçavoir ses intentions sur chacune d'icelles; qu'il lui a demandé en conséquence s'il ne préféreroit point d'avoir un appointement fixe tous les six mois, pour éviter la peine de former les états et prévenir toutes difficultés sur le nombre des visites; il a déclaré que moïennant la somme de 200 florins pour ses six mois d'exercice, il s'engageroit de remplir exactement tous les devoirs attachés à ladite charge pendant six mois, en lui accordant néantmoins les autres avantages attachés audit office, ainsi qu'ils sont énoncés dans l'acte du 17 mars 1722 ; mais que si on exigeoit qu'il remboursât les héritiers ou ayant cause dudit Vinchant, il croïoit juste de lui accorder les intérêts de ladite somme de 2.420 livres qui sont dans les coffres de cette ville, ce qu'on ne doit certainement pas refuser, et cet article porteroit par an la somme de 69 florins 9 pattars à raison de quatre pour cent que l'on pourroit fixer à 70 florins ; pourquoy, Messieurs, je requiers que la charge de l'un des chirurgiens jurés de cette ville, créés par édit du mois de février 1693, dont ledit sieur Vinchant étoit cy devant pourvu par commission du 26 février 1739, soit conféré audit sieur Prévôt, à charge de par lui en faire les fonctions par lui-même aux attributions qui ensuivent : sçavoir qu'il assistera pendant les six mois de son exercice qui commenceront au premier de may prochain, avec le médecin-juré de cette ville, aux levées et visites des corps morts, noïés ou homicidés, au salaire de trois florins lorsque les devoirs se feront en cette ville, et six florins lorsqu'ils se feront en la banlieue de Lille et dans les rivières de la haute et basse Deusle, châtellenie de cette ville ; qu'il assistera pendant les mêmes six mois, avec les maîtres du corps des chirurgiens, aux examens des candidats, aux appointemens accoutumés à prendre à la charge desdits candidats ; qu'il fera à vos ordres tous les visites, pansemens, saignées et autres devoirs dans la prison du Château Neuf dite prison royale, dans celle de l'hôtel de ville, dans la maison des Frères du Tiers-Ordre dit Bons-Fils, dans celle des Sœurs de la Magdelaine et dans celle dite la Tour des Insensés, s'il vous plaisoit de la rétablir à cet usage à l'égard des personnes qui y sont ou seront à la charge de cette ville, aux gages et appointemens fixes de 200 florins par an, pour les six mois de son exercice, outre la somme de 70 florins aussy par an, pour tenir lieu d'intérêt de la finance de 2.420 livres qu'il devra païer aux héritiers ou ayant cause dudit Vinchent ; qu'il profitera de l'exemption de six rasières de grains par an, pour en jouir comme les exemts par grâce, et qu'il aura, aux termes de l'édit du mois de février 1692, la faculté d'examiner les chirurgiens qui voudront s'établir dans l'étendue de la châtellenie, aux appointemens qui seront fixés ; vous réservant la faculté de reprendre ledit office toutes et quantes fois vous le jugerez convenir, même sans aucune cause, en restituant audit Prévost ou à ses héritiers laditte somme de 2.420 livres avec les intérêts qui pourront lors être dus à raison de 70 florins par an, outre les gages lors échus, le tout néantmoins à condition qu'en cas d'absence ou incommodité de celui qui sera en exercice pendant les six mois suivants, il devra en faire les fonctions sans pouvoir rien prétendre à la charge de cette ville. — Fait ce 26 avril 1762. Signé : Du Chasteau de Willermont.

IV. — Vu le présent réquisitoire, nous avons résolu de rembourser aux héritiers ou ayant cause de Claude-Joseph Vinchant la finance de l'office de l'un des chirurgiens jurés de cette ville, qui est de 2.420 livres de France, et de nommer par provision et jusqu'au rappel ledit Prévot, maître chirurgien en cette ville, pour en faire les fonctions aux attributions suivantes (comme ci-dessus, sauf : aux gages de 150 florins par an, pour les six mois de son exercice). Nous avons aussi résolu de rembourser, après la mort de Guffroy, l'autre chirurgien juré de cette ville, la finance de cet office et de nommer ledit Prévot pour en faire seul les fonctions pendant toute l'année aux attributions cy dessus et aux gages et appointemens fixes de 240 florins par an. Fait en conclave, la Loy assemblée, le 28 avril 1762. — H. F. Le Roy.

A. C. L., Reg. aux résolutions, n° 40, f. 135 ; Aff. gén., c. 1274, d. 5.

395-405.

1762, 22 avril. — 1768, 10 février. — *L'examen des accoucheurs et des sages-femmes attribué aux chirurgiens au lieu des médecins.* (Voir : *Un chapitre* etc., pp. 77 à 84).

406.

1762, 3 mai. — *Nomination d'un maître du corps.*

A Messieurs les mayeur et eschevins de la ville de Lille,

Le procureur du Roy, sindic de cette ville, vous remontre, Messieurs, que par la mort du sieur [Vinchent] il y a une place de maître à nommer dans la communauté des chirurgiens, ce considéré, Messieurs, il vous plaise nommer à l'effet cy-dessus, le sieur Dupont, l'un des chirurgiens de cette ville, à charge par luy de prester le serment en tel cas requis. Fait le 3 may 1762. Signé : Du Chasteau de Willermont.

Vu le présent réquisitoire, nous avons nommé ledit Dupont à

l'effet requis, en prestant par luy le serment en tel cas requis et accoutumé. — Fait en la chambre de visitation des procès, le 3 may 1762. Signé : Demadre.

Le 21 may 1762, ledit sieur Dupont a presté le serment dont il étoit chargé par l'ordonnance cy-dessus. Signé : Du Chasteau de Willermont.

407.

1763, 19 mars. — « *Touchant un opérateur de cancers* ».

A Messieurs les rewart, mayeur, etc.

Antoine-Joseph Maurice et Angélique-Joseph Gravelin, demeurant en cette ditte ville, ont l'honneur de vous représenter qu'ils souhaiteroient faire les fonctions d'opérateurs, tant en cette ville que dans la châtellenie et autres endroits, pour guérir les chancres, écrouelles, abcez, cloux, charbons, ulcères, enflures, mal de dent, demie grènes, coupures, brulures, entorces, foulures, nerf retiré dans les reins, dans les bras et dans toute autre partie du corps que ce puisse être et même les azematiques (*sic*), en vertu de plusieurs onguents de leurs compositions, que ne pouvant faire usage de leurs onguents ni entreprendre à guérir ceux et celles qui se présentent et ponront se présenter à eux pour être guéris, sans auparavant en avoir obtenu votre permission, sujet qu'ils ont très humblement recours à vous, Messieurs, pour qu'il vous plaise avoir la bonté autoriser les supplians à faire les fonctions d'opérateurs en cette ville et dans la châtellenie d'icelle et de guérir avec leurs onguents ceux et celles qu'il leur sera présenté, sous les offres qu'ils font de se conformer à ce qu'il vous plaira leur ordonner, considérant que c'est pour le bien public, quoy faisant, etc.

APPOSTILLE. — Avis du collège des médecins. Fait en halle, le 4 mars 1763. Signé : H. F. Le Roy.

AVIS. — Le suppliant pourroit être autorisé à faire usage de son remède pour les cancerts si, par trois guérisons faites à l'Hôpital général, des cancerts qui n'ont pu être guéris (ce qui doit être constaté par Messieurs les médecin et chirurgien major dudit hôpital), il prouve que son remède est bon et qu'il en fasse sa déclaration au collège en bonne forme, dont il sera tenu registre. Fait au collège desdits médecins, le dix mars 1763. Dehenne, médecin, greffier dudit collège.

Vu l'avis, avant tout les supplians désigneront deux personnes incommodés de cancert, sur lesquelles, après que leur état aura été vérifié et certifié par un chirurgien juré de cette ville, à la diligence du procureur sindic d'icelle, ils feront l'épreuve de leurs remèdes pour sur le certificat qui nous sera donné par le même chirurgien après la guérison desdites personnes déclarées par les supplians, être ordonné ce qu'il appertiendra.

Fait en conclave, la Loy assemblée, le 19 mars 1763. Lespagnol de Grimbri.

A. C. L., Reg. aux résolutions, n° 40, f. 214.

408-412.

1763, 19 mars. — **1766, 26 février.** — *Pensions des sages-femmes des pauvres.* (Voir : *Un chapitre* etc., pp. 24 et 25).

413.

1763, 4 juin. — *Prébendes fondées par Jude Gellé.*

Vuë la requête des maîtres de la communauté des chirurgiens de cette ville, à fin qu'il vous plaise déclarer nulle et de nulle valeur la collation des prébendes fondées par Jude Gellé, faite par les nommés Guffroy, Chastenet et autres suppôts de la même communauté, à Jean-Gilles Barbier et à la veuve Vandendriesse, ordonner en conséquence qu'elles seront payées à la veuve Arnould, et à la veuve Jacques Vinchant, ausquelles ils les ont conférées en leurs qualités, et l'ordonnance par laquelle vous demandez mon avis.

Ledit Jude Gellé a fondé, Messieurs, par acte du 2 may 1727, deux prébendes de douze patars chacune par semaine, payables par les marguilliers de Saint-Étienne, lesquelles doivent être conférées par les doyen et quatre maîtres de la communauté des chirurgiens de cette ville à deux pauvres maîtres suppôts chirurgiens ou veuves d'iceux les plus nécessiteux. Les suppliants, et nullement lesdits Guffroy et Chastenet, sont les seuls maîtres légitimement établis par ladite communauté, et par conséquent les seuls en droit de conférer les prébendes dont il s'agit. Pour quoy, Messieurs, je requiers que, sans égard au prétendu mandat desdits Guffroy, Chastenet et autres suppôts de ladite communauté des chirurgiens, lesdits marguilliers de l'église paroissialle de Saint-Étienne soient authorisés, en exécution du susdit acte de fondation du 2 may 1727, fait par Jude Gellé, de payer lesdites prébendes à la veuve Arnould et à la veuve Jacques Vinchant qui seules ont été valablement pourvues par les supplians en leurs qualités de doyen et maîtres de ladite communauté. Fait le 4 juin 1763. Du Chasteau de Villermont.

En marge : Suivi dans l'assemblée de Loy du 4 juin 1763.

A. C. L., Avis du procureur syndic, année 1763, p. 56.

414-419.

1764, 2 mai - 1766, 6 mars. — *Bureau de nourrices.*
(Voir : *Un chapitre* etc., pp. 88 à 95).

420.

1764, 2 mai. — *Nomination de L. Prévost, seul chirurgien juré.*

A Messieurs les rewart, mayeur, etc.

Supplie très humblement Laurent-Lambert Prévost, maître chirurgien et juré en cette ville, disant qu'après la mort du sieur Vinchant, pourvu d'un office de chirurgien juré, vous avez jugé à propos, Messieurs, d'en rembourser la finance à ses héritiers, et de nommer provisionnellement le suppliant pour en faire les fonctions par lui-même, pendant six mois, aux attributions réglées par votre résolution du 28 avril 1762, où il est aussi déclaré, qu'après la mort du sieur Guffroi, l'autre chirurgien juré, vous rembourseriez la finance de ce dernier office de chirurgien juré de cette ville et nommeriez le suppliant pour en faire les fonctions pendant toute l'année, aux gages et appointements réglés par la même résolution. Le suppliant, pénétré de reconnoissance de cette bonté, vient d'apprendre que le sieur Guffroi est décédé le quatre avril 1764 ; à ces causes, il a très humblement recours à vous, Messieurs, pour que, ce considéré, il vous plaise, en confirmant la résolution ci-dessus mentionnée, procéder au remboursement du dernier office de chirurgien juré et déclarer que le suppliant en fera les fonctions aux gages et appointements y fixés ; et il ne cessera de faire des vœux et des prières pour votre conservation.

APPOSTILLE. — Avis du procureur de ville. Fait en halle, le 5 avril 1764. Rousseau.

AVIS. — Le cas prévu étant arrivé par la mort dudit Guffroy, il eschet d'ordonner de rembourser à sa veuve, héritiers ou ayant droits, la finance dudit office, dont il étoit revêtu par commission du 10 juin 1730, et nommer le suppliant seul chirurgien juré de cette ville, pour en jouir et en faire les fonctions conformément à votre ditte résolution du 28 avril 1762 et aux gages, appointemens et conditions y spécifiés. Fait ce 1er mai 1764. Du Chasteau de Willermont.

Vu l'avis, nous avons nommé le suppliant seul chirurgien juré de cette ville, pour en jouir et en faire les fonctions conformément à notre résolution du 29 avril 1762, et aux gages, appointemens et conditions y spécifiez et en conséquence ordonnons qu'il sera dépêché ordonnance pour rembourser aux héritiers ou ayant cause de Philippes-Joseph Guffroy la finance de l'office de l'un des chirurgiens jurez de cette ville, qui est de 2.420 livres de France. Fait en conclave, la loy assemblée, le 2 may 1764. H. F. Le Roy.

A. C. L., Avis du Procureur syndic, année 1764, p. 48.
Aff. gén., c. 1274, d. 5.

421.

1764, 1er septembre. — *Remboursement de l'office de chirurgien juré.*

A Messieurs les rewart, mayeur, etc.

Supplie très humblement demoiselle Marie-Anne-Scholastique Brassart, veuve immiscée avec enfans du sieur Philippes-Joseph Guffroy, vivant chirurgien juré en cette ville, disant que Jean-François Guffroy, père de son mari, a payé à Messieurs vos prédécesseurs en office, le 17 mars 1722, la somme de 4.840 livres monnoye de France pour les deux charges de chirurgiens jurés de cette ville ; les mêmes sieurs vos prédécesseurs se sont engagés de faire rendre ladite somme de 4.840 florins aux héritiers dudit Guffroy, à sa mort, par celui ou ceux qu'ils auroient commis pour le remplacer, ainsi qu'il paroit de l'extrait du registre aux Résolutions icy joint en copie authentique ; qu'après la mort dudit sieur Jean-François Guffroy, lesdites deux charges ont été divisées et feu le sieur Philippes-Joseph Guffroy, mary de la suppliante, en aïant été pourvu d'une, il a dû payer à ses frères et sœurs enfans et héritiers dudit feu Jean-François Guffroy leur part de 2.420 livres monnoie de France, moitié de celle de 4.840 mentionnée cy dessus; en sorte que par la mort dudit Philippe-Joseph Guffroy, la suppliante, sa veuve, a droit, en qualité de veuve immiscée avec enfans, de réclamer ladite somme de 2.420 livres ; et c'est pour ce sujet qu'elle s'adresse vers vos Seigneuries, Messieurs, pour qu'il vous plaise luy ordonner le payement desdits 2.420 livres. Ce faisant, etc. Signé : Becquart.

Appostille. — Avis du procureur de ville. Fait le 10 août 1764. Rousseau.

Avis. — La seule difficulté est de sçavoir si on en paiera le prix à la suppliante, qui réclame le tout, en sa qualité de veuve immiscée, ou si, avant tout, on établira curateur aux biens de l'enfant que ledit sieur Guffroy a déclaré expaysé par son testament. S'il est vray qu'il n'y a aucun contract de mariage, comme les enfans qui sont en cette ville en sont convenus, je ne vois aucune difficulté de faire ordonnance de la susdite somme au profit de la suppliante, d'autant qu'en sa qualité de veuve immiscée, elle a droit, suivant l'article 22 du titre des successions, de tous les meubles et actions mobiliaires de la maison mortuaire ; or l'action pour être payé du prix de l'office dont il s'agit est mobiliaire et par conséquent elle doit appartenir à la suppliante, sauf à faire partage en cas de remariage. D'ailleurs les enfants qui sont en cette ville m'ont déclaré consentir à ce que le paiement de ladite somme luy en soit fait, et même d'être caution de fournir à l'expaysé, au cas qu'il revienne après la mort de leur mère, la part qui peut luy compéter du chef de son père, par le testament cy joint ; mais il convient de constater cette part et de nommer à cet effet curateur. Pourquoy, Messieurs, je requiers qu'après avoir affirmé par la suppliante qu'il n'y a eu entre elle et son mari aucun contract de mariage dérogatoire aux dispositions de la coutume, il soit faite à son profit ordonnance de la susdite somme de 2.420 livres et que néantmoins il soit préalablement établi curateur aux biens de Charles-Joseph Guffroy, qui sera chargé de constater sa part dans la succession de son père. Fait ce 21 août 1764. Du Chasteau de Willermont.

Appostille. — Veu l'avis, nous ordonnons qu'il sera expédié à la suppliante ordonnance pour recevoir la somme de 2.420 livres sous la caution par elle offerte. Fait en Conclave, la Loy assemblée, le 1er septembre 1764. Signé : H. F. Le Roy.

A. C. L., Reg. aux résolutions, n° 41, f. 105 v. ;
Avis du Procureur syndic, année 1764, p. 23.

422.

1766, 15 octobre. — *Dispense d'apprentissage à Lille.*

A Messieurs les rewart, mayeur, etc.

Supplie très humblement Jacques de Noyelle, natif de Gand, disant que quoi qu'il a fait son apprentissage à la susditte ville de Gand, pendant trois ans et plus, il a exercé cette profession avec zèle et succès dans l'hôpital de la même ville, qu'il ait de plus travaillé à Bruxelles en qualité de premier garçon de chirurgien pendant deux ans et cinq mois, qu'il ait fréquenté l'Hôtel-Dieu et les leçons de Saint-Cosme à Paris quatre ans, qu'il ait suivi exactement les cours des leçons d'accouchement qui se donnent en cette ville et celles d'anatomie et de chirurgie établis par les soins et libéralités de vos Seigneuries en cette ville, ainsi qu'il conste des pièces jointes, les maîtres du corps des chirurgiens de cette ville s'opposent à sa réception à la maîtrise sous prétexte qu'il n'a point fait icy son apprentissage ; et comme il a lieu de craindre d'essuier des longueurs de leur part, nuisibles à l'établissement qu'il se propose, il a recours à votre autorité, Messieurs, ce considéré, il vous plaise, vu les pièces jointes, l'admettre par grâce à la maîtrise dudit corps en subissant les examens ordinaires. Ce faisant, etc. Signé : Crombet.

Avis. — Le demandeur, Messieurs, tend par sa requête à obliger les maîtres du corps des chirurgiens à le recevoir à la maîtrise sous les formes et conditions requises, à quoy lesdits maîtres s'opposent sous prétexte qu'il n'a point fait d'apprentissage en cette ville. Mais tout concourt à luy accorder sa demande. D'un côté, il est natif de Gand ; il y a fait son apprentissage de deux ans et plus chez Jean-Jacques Simoens et celuy d'un an chez Pierre Jacobs, tous deux maîtres chirurgiens audit Gand. Il le prouve par les certificats desdits Simoens et Jacobs, de même que par un extrait en forme du registre du collège de médecine de la ville de Gand. Or la ville de Gand et celle de Lille sont du nombre de celles qui s'affranchissent suivant l'ancien concordat. Par conséquent le demandeur doit être icy reçu à chef-d'œuvre, comme s'il avoit fait son apprentissage.... Fait ce 13 octobre 1766. E. Delavallée.

Vu la présente requête, les titres et certificats joints, l'avis du procureur sindic, nous avons par grâce et sans tirer à conséquence dispensé le suppliant d'aprentissage, ordonnons en conséquence qu'il sera admis à subir les examens ordinaires pour ensuite être reçu à la maîtrise de chirurgien en cette ville, en la manière accoutumée, s'il y échet, en payant les droits ordinaires. Fait en conclave, la loy assemblée, le 15 octobre 1766. Signé : P.-I. Ringuier.

A. C. L., Avis du Procureur syndic, année 1766, p. 88 ; Reg. aux chirurgiens, n° 26, f. 53.

423-425.

1767, 30 avril. — 1777, 9 août. — *Interdiction aux médecins d'exercer l'art obstétrical réservé aux chirurgiens et aux chirurgiens d'exercer la médecine* (Voir : *Un chapitre* etc., p. 16 à 18).

426.

1767, 7 décembre. — *Autorisation à un chirurgien dentiste.*

Demande de François Cazenove, chirurgien dentiste de Montpellier, domicilié à Paris, pensioné de la ville de Strasbourg, qu'ayant passé les examens dans les grands collèges de médecine et aussi à celuy de Lille, de pouvoir lors de ses prochains voyages exercer sa profession sans passer d'examens, s'offrant de payer les droits. — Accordé.

A. C. L., Reg. aux chirurgiens, n° 26, f. 56.

427.

1768, 30 janvier. — *Autorisation à un pédicure.*

A Messieurs les rewart, mayeur, etc.

Remontre très humblement Benoit Pasquier, natif de Lyon, disant que possédant l'art et le secret de guérir sur le champ les cors aux pieds, en les extirpant avec une adresse singulière, sans faire aucunement souffrir, ni répandre de sang, et par une égale adresse il enlève les ongles, sur quoy il s'est adressé à vos Seigneuries pour être autorisé d'exercer et mettre en pratique son secret et son art en cette ville, vous l'avez, Messieurs, renvoyé au collège de médecine, où il s'est présenté et y a présenté une multitude de certificats de différentes villes du royaume et de l'étranger, justificatifs de son adresse ; il est vray que les membres de laditte école de médecine ont bien voulu consentir que le suppliant mît en pratique et exerçât son art en cette ville et luy donner leur avis favorable, moyennant de payer certaine rétribution qui n'a jamais été exigée de luy dans les autres villes où il a été autorisé d'exercer son art ; que d'ailleurs il n'a point la faculté de rien payer ; il a son très humble recours à votre autorité, Messieurs, ce considéré il vous plaise d'exempter le remontrant de payer aucune rétribution et luy permettre néanmoins d'exercer son art et son secret en cette ville. Ce faisant, etc.

Appostille. — Ouy le procureur syndic, nous autorisons le suppliant à l'effet requis jusqu'au rappel. Fait en conclavé, le 30 janvier 1768. H. F. Le Roy.

A. C. L., Reg. aux chirurgiens, n° 26, f. 57 v.

428.

1768, 10 février. — *Protestation de la communauté des chirurgiens.*

A Messieurs les rewart, mayeur, etc.

Le doyen, maîtres, suposts de la communauté des chirurgiens de cette ville, ont l'honneur de vous représenter très humblement et sous correction que l'autorisation que l'on a surprise à votre bienfaisance pour le nommé Parmentier, se qualifiant d'ostéologiste, est contraire à votre ordonnance de l'année 1714, aux statuts et réglemens édictés pour toutes les communautés de chirurgiens du Royaume, à la déclaration du Roy du 24 février 1730 et aux arrêts de la cour de parlement de Flandres. L'article 9 de votre ordonnance de 1714 porte expressément que l'on ne pourra être admis à la pratique de quelque opération de chirurgie de quelle nature elle puisse être sans avoir été examiné par les maîtres chirurgiens ; Parmentier n'a point satisfait au prescrit de cet article, il ne peut donc exercer aucune partie de la chirurgie.

C'est en vain qu'il voudroit se prévaloir de l'espèce d'examen qu'il a subi en présence du collège ; l'on est informé des dissensions que son incapacité a fait naître, elle est si notoire qu'on n'entrera point dans le détail des faits qui en démontreroient l'évidence ; l'on se bornera à observer que le collège n'avoit point de qualité compétente pour examiner un aspirant destiné aux opérations purement chirurgicales que le collège examine. De composer, analyser un spécifique, qu'il en constate l'efficacité, tout cela sera dans l'ordre, mais qu'il ne s'ingère point de vouloir étendre son empire jusques sur les aspirans en chirurgie. Il ne suffit point d'être médecin pour être chirurgien ; c'est à l'homme instruit des principes et consommé dans la pratique de son art à examiner ceux qui se disposent à le pratiquer. Les statuts et réglemens concernants les chirurgiens sont positifs, ils proscrivent l'entreprise téméraire du collège et règlent la forme en laquelle les aspirans doivent être examinés par les maîtres chirurgiens. Mais supposa-t-on contre toute vraye semblance que les médecins solemnellement assemblés fussent compétents d'interroger Parmentier, supposa-t-on que l'examen insolite et inutile qu'il a subi fut revêtu de toutes les formalités prescrittes, ce nouvel ostéologiste n'en seroit pas moins condamnable en 500 livres d'amende, s'il osoit développer les rares talens dont la nature l'a prétenduement doué. Il suffit pour être convaincu de cette vérité de jeter les yeux sur l'article 6 du titre II des statuts et règlements que l'on a déjà cités ; rien de plus précis que la disposition de cet article : on ne peut exercer aucune partie de la chirurgie sans être reçu maître ; sans cette formalité on ne peut y être autorisé sous quelque prétexte que ce soit. Parmentier ne peut pas produire des lettres de maîtrise ; il ne peut donc exercer aucune partie de la chirurgie ; il doit être condamné en 500 livres d'amende, s'il a la hardiesse d'entreprendre une opération chirurgicale. Il résulte clairement, Messieurs, de tout ce qu'on vient d'avoir l'honneur d'alléguer que l'autorisation que l'on vous a arrachée est contraire à vos ordonnances, aux statuts et règlemens généraux concernant les chirurgiens et par une conséquence ultérieure à la déclaration du Roy du 24 février 1730 enregistrée en la cour du Parlement de Flandres confirmatif des droits et privilèges énoncés dans les statuts et règlemens.

C'est en vain que la charlatannerie a voulu marcher d'un pas égal avec la chirurgie. Le parlement a toujours opposé la prudence à son audace et ses arrêts respectables ont toujours arrêté ses funestes progrès.

Verly, marchand épicier en cette ville, sollicita vainement

à la cour la permission d'appliquer extérieurement des remèdes qu'il traitoit emphatiquement de merveilleux ; sa demande fut rejettée. Alavoine, fier d'une réputation fondée sur l'erreur et accréditée par la crédulité populaire, se crut au dessus des loix et refusa de se soumettre aux épreuves ordinaires, mais la cour abaissa son orgueil par son arrêt du 29 juillet 1766 ; elle luy fit deffence d'exercer aucune partie de la chirurgie et nommément l'ostéologie jusqu'à ce qu'il ait satisfait à ce qui est prescrit par les statuts et réglemens donnés pour la communauté des maîtres chirurgiens, à peine de 100 livres d'amende pour chaque contravention.

Ces exemples sont récens et présagent le sort qui menace Parmentier s'il ne se conforme point à l'arrêt de la cour. A quel titre en effet, cet homme, sorti de la boue d'un village où il a végété jusqu'à présent, se croit-il dispensé de satisfaire aux examens requis ; quels sont donc les prodiges qu'il a opérés, quelles preuves a-t-il donné de sa capacité ? L'expérience a-t-elle mis le sceau de la supériorité à ses talens ? Tout cela peut être, mais on l'ignore ; c'est à luy à faire cesser les doutes à cet égard. Qu'il suive la voye ordinaire et légalle, qu'il se soumette aux examens prescripts, qu'il obtienne des lettres de maîtrise, c'est le seul moyen de faire publiquement éclater sa science et son habileté ; mais tant qu'il n'ait rempli tous ces devoirs, il ne peut profiter de la permission qu'il a subrepticement obtenue.

Dans ces circonstances, les supplians convaincus de votre justice, persuadés de votre protection et certains que la surprise seule a ravi l'autorisation accordée, se retirent vers vous, Messieurs, pour qu'il vous plaise la révoquer et luy faire deffenses d'exercer aucune partie de la chirurgie et nommément l'ostéologie jusqu'à ce qu'il ait satisfait à ce qui est prescrit par les statuts et réglemens donnés pour la communauté des chirurgiens, attachés sous le contre scel de l'édit du mois de septembre 1723, enregistrés en la cour du parlement de Flandres le 8 octobre suivant, à peine de 500 livres d'amende par chaque contravention. Signé : Couvreur.

APOSTILLE. — Avis du procureur syndic. Fait en halle, le 1er décembre 1767. H. F. Le Roy.

Vu l'avis, ce qui se requiert ne peut s'accorder. Fait en conclave, la Loy assemblée, le 10 février 1768. H. F. Le Roy.

A. C. L., Reg. aux chirurgiens, n° 26, f. 58-60.

429-434.

1768, 23 mars-22 novembre. — *Procès contre l'exécuteur des hautes-œuvres de Lille.*

I. — A Messieurs les mayeur et échevins de Lille.

Supplient très humblement les doïen, maîtres et suppôts de la communauté des chirurgiens de cette ville, disans que quoiqu'aux termes des ordonnances édictées concernant la chirurgie, on ne puisse être admis à la pratique de leur art, qu'après avoir subi préalablement les examens de capacité : il est cependant que l'exécuteur des hautes œuvres s'ingère d'exercer une profession que la vilité de son état déshonore, l'on ne conçoit point par quel prestige il en est qui sont assés crédules pour avoir confiance en un homme dont l'expérience n'a point confirmé les tallens, et l'on comprend encore moins comme on ose se livrer en des mains dont la destination ordinaire fait horreur. Ce seroit en vain que cet homme, dont le nom seul est un outrage, demanderoit d'être reçu à satisfaire aux examens requis, sa qualité rendroit sa demande inadmissible ; la communauté des chirurgiens s'est toujours soutenue avec distinction, nos Rois se sont plu à la décorer des marques de leur bienveillance ; aggréger aujourd'hui le boureau à leur corps, ce seroit les plonger dans le dernier avillissement ; ce seroit les associer à son infamie ; mais les supplians, trop persuadés de votre protection pour craindre cette honteuse association, se retirent vers vous, Messieurs, pour qu'il vous plaise faire très expresses inhibitions et deffenses à l'exécuteur des hautes œuvres de faire à l'avenir aucune opération chirurgicale ; et pour l'avoir fait, le condamner en telle amende qu'il vous plaira arbitrer, au profit de l'hôpital général de cette ville ; à péril de plus grande peine en cas de récidive. Ce faisant, etc. P. Couvreur.

II. — A la requête des maîtres du corps et communauté de la chirurgie de cette ville, soit donnée assignation à l'exécuteur de la haute justice à comparoitre à la prochaine audience qui se tiendra pardevant Messieurs les mayeur et eschevins de cette ville pour se voir condamner en l'amende portée par les statuts, ordonnances et réglemens édictés sur le fait de la chirurgie et au surplus à expliquer plus amplement en temps et lieu et aux dépens de la poursuitte. Déclarant que Me Charles-Adrien-Joseph Couvreur, procureur, rue des Jésuites, occupera en cause pour les requérans. — P. Couvreur.

III. — L'an 1768, le 23 de mars, j'ay, sergent royal de la prévoté de Lille soussigné, donné assignation à Mᵉ Pierre Foyez, l'exécuteur de la haute justice, à comparoître demain dix heures du matin à l'audience de plaine halle aux fins et pour les causes requises, luy ayant laissé copie du libel exploit en son domicile parlant à une fille. — Carton.

IV. — En la cause de Pierre Foyez, opposant, contre les maîtres du corps de la chirurgie, demandeurs par libel et exploit du 23 mars 1768, pardevant Messieurs les mayeur et échevins de la ville de Lille.

L'opposant est en but aux maîtres chirurgiens, et ce qui fait leur censure est précisément ce qu'ils devoient respecter et honorer dans l'opposant.

Il se borne à remettre les os disloqués, dérangés ou foulés; c'est en quoy il s'est rendu util à une foule de personnes qui n'ont pas dédaigné son ministère et qui en ont senti l'avantage. Les opérations qu'il a fait sans appareil, sans cérémonie, sans gêne et sans tourment, sont autant de voix muettes qui réclament son ministère et qui le rendent indispensable. Les demandeurs en conviendront ou n'en conviendront pas. S'ils en conviennent, leur censure est vaine et sans succès, parce qu'en ce cas son talent le place parmi eux et l'aggrège en cette partie. S'ils n'en conviennent pas, la preuve résultante des opérations faites avec un succès et non coûteux, preuve qu'on offre de faire, les convaincra sans doute. Or dès que les demandeurs sont convaincus, on est sûr de leur suffrage, ce corps n'a jamais été asservi à la cupidité ni à l'intérêt, encore moins jaloux, et en aveux des talens ils se rendront à ces moyens ou laisseront le deffendeur maître d'exercer des actes d'humanité aussi intéressans que ceux qui font la matière et l'objet de ses soins.

Dans le cas d'événement contraire à l'attente du deffendeur, ce dernier offre de faire chef d'œuvre d'expérience et de subir examen, en quoy il espère que les magistrats, qui doivent connoitre de cette instance, le déclareront bien fondé et recevable, en luy accordant au besoin la dispense qu'il requiert.

On observe cependant que ce qu'on vient d'observer n'est nécessaire et qu'on s'y soumet pour autant seulement que la qualité du suppliant ne luy accorderoit pas la prérogative et le privilège d'exercer un art ou métier ainsi que le portent certaines lettres patentes des anciens souverains après lesquelles on recherchera pour les produire. Et pour démontrer que ce qu'on avance est véritable, on offre de rapporter le témoignage de Monsieur de La Riendrie qui assure le deffendeur de l'existence de ce titre pour l'avoir vu et lu dans les archives de Phalempin. Auquel effet et au cas que les premiers moyens du deffendeur ne fussent pas adoptés, le dernier conclut à ce qu'il luy soit accordé un délai de six mois à compter du jugement à rendre.

Concluant en conformité du présent et demandant dépens en cas de contredit. — Liénard.

En marge : Servi le 26 mai 1768.

V. — En la cause des maîtres du corps de la chirurgie de cette ville demandeurs par libelle et exploit du 23 mars 1768 contre Pierre Foyez, exécuteur des hautes œuvres, opposant, pardevant Messieurs les Mayeur et Eschevins de la ville de Lille.

Quelque désagréable qu'il soit pour les demandeurs d'être en cause avec l'opposant, l'interret de leur corps dont ils doivent soutenir les privilèges les oblige à s'opposer à des entreprises qui tendent à les détruire et sont d'autant plus répréhensibles qu'elles font gémir l'humanité. L'on ne sçait ce qu'il y a d'honorable et de respectable en la personne de l'opposant, ce ne sont certainement point ses talens qui méritent ces épithètes et moins encore sa qualité. A l'entendre, les opérations qu'il a faites sans appareil, sans cérémonie, sans gêne, sont autant de *voix muettes* qui réclament son ministère et le rendent indispensable. On convient de la nécessité de son ministère, mais on ne croit point qu'il y ait beaucoup de *voix muettes* qui le réclament. C'est en vain que Foyer fait parade de sa prétendue expérience en l'art de remettre les os dérangés, disloqués et foulés, et c'est inutilement qu'il en offre la preuve. L'on ne craint point qu'il parvienne à la faire ; il seroit au contraire très aisé aux demandeurs de prouver son impéritie, mais il ne peut être question de preuves. L'opposant a exercé la chirurgie sans qualité, il a donc contrevenu aux ordonnances édictées à ce sujet. Il doit donc être condamné en l'amende qu'elles prononcent. Il faut pousser l'impudence aussi loin que le fait l'opposant pour oser demander d'être admis à faire chef d'œuvre d'expérience. A-t-il donc oublié l'indignité de son caractère ? On est fâché de lui rappeller que son état lui ferme l'entrée de tous les corps ; comment donc peut-il se flatter d'être agrégé à celui des demandeurs que les souverains ont toujours honoré de leur protection et dont ils ont déclaré les membres admissibles à la municipalité? On ne sçait de quelles lettres patentes l'opposant veut parler et on le défie d'en rapporter ou citer aucune qui puisse seconder ses intentions. Le délai qu'il requiert est un prétexte pour multiplier ses contraventions et les accidens qui en résultent, c'est pourquoi l'on conclut à ce qu'il soit condamné en l'amende et aux dépens et si contre toute attente la cour ne jugeoit pas à propos de statuer sur le fond, les demandeurs concluent à ce que, par provision, il soit fait deffenses à l'opposant d'exercer aucune partie de la chirurgie, demandant toujours dépens. — Demasur.

VI. — És plaids tenus en la halle de la ville de Lille pardevant le lieutenant de monsieur le prévost, présents eschevins en nombre compétent, le 22 de novembre 1768, a été fait ce qui suit. Vu le différent retenu en avis de la Cour d'entre les maîtres du corps des chirurgiens de cette ville, demandeurs par libelle et exploit du 23 de mars 1768, d'une part, Pierre Foyez, exécuteur des hautes œuvres, opposant d'autre part, et considéré ce que fait à considérer et mouvoir peut, nous, sur ce conjuré de notre conjureur, avons, à bonne et meure délibération de conseil, ordonné et ordonnons que les pièces du présent différent seront mises en mains du procureur syndic pour, sur son avis, être ordonné ce qu'il appartiendra, dépens réservez en définitif. — Le Roy.

A. C. L., Aff. gén., c. 474, d. 12 [1].

435.

1768, 14 décembre. — *Autorisation de subir les examens pour la maîtrise.*

A Messieurs du Magistrat de la ville de Lille,

Supplie très humblement... Lemaitre, élève en chirurgie demeurant dans cette ville, disant qu'il a travaillé en cette qualité depuis quatre ans dans les hôpitaux militaires de cette ville, où il s'est distingué par son application, suivant qu'il paraît des certificats des sieurs Planques, Chastenet, respectivement chirurgien major et aide major desdits hopitaux; et

---

[1]. Ce dossier nous a été signalé par M. de Saint-Léger, professeur à la Faculté des lettres de Lille.

désirant le suppliant être reçu à la maîtrise du corps de la chirurgie de cette ville il se retire pour ce sujet vers vos Seigneuries, Messieurs, pour qu'il vous plaise l'admettre et recevoir à la maîtrise des chirurgiens de la communauté de cette ville, en subissant les examens ordinaires et en payant les droits accoutumés.

Apostille. — Avis des maîtres du corps des chirurgiens. Fait le 6 décembre 1768. — Du Chasteau de Willermont.

Les maîtres du corps des chirurgiens aquiescent à l'admission du sieur Lemaître aux examens moyennant payer les droits de chapelle, comme ont payé en pareil cas les sieurs Labuissière, Chastenet, Prévot et Waroquier. Ce à quoi ledit sieur Lemaître s'est soumis. Fait dans notre assemblée du mardi 13 décembre 1768. L. Chastenet, Arnould, Waroquier.

Vu l'avis, nous autorisons les maîtres dudit corps de recevoir le suppliant aux examens prescrits par nos réglemens, en payant double droit de chapelle et d'apprentissage. Fait en conclave, la loy assemblée, le 14 décembre 1768. Du Chasteau de Willermont.

A. C. L., Reg. aux chirurgiens, n° 26, f. 68 v.

436-438.

1768, 21 décembre. — *Nomination d'un chirurgien dentiste de la Ville.*

I. — À Messieurs les Rewart, Mayeur, etc.

François Cazenove, chirurgien dentiste, a l'honneur de vous supplier, Messieurs, d'agréer ses très humbles remercimens de la permission que vous avez bien voulu luy accorder de travailler sans être obligé de s'adresser chaque fois au collège des médecins de cette ville ; cette permission et ses talens augmentent de jour en jour la confiance du publicque par la quantité d'opérations et les soulagemens qu'il procure à un chacun, ce qui lui fait appercevoir qu'il seroit utile et même nécessaire qu'il y eût dans cette ville un homme de sa profession qui s'y attachât, le suppliant se détermineroit à y fixer sa résidence s'il pouvoit espérer la protection de vos Seigneuries. Dans cette circonstance, il prend la respectueuse liberté d'avoir recours à votre autorité, Messieurs, pour qu'au cas qu'il vous plairoit attacher un chirurgien dentiste dans cette ville, vous ayez la bonté d'accorder au suppliant la préférence, offrant de passer tels examens que l'on voudra pour assurer de sa capacité et réparer les accidens qui peuvent arriver à la bouche et vous supplie de ne pas douter de ses sentimens bienfaisants et de son ardeur à soulager le pauvre gratuitement. Cazenove.

APOSTILLE. — Avis du procureur de ville. Fait en halle, le 25 octobre 1768. Rousseau.

II. — *Avis du Procureur syndic.* — Vu la requête de François Casenove, chirurgien dentiste en cette ville, afin qu'il vous plaise luy accorder la place de chirurgien dentiste de cette ville, au cas que vous jugiez à propos de vous en attacher un et l'ordonnance par laquelle vous demandez mon avis.

Le suppliant, Messieurs, vous ayant demandé la permission de travailler en cette ville, chaque fois qu'il jugeroit à propos d'y venir, sans besoin d'ultérieure permission, ni d'être examiné de nouveau par le collège des médecins, vous l'avez autorisé à l'effet requis par apostille du 22 décembre 1767. Cette grâce auroit satisfait les plus habiles artistes en ce genre, et celle que le suppliant désire d'y ajouter luy donneroit un droit exclusif qu'il ne convient point d'accorder par la crainte de détourner d'autres plus habiles à venir prendre résidence en cette ville. Au surplus le suppliant n'est point le seul à qui vous avez accordé semblables permissions ; le sieur Morel en a obtenu une pareille par apostille du 20 décembre 1766, ainsi que le sieur Le Roi par apostille du 16 novembre de la présente année. S'il étoit question de faire choix d'un dentiste juré, ils pourroient tous trois demander la préférence, mais jamais vous n'avez eu aucun artiste de cette espèce attaché à votre corps et si l'on faisoit une nouveauté en faveur du suppliant, elle vous engageroit bientôt à y attacher une pension ou quelque autre prérogative.

Pourquoy, Messieurs, je requiers qu'il soit déclaré que ce qui se requiert ne peut s'accorder. — Fait ce 20 décembre 1768. Du Chasteau de Willermont.

III. — APOSTILLE. — Vu l'avis, nous autorisons le suppliant à prendre habitation en cette ville et de se qualifier chirurgien dentiste de cette ville sous la protection du Magistrat. Fait en conclave, la loy assemblée, le 21 décembre 1768. De Madre des Oursins.

A. C. L., Reg. aux chirurgiens, n° 26, f. 69 v. — Avis du Procureur syndic, n° 5932, année 1768, p. 129.

439.

1770, 7 juin. — « *Projet de statuts et réglemens pour la communauté des maîtres chirurgiens de la ville de Lille* ».

Les Magistrats, pour satisfaire à l'arrêt du conseil du 20 janvier 1770 qui leur ordonne de remettre entre les mains de Mgr le Chancelier tels mémoires et projets qu'ils aviseront bon être pour servir à la rédaction des statuts et réglemens pour la communauté des chirurgiens de la ville de Lille, se sont fait représenter les différens statuts et réglemens qu'ils ont porté jusqu'à présent relativement à la chirurgie, et cet examen les a mis à portée d'appercevoir les dispositions qu'il paroit important pour le bien public de faire exécuter.

I. — La communauté des maîtres chirurgiens de la ville de Lille sera composée du lieutenant du premier chirurgien du Roi, de quatre maîtres du corps, du greffier, du doyen, et de tous les autres maîtres qui seront reçus dans ladite communauté.

II. — Les quatre maîtres du corps seront en charge pendant deux années entières et consécutives. On fera tous les ans l'élection de deux nouveaux maîtres, après que le compte de la communauté aura été rendu, le tout à la pluralité des voix des maîtres qui assisteront à l'assemblée. Les nouveaux maîtres prêteront serment entre les mains des deux échevins commissaires.

III. — Le compte de la communauté se rendra devant deux échevins en l'assemblée de tous les maîtres qui ont droit d'y être convoqués.

IV. — Toutes les assemblées pour affaires de la communauté, élections de maîtres du corps, redditions de comptes ou réceptions de maîtres, seront faites à l'hôtel de ville, en présence desdits échevins qui présideront à ces assemblées.

En marge : L'exécution de cet article est d'autant plus important qu'il est le seul moyen d'empêcher une infinité d'abus qui ont eu lieu dans la chambre choisie par Gufroi, cy devant lieutenant du premier chirurgien du Roi. L'ordre public veut aussi que ceux qui sont chargés de faire maintenir la règle occupent la première place. C'est aussi ce qui se pratique dans le collège des médecins

V. — Tous les maîtres de la communauté seront tenus d'assister, sinon en cas de maladie ou d'absence légitime, à la messe solemnelle qui se célébrera le jour de Saint-Cosme, dans telle église qu'ils trouveront à propos, et le lendemain au service pour le repos des défunts confrères.

VI. — Nulle personne, de quelque qualité et condition qu'elles soient, ne pourront exercer la chirurgie dans la ville de Lille, si elles ne sont membres de la communauté, sous peine de cent livres d'amende.

VII. — Nul fils de maître ne sera admis à faire chef d'œuvre qu'il n'ait atteint l'âge de 20 ans.

VIII. — Aucun aspirant ne sera reçu à la maîtrise avant l'âge de 22 ans et avant d'avoir achevé les trois années de son apprentissage chez l'un des maîtres de la communauté.

IX. — Aucun des maîtres de la communauté ne pourra avoir plus d'un apprentif à la fois et il sera tenu de faire enregistrer par le greffier le jour de la réception de son apprentif et le jour que l'apprentissage finira. Tous apprentifs ne pourront changer de maître sinon pour cause légitime.

X. — Deffenses à tous chirurgiens qui ne sont pas maîtres de la communauté et à toutes veuves de maître d'avoir aucun apprentif à peine de cinquante livres d'amende.

XI. — Les aspirans à la maîtrise seront examinés par le lieutenant du premier chirurgien du Roi, le doyen, les quatre maîtres du corps ; le médecin juré de la ville interviendra aussi au premier et dernier examen et à la réception à la maîtrise.

XII. — L'aspirant fera convoquer les assemblées pour les examens aux jours préfigés par les deux échevins commissaires. Il subira six examens, sçavoir : le premier sur les principes de l'art, le second sur la connoissance de l'ostéologie, le troisième sur la miologie, le quatrième sur la splanchnologie, le cinquième sur les maladies chirurgicales et leurs remèdes, et le sixième sur les opérations de l'art. Dans le second, l'aspirant fera la démonstration du squelette, et dans les troisième et quatrième, il démontrera les parties sur un sujet préparé.

En marge : Ces six examens ont été arrêtés le 16 aoust 1749 par les Magistrats de la ville, sur la demande qui leur en a été faite par requête des maîtres de la communauté des chirurgiens.

XIII. — Quand les examinateurs auront jugé l'aspirant capable d'être admis à la maîtrise, il prêtera le serment entre les mains des deux échevins commissaires, en présence du lieutenant du premier chirurgien et de tous les maîtres de la communauté. L'aspirant sera aussi tenu de prendre des lettres de maîtrise pour lesquelles il païera trois livres quinze sols.

XIV. — L'aspirant païera, pour chaque assemblée concernant les examens, au lieutenant du premier chirurgien du Roi, quatre maîtres du corps et quatre supôts, chacun quarante sols et à la chapelle dix écus. Les fils de maître ne païeront que sept livres dix sols pour ce dernier objet.

XV. — Les veuves de maîtres de la communauté ne pourront tenir leurs boutiques ouvertes, qu'autant qu'elles auront dans leur maison un garçon qui aura été jugé capable par le lieutenant du premier chirurgien et les quatre maîtres du corps, après avoir subi un examen sans frais en présence des deux échevins commissaires. Les veuves ne jouiront de ce droit que pendant leur veuvage.

XVI. — Deffenses à tous garçons de quitter le service de leur maître pour entrer dans une autre boutique sans congé et le consentement par écrit du maître d'où ils sortent, et les maîtres ou veuves de maîtres qui auront reçu quelque garçon au préjudice de ces deffenses seront tenus de le congédier à la première réquisition qui leur sera faite.

XVII. — Tous maîtres de la communauté ne pourront consulter avec autres chirurgiens que ceux qui seront admis et reçus comme eux à peine d'interdiction.

XVIII. — Deffense aux maîtres de la communauté de lever aucun apareil posé par d'autres maîtres, si ce n'est en leur présence, ou après une sommation bien et duement faite, sous la même peine que par l'article précédent.

XIX. — On ne pourra recevoir à la maîtrise aucun apprentif sans qu'il ait rapporté des certificats des professeurs d'anatomie et de botanique pensionnés par les Magistrats de la ville, contenant qu'il a fréquenté pendant l'apprentissage les leçons d'anatomie et de botanique.

XX. — Aucune personne ne sera reçue accoucheur ou accoucheuse, si elle ne rapporte un certificat du professeur de l'art pratique des accouchemens, pensionné par les Magistrats de la ville, contenant qu'elle a assisté aux leçons pendant un tems suffisant pour être instruite dans l'art des accouchemens.

A. C. L., Aff. gén., c. 1280, d. 5.

440.

1770, 12 octobre. — *Acquisition d'une maison pour la « chambre de juridiction ».*

Pardevant le notaire royal de la résidence de Lille en Flandres, soussigné, présens les témoins après nommés, furent présents Jean-Baptiste-François Roger, cabaretier au Jardin de l'Arc en cette ville, tant en son nom que comme chargé de procuration d'André-Joseph Roger, son frère, tapissier à Besançon, de laquelle procuration copie autentique sera ci-jointe, Pierre-François Roger, maître chaudronnier en cette ville, et Ysabelle-Joseph Roger, veuve de Bonaventure-Joseph Delau, maître plombier en cette ditte ville, lesdits Roger, frères et sœur, enfans et héritiers de Jean-François et de Marie-Catherine-Jeanne de Gobert, lesquels ont déclaré d'avoir vendu et cédé et transporté à et au profit de la communauté de chirurgie de cette ville, ce acceptant les sieurs Arnould, Varoquiez et Denis-Louis-Joseph Dupont, prévôt en charge de la ditte communauté, à ce autorisé par délibération prise à l'assemblée du 30 may dernier, expressément convoquée pour aviser aux moyens de donner à la communauté une chambre de juridiction, en conformité des édits et réglemens de Sa Majesté sur le fait de la chirurgie, qui exigent que dans les villes où il y a un lieutenant de son premier chirurgien, il y ait une chambre de juridiction, à quoy la maison ci-après sera destinée; toute une maison, jardin et héritage, situés place des Bleuets en cette ville, sans front à rue et ayant son entrée et sa sortie par une petite allée par la petite rue qui conduit de la Petite-Place aux Urbanistes, tenant de nord-ouest à la maison appartenante au nommé Bailly, cuisinier, et au sieur Barbe; de nord-est ou du coté de la rue des Vieux-Hommes aux héritiers des sieurs Parent et Lauthier, et au coin du jardin d'une maison appartenant à la D^{lle} Degrement, de sud-est au jardin ci-devant possédé et occupé par Ambroise Pruvost, et de sud-ouest au jardin appartenant à la Dame Comtesse de Sainte-Aldegonde, occupé par le sieur Herse, et au cabaret déclaré, contenant la quantité de 82 verges 37 pieds et demi quarrés, mesure de cette ville, compris l'allée d'aller et de sortir et le jardin, suivant qu'il est reporté au contrat d'arrentement ci-après énoncé; pour en jouir par la ditte communauté de chirurgie le parfait de l'arrentement donné pour le terme de 98 années, au jour de Saint-Remi 1755, audit Jean-François Roger et sa femme par Messieurs les administrateurs de la Charité générale de cette ville, par contrat passé par devant les notaires Duriez et Legrand, le 12 mars 1756, au canon annuel de 126 florins payable au terme de Saint-Remy et au surplus aux charges, clauses et conditions contenues dans ledit contrat d'arrentement, dont a été fait lecture et qui sont tenues pour répétées dans le présent acte auquel elles feront partie comme si elles étaient insérées, à charge cependant du sous arrentement accordé au sieur Antoine-Joseph Ghesquiers, apothicaire en cette ville, d'une portion de terrain ci-dessus, par contrat passé par devant le notaire Becquart, présens témoins, le 27 avril 1756, au canon annuel de 38 florins, qui demeurera au profit de la communauté ; ayant été conditionné qu'il ne pourra être apporté aucun empêchement aux vues du cabaret du Jeu de l'Arc ; conditionné encore que les vendeurs seront tenus de boucher à leurs frais la porte de communication dudit jardin de l'Arc avec le terrain cédé. La vente faite moyennant 800 florins, franc et net argent, payables de ce jourd'hui en huit jours, à charge du bail de l'occupeur si avant qu'il soit d'entretien, et consentir que la communauté en soit adhéritée pour en jouir à compter du jour de Saint-Remy dernier. En conformité de ce que dessus, les vendeurs ont établi et substitué leur procureur spécial la personne de..... auquel ils ont donné à cet effet tout pouvoir. Et pour l'exécution et garantie de ce que dessus, les dits sieurs Varoquier et Dupont ont obligé les biens de la communauté et les vendeurs leurs propres solidairement l'un pour l'autre et un seul pour le tout, sans division ni discussion de droit, renonçant à toutes choses contraires, spécialement la dite veuve au bénéfice du sénat. consult. Velléien, à elle expliqué et qu'elle a déclaré bien entendre. Fait et passé à Lille, le 12 octobre 1770, présents M. Jean-Baptiste Vartel, avocat, et Charles-Guy-Joseph Couvreur, praticien, témoins requis. Signé : J.-B. Roger, Pierre-François Roger, Isabelle-Joseph Roger, Varoquier, Dupont, Vartel, Couvreur. Couvreur, notaire.

Archiv. hospitalières de Lille, XX. B. 8.

441.

1771, 20 mars. — *Gratification à une sage-femme*
(Voir : *Un chapitre* etc., p. 25).

442.

1771, 23 novembre. — *Exemption accordée au chirurgien-major adjoint Chastanet.*

Le 23 novembre 1771, le Procureur sindic a été autorisé de remettre au fermier des bierres et vins un billet contenant qu'ils doivent laisser jouir par provision le sieur Chastenet, survivancier et adjoint au sieur Planque, chirurgien major de l'hôpital militaire de cette ville, des exemtions sur les vins et bierres de sa consommation. Il a été arrêté de faire des représentations tendantes à ce que le survivancier et adjoint ne puisse jouir d'aucune exemtion.

A. C. L., Reg. aux résolutions, n° 48, f. 219.

443.

1772, 24 janvier. — « *Touchant les exemtions des adjoints ou survivanciers des offices.* »

Le 24 janvier 1772, la Loy assemblée, on a fait lecture d'une lettre de M. le contrôleur général en date du 15 de ce mois par laquelle il décide que les adjoints et survivanciers d'office ou de commissaires et de contrôleurs des guerres, médecins et chirurgiens de l'hôpital militaire et autres de même qualité doivent jouir des exemptions sur les octrois ; la matière mise en délibération, il a été résolu d'ordonner aux fermiers des bierres et vins de refuser les exemptions à tous les adjoints d'office ou de commissaire, auquel effet copie de la présente résolution sera remise auxdits fermiers à la diligence du procureur sindic.

A. C. L., Reg. aux résolutions, n° 48, f. 231.

444.

1772, 18 mars. — *Examens pour la maîtrise de chirurgie.*

A Messieurs du Magistrat de la ville de Lille.

Supplie très humblement le sieur Léonard Chastanet, lieutenant du premier chirurgien du Roy, disant que par les lettres patentes de Sa Majesté du 6 avril 1770 enregistrées au parlement de Flandre le 11 may suivant ci-jointes, il est dit que vous serez invitez, Messieurs, d'envoyer des députés aux examens des aspirans à la maîtrise dont le dernier acte se fera à l'hôtel de ville, et comme le sieur Henri Savarin, aspirant à la maîtrise en chirurgie pour cette ville, et aux examens duquel vous avez été invités régulièrement, est dans le cas de faire son dernier acte, le suppliant a très humblement recours à votre autorité, Messieurs, ce considéré il vous plaise désigner la place de l'hôtel de ville où vous désirez que ledit Savarin fasse son dernier acte et en même tems l'honnorer de la présence de MM. vos députez. Ce faisant, etc. — Chastanet.

Apostille. — Vu la présente requête et pièces jointes, ouy le procureur sindic, nous avons désigné et désignons la Chambre des Visitations des procès pour y être procédé à l'acte dont il s'agit, en présence de nos commissaires et au jour qu'ils désigneront. Fait en conclave, la Loy assemblée, le 18 mars 1772. — De Madre des Oursins.

A. C. L., Reg. aux résolutions, n° 48, f. 234.

445.

1772, 25 avril. — *Prohibition de la vaccine par le Magistrat.*

Nous, etc. L'inoculation de la petite vérole ayant occasionné de la part d'un grand nombre de personnes, des plaintes qui méritent toute notre attention, il nous a paru que cette pratique, qui s'est accréditée depuis peu dans cette ville, pouvoit perpétuer parmi les habitans une maladie qui ne s'y est manifestée ci-devant que par intervalle, et que le peu de précaution de ceux qui en attendant l'effet de l'inoculation, ou avant d'être entièrement à l'abri de ses suites, se trouvoient imprudemment dans la société, pouvoit en troubler et en troubloit réellement la société ; nous avons remarqué d'ailleurs qu'en général les maladies de cette espèce sont toujours plus funestes dans les villes et spécialement dans celles fort peuplées, où les citoyens, nécessairement logés les uns près des autres, se les communiquent plus aisément ; dans ces circonstances, nous avons cru devoir nous occuper des moyens propres à prévenir les suites fâcheuses qu'elle peut avoir, et à empêcher au moins les alarmes qu'elle peut causer ; et nous nous sommes déterminés d'autant plus volontiers à adopter ceux qui ont été employés avec succès dans la capitale du royaume, qu'ils remplissent entièrement nos vues, sans empêcher les partisans de l'inoculation d'y avoir recours, partout où ils pourront le faire, sans exposer ceux qui les environnent au même danger.

A ces causes :

I. — Nous avons défendu et défendons à toutes personnes de pratiquer l'inoculation de la petite vérole en cette ville, taille et banlieue.

II. — Défendons pareillement à tous de se faire inoculer ou de faire inoculer la petite vérole à ceux qui sont en leur puissance, dans toute l'étendue de notre juridiction.

III. — Défendons de plus à ceux et celles qui auront été inoculés hors de la ville, taille et banlieue, d'y revenir depuis le moment de leur inoculation jusqu'au délai de six semaines après leur guérison.

IV. — Les religieux, religieuses et autres gardes de malades qui pourroient être employés à l'avenir à rendre service à ceux qui se feroient inoculer dans cette ville, taille ou banlieue, au mépris de la présente ordonnance, devront les dénoncer en dedans vingt-quatre heures à M. le Prévôt.

V. — La présente ordonnance sera exécutée dans tous ses points, à péril de cent écus d'amende, et de plus grande peine en cas de récidive.

VI. — Ceux et celles qui font profession de la pratique de l'inoculation seront, en cas de contravention, punis plus grièvement, suivant les circonstances.

VII. — Les maris, pères, mères, supérieurs et supérieures des communautés, maîtres et maîtresses, répondront de leurs femmes, enfans, religieux, religieuses, domestiques et de tous ceux qui sont sous leurs ordres.

Et pour que personne ne l'ignore, la présente ordonnance sera lue, publiée et affichée par tout où besoin sera, en la manière accoutumée.

Fait en conclave, la loi assemblée, le 25 avril 1772. De Madre des Oursins.   A. C. L., Aff. gén., c. 1280, d. 1.

446.

1772, 1ᵉʳ juin. — *Déclaration du Roi portant règlement pour les corps et collèges des maîtres en chirurgie des villes de Flandre* [1].

A. C. L., Aff. gén., c. 1272, d. 2. — Imprimée dans le Recueil des édits du Parlement de Flandre, t. vii, pp. 519 à 550.

---

[1]. Afin d'éviter un double emploi, nous réservons ce long document qui paraîtra dans notre *Histoire*, au chapitre relatif à l'organisation du collège des chirurgiens.

447-455.

1773, 15 janvier. — 1783, juillet. — *Nominations de professeurs à l'école de chirurgie :* Arnould, Dupont, Warocquier, Tilman, Marchand, Warocquier fils. — *Annonces des cours d'obstétrique.* (Voir : *Un chapitre* etc., pp. 55 à 63).

456-457.

1773, 27 mars. — 21 avril. -- « *Taille et cataracte* ».

I. — Mémoire pour François Vandergracht, chirurgien juré pensionné de la ville de Lille.

Ledit Vandergracht supplie très humblement d'observer qu'avant l'année 1745, Messieurs du Magistrat de la ville de Lille avoient quatre pensionnés pour le soulagement des pauvres, sçavoir les sieurs Rossin, oncle et neveux, pour les opérations de la taille et de la cataracte, auxquels ils payoient annuellement la somme de 200 florins, pardessus laquelle lesdits sieurs exigoient aux pauvres 12 florins pour chaque opération et encore 12 florins de Messieurs les administrateurs de la Bourse commune des pauvres, ce qu'on peut vérifier par les comptes de Monsieur Stradin et dont Messieurs les administrateurs ne refuseroient pas certificat. On payoit au sieur Vanstivoort, pour l'opération de la taille seulement, la somme de 120 florins pardessus l'exemption qui lui étoit accordée, ce qu'on peut évaluer ensemble au moins à 200 florins. Étoient pensionné et payé au sieur Delahaye 300 florins par an pour l'application des bandages de peaux et de bazin pour les descentes, pardessus 3 livres pour chaque bandage de peaux et 20 patars pour ceux de bazin qui lui étoient payés par Messieurs les administrateurs de la Bourse commune des pauvres. Enfin mes dits sieurs du Magistrat payoient encore par an 200 florins à Melle Renard pour l'application des bandages de bazin, pardessus 20 patars qui lui étoient encore payés à chaque bandage; de façon qu'il en coûtoit à la ville la somme de 900 florins au moins chaque année, tandis que, depuis ladite année 1745, ledit François Vandergracht remplissant seul tous les objets ci-dessus, il n'en coûte plus à la ville que 200 florins qu'elle lui accorde de pension pardessus 12 florins pour chaque opération de la taille et de la cataracte qu'il reçoit de Messieurs les administrateurs de la Bourse commune des pauvres, ainsi que 25 patars pour trois bandages de bazin dans les descentes ce qui se paye depuis longues années et suivànt l'usage qui s'observe de même à son égard à Valenciennes, Saint-Omer, Dunkerque, Tournay, où ledit Vandergracht est aussi pensionné : de façon qu'il ose représenter avec tout le respect possible que, depuis 28 ans, non seulement la ville a économisé sur les pensions payées, mais encore que les pauvres y ont trouvé leur avantage puisque ledit Vandergracht n'a jamais exigé d'eux les 12 florins que ses prédécesseurs leur demandoient à chaque opération, ne leur demandant également aucune chose pour ses visites particulières, sonder, opérer, etc. C'est sous ces mêmes conditions que ledit Vandergracht a présenté à Messieurs du Magistrat Mathias-Joseph Tilman, chirurgien en chef de l'hôpital de la charité générale de cette dite ville, son gendre.

II. — Avis du Procureur syndic. — Vu la requête de François Vandergracht, maître chirurgien en cette ville, afin qu'il vous plaise admettre le sieur Tilman, son gendre, aussi maître chirurgien en cette ville, à exercer toutes les opérations gratuites sur les pauvres pour la taille et la cataracte, et en conséquence ordonner que ledit Tilman jouira en son lieu et place de la pension de 200 florins que vous luy avez cy-devant accordé pour cet objet, et l'ordonnance par laquelle vous demandez mes conclusions.

Le sieur Vanstivoorde, Messieurs, a été cy-devant pensionné pour pareille cause ; sa pension a été d'abord fixée à 40 florins par résolution du 18 février 1713, elle a ensuite été portée à 120 florins et le 27 janvier 1725, on y a ajouté l'exemption de 12 rondelles de forte bierre par an. Il est vraisemblable que l'on a reconnu plus tard qu'une seule personne ne pouvoit pas suffire à toutes les opérations que le grand nombre des pauvres occasionnoit et en conséquence le suppliant a été adjoint au sieur Vanstivoorde, et on luy a accordé d'abord la somme de 50 florins par an par résolution du 4 décembre 1747, à condition d'opérer gratuitement pour les pauvres, s'il vouloit mériter d'autres grâces proportionnées à son expérience, lorsque les pensions accordées à d'autres personnes pour pareille cause viendroient à cesser. Il est probable que le suppliant a rendu aux pauvres les services que l'on pouvoit espérer de sa capacité et de son assiduité, puisqu'ayant jugé à propos de remercier le sieur Raussin, maître chirurgien en la ville de Cambrai, à qui vous aviez accordé une pension de 200 florins par an, à charge de se rendre chaque année deux fois en cette ville pour y opérer gratuitement les pauvres incommodés d'hernies ou de la cataracte, vous avez, par apostille du 21 décembre 1751, augmenté de 50 florins la pension du suppliant. Cette pension a encore été augmentée après la mort de la veuve Renard de 100 florins par résolution du 4 septembre 1756, à charge comme cy-devant d'opérer gratuitement les pauvres de cette ville et de la banlieue, incommodés de la cataracte, maux d'yeux, d'hernies ou de rupture. Depuis cette dernière époque, le suppliant a rempli seul toutes ces opérations à l'occasion desquelles cinq ou six personnes étoient cy devant pensionnées. On pourroit croire à la vue des apostilles successivement portées sur les requêtes du suppliant et sur celles de ses prédécesseurs, que les opérations à faire par eux sur les pauvres auroient dû à tous égards être gratuites, mais il est certain que cy devant on exigeoit de chaque pauvre 12 florins et que la Bourse commune payoit la même somme pour chaque opération, indépendamment du prix des bandages qui étoit de 48 patars pour ceux de peaux et de 20 patars pour ceux de bazin. De cet usage, le suppliant n'a conservé que l'article des 12 florins que paye la Bourse commune pour chaque opération et le prix de 25 patars pour trois bandages de bazin. Si en cette pratique, il n'y a rien de contraire à ce qui a été convenu avec les administrateurs de la Bourse commune des pauvres, je ne vois pas que l'on puisse en rien retrancher. Pourquoy, Messieurs, je requiers qu'avant tout il soit ordonné que la présente requête et mes conclusions seront communiquées auxdits administrateurs pour sur leur avis et mes conclusions ultérieures, être définitivement par vous ordonné ce qu'il appartiendra. — Fait ce 21 avril 1773. Du Chasteau de Willermont.

En marge : Suivi le 21 avril 1773.

A. C. L., Aff. gén., c. 1279, d. 3. — Avis du Procureur syndic, n° 5937, année 1773, p. 59.

458.

1773, 19 avril. — *Annonce du cours public et gratuit de chirurgie établi à Lille en Flandre par ordre du Roi.*

La déclaration du Roi, du 1ᵉʳ juin 1772, registrée au conseil supérieur de Douay le 3 juillet suivant, prescrit l'établissement d'une école de chirurgie à Lille, à l'instar de celles déjà établies dans les principales villes du royaume ; en conséquence, la communauté des maîtres en chirurgie de ladite ville se propose de faire l'ouverture de son école le mardi 25 mai 1773, par un cours de principes, que le sieur Arnould, maître en chirurgie et adjoint à M. Dupont, est chargé de démontrer.

M. Dupont, professeur royal, commencera à l'expiration du cours de principes, celui d'ostéologie et de maladies des os, et M. Warocquier, correspondant de l'académie royale de chirurgie et professeur royal, démontrera ensuite les accouchemens, l'anatomie, les maladies chirurgicales et les opérations, qui termineront le cours général. M. Tilman, maître en chirurgie et adjoint à M. Warocquier, le remplacera en cas d'absence.

Rien ne prouve mieux les soins paternels de S. M. pour ses peuples, que l'établissement que nous annonçons au public, établissement d'autant plus avantageux pour la Flandre, dont Lille est la capitale, que cette ville est éloignée de Paris et que les jeunes gens qui se destinent à l'étude de la chirurgie, n'ont pas toujours les facultés nécessaires pour y aller puiser les instructions dues aux libéralités du Souverain ; d'où il résulte que bien des sujets, remplis d'ailleurs des meilleures dispositions, croupissent dans une honteuse et dangereuse ignorance, faute de moyens de pouvoir s'instruire.

L'utilité de la chirurgie est trop connue pour en faire l'éloge ; cet art trop longtemps avili, injustement confondu avec les autres professions méchaniques, est rentré, par la bonté de S. M., dans l'état honorable d'où il étoit sorti : sa déclaration du 12 avril 1772 abolit les anciennes formes des apprentissages et leur substitue l'étude d'un cours complet de chirurgie, afin que les élèves puissent y puiser les notions préliminaires de l'art sans lesquelles on ne peut être livré qu'à une aveugle routine, ou à un empirisme souvent funeste et presque toujours infructueux.

Dans l'état où est maintenant la chirurgie en Flandres, il ne resteroit plus rien à désirer, sinon que les élèves qui s'y destinent fussent instruits de la langue latine ; la physique et les méchaniques accoutument l'esprit à raisonner avec méthode et justesse ; le philosophe ne trouvera que peu d'obstacles à vaincre, les sentiers de l'art lui seront ouverts dès l'abord, tandis que celui qui n'aura pas cet avantage, sera obligé de tâtonner à chaque instant et ne comprendra qu'à force de temps et de peines, ce que l'autre aura conçu du premier coup d'œil. D'ailleurs les avantages réels que les ordonnances du Roi font à ceux qui sont Maîtres ès Arts, les distinctions dont

S. M. veut qu'ils soient décorés, nous obligent à exhorter ceux qui peuvent se donner ce titre, à ne pas le négliger.

Le cours de principes que nous annonçons, commencera l'année d'étude ; on ne reconnoîtra son utilité que dans la suite. Nous avions à la vérité ci-devant plusieurs établissemens pour l'instruction des élèves en chirurgie, mais il n'étoit pas possible qu'ils pussent en retirer beaucoup, par le défaut des notions préliminaires ; rien ne paraît plus propre à favoriser la perfection de l'art qu'un cours de principes ; les jeunes gens, conduits pour ainsi dire par la main, n'y feront des progrès qu'à mesure qu'ils avanceront ; les notions les plus simples précéderont les connoissances les plus compliquées ; les loix de l'économie animale dont on les instruira, les connoissances pathologiques qu'on cherchera à leur développer les guideront et les conduiront jusqu'à l'étude de l'anatomie qui leur deviendra aisée et facile ; et nous osons nous flatter que le cours d'opérations leur sera très intelligible.

Nos vues sont de partager ce cours en deux parties. Le premier aura pour objet la physiologie : nous y considérerons l'homme dans un état de santé ; nous développerons d'abord les parties les plus simples ; les solides, les fluides qui composent le corps humain seront analysés ; de là nous entrerons dans les fonctions d'où dépend la vie ; un détail abrégé de l'organe précédera le discours sur l'organisation ; les notions physiques nécessaires à leur intelligence seront expliquées le plus simplement qu'il nous sera possible. Cette partie des principes aura au moins vingt leçons, et le cours sera précédé d'un discours préliminaire sur les avantages et l'utilité de la chirurgie et sur la manière d'étudier cet art.

Nous traiterons dans la seconde partie de la pathologie ; nous y considérerons l'homme dans l'état de maladie ; les premières leçons rouleront sur leur généralité, les moyens que la chirurgie emploie et les règles générales que l'on doit observer dans leur application ; l'analyse des topiques sera l'objet de plusieurs leçons ; les moyens de conserver la santé par l'usage des six choses non naturelles seront ensuite détaillés. Après quoi nous entrerons dans le particulier des maladies : nous commencerons par celles qui attaquent indistinctement tous les hommes en général, sans distinction d'âge ni de sexe ; ensuite nous traiterons de celles qui sont particulières aux hommes, aux femmes et aux enfans.

Nous nous attacherons à détailler les symptômes particuliers de chaque maladie, et ceux qui les différencient ; ainsi cette seconde partie comprendra la pathologie ou la connoissance des maladies en général et en particulier ; la thérapeutique, qui traite des moyens que la chirurgie emploie pour guérir les maladies qui sont de son ressort ; l'hygienne, qui donne les notions des choses essentielles pour maintenir l'homme en santé ; et la symptomatologie, qui traite des symptômes qui caractérisent chaque maladie.

Cette division de notre cours est très naturelle ; il faut connoître l'homme en santé, pour être en état d'apprécier les maladies qui l'affligent. Parmi les auteurs classiques qui traitent des principes de la chirurgie, aucun ne renferme plus de lumières, ne réunit plus d'avantages que le livre de M. De la Faye ; la division de son ouvrage sera notre guide, et son explication sera notre objet : nous ne pouvons mieux faire l'éloge de cet auteur qu'en recommandant aux élèves de ne point abandonner la lecture de son livre que lorsqu'ils l'auront parfaitement conçu.

Le fruit que les élèves pourront retirer de nos leçons sera le désir auquel nous aspirons ; nous joindrons le pathétique et la simplicité à la clarté et à la précision ; nous nous appliquerons à connoître la capacité et le talent de chacun de nos élèves, lesquels seront obligés de se rendre dans la classe à deux heures précises, et d'y apporter ce qui est nécessaire pour écrire l'abrégé de la leçon qu'on leur dictera pendant la première demie heure ; ensuite nous ferons la leçon dont nous aurons dicté la substance, qui durera jusqu'à quatre heures.

Quoique les ordonnances de Sa Majesté désignent les lundis, mercredis et vendredis pour les jours de la classe, la facilité des élèves nous oblige, seulement pour le cours de principes, à transférer nos leçons les mardis, jeudis et samedis ; nous n'innoverons rien à l'ordre qu'il a plu à Sa Majesté d'établir : les deux premières leçons de la semaine seront employées ainsi que nous l'avons dit plus haut ; dans la troisième nous récapitulerons les leçons précédentes, nous réexpliquerons les endroits qui nous paraîtront le mériter ; ensuite nous interrogerons nos élèves et nous visiterons leurs cahiers. Nous nous flattons que cet arrangement sera goûté du public, et nous espérons que MM. du Magistrat, secondant les vues du monarque, protégeront un établissement si digne de leur attention, et dont le but est si propre à former des citoyens utiles.

Si Sa Majesté a supprimé, par sa déclaration du 12 avril 1772, les apprentissages, elle n'a pas moins prescrit l'obligation d'un cours complet de chirurgie, et trois années de service chez des maîtres en chirurgie, dans les hôpitaux des villes frontières ou dans les armées ou enfin dans les hôpitaux de Paris. Les élèves doivent se tenir pour avertis qu'on sera de la plus grande exactitude sur cet article ; les certificats des cours ne seront délivrés qu'à ceux de l'application et de l'exactitude desquels on sera satisfait.

L'on prévient les élèves qu'ils n'ont que quinze jours, à commencer de celui où le cours sera ouvert, pour prendre leurs inscriptions ; à l'expiration desquels quinze jours, les feuilles sont irrémissiblement renfermées dans l'armoire du collège, et il ne sera plus possible, pour cette année, de parvenir à l'inscription.

Ils sont aussi avertis qu'ils doivent se munir d'un certificat du maître ou du chirurgien major de l'hôpital où ils auront été reçus, afin que ce certificat soit enregistré au greffe du premier chirurgien du Roi, sur un registre particulier. Cette précaution est d'autant plus essentielle pour eux, qu'à l'expiration du cours, et après avoir rempli chez les maîtres ou dans les hôpitaux le temps prescrit par la déclaration du Roi, le collège leur fera délivrer un brevet à la faveur duquel ils pourront se présenter où bon leur semblera, sans qu'on puisse refuser, sous quelque prétexte que ce soit, leur admission aux examens.

Les élèves pourront se faire enregistrer, à commencer au premier mai 1773, et le collège sera ouvert, pour cet effet, tous les jours, depuis deux jusqu'à quatre heures de l'après-midi, excepté les dimanches et fêtes.

Indépendamment des avantages du cours complet de chirurgie, que nous avons détaillé plus haut, les élèves auront à Lille la facilité d'assister aux opérations et pansemens, tant dans l'hôpital militaire que dans les hôpitaux particuliers, où l'art est exercé dans toute sa perfection, pourvu qu'ils se contiennent dans les bornes du respect et du devoir.

Fait et arrêté dans l'assemblée ordinaire du lundi 19 avril 1773. L. Chastanet, lieutenant de M. le premier chirurgien du Roi ; Dupont et Dauchy, prévôts en charge ; Prévost, receveur ; Arnould, adjoint pour les démonstrations, et Bruloit, greffier.

La salle de démonstration est située place aux Bleuets.

A. C. L., Aff. gén., c. 1280, d. 5 et c. 1281, d. 3.
(Imprimé par M. J.-B. Péterinck-Cramé).

459.

1773, 22 octobre. — *Refus d'un privilège exclusif de chirurgien dentiste.*

Vu la requête de François Cazenove, chirurgien dentiste demeurant en cette ville, afin qu'en expliquant votre apostille du 31 mars dernier, il vous plaise déclarer qu'il jouira à l'avenir du privilège exclusif de chirurgien dentiste, qu'il soit en conséquence fait défense à tous particuliers non munis de brevêts en bonne et due forme de vendre et distribuer aucuns remèdes dentifrices, et l'ordonnance par laquelle vous demandez mes conclusions.

Par apostille, Messieurs, du 21 décembre 1768, vous avez autorisé le suppliant de s'établir en cette ville et de prendre la qualité de chirurgien dentiste. Le suppliant vous ayant ensuite demandé à ce qu'il fut fait défense à toutes personnes autres que les maîtres de l'art de travailler en cette ville aux maladies de la bouche, etc., vous avez déclaré par apostille du 31 mars de cette année que vous aurez égard à sa demande autant que les circonstances le permettront ; mais peu satisfait de cette apostille, il revient à la charge, et il demande qu'il soit déclaré qu'il jouira du privilège exclusif de chirurgien dentiste et à ce qu'il soit en conséquence fait défense à tous particuliers non munis de brevêts en bonne et due forme, de vendre et distribuer aucuns remèdes dentifrices. Si le suppliant avoit eu connoissance de la déclaration du Roi du 1er juin 1772, registrée au Conseil supérieur le 3 juillet suivant, il se seroit évité la peine de vous faire une demande qu'il n'est point en votre pouvoir d'accorder. En effet par l'article 98 du titre 9 de cette déclaration, il est dit que ceux qui voudront s'occuper de la fabrique et construction des bandages ou ne s'appliquer qu'à la cure des dents, etc., seront tenus avant d'en faire l'exercice, de se faire recevoir en qualité d'experts au collège de chirurgie établi dans le chef-lieu du ressort où ils voudront faire leur résidence ; et par l'article 100, il leur est fait défense de prendre la qualité de chirurgiens sous peine de 300 livres, mais seulement celle d'experts dentistes, herniaires, etc. Ainsi bien loin par le suppliant de demander le privilège exclusif dont il s'agit, il doit s'estimer heureux de n'être pas inquiété par le lieutenant du 1er chirurgien du Roi, lequel nonobstant tous privilèges exclusifs que vous pourriez accorder à cet égard, auroit néantmoins le droit de faire examiner au collège de chirurgie un expert dentiste et de l'autoriser d'exercer son art, s'il est jugé capable. Pourquoy, Messieurs, je requiers qu'il soit déclaré qu'il est suffisamment pourvu sur l'objet de la demande du suppliant par l'apostille sur requête précédente du 31 mars dernier, et faisant droit sur mes conclusions ultérieures, qu'il soit fait défense audit suppliant de prendre la qualité de chirurgien. Fait ce 22 octobre 1773. Du Chasteau de Willermont.

En marge: Suivi le 23 octobre 1773, quant au fond.

A. C. L., Avis du Procureur syndic, n° 5937, année 1773, p. 133.

460.

1773, 30 octobre. — *Exemption accordée au professeur d'anatomie, Boucher.* — Ledit jour, 30 octobre 1773, le Magistrat, considérant les services rendus par le sieur Boucher, médecin, professeur de leçons d'anatomie depuis 1735, et ceux rendus précédemment par son père, il a été résolu de lui accorder à titre de reconnoissance l'exemption sur les vins et bierres pendant sa vie, pour en jouir sur le pied que le Magistrat en jouit.

A. C. L., Reg. aux résolutions, n° 50, f. 152 v.

461.

1773, 30 octobre. — *Suppression des cours d'anatomie et d'accouchements.* (Voir: *Un chapitre* etc., p. 55).

462-480.

1774, 5 juin. — 1782, 27 avril. — *Mme Ducoudray à Lille; son enseignement; ses instruments.* (Voir: *Un chapitre* etc., p. 66 à 76).

481.

1774, 13 octobre. — *Comptes du collège des chirurgiens.*

Conformément à l'article 23 de la déclaration du Roi portant réglement pour les corps et collèges de chirurgie des villes de Flandre, qui prescrit d'inviter MM. du Magistrat à la reddition des comptes, etc., en conséquence, nous, lieutenant de M. le premier chirurgien du Roi, prions MM. du Magistrat de nous faire l'honneur d'assister par leurs députés audit compte que rendra devant moi le sieur Prévot, receveur du collège, samedi 15 octobre 1774, à deux heures de relevée, dans la salle du Bureau où s'assemble ordinairement le collège, place aux Bleuets. — Lille, le 13 octobre 1774. — L. Chastanet.

A. C. L., Aff. gén., c. 1281, d. 9.

482.

1774, 23 décembre. — *Règlement fait par ordre du Roi pour établir dans les hôpitaux militaires de Strasbourg, Metz et Lille, des amphithéâtres destinés à former, en médecine, chirurgie et pharmacie, des officiers de santé pour le service des hôpitaux militaires du royaume et des armées* [1].

A. C. L., Aff. gén., c. 303, d. 18.

483.

1775, 19 juillet. — *Logement des médecins et chirurgiens surnuméraires de l'hôpital militaire.*

Ledit jour, 19 juillet 1775, il a été résolu de faire des représentations à M. le Maréchal du Muy pour n'être pas assujetti à fournir des logements en nature ou en argent aux quatre médecins et aux quatre chirurgiens surnuméraires établis dans l'hôpital militaire de cette ville, en conformité du règlement du 23 décembre dernier.

A. C. L., Reg. aux résolutions, n° 54, f. 28 v.

484.

1775, septembre. — *Cours d'ostéologie et de chirurgie.*

De par le Roy,

Conformément à la déclaration de Sa Majesté donnée à Versailles le premier juin 1772, registrée au Conseil supérieur

---

[1]. Nous donnerons dans notre *Histoire* les prescriptions concernant la chirurgie.

le 3 juillet suivant, le sieur Philippe-Joseph Arnould, maître en chirurgie, chirurgien consultant des hôpitaux Comtesse et Saint-Sauveur, professeur royal, etc., commencera son cours d'ostéologie seiche le jeudi 5 du mois d'octobre 1775 par un discours préliminaire sur les avantages qui doivent résulter de la connoissance de cette science.

Ce cours sera immédiatement suivi de celuy des maladies des os et des moyens d'y remédier. Le professeur se flatte de prouver les avantages et les inconvéniens des différentes machines qui ont été inventées jusqu'à ce jour pour la réduction des fractures et luxations. Il exhorte les élèves de s'appliquer à connoître toutes les parties qui forment la charpente humaine et il se propose non seulement de leur démontrer, mais encore de leur faire démontrer à tour de rolle lès os qui concourent à former cet assemblage merveilleux qui soutient la machine animale et sans lequel nos parties molles s'affaisseroient les unes sur les autres. Immédiatement après l'expiration de ces deux cours, le même professeur commencera celuy d'anatomie sur un cadavre humain, lequel sera continué sans interruption jusqu'à la fin. C'est dans ce cours que les élèves doivent redoubler de zèle et d'application ; l'anatomie est le flambeau de la chirurgie, sans lequel on ne peut être qu'un chirurgien médiocre et souvent dangereux.

Les leçons pour l'ostéologie et les maladies des os se donneront les mardis, jeudis et samedis, depuis deux heures jusqu'à quatre, et celles d'anatomie tous les jours, exceptés les dimanches et fêtes.

Les élèves pourront se faire inscrire tous les lundis à commencer du jour de la publication dudit cours jusqu'au premier novembre suivant. Les élèves se sont contentés jusqu'à présent de prendre de simples inscriptions sur la feuille d'appel du professeur, mais cela ne suffit pas ; il faut qu'ils se fassent inscrire sur le registre pour qu'après le temps prescrit il leur soit délivré un brevet d'étude, sans quoy ils ne pourroient pas profiter du bénéfice de la déclaration du Roy du 12 avril 1772, et ce défaut de formalité les excluroit de la maîtrise pour la ville et pour la campagne ; le collège l'a répété assez de fois pour n'avoir rien à se reprocher, et ce sera aux élèves à s'imputer à eux-mêmes cette faute.

A. C. L., Reg. aux ordonnances, GG. 1774-1778, f. 88.

485.

1776, avril. — *Annonce des cours de chirurgie.*

De par le Roi. — Conformément à la déclaration de S. M. du 3 juillet 1772, qui ordonne l'établissement d'une école de chirurgie à Lille, à l'instar de celles établies dans les autres grandes villes du royaume, le collège des maîtres en chirurgie se propose de faire l'ouverture de ses cours le jeudi 18 avril 1776 par un discours qui sera prononcé dans l'amphithéâtre de leur collège par le sieur Arnould, professeur royal, maître en chirurgie, etc., à trois heures de l'après midi.

Le cours complet des études chirurgicales sera composé des cours de physiologie, thérapeutique et pathologie, lesquels seront enseignés pendant l'été, par ledit sieur Arnould, après lesquels le même professeur donnera un cours d'ostéologie et de maladies des os et il finira par l'anatomie. Le sieur Marchand, professeur royal terminera l'année d'étude par un cours de maladies chirurgicales et d'opérations. Le sieur Arnould donnera, dans le courant de l'été, un cours d'accouchemens lequel sera annoncé par une affiche particulière.

Les professeurs feront tous leurs efforts pour mériter l'applaudissement du public et auront toute l'attention possible pour l'instruction de leurs élèves.

Le cours de principes sera divisé en trois parties, relativement aux différentes matières ; les deux premiers mois seront destinés pour la physiologie ; l'homme considéré en santé en sera l'objet : les notions que cette partie de la chirurgie donne aux chirurgiens, leur sont trop nécessaires pour nous attacher à en prouver l'utilité.

La thérapeutique, ou cette partie de la chirurgie qui traite des moyens que cet art emploie pour guérir les maladies chirurgicales, suivra immédiatement le cours de physiologie ; les premières leçons seront employées à traiter de l'hygienne, où seront développées les règles pour maintenir l'homme en santé.

Enfin le cours de principes sera terminé par le cours de pathologie ; dans cette partie, on s'attachera à donner les notions générales sur les différences, les causes, les signes, les accidens et les symptômes des maladies chirurgicales ; c'est-à-dire qu'on y considérera l'homme dans l'état de maladie.

Les matières seront expliquées avec clarté et précision ; le sieur Arnould changera, en certaines choses, l'ordre qu'il a suivi l'année dernière, afin de faciliter les progrès que les élèves doivent retirer de ses leçons et rendre ses cours de plus en plus intéressans.

Les leçons publiques se donneront les mardi, jeudi et samedi de chaque semaine ; en l'absence du professeur, il sera remplacé par son collègue. Lorsqu'il y aura une fête qui tombera quelqu'un de ces jours, la leçon sera remise au jour ensuivant ; lesdites leçons commenceront à deux heures et dureront jusqu'à quatre ; si l'abondance des matières l'exige, on y ajoutera plus tard une quatrième leçon. Les élèves qui n'auront pas encore suivi les leçons seront obligés de se munir de ce qui est nécessaire pour en écrire l'abrégé ; les lundis seront destinés à faire une récapitulation générale des matières qui auront été traitées dans les leçons précédentes, et à interroger les élèves sur les matières déjà traitées.

Les élèves qui voudront particulièrement s'instruire dans la chirurgie pourront s'adresser au sieur Arnould lequel se propose de prendre des pensionnaires, auxquels il donnera des leçons particulières sur toutes les parties de la chirurgie ; sa demeure est rue d'Angleterre, vis à vis le collège S. Pierre.

Les inscriptions se prendront dans la première quinzaine.

A. C. L., Aff. gén., c. 1281, d. 15.

486-493.

1777, 25 mai. — 1779. — *Procès Vraux.*

I. — *Avis du Procureur syndic.* — Vu le verbal d'audience d'entre le lieutenant du premier chirurgien du Roy et autres membres de la communauté des chirurgiens de cette ville, demandeurs par libèle et exploit du 9 septembre 1776, d'une part, François Vraux, demeurant en cette ville, signifié d'autre, et la sentence interlocutoire par laquelle vous demandez mes conclusions.

Les demandeurs ont conclu, Messieurs, par leur libèle, à ce que le défendeur fut condamné en l'amende de 3.000 livres et aux dépens, pour contraventions par luy commises aux loix de police concernant la chirurgie ; ils luy imputent d'avoir exercé publiquement cette profession sans droit et sans qualité, courant même toute la ville armé des instrumens propres à traiter les maladies chirurgicales, quoy qu'il ait été averti par mandat du 28 juin 1774 de cesser pareilles entreprises, à péril d'être poursuivi à l'effet de le faire condamner aux peines portées par la déclaration du Roy du 1er juin 1772. Mais au lieu de par les demandeurs s'aider de cette déclaration, ainsi qu'ils l'avoient annoncé par le susdit mandat, ils se sont prévalû d'une autre déclaration du 25 avril de la même année, portant établissement d'une commission royale de médecine, pour l'examen des remèdes particuliers, et en conséquence, ils ont narré dans le cours de la procédure les objets de contravention, et conclu à ce que le signifié fut condamné en 3.000 livres d'amende pour avoir contrevenû à l'art. 1er de cette déclaration, par lequel il est fait défense à tous ceux qui n'ont pas obtenu la confirmation de leurs brevets antérieurs au premier janvier 1772 pour la distribution des remèdes prétendus spécifiques, d'en faire aucun usage, sous les peines cy dessus. Or le défendeur convient avoir distribué les remèdes mentionnés au brevet dont il est porteur, sans en avoir obtenu la confirmation depuis l'époque de ladite déclaration et cet aveu emporte sa condamnation. Pourquoy, Messieurs, je requiers qu'il soit fait défense au signifié de vendre, distribuer ou appliquer le remède mentionné au brevet dont il est muni, jusqu'à ce qu'il en ait obtenu la confirmation en la forme prescrite par la déclaration du Roy du 25 avril 1772 et aux peines y portées, et qu'il soit en outre condamné aux dépens de l'instance. Fait ce 25 may 1777. Du Chasteau de Willermont.

En marge : Le 12 juin 1777, on a ordonné une comparution pour accommoder les parties. M. de Grimbri.

II. — Le 21 janvier 1778, la Loy assemblée, on a fait raport que le nommé François Vraux, habitant de cette ville, faisoit depuis plusieurs années des cures surprenantes en employant un beaume de sa composition, qu'il s'attachoit principalement à guérir les personnes pauvres abandonnées des chirurgiens et celles auxquelles il est question de faire des incisions ; que ce particulier étoit actuellement inquiété par le lieutenant du premier chirurgien du Roy et la communauté des chirurgiens qui lui ont intenté un procès pendant pardevant les maïeur et eschevins, et que le bien de l'humanité demandoit que les défenseurs des intérêts des habitants de cette ville prissent sous leur protection un citoyen désintéressé et utile à la nature. La matière mise en délibération il a été résolu de faire des représentations pour procurer audit Vraux le libre usage de son baume.

III. — A Messieurs du Magistrat de la ville de Lille.

Supplie très humblement Jean-François Vraux, demeurant en cette ville, disant qu'ayant été attaqué par le corps de la chirurgie de cette ville à cause d'un certain topique qu'il fournissoit publiquement avec toute l'aprobation possible, attendu le succès, il s'est deffendu devant vos Seigneuries où il a tellement fait voir qu'il n'étoit qu'utile à l'humanité que par vos sentences vous luy auriez ordonné de faire raprouver son brevet qu'il avoit obtenu à cet effet dans un tems moral.

Que les chirurgiens jaloux et qui ont juré sa perte totale viennent d'appeller de cette sentence et de le faire signifier à comparoître par devant Messieurs les officiers du parlement de Flandres, tellement que le suppliant va être exposé à de grands frais que ses facultés ne permettent point d'entreprendre. Ce n'est point qu'il craigne d'être condamné dans sa conduite d'autant que jusqu'au temps que le Roy a suprimé tous les brevets qui remontent à l'époque du mois d'avril 1772, il étoit muni d'un brevet en due forme pour la vie et que postérieurement il a fourni son beaume au vu et au su des chirurgiens qui, ayant demandé la communication de son brevet, leur en a fourni une copie autentique le 8 octobre 1773 et offrant alors de se munir d'un nouveau brevet s'ils le jugeoient nécessaire ; de quoy ils l'ont déterminé de faire. Mais enfin luy qui ne travaille qu'en partie que pour soulager les pauvres, doit-il se charger d'un fardeau aussi lourd qu'un procès en parlement ? Ne pourra-t-il point espérer que votre corps municipal, comme père des pauvres, prenant favorablement égard à son affaire, prendroit sa cause sous sa protection aux frais de la ville ? C'est ce qu'il espère de votre bienfaisance ; il s'y adresse confidament, Messieurs, pour que, prenant favorablement égard à tout ce que dessus, il vous plaise prendre l'intérêt de sa cause et la sentence contre les chirurgiens aux frais de la ville, soit au nom du suppliant, soit autrement comme vous jugerez le plus convenable. Ce faisant, etc.

IV. — Le 18 février 1778, la Loi assemblée, considérant les services que François Vraux rend à l'humanité dans cette ville, en faisant usage d'un beaume de sa composition, il a été résolu d'intervenir dans la cause que les chirurgiens lui ont intentée et qu'ils ont portée par appel en Parlement.

V. — Vu la présente requête et la pièce jointe, nous déclarons que les frais de la cause du suppliant au Parlement seront à la charge de cette ville. Fait en conclave, la Loy assemblée, le 18 février 1778. H.-F. Le Roy.

VI. — Mémoire pour les rewart, mayeur, échevins, conseil et huit hommes de la ville de Lille, intervenans dans la cause de François Vraux, intimé ; contre le lieutenant du premier chirurgien du Roi et les prévôts du collège des chirurgiens de la ville de Lille, appellans de la sentence rendue par les mayeur et échevins de ladite ville, le 26 janvier 1778, par devant nosseigneurs de la cour de Parlement.

Il est aisé de concevoir le motif qui engage les chirurgiens à persécuter Vraux, citoyen zélé pour le bien de l'humanité, et qui lui rend depuis trente ans des services infinis avec un baume de sa composition, mais on ne comprend pas comment le sieur Chastanet, lieutenant du premier chirurgien du Roi, peut être du nombre de ses persécuteurs, après avoir conseillé à M. Chevalier, chanoine de l'église collégiale de Saint-Pierre de Lille, et à M. Walrave, chevalier de Saint-Louis, tous deux abandonnés des chirurgiens, de faire appeller Vraux, qui les a guéri, et après avoir même donné à ce citoyen un certificat si favorable, qu'il lui a fait obtenir, en 1768, un brevet par lequel le Roi lui a permis de faire usage de son baume ; il est également surprenant de voir un avocat célèbre, qui a été guéri par Vraux d'une plaie qu'il avoit à la jambe, autoriser, par sa signature, un mémoire imprimé, dans lequel on qualifie Vraux d'intrépide empirique.

La conduite que les chirurgiens ont tenue à l'égard de Vraux, dans le moment où son brevet a été révoqué par la déclaration du Roi du 25 avril 1772, est aussi révoltante. Vraux ayant été appelé dans leur collège pour communiquer son brevet, s'y rendit, et après qu'on en eût fait la lecture, le sieur Chastanet dit à Vraux que cette déclaration ne le regardoit pas, et qu'il pouvoit être tranquille : la mauvaise foi des chirurgiens ne tarda point à éclater, puisqu'ils ont fait signifier, en 1774, à Vraux, de ne plus employer son baume, et qu'ils l'ont attaqué, en 1776, par devant les mayeur et échevins de Lille, pour avoir guéri M. Boucher, doyen des médecins de cette ville.

Les chirurgiens sentant combien cette cure mérite qu'on protège Vraux, disent dans leur mémoire qu'il n'a pas guéri parfaitement M. Boucher ; mais comment osent-ils avancer un fait dont ils savent la fausseté ? Il résulte du certificat de M. Boucher, en date du 18 janvier 1778, que dans l'état fâcheux et presque désespéré où il se trouvoit par suite d'un dépôt dans le pied, et découragé par le peu de fruits qu'il avoit éprouvé des moyens ordinaires de curation que présente la chirurgie, la réputation qu'a Vraux d'avoir la connoissance de certains topiques reconnus par l'expérience efficaces en pareil cas, l'a engagé à le faire venir chez lui, et qu'après s'être fait instruire de la nature et de la composition de ces topiques, il a cru que l'emploi pouvoit lui être favorable, de quoi il n'a pas eu à se plaindre, le succès, au bout d'un certain temps, ayant passé ses espérances, et se trouvant parfaitement rétabli, sans avoir eu recours à d'autres moyens.

Les chirurgiens opposent à ce certificat, un autre postérieur, du 16 février 1778, que M. Boucher leur a donné, pour faire cesser leurs importunités, mais il ne fait que confirmer le premier ; les chirurgiens l'ont tellement reconnu, qu'ils ont eu l'audace de le tronquer : selon eux, M. Boucher a attesté que les chirurgiens, des soins desquels il n'a eu qu'à se louer, ont attaqué la maladie dans son principe, et que des topiques convenables, appliqués sous sa direction, joints au régime et à la bonté de son tempérament, ont achevé la cure. Ce sont les propres termes du mémoire ; le certificat de M. Boucher porte au contraire, qu'il a reçu de plusieurs chirurgiens de cette ville et notamment des sieurs Vandergracht, Dupont et Brulois, tous les secours que leur art pouvoit lui procurer ; qu'ayant été sollicité par sa famille et par ses amis, d'appeller le sieur Vraux, qu'on lui assura avoir traité avec succès de pareils accidens, il y consentit sous la condition que les chirurgiens ci-dessus nommés, dont il n'avoit qu'à se louer, n'y seroient point contraires, et qu'il se tint à l'application simple des topiques convenables sur la partie malade, et avec le temps, les moyens administrés sous sa direction, joints au régime et à la bonté de son tempérament, ont suffi pour opérer la séparation des parties cariées et la consolidation de l'ulcère. Il n'est pas dit dans ce certificat, ainsi qu'on a osé l'avancer, que les chirurgiens ont attaqué le mal dans son principe, et que des topiques convenables ont achevé la cure, d'où il s'ensuit que Vraux a guéri radicalement M. Boucher.

Enfin, ce qui prouve sans réplique que M. Boucher n'a pas entendu détruire par son deuxième certificat, la force du premier, c'est qu'il a marqué à Vraux qu'il est étonnant qu'un avocat de la réputation de M. Wartel se soit avisé de tronquer le certificat donné aux chirurgiens, et se soit contenté d'en extraire quelques mots pour persuader au public que ce certificat contredit celui donné précédemment à Vraux, ajoutant qu'il est aisé de se convaincre, en lisant l'un et l'autre certificat d'un bout à l'autre, qu'il n'y a point de contradiction.

Les chirurgiens déterminés à persécuter François Vraux, annoncent dans leur mémoire que si on vouloit approfondir ses prétendus miracles, ils disparoitroient l'un après l'autre ; que la liste de ceux que son impéritie a menés au tombeau seroit curieuse et qu'on y verroit Desmathieu et Villette.

Il est malheureux pour Vraux que ces deux prétendues victimes ne puissent pas rendre elles-mêmes hommage à la vérité, mais on y suppléera par des certificats passés pardevant notaires. La veuve de Desmathieu a déclaré sous serment, le 15 juillet 1778, que son mari ayant eu un accident considérable à la jambe, elle fut conseillée d'aller demander à Vraux un topique : que pendant le temps qu'on en fit usage, son mari pouvoit vaquer librement à ses devoirs et remplir ses fonctions ordinaires. Que Vraux ayant conseillé à Desmathieu de prendre un médecin pour lui prescrire un régime, on appela le sieur Chastanet qui appliqua une emplâtre qui fit un effet contraire à celle de Vraux, que le mal devint incurable et conduisit probablement Desmathieu au tombeau ; que le sieur Chastanet a traité Desmathieu pendant un an ou environ, et que le sieur Dupont fréquentoit souvent cette maison depuis qu'on avoit quitté le topique de Vraux ; le nommé Delabassée et sa femme qui alloient souvent chez Desmathieu, ont déclaré la même chose. Villette fils a donné son certificat le 17 juillet 1778, par lequel il a attesté que sa sœur aînée a été pendant sept ans entre les mains d'un chirurgien pour un mal de jambe sans qu'il ait pu la guérir, qu'elle a fait appeler Vraux qui lui a fourni des emplâtres qu'elle a appliquées elle-même jusqu'à sa guérison radicale ; que son père s'en est aussi servi et s'en est bien trouvé.

Les chirurgiens reprochent encore à Vraux, par leur mémoire, d'avoir procuré la gangrène au sieur Barat ; sa justification est consignée dans un certificat que le sieur Barat lui a donné le 29 juillet 1778, et qui est conçu dans les termes suivans : Je crois devoir au sieur Vraux, pour la vie que ses soins et son savoir m'ont conservée, une justification entière de l'imputation faite par les chirurgiens dans un mémoire signé Wartel : je certifie que lorsque M. Merlin a vu l'état de mon pied et de ma jambe, il dit à ma famille qu'il falloit me faire administrer les sacremens, et qu'il croyoit qu'en dedans vingt-quatre heures je succomberois à la mort, dont j'avois tous les symptômes. Je certifie que ce fut alors que le sieur Vraux fit usage de son topique ; depuis deux mois et demi je continue de me le faire appliquer par un de mes domestiques sous les yeux de M Merlin ; je suis maintenant sur la voie d'une guérison parfaite et j'espère jouir d'une santé aussi bonne que puissent le permettre quatre-vingt ans et quatre mois. Ce certificat est confirmé par celui de M. Merlin, qui a déclaré n'avoir observé aucune application de remèdes lors de sa première visite et que tout ce qui est repris au présent certificat est véritable. Depuis lors le sieur Barat a attesté qu'il est radicalement guéri.

Après tant de témoignages corroborés par ceux des curés de Lille, des ministres particuliers des pauvres, de plusieurs médecins et de trois chirurgiens, il en résulte que Vraux n'a eu aucune part à la mort de Desmathieu et à celle de Villette, qu'il a guéri radicalement le sieur Barat, et que les imputations qu'on lui fait sont une calomnie qui doit faire rougir ceux qui en sont les auteurs.

Que les chirurgiens cessent donc de qualifier Vraux de charlatan, qu'ils rendent justice à ses talens, d'autant plus qu'il s'attache principalement à guérir ceux pour lesquels leur art n'apperçoit point de guérison, et qu'ils respectent les démarches d'un corps de magistrat obligé par état de procurer tous les secours possibles à ses concitoyens suivant cette maxime généralement reçue : *salus populi suprema lex esto*.

S'il en étoit autrement, combien de remèdes particuliers dont la connoissance s'est heureusement acquise et perpétuée dans de certaines familles pour la conservation des peuples, et spécialement pour celle des pauvres deviendroient inutiles ; et quelle cruauté n'y auroit-il pas d'en priver le public ?

Mais ce mal n'est pas à craindre ; les loix ont prononcé en faveur de la cause publique ; le jurisconsulte Ulpien, leg. I, parag. 2 et 3, D. de *extraordinariis cognitionibus*, nous apprend qu'à Rome on admettoit pour ce motif au rang des médecins et des chirurgiens, toutes personnes capables d'exercer quelques parties de l'art de guérir.

La jurisprudence des arrêts a pareillement arrêté les entreprises des corps toutes les fois que la jalousie et l'animosité les ont portés à s'opposer au bien général. On a déjà fait usage de deux arrêts, l'un rendu le 8 août 1697, en faveur de la nommée Dassonville, qui avoit un onguent merveilleux pour guérir les hémorroïdes, et l'autre du 12 juin 1733, qui a permis à la nommée Chabin, de continuer à travailler à la restauration des membres cassés et disloqués jusqu'à la parfaite guérison des personnes qui se mettoient entre ses mains ; on en ajoutera un troisième rendu il y a quelques mois par le parlement de Provence en faveur du sieur Adrien, qui a fait la découverte d'un nouveau remède ; cet arrêt est rapporté dans le *Journal historique et littéraire*, page 417 du n° 15, juillet 1778.

Pour achever de convaincre que Vraux est un homme précieux à l'humanité, il est important de faire attention qu'il a obtenu en 1768 un brevet, dont il sollicite le renouvellement et attend l'expédition qu'il ne dépend pas de lui de faire accélérer ; qu'il vient de guérir le sieur Le Rouge, chapelain de l'église collégiale de Saint-Pierre de Lille, de la gangrène, tandis que le sieur Brame est mort de la même maladie, entre les mains de plusieurs chirurgiens ; que ces derniers vont chez Vraux acheter son baume, et qu'ils lui ont fait offrir mille écus pour en avoir la composition.

On ne peut mieux terminer ce mémoire qu'en rappelant de quelle manière Me Barrez, notaire à Ascq, a été guéri par Vraux d'un mal très grave à la jambe ; ce notaire ayant fait appeler un médecin et les sieurs Chastanet et Dupont, chirurgiens, on épuisa en vain, pendant long-temps, toutes les ressources de la chirurgie ; la plaie devint même tellement dangereuse, que les chirurgiens furent d'assez bonne foi dans cette occasion pour dire à Me Barrez, qu'il n'y avoit que Vraux qui pouvoit le guérir et qu'il falloit l'envoyer chercher. Vraux ayant apporté quatre onces de son topique, le sieur Dupont les appliqua lui-même, et Me Barrez continua de le faire jusqu'à complète guérison.

Après un pareil fait, certifié par Me Barrez, et dont les sieurs Chastanet et Dupont n'oseroient disconvenir, il en résulte nécessairement que les chirurgiens sont en contradiction avec eux-mêmes, en décriant Vraux, dont ils sont forcés de reconnoître les talens, puisqu'ils l'indiquent comme la seule personne qui peut guérir les malades qu'ils abandonnent.

Tout concourt donc pour déterminer la Cour à permettre à Vraux l'usage de son baume, jusqu'à ce que son brevet soit renouvellé.

Implorant, etc. — Remi Desjardins, conseiller rapporteur ;

Lespagnol de Grimbri, premier conseiller pensionnaire de la ville de Lille ; Dubois de Quéna, procureur.

VII. — Supplément de mémoire pour le lieutenant du premier chirurgien du Roi et les prévots du collège des chirurgiens de la ville de Lille, appellans de la sentence rendue par les mayeur et échevins de ladite ville le 26 janvier 1778, contre les rewart, mayeur, échevins, conseil et huit hommes de la même ville, intervenans dans la cause de François Vraux, intimé, pardevant nos seigneurs de la Cour de Parlement. Les chirurgiens demandent l'exécution de loix qui règlent la police de la chirurgie, et les chefs de la police de la ville de Lille se joignent à François Vraux pour solliciter la Cour de permettre que ces loix soient enfreintes et violées. Ce n'est pas la seule singularité qui distingue cette cause. Les chefs de la police, chargés par état de veiller à l'exécution des loix chirurgicales, et qui protègent avec tant d'éclat celui qu'ils enhardissent à les mépriser, ont répandu dans le public un mémoire qui n'est à proprement parler que l'éloge d'un charlatan et de la charlatanerie, et la satyre de la chirurgie et des maîtres de l'art.

Si François Vraux présentoit cette rapsodie, les chirurgiens l'abandonneroient au mépris qu'elle mérite ; mais puisqu'elle paroit sous les auspices d'un corps respectable, qui se rend, pour ainsi dire, garant des fables et des fausses assertions dont elle est tissue, les chirurgiens ne peuvent se dispenser de venger la vérité et l'honneur de leur état, compromis avec tant de discrétion.

D'abord Vraux n'est ni inventeur ni possesseur d'aucun remède particulier. Toute sa charlatanerie roule sur une emplâtre qu'il appelle baume ; emplâtre que les chirurgiens connoissent, quoiqu'elle ne soit pas encore dans les pharmacies. Ils la connoissent si bien, qu'en voici la composition :

Prenez : Tuthie . . . . une once et demie.
Aloès succotrin . . une once.
Myrrhe . . . . une once.
Minium . . . . une onze et demie.
Litharge . . . . dix onces.
Bol d'Arménie . . trois onces.
Galbanum . . . six onces.
Pierre d'aimant . . une once et demie.
Pierre calaminaire . une livre.
Gomme élémi . . six gros.
Bdéllium . . . . six gros.

Réduisez en poudre très fine les drogues qui en sont susceptibles, et coupez par petites parcelles ; mettez dans une bassine huile d'olive, deux livres, et six onces de vinaigre ; laissez bouillir le vinaigre et l'huile jusqu'à ce que le vinaigre soit évaporé ; ajoutez y les poudres et les gommes ; faites bouillir le tout avec l'attention de bien remuer avec une spatule pour empêcher la matière de brûler, et pour cet effet jettez de temps en temps et à plusieurs reprises, de l'eau chaude, qui s'évapore par l'ébullition, et quand vous jugerez que l'emplâtre a assez de consistance, retirez la du feu. Elle doit avoir la couleur, et quasi la consistance de la brique. Il faut, pour s'en servir, la raper avec un couteau et la jetter dans l'eau bouillante. On la pétrit ensuite avec les doigts, on lui donne la figure que l'on veut, et on l'applique sur le mal jusqu'à sa parfaite guérison, en renouvellant l'emplâtre deux fois par jour, avec les mêmes précautions.

Cette emplâtre est de l'invention du sieur Stourbe, chirurgien suisse. C'est du moins dans ses mémoires que le sieur Lerch, chirurgien major du régiment de Diesbach, et le sieur Chastanet, en ont trouvé la composition.

Il y a deux moyens de s'assurer que c'est la même que celle qui a fait naître à François Vraux l'idée d'augmenter le nombre des charlatans : l'analyse et l'expérience. Le sieur Boudin, chymiste, dont la capacité est connue, a envoyé chercher chez Vraux, une once de son emplâtre, et après plusieurs épreuves, il atteste par un certificat du 19 avril 1779, que c'est la même, sinon tout à fait, du moins à peu près, que celle dont le sieur Chastanet lui a fourni un morceau. Un chacun est à portée de se convaincre par sa propre expérience, que l'une et l'autre emplâtre produisent le même effet. Toute la différence, c'est que François Vraux vend son emplâtre trois livres l'once, au lieu qu'il n'est pas d'apothicaire qui ne puisse la fournir à douze sous l'once, s'il veut se donner la peine de la faire avec les drogues et la manière ci-dessus indiquées.

Après cela, que devient la supposition que les chirurgiens auroient offert mille écus à Vraux pour avoir son secret ? Des gens en place, des officiers municipaux devroient ils adopter sans preuve, sans adminicule de preuve, et si légèrement, une fable dénuée d'apparence ?

Du reste, le remède est bon en soi, les chirurgiens le reconnoissent, ils en font usage, et le recommandent dans les maux qu'il n'est pas dangereux de guérir : outre qu'il agit comme médicament dessicatif, c'est qu'en déprimant par sa consistance, la circonférence des plaies et des ulcères, il en rapproche les bords et en accélère la guérison. Les chirurgiens déclarent même hautement qu'ils n'empêchent que François Vraux vende publiquement son emplâtre, ou sur des tréteaux, ou chez lui, si les apothicaires y consentent. Peu leur importe que ceux-ci ou François Vraux fournissent au public un médicament. L'état des chirurgiens n'est pas de vendre des remèdes, mais de les appliquer, et de les appliquer à propos.

Par là tombent les grands raisonnemens des officiers municipaux. A les entendre, il semble que les chirurgiens veuillent priver le public d'une emplâtre dont l'utilité est reconnue. Bien loin de là; ils en donnent au public la composition et si quelqu'un doute que ce soit la même, ils lui accordent la liberté, autant qu'il est en eux, d'en acheter de Vraux à trois livres l'once.

La seule chose à laquelle les chirurgiens s'opposent, ou plutôt à laquelle toutes les lois s'opposent, c'est qu'à la faveur d'une emplâtre François Vraux s'introduise chez les malades ; c'est qu'il l'applique sans connoissance sur les plaies qu'il est dangereux de guérir et sur celles que l'on ne risque rien de dessécher ; c'est qu'à l'ombre d'une emplâtre François Vraux traite seul, ou à l'aide de quelque médecin, toutes sortes de maladies chirurgicales, avec les remèdes ordinaires ou chirurgicaux.

Quelque prévenus que soient les officiers municipaux, est-il quelqu'un parmi eux qui pense que François Vraux soit plus en état qu'un chirurgien de juger s'il est convenable d'appliquer sur telle plaie ou sur telle ulcère, une emplâtre dessicative ?

Qu'on se serve à ses risques et périls d'une emplâtre dessicative, ou que l'on consulte, avant d'en faire usage, le ministre de la santé en qui l'on a confiance, tout sera dans l'ordre. Mais c'est le comble de l'égarement de prétendre qu'un ex laquais charlatan doit être autorisé d'exercer la chirurgie, parce qu'il sait faire une emplâtre.

Quoi ! les officiers municipaux ne tolèrent pas que celui qui n'est pas maître cordonnier fasse un soulier ; ils ne tolèrent pas que l'on contrevienne aux privilèges du corps de métier le moins important, et ils impriment des mémoires pour établir qu'il est juste que François Vraux traite publiquement des maladies chirurgicales ! Il est bien étonnant qu'ils ne s'apperçoivent pas de l'excès de leur inconséquence. L'art le plus recommandable, celui qui exige tant de soins, d'étude et d'application, est donc le seul qui doive être livré au brigandage le plus affreux ?

Est-il quelque chose de plus criant que ce qui se passe journellement, dans le temps même que les chirurgiens réclament la protection de la Cour ? Toute la chirurgie est du ressort de l'ignorance de François Vraux. Des médecins s'avilissent jusqu'à l'introduire et à traiter avec lui toutes sortes de maladies externes ; et lorsque le mal exige le secours de l'opération, le médecin et le charlatan ne sachant ni l'un ni l'autre manier l'instrument, séduisent un garçon chirurgien qu'ils font opérer sous leurs yeux, quoiqu'il soit défendu par les réglemens de faire les opérations sans être assisté d'un maître en chirurgie. L'un lui dit d'un ton doucereux « faites, mon ami, incisez depuis là jusque là, je réponds de tout » ; l'autre dit au malade avec un ton dévot « prenez courage, nous vous guérirons avec la grâce de Dieu ». Les chirurgiens se plaignent, ils demandent justice aux officiers municipaux, on la leur refuse, en leur disant d'un ton amer et insultant « vous feriez mieux de guérir que de faire des procès ».

Que penser de ce parallèle singulier ? Vraux est un homme précieux à l'humanité... Il vient de guérir le sieur le Rouge, chapelain de l'église collégiale de Saint-Pierre de Lille, de la gangrène, tandis que le sieur Brame est mort de la même maladie entre les mains de plusieurs chirurgiens. Ce n'est pas seulement prévention, c'est fanatisme. Au vrai, le sieur le Rouge est l'un de ceux qui a été guéri avec les remèdes ordinaires, indiqués par un médecin, et l'aide du bistouri d'un garçon chirurgien. A l'égard du sieur Brame, tout le monde sait qu'il a été accidenté d'un cancer au testicule. Les chirurgiens l'ont opéré et guéri ; mais un an après il a succombé à une autre maladie.

Il n'est pas moins faux que le sieur Chastanet ait conseillé à M. Chevalier, chanoine et chantre de l'église collégiale de Saint-Pierre, de se mettre entre les mains de l'homme précieux à l'humanité. L'empirique voyoit depuis longtemps cet ecclésiastique respectable pour plusieurs ulcères au pied, sur lesquelles il appliquoit infructueusement son emplâtre. M. Chevalier, ennuyé de la longueur du traitement, eut recours aux sieurs Chastanet et Brulois. Ces deux chirurgiens, après avoir examiné et sondé le mal, reconnurent plusieurs caries aux os du tarse et du métatarse. Le sieur Chastanet ouvrit les sinus qui aboutissoient aux os altérés ; les plaies suppurèrent, le pied se dégorgea et les exfoliations se firent insensiblement. Du reste, le sieur Brulois soigna M. Chevalier jusqu'à sa mort, causée par des accès d'épilepsie.

Il est également faux que le défenseur des chirurgiens qui n'aiment pas du tout les charlatans, ait eu un instant de confiance dans Vraux ; c'est au sieur Chastanet qu'il est redevable de la guérison d'une petite blessure à la jambe. Mais il est vrai que M. Vraux a guéri M. Walrave, et cette cure qui n'exigeoit pas la science d'un homme merveilleux, fut la cause innocente de la mort de Desmathieu. Ce dernier portoit depuis longtemps un ulcère à la jambe, dont il n'étoit autrement incommodé ; il l'entretenoit avec des feuilles vulnéraires, et souvent il substituoit aux feuilles vulnéraires une emplâtre de Nuremberg que lui avoit conseillé feu Claude Vincent, chirurgien. M. Walrave avoit depuis quelques mois un petit ulcère, aussi à la jambe, qui le gênoit beaucoup et pour lequel il s'étoit mis successivement entre les mains d'un maréchal, de la D^e Jacquerie, et enfin de François Vraux. Celui-ci, plus heureux que les deux autres, parvint à le tirer d'affaire. M. Walrave engagea alors Desmathieu, qu'il savoit être accidenté d'un mal à la jambe, à se mettre entre les mains de Vraux. Ce fut dans ce moment que Desmathieu consulta pour la première fois le sieur Chastanet, qui lui conseilla de continuer ce qu'on lui avoit si sagement prescrit, sans tenter de fermer un égout salutaire, par lequel la nature se débarassoit, et qui prolongeoit ses jours. Il ajouta que Desmathieu ne devoit pas se laisser séduire par l'exemple de M. Walrave, parce que la plaie de celui-ci étoit récente, et si petite qu'il n'en sortoit presque rien, au lieu que la sienne étoit considérable et invétérée. Desmathieu sembla goûter les raisons du sieur Chastanet, mais enfin il succomba au désir qu'il avoit d'être débarrassé de son ulcère. Cependant Vraux travailla longtemps sans succès ; la nature, soigneuse de la conservation de Desmathieu, repoussoit l'effet des dessicatifs que le charlatan appliquoit avec tant de confiance. Dans cette lutte, la nature eut néanmoins le dessous et l'ulcère fut desséché. Mais l'on ne fut pas longtemps à s'appercevoir de la vérité du pronostic du sieur Chastanet. La poitrine s'engorgea peu à peu, une toux commença à fatiguer le malade ; l'oppression et la difficulté de respirer suivirent de près ; et les autres suites de la répercussion devinrent si pressantes, que l'on fit lever le sieur

Chastanet à deux heures après minuit. Il se rendit chez Desmathieu, où il trouva Père Étienne, récollet, son confesseur. Le malade étoit sur le point d'être suffoqué par un accès d'oppression. Avant de ne rien ordonner, le sieur Chastanet lui demanda ce qu'étoit devenu son ulcère : et Desmathieu rendit compte de tout ce que l'on vient de dire. Le lendemain le sieur Merlin, docteur en médecine de Montpellier, et le sieur Dupont, chirurgien, se trouvèrent avec le sieur Chastanet chez Desmathieu. Ils convinrent tous de la nécessité de rappeller sur la jambe le pus qui s'étoit porté sur le poumon. Dans l'instant, on pratiqua plusieurs cautères sur cette jambe, et l'on mit successivement en usage tous les remèdes que la médecine indique en pareil cas. Desmathieu fut soulagé, et vécut encore quelque temps ; mais le coup étoit porté : insensiblement il mourut de l'effet de la répercussion causée par l'application indiscrette de l'emplâtre de Vraux.

Les chirurgiens n'ont point de certificats à l'appui de ces faits ; mais ils ont quelque chose de plus : un principe de médecine confirmé par l'expérience de tous les temps ; c'est que le refoulement de l'humeur peccante dans la masse du sang conduit presque toujours le malade au tombeau Ainsi dès qu'il est convenu que Vraux a traité Desmathieu, et tari avec son emplâtre l'écoulement que celui-ci portoit depuis long-temps, il est indubitable que sa mort ne peut être imputée qu'au charlatan : tous les certificats du monde ne sauroient détruire cette vérité.

Il en est de même du sieur Villette : l'emplâtre de Vraux a desséché les ulcères invétérés qu'il portoit aux jambes, et par conséquent elle a provoqué sa mort. Les vieux ulcères (dit M. Lieutaud dans son *Précis de médecine pratique*, p. 592), deviennent des égouts nécessaires qu'il est très dangereux de dessécher ; et plusieurs vieillards jouissent, à la faveur de ces écoulemens, d'une très bonne santé ; si on en tarit la source, on doit s'attendre aux accidens les plus redoutables et aux maladies les plus funestes. Et pour être persuadé d'ailleurs du peu de confiance que méritent les certificats dont les officiers municipaux font parade, il suffit de confronter celui de Villette fils, avec celui que la vérité n'a pas permis à sa sœur aînée de refuser aux chirurgiens. Le frère certifie que sa sœur aînée a été pendant sept ans entre les mains d'un chirurgien pour un mal de jambe, sans qu'il ait pu la guérir ; qu'elle a fait appeller Vraux, qui lui a fourni des emplâtres, qu'elle a appliquées elle-même jusqu'à sa guérison radicale; que son père s'en est aussi servi et s'en est bien trouvé. La sœur atteste au contraire « d'avoir été guérie des ulcères qu'elle a eu aux jambes, par les guêtres que lui a ordonné le sieur Brulois, chirurgien, et non par l'application de tout autre médicament. » Elle certifie de plus que son père est mort d'apoplexie, sitôt que son ulcère fut guéri par l'application de l'emplâtre de Vraux. Il est si vrai que la demoiselle Villette doit sa guérison à l'usage des guêtres, qu'elle en porte actuellement pour prévenir la même incommodité.

Les chirurgiens ne parleront plus de la guérison du sieur Boucher. Ce médecin sait à qui il en est redevable. Mais il lui a plu de lâcher deux certificats qui se contredisent. C'est de quoi il est facile de se convaincre, en confrontant les deux pièces.

1° *Certificat donné à Vraux, par le sieur Boucher.*

Je soussigné, doyen du collège de médecine de Lille, certifie que dans l'état fâcheux et presque désespéré où je me suis trouvé ci-devant, par les suites d'un dépôt dans le pied, découragé par le peu de fruit que j'avois éprouvé des moyens ordinaires de curation que présente la chirurgie, la réputation qu'a le sieur Vraux d'avoir la connoissance de certains topiques reconnus par expérience efficaces en pareil cas, m'a engagé à le faire venir chez moi ; après m'être fait instruire de la nature et de la composition de ces topiques, j'ai cru que leur emploi pouvoit m'être favorable ; de quoi je n'ai pas eu à me repentir, le succès, au bout d'un certain temps, ayant passé mes espérances, et me trouvant parfaitement rétabli sans avoir eu recours à d'autres moyens. Je certifie de plus que ledit sieur Vraux n'a fait sur moi aucun usage du bistouri, ni de tout autre instrument chirurgical. Fait à Lille ce 17 janvier 1778. Signé : Boucher.

2° *Certificat donné aux chirurgiens, par le sieur Boucher.*

Je soussigné, doyen du collège de médecine de cette ville, certifie que dans l'état où je me suis vu réduit ci-devant par les suites d'un dépôt dans le pied, j'ai reçu plusieurs chirurgiens de cette ville, notamment des sieurs Vandergract, Dupont et Brulois, tous les secours que leur art pouvoit me procurer ; que l'amputation du gros orteil, au bout d'un certain temps, ayant été jugée nécessaire, dans une grande consultation, elle eût été couronnée des plus heureux succès, si le désordre eût été borné à l'articulation de cette partie avec l'os qui lui sert d'appui ; mais divers dépôts survenus dans le pied, et que ces Messieurs furent obligés d'ouvrir, firent connoître que d'autres parties se trouvoient intéressées, et l'on ne tarda pas à être convaincu par diverses circonstances, et en particulier par la mauvaise qualité des matières purulentes que les os désignés ci-dessus étoient atteints de carie : dans cette circonstance, je fus sollicité par ma famille et mes amis d'appeler le sieur Vraux, qu'on m'assura avoir traité avec succès de pareils accidens, à quoi je ne consentis que sous la condition que Messieurs les susdits chirurgiens n'y seroient pas contraires et voudroient bien me continuer leurs soins, dont je n'avois eu qu'à me louer. Celui-ci m'ayant fait espérer que je pourrois obtenir guérison, sans être obligé d'essuyer des nouvelles incisions, qui paroissoient nécessaires pour combattre la carie avec succès, je préférai m'en tenir à l'application des topiques, et avec le temps, ces moyens administrés sous ma direction, joints au régime et secondés de la bonté de mon tempérament, ont suffi pour opérer la séparation des parties cariées et la consolidation des ulcères. Fait à Lille, le 16 février 1778. Signé : Boucher.

Il est clair que, suivant le premier certificat du sieur Boucher, Vraux a été son sauveur, et que dans le second, le sieur Boucher chante la palinodie. Pour établir la contradiction, il n'a donc pas fallu que les chirurgiens tronquassent le second certificat du sieur Boucher. Il est d'ailleurs ridicule de faire ce reproche, tandis que le certificat est produit en entier au procès. Si les officiers municipaux veuillent dire qu'en parlant du second certificat du sieur Boucher, et pour en faciliter l'intelligence, on y a ajouté ces mots, « les chirurgiens ont attaqué la maladie dans son principe, » ils ont raison. Mais ils n'auroient pas dû s'y méprendre, puisque ces mots sont distingués de ceux du certificat, par la différence des caractères.

Quant au sieur Barat, il ne doit rien résulter du certificat qu'il a donné à Vraux, sinon qu'il a eu le bonheur de survivre à son accident, par les soins qu'a pris de lui l'habile médecin dans lequel il a mis sa confiance. Quel étoit donc la maladie du sieur Barat ? On l'a ignoré jusqu'au moment où la gangrène parut à la jambe de ce vieillard ; on a bien même laissé ignorer au médecin qui fut appelé, (le sieur Merlin) la cause de la gangrène. On sait seulement que depuis long-temps les jambes du sieur Barat étoient ulcérées et que François Vraux le voyoit. Que dans ces circonstances, le sieur Merlin, en jettant les yeux sur le pied et la jambe du malade, ait déclaré qu'il étoit attaqué d'une gangrène de cause interne, en un mot de la gangrène des vieillards, maladie dangereuse, qui exigeoit l'administration des sacremens, il n'y a rien d'étonnant, et le sieur Merlin n'a fait que ce que la prudence dictoit en pareil cas, à un médecin éclairé. Mais que François Vraux fît alors usage de son topique, que François Vraux l'ait appliqué, ou fait appliquer pendant deux mois et demi, que le sieur Barat ait été guéri avec ce topique, cela n'est pas vraisemblable ni vrai, et en effet, le malade a sans doute été traité et rétabli avec les remèdes que le médecin a ordonnés et que l'apothicaire a fournis ; et ces remèdes, que l'ignorance de Vraux ne connoit pas, sont les cataplasmes antiseptiques, les digestifs animés et l'écorce du Pérou. (Recours au certificat du sieur Plancq, apothicaire du sieur Barat, qui atteste lui avoir fourni, pendant sa dernière maladie, des digestifs animés, des cataplasmes antiseptiques et de l'écorce du Pérou).

A l'égard du sieur Barez, les chirurgiens n'ignorent pas qu'il a eu à la jambe des érésipèles, auxquels des phlictaines *(sic)* ont succédé. Les sieurs Chastanet et Dupont l'ont à la vérité vu et pansé, et l'ont guéri en cinq jours : c'est tout ce que l'on sait. Que le sieur Barrez ait eu ensuite recours à Vraux, on l'ignore ; que le sieur Barrez lui ait donné un certificat, cela ne le rendra ni plus savant, ni moins charlatan. Ces sortes de gens font commerce de tout ; l'ignorance a besoin d'être prisée, le véritable talent se suffit et n'a recours ni au mensonge ni à aucune voie souterraine.

A quoi donc les efforts des officiers municipaux aboutissent-ils ? A plâtrer, d'un côté, avec des certificats mendiés, la véritable cause de la mort de Desmathieu et de Villette, et de l'autre à faire honneur à François Vraux de guérisons qui avoient été préparées par les chirurgiens, comme celle du sieur Boucher, ou qui sont dues au conseil de médecins et à l'application des remèdes chirurgicaux, comme celles du sieur Barat et du sieur Le Rouge, et nullement à l'emplâtre du charlatan, laquelle, au contraire, avait provoqué la gangrène dont ces derniers étoient attaqués.

Malgré cela, les chirurgiens ne présument pas de guérir les

officiers municipaux de leur prévention. La démarche est faite ; ils se sont rendus partie intervenante ; un mémoire est imprimé de leur part, et un corps comme le leur ne peut pas reculer décemment. Cependant on va leur déférer cinq nouveaux faits, et on les défie de justifier à cet égard, même par des certificats, l'ignorance de leur protégé, ou de pallier le danger qu'il y a de faire usage de l'emplâtre de Vraux, dans le cas où les dessicatifs sont mortels.

M. Vleeschauwère, curé de la paroisse Saint-Maurice, et doyen de la chrétienté, est actuellement dans l'état le plus déplorable, pour avoir desséché avec l'emplâtre de Vraux, des maux habituels de jambes auxquels il étoit assujetti. Des chirurgiens expérimentés avoient longtemps entretenu la suppuration, en employant de doux minoratifs, et ce moyen salutaire mettoit ce digne curé en état de remplir ses fonctions pastorales. Mais l'emplâtre dessicatif a produit l'effet le plus funeste ; l'humeur répercutée a dérangé toute l'économie animale. Les médecins et les chirurgiens ont remédié à plusieurs accidens ; mais jusqu'à présent, ils n'ont pu venir à bout d'une tumeur glanduleuse qui s'est formée au col, vers la base de la langue, et dont l'accroissement menace le malade de la mort la plus cruelle, celle de périr de faim. Plût à Dieu qu'il soit rendu aux vœux de ses paroissiens, et de tous ceux qui connoissent sa piété, sa charité, son zèle et ses vertus.

Le sieur Duret, capitaine de la chaîne à la citadelle de Lille, a encore été plus maltraité par François Vraux. Il portoit un ulcère à la jambe, suite d'un coup de feu reçu dans les campagnes de Bohême. Il jouissoit, d'ailleurs, de la meilleure santé, et il n'avoit pas d'incommodité que celle d'essuyer tous les jours le pus que l'ulcère rendoit. Vraux est appelé, applique son emplâtre, dessèche l'ulcère, et le sieur Duret éprouve à l'instant des suffocations, des étouffemens qui font craindre l'hydropisie de poitrine. Le sieur Corroyer, médecin, ayant été consulté, il conseilla une emplâtre vésicant sur la cicatrice de l'ulcère, pour y rappeler l'humeur répercutée. Mais Vraux ne fut pas de son avis, et il préféra, non pas de tirer un remède de son sac, mais d'appliquer lui-même un cautère à la cuisse. Ce moyen n'a pas réussi ; au contraire la jaunisse s'est jointe à l'oppression de poitrine et les urines se sont supprimées. C'est dans cet état que le sieur Duret a appelé à son secours les sieurs Desmilleville et Chastanet, respectivement premier médecin et chirurgien major de l'hôpital militaire. Ces deux chefs de l'hôpital ont employé les moyens les plus efficaces au soulagement du sieur Duret ; mais la répercussion étoit trop complette et les racines que le poison avoit jetées intérieurement étoient trop profondes. Qui croiroit que dans ses derniers moments Vraux a eu la hardiesse de se présenter ! Aussitôt que l'infortuné Duret le vit, il s'écria : « Retire-toi, malheureux, tu es la cause de ma mort. » Ce fut son dernier effort, il expira peu après.

Outre le danger qu'il y a d'employer au hasard une emplâtre dessicative, on voit, par cet exemple, que notre charlatan s'émancipe jusqu'à appliquer lui-même des cautères.

Le troisième fait est d'une autre espèce. Vraux s'est avisé de traiter pendant huit semaines le nommé Brabant d'un panaris au doigt du milieu de la main. Qu'est-il résulté de son traitement ? Cette malheureuse victime de l'ignorance de Vraux est actuellement à l'hôpital Comtesse, dans le plus grand danger de perdre le doigt ; les chirurgiens y ont fait plusieurs incisions, ils en ont tiré des os cariés, et il est à craindre qu'il faudra en venir à l'amputation. Voilà à quoi l'on s'expose à se mettre, tête baissée, entre les mains des charlatans. Voilà comment Vraux sait, avec des topiques, guérir la carie des os.

Cet empirique intrépide sait aussi faire des borgnes. Le sieur de Wimille, licencié en médecine, atteste que Vraux a fait perdre un œil au sieur Danis en le pansant avec un remède styptique de sa composition. Et le sieur Derache ayant mis son fils en main du même charlatan pour une inflammation à l'œil, celui-ci opéra sur le sieur Derache fils, comme sur le sieur Danis ; le styptique de sa composition fit son effet et l'œil de l'enfant du sieur Derache fut perdu

Mais à quoi sert de nous arrêter aux faits et gestes qui rendent François Vraux précieux à l'humanité ? A-t-il un titre pour exercer la chirurgie ? C'est uniquement de quoi il s'agit.

Le jurisconsulte Ulpien nous apprend, dit-on, qu'à Rome on admettoit au rang des médecins et des chirurgiens, toutes personnes capables d'exercer quelques parties de l'art de guérir.

On les admet aussi en France. Il y a des Universités pour juger la capacité de ceux qui se destinent à l'exercice de la médecine ; des collèges pour apprécier le mérite de ceux qui aspirent à l'exercice de la chirurgie ou de quelque partie de l'art. Mais Vraux n'a jamais été admis qu'au service de M. le chanoine Bécuwe, dont il a été domestique pendant vingt-cinq ans.

La jurisprudence des arrêts, dit-on, a arrêté les entreprises des corps, toutes les fois que la jalousie et l'animosité les ont portés à s'opposer au bien général.

Jaloux de Vraux ! C'est la plus grande injure qu'on puisse faire aux chirurgiens. Ils ne sont jaloux que de l'honneur de leur état et des progrès de l'art. Du reste la jurisprudence des arrêts a toujours arrêté les entreprises des charlatans et condamné la protection aveugle que des officiers municipaux leur accordoient. Témoins les arrêts de Verly, de Lossignol et de Delsart. Le peuple ne raisonne pas. Les cours souveraines ont toujours raisonné pour lui.

Mais un arrêt du 12 juin 1773 a permis à la nommée Chabin de continuer à travailler à la restauration des membres cassés et disloqués.

Les loix défendent aux femmes de se mêler de la chirurgie, à l'exception de la partie des accouchemens ; et un arrêt du 29 juillet 1706 rendu au rapport de M. Éloi ont défendu au sieur Alavoine, pensionné des villes de Lille, Douay et Arras, comme expert dans l'art de remettre les os disloqués, de continuer à travailler, parce qu'il n'a pas voulu subir les examens auxquels les chirurgiens renoueurs sont assujettis par les réglemens de Sa Majesté.

La législation n'a rien laissé à désirer, ni rien laissé à l'arbitrage des tribunaux, et surtout des tribunaux subalternes, dans une matière aussi importante, et où il va de la vie. Quiconque ne présente pas des lettres de licence en médecine, ne peut traiter aucune maladie interne ; quiconque ne présente pas de lettres de maîtrise en chirurgie, ne peut traiter aucune maladie externe ; et quiconque ne présente pas un brevet qui l'autorise à vendre un remède particulier, ne peut le débiter ni le répandre dans le public. Telle est la loi dont l'intervention des officiers municipaux ne sauroit affoiblir la force et l'autorité ; cette loi, qui n'a pas besoin de leur agrément pour exercer son empire, est au-dessus des efforts qu'ils font pour en arrêter l'exécution.

Les officiers municipaux ont beau dire que Vraux a eu un brevet dont il attend le renouvellement : *Rusticus spectat dum destuat amnis*. Jamais Vraux n'a eu de brevet qui lui permit de faire ce qu'il a fait ; jamais il n'en obtiendra qui autorise son ignorance à attenter aux jours des citoyens séduits par sa charlatanerie.

Les officiers municipaux exigent que les chirurgiens respectent leurs démarches; mais ils devroient sentir, sans obliger les chirurgiens à le leur dire, que des démarches contraires aux lois ne sont pas respectables, et qu'en secondant les fausses démarches d'un charlatan, ils se rendent complices de ses contraventions multipliées et de la mort des victimes de son impéritie.

Au reste, que François Vraux se tienne sur la place publique ou dans une maison privée, mais sans approcher des malades; qu'il endosse un habit de livrée ou un habit bourgeois; qu'il débite l'emplâtre du sieur Stourbe, à trois ou à six livres l'once, s'il trouve des amateurs, mais sans se mêler de chirurgie; les appellans y apportent d'autant moins empêchement, qu'ils ne sont point apothicaires. L'emplâtre est bonne, ils le répètent; mais les meilleurs remèdes sont mortels entre les mains de ceux qui ne savent pas et qui ne peuvent pas savoir les administrer sans discernement. *Abstine si methodum nescis, et a prudente medico administretur*.

Concluant comme ci devant, et toujours à ce que les intervenans soient condamnés aux dépens de leur intervention à leurs propres et privés noms. Implorant, etc. — Remi Desjardins, conseiller rapporteur. — Wartel, avocat.

VIII. — Observations pour les rewart, maieur, échevins, conseil et huit hommes de la ville de Lille, intervenans dans la cause de François Vraux, intimé, contre le lieutenant du premier chirurgien du Roi et les prévôts du collège des chirurgiens de la ville de Lille, appellans de la sentence rendue par les maieur et échevins de la dite ville le 26 juin 1778, par devant nosseigneurs de la Cour du Parlement de Flandre.

Les chirurgiens reprochent aux intervenans d'avoir répandu un mémoire, dans lequel on s'est attaché à faire l'éloge d'un charlatan. Ils font ensuite tous leurs efforts pour détruire par des mots des certificats qui sont autant de preuves des talens de Vraux. Et la passion, qui aveugle les chirurgiens, les porte jusqu'à déférer cinq nouveaux faits, en défiant de justifier à cet égard, même par des certificats, l'ignorance de Vraux.

Il n'est point douteux que, si Vraux est un charlatan, si les cures surprenantes qu'on lui attribue sont supposées, et si les cinq nouveaux faits qu'on a déférés sont vrais, l'acharnement avec lequel les chirurgiens le poursuivent est excusable, et leurs démarches doivent être accueillies en justice. Mais il est certain que si Vraux, qui rend des services essentiels à l'humanité et si les faits qu'on lui impute sont des calomnies, les intervenans, chargés par état de veiller au bien des citoiens, sont obligés de soutenir l'opprimé et d'employer tous les moiens possibles pour le tirer des mains de ses persécuteurs.

Les chirurgiens sont d'abord assez hardis pour avancer que Vraux n'est ni inventeur, ni possesseur d'aucun remède particulier, que toute sa charlatanerie roule sur une emplâtre qu'il appelle baume, qu'ils connoissent cette emplâtre et que Vraux la vend trois livres l'once au lieu qu'il n'est d'apothicaire qui ne puisse la fournir à douze sols l'once.

Mais ce qui prouve, sans réplique, qu'ils ne connoissent point cette composition, c'est qu'ils s'adressent continuellement à Vraux pour avoir son emplâtre, démarche qu'ils ne feroient point certainement, s'ils la connoissoient. D'ailleurs si cela étoit, n'auroient-ils pas engagé depuis longtems les apothicaires à la fournir au public, et l'intérêt particulier de ces derniers ne les auroit-il pas déterminés à se les procurer, surtout s'ils pouvaient la vendre douze sols l'once ?

Il est donc constant que Vraux n'est point un charlatan, et qu'il ne peut passer pour un réfractaire aux loix chirurgicales, puisqu'il n'a jamais emploié aucun instrument de chirurgie, et qu'il se borne à conseiller un baume de sa composition, lorsque ce remède est jugé convenable pour les plaies ou les ulcères.

Un citoien aussi précieux à l'humanité devoit-il s'attendre, pour récompense de ses services, à voir employer la calomnie la plus noire contre lui, et pouvoit-il penser que le sieur Chastanet, qui exerce depuis plus de trente ans la médecine, sans avoir présenté des lettres de licencié en médecine, se seroit mis à la tête de ses persécuteurs ?

Tel est l'aveuglement porté à son comble. En effet les chirurgiens prétendent, par leur supplément de mémoire, de détruire les certificats de Vraux par des allégations vagues qui ne sont appuiées sur aucune pièce. Une pareille deffense ne peut être, sans doute, considérée que comme une reconnoissance tacite des talens de Vraux et, par une suite nécessaire, on doit ajouter une entière croyance aux certificats dont il fait usage.

Passons actuellement aux cinq nouveaux faits imputés à François Vraux.

Le premier concerne M. Vleeschauwère, ancien curé de la paroisse Saint-Maurice et doien de la chrétienté. On ose assurer que l'emplâtre de Vraux a produit l'effet le plus funeste à ce respectable curé, tandis qu'il a déclaré le contraire par un certificat conçu dans les termes suivans : « Je, soussigné, curé de la paroisse Saint-Maurice et doïen de la chrétienté, certifie que, depuis quatre ans, j'avois plusieurs ulcères à la jambe, que le sieur Vandergract, chirurgien, n'aïant pu trouver le moïen de me guérir, je me déterminai, le 28 du mois d'aoust dernier, de faire usage de l'emplâtre de François Vraux que mes cousines appliquoient sur mes ulcères ; que mes plaies supuroient encore par le moien de ladite emplâtre, le........ dernier ; que je n'attribue mon mal au col à autre humeur qu'à celle qui s'est jettée, il y a neuf ans sur le visage, dix ans sur les reins et vingt-trois ans sur la tête. Fait à Lille, ce 19 juin 1779. Signé : Vleeschauwère, curé de Saint-Maurice et doyen de la chrétienté. »

Un pareil certificat donné par M. Vleeschauwère dans un temps voisin de sa mort est certainement un homage rendu à la vérité.

Le deuxième fait qu'on impute à Vraux est plus grave : on l'accuse d'avoir desséché, avec son emplâtre, un ulcère que le sieur Duret, capitaine de la chaîne à la citadelle de Lille, portoit à la jambe, et on ajoute que Vraux aïant eu l'hardiesse de se présenter dans les derniers momens du sieur Duret, le malade s'écria : Retires-toi, malheureux, tu es la cause de ma mort.

Quatre certificats, qu'on va transcrire, détruisent ce fait.

1° Le médecin soussigné, qui a vu le sieur Duret, capitaine de la chaîne à la citadelle de Lille, pendant trois mois, déclare que la maladie dont il l'a traité étoit une hydropisie ;

2° Pardevant, etc..., fut présent le sieur Pierre Salingre, économe à Saint-Joseph en cette ville, lequel a affirmé qu'il a été avec François Vrau, dimanche 6 du présent mois, sur les six heures du soir, chez le sieur Duret, préposé par le Roy à la garde des forçats de la citadelle, et déposé qu'il n'a entendu aucune parole d'aigreur ;

3° Pardevant, etc..., fut présent le sieur Pierre-Jean Fournaux, prévôt de la chaîne de la citadelle de Lille, beau-fils du sieur Duret, affirme que Duret n'a proféré aucune parole ;

4° Pardevant, etc..., fut présent François Leduc, maître serrurier, demeurant en cette ville, qui affirma avoir demandé à la veuve Duret si le sieur Duret avoit prononcé les paroles que l'on dit ; lui a répondu que c'étoit faux.

Lé troisième fait porte sur le nommé Brabant, qui avoit un panaris au doigt du milieu de la main ; on prétend que Vraux l'a mis dans le plus grand danger de perdre le doigt.

Ce fait est démenti par les certificats de Brabant et de Vincent Vanhove, cy devant exerçant la chirurgie. Leur déclaration contient ce qu'il suit :

1° Par devant, etc..., fut présent Guislain Brabant, cy devant cocher de Madame Lecouvreur, déclarant que tout le temps qu'il a été entre les mains de Vrau, il s'est trouvé bien.

2° Par devant, etc..., fut présent Vincent Vanhove, fils d'Allard-François, maître chirurgien, qui affirma que Brabant a été guéri par Vrau.

D'après ces certificats, il est constant que le topique de Vraux a fait tout l'effet qu'on pouvoit en attendre, et que Brabant n'est estropié au doigt qu'à cause de l'incision qu'on lui a faite à l'hôpital Comtesse.

Attachons-nous actuellement aux quatrième et cinquième faits, par lesquels on reproche à Vraux d'avoir fait deux borgnes, sçavoir, le sieur Danis et l'enfant du sieur Derache.

La preuve du contraire se trouve dans deux certificats, qu'on va transcrire :

1° Je soussigné, médecin des hôpitaux du Roy en Allemagne, actuellement résidant à Roubaix, certifie que Danis, mon neveu, fut attaqué après une petite vérolle d'une ophtalmie avec tache et que je ne puis certifier que François Vraux après l'application de son eau eût pu préjudicier à sa parfaite guérison, puisque je jugeai le nerf optique attaqué.

2° Par devant, etc..., fut présent Ferdinand-Joseph Derache, qui affirma que son fils a eu la petite vérole étant à nourice ; qu'il lui en resta deux taches à l'œil gauche.

Le sieur Wimille déclare que l'eau de François Vraux n'a pu faire tort au sieur Danis parce qu'il avoit jugé le nerf optique attaqué, et le sieur Derache déclare qu'il ne peut attribuer la perte de l'œil de son fils qu'à la trop grande quantité de remèdes qu'on a fait.

A la vue de ces déclarations données par deux personnes non suspectes, on doit en conclure que les chirurgiens ne sont occupés qu'à imaginer de nouvelles calomnies pour décrier Vraux.

S'il restoit encore quelques doutes sur l'efficacité de son eau, ils seroient dissipés par les trois certificats qui en assurent la bonté.

1° Par devant, etc..., fut présent Philippe-Louis Corsin, affirma que ses enfants ont employé l'eau de Vrau et que les taches ont disparu.

2° Par devant, etc..., fut présent Antoine-Joseph Delobelle, déclara que son fils a employé l'eau de Vrau et qu'il s'en est bien trouvé.

3° Par devant, etc..., fut présent Jean-Baptiste-Dominique-Joseph Gobert; déclara que son fils a employé l'eau sans inconvénient.

Après une réfutation aussi complète des cinq nouveaux faits qu'on impute par méchanceté à François Vraux, il n'est personne qui ne sente de l'indignation contre les auteurs d'une pareille calomnie; elle augmente même, quand on réfléchit sur la hardiesse avec laquelle les chirurgiens ont osé avancer qu'ils défioient de justifier à cet égard, même par des certificats, l'ignorance de Vraux, et on est révolté à un point extrême de voir les chirurgiens assez effrontés pour lancer des traits de satire contre les deffenseurs des droits des citoiens, parce qu'ils ont pris la deffense d'un opprimé et d'un homme précieux à l'humanité.

L'impossibilité où les chirurgiens se trouvent de pouvoir citer aucun exemple qui prouve la prétendue impéritie de François Vraux, leur a fait imaginer tout ce que la passion suggère en pareil cas. C'est par de tels moïens qu'ils se sont flattés de parvenir à prévenir le public contre Vraux, mais leurs espérances sont vaines; leur acharnement contre ce citoïen zélé produit même un effet contraire, puisqu'il sert à faire augmenter chaque jour le nombre de ses partisans. Et c'est avec raison qu'on peut dire aux chirurgiens : *Parturient montes, nascetur ridiculus mus.*

Concluant comme ci devant et implorant...

A. C. L., Aff. gén., c. 1281, d. 18; Reg. aux chirurgiens, n° 26, f. 82 v; Reg. aux résolutions, n° 56, f. 133, n° 57, f. 5 v.; Avis du Procureur syndic, n° 5941, année 1777, p. 106.

494-497.

1779, 24 décembre. — 1780, 22 décembre. — *Affaire Ladevèze.*

I. — A Messieurs les rewart, mayeur, etc.

Supplie très humblement Étienne Ladevèze, chirurgien herniaire de la ville de Lyon, fils de maître de la dite ville, de présent à Lille, disant qu'il s'est appliqué depuis longtems à l'étude nécessaire à la construction des bandages propres à contenir les hernies ou descentes de toutes espèces et qu'il a acquis des succès qui lui ont mérité l'applaudissement des connoissances en contribuant au soulagement de l'humanité.

Le suppliant peut se flatter, Messieurs, qu'il a acquis dans cette partie un degré de perfection au point que ses bandages contiennent les hernies les plus fortes et les plus dangereuses sans sous-cuisses et qu'il a trouvé le moïen d'y joindre la souplesse et la solidité. Dans le dessein de se rendre utile au public il a voiagé dans différentes provinces du roïaume et il a séjourné dans plusieurs villes considérables où il a débité ses bandages et où il a été applaudi suivant les attestations ci-jointes. C'est dans les mêmes intentions qu'il s'est rendu en cette ville où il se propose sous votre bon plaisir, Messieurs, de rester quelques tems pour donner des preuves de ses talens. Il a communiqué à Monsieur Chastanet, lieutenant du premier chirurgien du Roi et chirurgien major de l'hôpital militaire de cette ville, la structure de ses bandages qu'il a trouvé très propres à retenir les hernies de telles espèces qu'elles soient, comme il paroit de son certificat ci-joint, en datte du 20 décembre de la présente année. A ces causes, il a très humblement recours à vos Seigneuries, ce considéré il vous plaise, Messieurs, vu les certificats ci-joints, permettre au suppliant de faire et débiter en cette ville des bandages propres à contenir les hernies et à cet effet lui permettre de se faire annoncer par des affiches publiques, de les distribuer et afficher. Ce faisant, etc... Ladevèze.

II. — Autorisation du Magistrat. — Vu la présente requête, les certificats joints, et tout considéré, nous autorisons le suppliant à l'effet requis. Fait en conclave, la Loy assemblée, le 24 décembre 1779. De Madre des Oursins.

III. — Avis du Procureur syndic. — Vu les pièces de l'instance d'entre le lieutenant du premier chirurgien du Roy et autres maitres du corps de la chirurgie, demandeur par libelle et exploit du 14 janvier dernier, d'une part, Étienne Ladevèze, sous le titre d'expert bandagiste et herniaire, signifié et défenseur d'autre, et la sentence interlocutoire par laquelle vous demandez mon avis.

Le défendeur, Messieurs, ne s'est annoncé en la qualité cydessus qu'après avoir avoir obtenu le 24 décembre 1779 votre permission sur le vû du certificat du lieutenant du premier chirurgien du Roy en datte du 22 des mêmes mois et an, ainsi qu'il conste des pièces jointes, de sorte qu'il ne peut pas être poursuivi du chef de contravention aux loix de la part de celuy-là même qui l'a induit en erreur par le certificat qu'il a donné. D'ailleurs on pourroit croire à la vue des termes de l'article 120 de la déclaration du Roy du mois de juin 1772 dont les demandeurs se prévalent que la prohibition y contenue n'a pour objet que les remèdes à prendre ou à administrer et nullement la délivrance des bandages propres à contenir les hernies. Quoy qu'il en soit pour ce qui concerne l'amende dont le défendeur pourroit être dispensé pour les causes et raisons cy-dessus, il n'est pas possible à la vue des articles 98 et 99 de la susditte déclaration de luy laisser continuer l'exercice de la profession de bandagiste, nonobstant la permission qu'il vous a plu luy donner le 24 décembre 1779 sur le certificat du lieutenant du premier chirurgien du Roy du 22 dudit mois, parce que suivant l'article 8 de ladite déclaration, nul, de telle qualité et condition qu'il soit, ne peut exercer la chirurgie ou partie d'icelle, s'il n'a été approuvé et reçu en la manière expliquée ès articles suivans qui sont les 98e et 99e cy dessus rappellés, et de plus le 107e pour ce qui concerne les droits à payer aux maîtres et à la bourse commune du corps. En vain le défendeur allègue que l'intention du Roy n'est point d'assujettir les gens de sa profession à payer une somme aussi forte que celle réglée par ladite déclaration pour un séjour de quelques mois dans une ville, puisque suivant l'art. 9 de ladite déclaration, la personne aggrégée en pareil cas, n'est point restreinte à faire valoir ses talens dans la seule ville où elle a été reçue, et qu'elle a au contraire la faculté de les exercer dans toute l'étendue des lieutenances du premier chirurgien, lesquelles ont chacune pour district le ressort de la justice ressortissante nuëment au parlement où elles sont établies.

Pourquoy, Messieurs, je requiers que les parties soient mises hors de cour et de procès, que néantmoins il soit fait défense au signifié de s'immiscer davantage dans l'exercice de la profession d'expert herniaire ou bandagiste, jusqu'à ce qu'il ait obtenu de vous la permission en tel cas requise, laquelle ne pourra, conformément à l'article 120 de la déclaration du Roy du 1er juin 1772, être accordée que sur le certificat du premier chirurgien du Roy et des prévôts du collège de cette ville. Fait ce 13 décembre 1780. Du Chasteau de Willermont.

IV. — Sentence du 22 décembre 1780, par laquelle il a été

fait défense à Étienne Ladevèze de s'immiscer davantage dans la profession d'herniaire ou bandagiste sans avoir obtenu permission du Magistrat et un certificat du lieutenant du premier chirurgien et des prévôts du collège.

> A. C. L., Aff. gén., c. 1282, d. 5. — Avis du Procureur syndic, n° 5944, année 1780, p. 272. — Reg. aux chirurgiens, n° 26, f. 87 v.

498.

1780, avril. — *Annonce des cours de chirurgie.*

De par le Roi. — Le s^r Nicolas Marchand, maître en chirurgie, chirurgien en chef de l'hôpital de St-Sauveur, professeur royal pour le cours des maladies chirurgicales et d'opérations, flatté de concourir, autant qu'il est en lui, à l'instruction des élèves, à l'utilité du public et à l'honneur du collège, annonce qu'il ouvrira un cours de physiologie le 17 avril 1780, à trois heures, au collège royal de chirurgie, place aux Bleuets, par un discours préliminaire sur la nature de l'homme dans l'état de santé ; connoissance qui est le fondement de la chirurgie comme de la médecine sans laquelle on ne sauroit pénétrer jusqu'aux vérités qui forment les règles par lesquelles on doit se conduire dans la cure des maladies. Il y aura leçon tous les lundis et vendredis, à la même heure.

A l'expiration dudit cours, le sieur Warocquier, professeur royal, en fera un sur les accouchemens, les maladies des femmes grosses et en couche, les remèdes et instrumens qui ont rapport à ces objets. Ensuite, le susdit s^r Marchand commencera un cours d'ostéologie, maladie des os, remèdes, appareils, bandages et instruments qui y ont rapport. Après lequel le s^r Warocquier démontrera l'anatomie. Enfin le s^r Marchand terminera l'année d'étude par un cours des maladies chirurgicales et d'opérations.

Conformément à la déclaration du Roi, donnée à Versailles le 1er juin 1772, registrée au conseil supérieur de Douay le 3 juillet suivant, les élèves pourront se faire inscrire au collège de chirurgie tous les lundis à commencer du jour de l'ouverture dudit cours ; cela est d'autant plus essentiel pour eux, que sans cette précaution, ils ne pourroient profiter du bénéfice de ladite déclaration, qui, en supprimant l'ancienne formule des apprentissages, leur substitue une année complètte du cours d'étude, laquelle ne peut être constatée que par les certificats du collège, d'après le rapport des professeurs.

A. C. L., Aff. gén., c. 1280, d. 1.

499.

1780, 4-19 juin. — *Exemption du vingtième pour la maison de l'École de chirurgie.*

A Monseigneur Lefebvre de Caumartin, intendant de Flandres et d'Artois,

Suplient très humblement les lieutenant, prévôts, receveurs, professeurs, doïen et greffier des maîtres en chirurgie de la ville de Lille, disant que, par l'article 29 du titre IV de la déclaration du Roy, donnée à Versailles le 1er juin 1772, enregistrée au conseil supérieur le 3 juillet suivant, portant règlement pour les corps et collèges des maîtres en chirurgie des villes de Flandres, il est expressément ordonné qu'il sera étably le plutôt que faire se pourra au collège des maîtres en chirurgie de la ville de Lille, une école publique de chirurgie, dans laquelle seront enseignées publiquement et gratuitement toutes les parties de l'art et science de chirurgie, etc.

Les suplians n'ont rien eu de plus pressé que de se conformer aux dispositions dudit article 29 et malgré leur impuissance, ils ont acheté à grands frais un derrière de toute une maison, place aux Bleuets, dont la situation est telle que personne n'en peut être incommodé, dans laquelle sont enseignées toutes les parties reprises audit règlement par les professeurs qu'il a plu à Sa Majesté de nommer et où soixante élèves au moins, tant étrangers que de la ville, viennent journellement recueillir le fruit des dictées et des démonstrations qui se font sans interruption pendant toute l'année. Cependant cette école qui ne subsiste que par le zèle qui anime chacun des membres dudit collège, se trouve hors d'état de faire face à la demande réitérée que le collecteur du vingtième tend à faire pour le payement de la taxe à laquelle cette portion de maison, où se tient laditte école, a été imposée sur le rôle de la ville, avec menace de sa part de les y contraindre. Les suplians sont persuadés que cette portion de maison ne peut être taxée pour les vingtièmes, ou au moins que la caisse municipale peut les en affranchir sans blesser l'intérêt public, attendu que laditte portion de maison ne sert à d'autre usage qu'à un enseignement public et gratuit et que cet établissement épargne à Messieurs du Magistrat les pensions qu'ils faisoient autrefois à Messieurs Boucher, pour l'anatomie, Labuissière, pour les opérations, et Warocquier, pour les accouchemens.

Ce considéré, Monseigneur, il plaise à votre Grandeur ordonner à Messieurs du Magistrat de ne plus inquietter les supplians à l'avenir et décharger ladite portion de maison des vingtièmes, tant qu'elle sera à l'usage d'une école publique et gratuite de chirurgie. Ce faisant, etc. L. Chastanet ; Vandekeère ; Dupont ; Warocquier ; H. Vandergracht et Brulois ; et Wideneu, procureur.

APOSTILLE. — Soient la présente requête et les observations des officiers municipaux renvoyés à M. Lagache pour examiner le tout et nous en rendre compte avec son avis. Faisons par provision deffenses au collecteur des vingtièmes de faire aucunes poursuites contre les supplians pour l'objet dont il s'agit, jusqu'à ce qu'il soit par nous autrement ordonné. Fait à Lille, le 4 juin 1780. De Calonne.

AUTRE APOSTILLE. — Et depuis les éclaircissements que le sʳ Lagache nous a addressés, avec son avis, tout considéré, nous, Intendant de Flandres et d'Artois, déclare et déclarons que la portion de maison occupée par les supplians pour y tenir une école publique et gratuite sera et demeurera déchargée du vingtième ; défendons aux collecteurs des impositions, d'enquiéter les supplians pour ces objets. Fait à Dunkerque, le 19 juin 1780. Signé : De Calonne.

A. C. L., Aff. gén., c. 1282, d. 2.

500.

1781, 2 mai. — *Ordonnance du Roi portant règlement général concernant les hôpitaux militaires* [1].

A. C. L., Aff. gén., c. 304, d. 5.

501-504.

1781, 21 juillet-25 août. — *Règlement des escauwages.*

I. — A Messieurs les rewart, mayeur, etc...,

Supplie très humblement Laurent-Lambert Prévost, chirur-

---

1. Les prescriptions de cette ordonnance relatives à la chirurgie seront reproduites dans notre *Histoire*.

gien-juré de cette ville, disant que de tous tems les écoages ont été payés à ses prédécesseurs à raison de trois florins pour les écoages simples en ville et de six florins pour les écoages doubles, lorsqu'ils se font dans des maisons religieuses, prisons, hôpitaux, églises, quartiers, hôtel de ville, etc. et de pareille somme pour ceux faits hors de la ville ; que lorsqu'il vous a plû en 1762 rembourser la finance des offices de chirurgien, il lui a été proposé verbalement d'exercer ladite place moyennant une pension annuelle de 240 florins, et de jouir des écoages, ce que le suppliant a accepté ; que, dans sa commission, ne réfléchissant probablement pas sur l'usage que certains endroits privilégiés de cette ville doubloient les écoages, il a été dit que le suppliant jouiroit des écoages en ville à raison de trois florins et hors de la ville à raison de six ; mais il paroit assez évident que c'est le défaut de connoissance de cet usage qui a été la cause que sa commission a été rédigée de cette manière, et il est à présumer que l'intention de vos prédécesseurs a été d'accorder au suppliant cette place avec la rétribution ordinaire des écoages et non pas avec le profit des écoages modifiés dans certains cas pour lui seul, car il est vraisemblable que si on eût fait un changement pour la rétribution des écoages, que la pension auroit été pour tous les devoirs généralement quelconques ; aussy le suppliant n'a cessé de jouir depuis ce tems des écoages à raison de six florins suivant l'usage, lorsqu'ils ont été faits dans les endroits privilégiés de cette ville, ainsi et comme en ont joui et jouissent tous ceux qui y assistent. Mais comme aux termes de sa commission il n'y a aucuns endroits privilégiés de cette ville où les écoages sont payés à raison de six florins, le suppliant a recours vers vous, Messieurs, pour qu'il vous plaise déclarer que le suppliant continuera de jouir de la rétribution des écoages à raison de six florins lorsqu'ils sont faits dans les endroits privilégiés de cette ville, ainsi et comme en jouissent tous ceux qui y assistent. Ce faisant, etc. — L.-L. Prévôt.

APOSTILLE. — Avis du procureur-syndic. Fait le 21 juillet 1781. H.-J. Le Roy.

II. — Je soussigné certifie qu'il est d'un usage constant que lorsque les écoages se font hors de la ville, dans la citadelle, dans les hôpitaux, corps de gardes, cimetières et prisons, toutes personnes qui y assistent reçoivent doubles honoraires. — Lille, ce 8 aoust 1781. Duquesne de Surparcq.

III. — Avis du procureur syndic. — Vu la requête de

Laurent-Lambert Prévôt, chirurgien-juré de cette ville, afin qu'il vous plaise déclarer qu'il continuera de jouir de la rétribution des écouages à raison de six florins lorsqu'ils sont faits dans les endroits privilégiés y rappellés, et l'ordonnance par laquelle vous demandez mon avis.

La prétention du suppliant est, Messieurs, absolument contraire à votre résolution du 28 avril 1762, à laquelle il a déclaré de se conformer par acte du 6 may suivant. Cette délibération porte en termes formels que le suppliant assistera aux levées et visites des corps morts ou homicidés aux salaires de trois florins lorsque les devoirs se feront en cette ville et de six florins lorsqu'ils se feront dans la banlieue et sur les rivières des haute et basse Deusle dans la châtelenie de Lille. Cette délibération étant calquée sur celle du 7 mars 1722 qui rappellait tous les droits attribués aux pourvus des offices de chirurgiens jurés, a été bien rédigée et prise à connoissance de cause ; je vois, malgré cela, par le certificat du greffier criminel de cette ville, que lorsque les écouages se font dans les hôpitaux, corps de gardes, cimetières et prisons, tous ceux qui y assistent reçoivent doubles honoraires. J'ajoute toute la foy possible à ce certificat et je veux bien croire qu'à l'époque du réquisitoire que j'ai donné en 1762 et sur lequel est intervenue votre ordonnance du 28 avril de la même année, contenant que le suppliant sera payé à raison de trois florins pour chaque visite des corps morts qu'il fera en cette ville, j'ignorois l'usage mentionné audit certificat, mais à moins que les usages soient notoires, je ne dois me rapporter qu'aux titres ; or ceux des 7 mars 1722, 28 avril 1762 sont contraires pour ce [qui] concerne le suppliant et dans cette circonstance je dois conclure à ce qu'ils soient exécutés selon leur forme et teneur, déclarant néantmoins m'en référer à ce qu'il vous plaira ordonner. — Fait ce 25 août 1781. Du Chasteau de Willermont.

IV. — Décision du Magistrat. — Le 25 aoust 1781, à l'assemblée de loy, il a été délibéré qu'aussi longtems que subsisteroit l'usage de païer à ceux qui assistent par office ou par état aux écouages des corps morts qui se font dans la citadelle, dans les hôpitaux, corps de gardes, cimetières et prisons, le double de leurs honoraires, le suppliant sera traité de même. — H.-J. Le Roy.

A. C. L., avis du procureur syndic, n° 5945, année 1781, pièce 178.

505-506.

1782, 26 janvier-6 février. — *Thèse du chirurgien J.-B. Quittez, dédiée au Magistrat.* (Voir : *Un chapitre* etc., p. 85 et 86).

507.

1782, 27 février. — *Secours à une femme opérée.*
(Voir : *Un chapitre* etc., p. 87).

508-514.

1782, 4 mai-20 octobre. — *Propositions et nominations de professeurs à l'École de chirurgie.*

I. — A Messieurs du Magistrat de la ville de Lille,

Supplient très humblement les lieutenant, prévôt, doyen et les maîtres composant le corps et collège des chirurgiens de cette ville, disant que, s'étant assemblés lundi 29 avril, ils ont nommé à la pluralité des voix le sieur Delacourt, maître en chirurgie et accoucheur juré, pour faire gratuitement et publiquement des démonstrations d'accouchemens aux élèves et sages femmes de cette ville, avec la précaution que, faisant deux leçons par semaine, l'une des deux sera affectée aux élèves chirurgiens seulement et les secondes aux matrones et élèves de matrones, sans que les élèves chirurgiens puissent s'y trouver, afin d'éviter le mélange des deux sexes et les abus qui pourroient en résulter ; qu'ils ont pareillement à la pluralité des voix désigné le sieur Claude-Léonard-Joseph Chastanet, nommé par le Roi chirurgien major en second, démonstrateur de l'hôpital militaire de Lille et de l'amphythéâtre en dépendant, pour faire des démonstrations d'anatomie et de maladies des os et de physiologie. Les supplians osent espérer, Messieurs, que vous daignerez approuver ce choix et que les efforts qu'ils se proposent de faire pour mériter vos suffrages leur attireront votre protection et vos bontés. En finissant leurs demandes respectueuses, permettez leur, Messieurs, de vous supplier encore de leur accorder la permission de donner leurs avis gratuitement tous les lundis de chaque semaine, depuis deux jusqu'à quatre heures, qui est la durée de leur assemblée, aux pauvres de la ville attaqués de maladies graves qui se présentent à leur Collège. Mais pour cela vous êtes suppliés, Messieurs, de vouloir bien faire afficher cette disposition bien digne de votre humanité bienfaisante.

Ce considéré, Messieurs, il vous plaise faire connoître aux supplians vos intentions ; ils n'ont rien de plus à cœur que de les remplir. L. Chastanet. Hanguillart.

Apostille. — Vu la présente requête, avis du Procureur syndic. Fait en Conclave, la Loy assemblée, le 4 mai 1782. — Du Chasteau de Willermont.

II. — Avis du Procureur syndic. — Vu la requête des lieutenant, prévôts, doyen, et des maîtres composant le corps et collège des chirurgiens de cette ville, afin qu'il vous plaise leur faire connoitre vos intentions sur les diverses propositions y contenues et l'ordonnance par laquelle vous demandez mon avis.

Les supplians, Messieurs, vous annoncent que s'étant assemblés le 29 du mois dernier, ils ont nommé à la pluralité des voix, le sieur de La Court, maître en chirurgie et accoucheur juré, pour faire gratuitement et publiquement les démonstrations d'accouchemens aux élèves et sages femmes de cette ville ; qu'ils ont pareillement désigné, à la pluralité des voix, le sieur Claude-Léonard-Joseph-Chastanet pour faire les démonstrations d'anatomie, des maladies des os et de physiologie ; qu'ils désireroient obtenir votre permission pour donner leurs avis gratuitement aux pauvres tous les lundis de chaque semaine depuis deux heures jusqu'à cinq et qu'il vous plût faire afficher cette disposition du Collège.

La conduite que les supplians ont tenue en cette occasion renferme une contravention à la déclaration du Roy du 1er juin 1772, registrée au Conseil supérieur le 3 juillet suivant. En effet il est dit par l'art. 29 du titre 4 de cette déclaration, qu'il sera établi le plutôt que faire se pourra, au collège des maîtres en chirurgie de la ville de Lille, une école publique de chirurgie, dans laquelle seront enseignées publiquement et gratuitement toutes les parties de l'art et science de la chirurgie par six professeurs royaux, du nombre des membres dudit Collège, nommés par Sa Majesté, sur la présentation des sujets les plus capables qui luy sera faite, à cet effet, par les mayeur et eschevins de cette ville et son premier chirurgien. L'art. 30 porte que, vacance arrivant de l'une desdites places de professeurs royaux, par décès, retraite, démission ou autrement, il sera fait choix par lesdits mayeur et eschevins de trois sujets les plus capables, également entre les membres dudit Collège, pour sur la présentation du premier chirurgien être nommé par Sa Majesté, l'un des trois, à l'effet de remplir la place vacante. Par l'article suivant, il est dit que les cours et démonstrations se feront dans la salle ordinaire des assemblées du Collège et qu'ils seront annoncés par affiches, sans qu'il soit besoin d'obtenir aucune permission de police. Si cette déclaration doit être exécutée comme on ne peut en douter d'après l'arrêt contradictoirement rendu au Conseil le 20 janvier 1770 en faveur du lieutenant du premier chirurgien du Roy, lequel a donné lieu à cette déclaration, il est certain que la nomination faite par les supplians de la personne du sieur de la Court en qualité de démonstrateur des accouchemens, ne peut subsister parce que suivant l'art. 29 de cette même déclaration, le Roy s'est réservé cette nomination sur la présentation de trois sujets les plus capables parmi les chirurgiens, qui doit luy être faite par les mayeur et eschevins de cette ville et le premier chirurgien.

Il en est de même, à l'égard du choix fait en faveur du sieur Chastanet fils, que les supplians qualifient de *désigné* pour faire les démonstrations d'anatomie des maladies des os et de la phisiologie puisque, selon le susdit article 29, il eschet d'observer la même formalité à l'égard de tous les professeurs. En vain, les supplians allégueroient que le collège n'étant point en état dans le moment présent de faire remplir toutes les six classes par des professeurs choisis parmi les membres qui le composent, ils y ont provisionnellement pourvu, en chargeant les deux personnes cy-dessus de faire les démonstrations les plus essentielles et de donner les leçons les plus importantes pour remplir l'objet desdites six classes, parce qu'il est ordonné par l'article 49 de la même déclaration, que dans tous les cas, et nommément dans celuy en question, on devra se conformer aux dispositions rappellées audits articles 29, c'est-à-dire qu'il doit également y être pourvu par le Roy, sur la présentation des sujets les plus capables qui doit être faite à cet effet de concert, par les mayeurs et eschevins de cette ville, et le premier chirurgien de Sa Majesté. S'il en étoit autrement, il s'ensuivroit que les supplians pourroient donner l'exclusion à ceux des membres du collège qui ne leur plairoient pas, car en suivant leur sistème, il est bien certain que si le nommé Vraux, par exemple, fut à l'avenir par vous jugé capable de remplir dans un tems quelconque, l'une des six classes rappellées par ledit article 29, vous ne pourriez jamais la lui faire accorder par le défaut du choix des supplians qui dans le fond n'ont même pas droit d'intervenir aux assemblées où il eschet d'en faire aucun. Quant à la permission que les supplians vous demandent de pouvoir donner leurs avis gratuitement tous les lundis de chaque semaine pendant la durée de leur assemblée aux pauvres de la ville attaqués de maladies graves, et de vouloir bien faire connoitre par affiches au public leurs dispositions à cet égard, j'estime qu'elle n'a pour objet secret que de vous engager à faire les premiers frais de meilleure consistence de ce collège, dont le succès, s'il a lieu par vos soins, sera néantmoins attribué au premier chirurgien du Roi ; le profit sera pour son lieutenant et ses adhérans, tandis que les frais seroient supportés par votre administration, quoyque suivant l'article 20 du titre 3 de ladite déclaration, ils doivent être à la charge de ce collège. D'ailleurs vous appercevez sans doute d'avance qu'à la faveur d'une affiche conçue en termes généraux telle qu'on vous la demande, les membres de collège se croiront authorisés de donner leur avis pour toutes espèces de maladies et par suite de pouvoir les diriger, tandis que par état leurs fonctions sont limitées aux maladies chirurgicales, à charge néantmoins suivant les statuts particuliers qu'ils tiennent de votre autorité, d'appeller un médecin dans celles graves où compliquées (article en défaveur ou désuétude : par les soins des chirurgiens). Vous ne pouvez donc pas adopter une proposition aussi générale, sans détruire en un instant toutes les sages dispositions dictées par vos réglemens et sans donner une preuve écrite de votre acquiescement pur et simple à l'exécution pleine et entière de ladite déclaration du Roy du 1er juin 1772, tandis que vous eussiez formé des représentations pour en empêcher l'enregistrement, si les circonstances du tems n'avoient pas arrêté l'effet de vos intentions ; ainsi qu'au lieu de vous prêter à la prompte exécution de cette déclaration, vous êtes restés dans la plus grande inactivité sur le choix de six professeurs à présenter suivant l'article 29 cy-devant cité, et j'ai tout lieu de croire que les choses seroient longtems restées dans le même état, si M. de La Martinière, premier chirurgien du Roy, n'avoit pas provoqué vos suffrages par sa lettre jointe en copie en datte du 15 janvier 1773, à laquelle vous avez fait réponse le 6 février suivant qui luy faisoit connoitre l'intention que vous avez sûrement encore de recupérer tous vos droits de police et d'inspection sur cette communauté.

Pourquoy, Messieurs, je requiers qu'il soit déclaré que les supplians ne sont pas en droit de faire choix des professeurs qui doivent enseigner publiquement et gratuitement aucune des parties de l'art et science de la chirurgie et qu'en conséquence on ne peut avoir égard aux deux premiers chefs de leur demande ; qu'il soit au surplus déclaré sur le troisième chef que rien n'empêche de faire connoître par les affiches qu'ils font distribuer chaque année pour annoncer les cours et démonstrations qui doivent se faire dans la salle ordinaire des assemblées de leur collège, de faire connoître au public les dispositions où ils sont de donner leurs avis gratuitement depuis 2 heures jusqu'à 4 aux pauvres de cette ville, attaqués de maladies graves concernant la chirurgie, sans pouvoir sous ce prétexte rien entreprendre sur l'état des médecins. Fait ce 9 may 1782. Du Chasteau de Willermont.

III. — Résolution du Magistrat. — Dans l'assemblée de Loy du 11 mai 1782, la requête du collège de chirurgie, qui sera cy après transcrite, ayant été prise en considération, il a été résolu de déclarer audit collège qu'il serait pris tel égard qu'il appartiendroit à sa recommandation lors de la présentation à faire au Roy des sujets propres à remplir l'objet dont il s'agit et de déclarer que le collège pouvoit annoncer au public les secours gratuits qu'il se propose de rendre aux pauvres dans les maladies chirurgicales, auquel effet le procureur sindic lui remettra copie de la présente résolution. Du Chasteau de Willermont.

IV. — Lettre de M. de la Martinière, premier chirurgien du Roi, au Magistrat de Lille. — Versailles, 6 juin 1782.

Messieurs. Plusieurs maîtres en chirurgie de la ville de Lille se présentent pour remplir dans leur collège les différentes places de professeurs qui y sont vacantes. Disposé, comme je le dois être, à favoriser et à entretenir leur émulation, je ne puis qu'accueillir avec satisfaction les preuves qu'ils veullent donner de leur amour pour le progrès de la chirurgie, et de leur zèle pour l'instruction des élèves dans cette partie essentielle de l'art de guérir. Mais comme les sujets ne sont pas connus parfaitement et que vous avez d'ailleurs par les articles 29 et 30 de leurs statuts le droit de les désigner, je vous serai bien obligé, Messieurs, de vouloir bien m'indiquer ceux des maîtres de ce collège que vous croirez les plus capables de remplir les places vacantes avec honneur et distinction. Il seroit à désirer que le cours complet des études en chirurgie fut rempli dans cette école par six professeurs en la manière prescrite par ses statuts, ce qui n'a encore pu se faire à cause du petit nombre de ses maîtres propres à l'enseignement qui s'y rencontroient dans le moment de son institution. Ce nombre est accru et il seroit possible maintenant de pourvoir à toutes les parties de ce cours. J'espère, Messieurs, que vous voudrez bien prendre en considération l'avantage de cet établissement et concourir, en ce qui pourra dépendre de vous, à sa plus grande perfection. Lorsque vous aurez bien voulu me faire passer vos suffrages sur le choix des professeurs, je me réunirai avec grand plaisir avec vous pour faire confirmer par Sa Majesté la nomination des sujets auxquels vous aurez cru devoir accorder la préférence. Le sieur Warocquier, au reste, ci-devant chargé du cours des accouchemens et qui s'en est acquitté avec distinction, me paroit dans le cas d'être conservé, comme il le demande. Le sieur Chastanet fils, qui se met aussi sur les rangs, est un sujet de distinction qui mérite des égards. Sur tout cela, je ne puis, Messieurs, que m'en rapporter à vos lumières et à votre zèle pour tout ce qui intéresse le bien public qui vous est confié.

V. — Lettre du Magistrat à M. de la Martinière. — Lille, le 22 juin 1782.

Monsieur. Nous avons reçu la lettre que vous nous avez fait l'honneur de nous écrire le 5 de ce mois. Nous voyons avec plaisir que l'émulation qui s'accroît dans le collège des chirurgiens de cette ville, permette de songer à y établir un cours complet des différentes parties qu'embrasse un art dont toute l'importance nous est connue. Les deux sujets dont vous faites l'éloge sont bien faits pour mériter notre confiance, et nous croyons en conséquence qu'en continuant au sieur Warocquier la leçon des accouchemens et des maladies des femmes grosses et en couche, avec l'adjonction de son fils pour le suppléer en cas d'empêchement légitime, on pourroit avec attente de succès, confier au s^r Chastanet le fils, celles de l'anatomie et tout ce qui compose la 1re leçon suivant l'article 34e de la Déclaration du 1er juin 1772. Le sieur Quittez fils pourroit, d'un autre côté, se charger de la partie de l'ostéologie qui compose la 4e leçon. Il restera la 2e, la 5e et la 6e pour lesquelles nous aurons les sieurs Delacourt et Reignaux. Le sieur Chastanet fils pourrait au reste se charger d'une seconde partie, son zèle doit garantir le succès de celles qui lui seront confiées.

VI. — Lettre de M. de la Martinière au Magistrat. — Versailles, 18 août 1782.

Messieurs, j'ai reçu dans son temps la présentation que vous m'avez fait l'honneur de m'adresser des sieurs Warocquier père et fils, Chastanet fils, Quittez fils, Delacourt et Reignaux, pour, avec le sieur Marchand, déjà pourvu d'un brevet de Sa Majesté, et qui ne doit pas sans doute être dépossédé, être nommés par le Roy, pour remplir les six places de professeurs établies dans le collège de chirurgie de Lille. Comme il m'étoit revenu en même temps des témoignages peu avantageux sur le compte des sieurs Warocquier fils et Reignaux, j'ai cru, avant de faire usage de votre présentation auprès du Roy devoir m'éclaircir plus précisément sur le mérite de ces deux sujets. Le rapport qui m'en a été fait semble confirmer la mauvaise opinion qui m'en avoit été donnée. On m'assure de nouveau que le sieur Warocquier fils est absolument incapable de démontrer, qu'il n'a pu répondre ni parler dans ses examens ; qu'à l'égard du sieur Reignaux, quoiqu'avec bonnes mœurs, c'est une espèce d'original qui prête à rire par ses actions qui tiennent un peu de l'imbécillité, et qui par ses ridicules, se feroit baffouer de ses élèves. Tel est le portrait qu'on m'en fait. Si ces rapports sont fondés, il seroit contraire à l'honneur et à l'avantage du collège de proposer ces deux chirurgiens à Sa Majesté, et nous serions obligés de charger, comme vous le désignez, Messieurs, M. Chastanet fils de remplir deux des places de professeur en son collège. J'attendrai, Messieurs, les nouvelles observations que vous voudrez bien avoir la complaisance de me communiquer sur ces objets, avant de solliciter la nomination du Roy. Le bien public est le seul mobile qui vous dirige, je ne suis guidé que par ce même motif et je crois entrer dans vos vues en prenant toutes les précautions nécessaires pour que l'enseignement public ne soit confié qu'à des sujets en état de s'en acquitter avec fruit.

VII. — Lettre de M. de la Martinière au Magistrat. — Versailles, 20 octobre 1782.

Messieurs. L'honneur et l'avantage de la chirurgie que j'ai eu et que j'aurai toujours en vue et par conséquent le désir de voir l'enseignement public dans cette partie essentielle de l'art de guérir, confié à des sujets en état de s'en acquitter avec fruit sont les seuls motifs qui m'ont déterminé à vous faire part des rapports désavantageux qui m'étoient revenus sur le compte de M. Warocquier fils et Reignaux que vous m'avez fait l'honneur de me désigner pour remplir dans leur collège, chacun une place de professeur. Mais puisque vous jugez, Messieurs, qu'on ne doit avoir égard à de tels rapports et qu'ils ne peuvent avoir été dictés que par des vues particulières et intéressées à écarter ces deux maîtres des places que vous leur destinez, je n'ai rien de mieux à faire que de m'en rapporter entièrement à votre suffrage. Je vais donc incessamment présenter à Sa Majesté ces deux chirurgiens conjointement avec ceux qui sont compris dans la présentation que vous m'avez fait l'honneur de m'adresser. Il est tout naturel de penser qu'ils ne sont pas tous de même force, mais comme vous le remarquez fort bien, Messieurs, il seroit à craindre qu'en exigeant trop, on ne rendit l'exécution de leurs réglemens impossible et qu'on ne perdit ainsi tout le fruit d'un établissement qu'on doit favoriser. On reconnoît bien à la sagesse de ces vues des magistrats éclairés pleins de zèle pour le bien public.

A. C. L., Aff. gén., c. 1282, d. 13. — Avis du Procureur syndic, n° 5946, année 1782, p. 91.

515-518.

1782, 12-27 novembre. — *Travaux de réparations à la maison du Collège de chirurgie.*

I. — A Messieurs du Magistrat de la ville de Lille.

Supplient très humblement les lieutenant, prévôt, doyen, receveur et greffier du corps et collège des maîtres en chirurgie de cette ville, disant que dans l'assemblée qui a eu lieu le mardy 29 du présent mois pour la reddition des comptes, il s'est trouvé que la dépense avoit beaucoup excédé la recette, par rapport à des réparations considérables qu'on avoit été obligé de faire à la maison occupée par ledit corps, laquelle avoit été singulièrement maltraitée par une cheminée voisine qui fut renversée sur elle par le terrible ouragan de la nuit du 12 au 13 février 1780 ; cette cheminée avoit écrasé le toit de ladite maison et failli de tuer le valet du corps et sa femme qui tous deux étoient couchés ; tous les chassis et vitres avoient aussi été brisés ; un tel désordre exigeoit une prompte réparation et elle fut sur le champ décidée par plusieurs membres du collège, auxquels une nécessité aussi urgente ne laissa pas le temps de convoquer une assemblée générale, comme le comportoit la forme prescrite par la déclaration du 3 juillet 1772 ; et sur ce deffaut de forme, il s'est élevé des difficultés dans l'assemblée dont il est question ; et qu'un seul particulier a prétendu que ceux qui avoient ordonné le travail devoient en supporter les frais. Cette assertion d'autant plus révoltante que jusqu'alors personne ne s'y étoit opposé, que tous les officiers du corps et même presque tous les maîtres étoient consentans aux dittes dépenses et que trois particuliers se chargeoient d'avancer au corps de leurs propres deniers la somme nécessaire pour remplir l'excédent de la dépense sur la recette à charge d'être remboursé des premiers deniers qui rentreroient à la bourse commune. Ce considéré, Messieurs, les suppliants ont recours à votre autorité et justice pour qu'il vous plaise que les dépenses ayant été indispensables et faites d'un consentement presque unanime pour le bien général, la bourse commune les supporte en entier, à charge qu'à l'avenir on se conformera à tout ce qui est prescrit par les déclarations du Roy de 1772. Ce faisant, etc. Signé : Vandergracht, doyen, A. Pionnier, Hanguillart, Desmet, L. Chastanet, F. Brulois, L.-L. Prévost et Tilman.

APOSTILLE. — Soit communiqué à M. le Prévôt. Fait en assemblée le 12 novembre 1782.

II. — Avis du Prévôt. — Vu la présente requête, je, lieutenant de M. le Prévôt, n'empêche que ce qui se requiert soit accordé. Fait à Lille, le 18 novembre 1782. Cabillaux.

III. — Avis du Procureur syndic. — Vu la requête des lieutenant, prévôt, doyen, receveur et greffier du collège de chirurgie de cette ville et l'ordonnance par laquelle vous la renvoiez à mon avis.

Les supliants, Messieurs, vous exposent que l'ouragan de la nuit du 12 au 13 février 1780 auroit causé des dommages considérables à la maison où ils tiennent leurs assemblées, où réside leur concierge, qu'il étoit d'une nécessité indispensable et urgente de faire réparer de suitte ; que les ordres furent en conséquence donnés par les chefs de ce collège pour faire les réparations nécessaires et l'on pourroit dire par la généralité des suppôts qui tous y donnèrent leur approbation, si on en excepte un à la sollicitation duquel on auroit prétendu faire rayer ces articles de dépenses sur le fondement que par l'article 25 de la déclaration du Roy du 1er juin 1772, registrée au Conseil supérieur le 3 juillet suivant, qui porte que : « Nul officier du collège, ni aucun de ses membres, ne pourra faire de son autorité privée, aucun emprunt, obligation ou dépenses extraordinaires sous tel prétexte que ce puisse être, à peine par celuy qui l'auroit faite, d'en demeurer garand et responsable à son propre et privé nom. »

Je ne vois point, Messieurs, que ces articles de dépenses puissent être compris dans la deffense portée par l'article cy dessus. La raison est que les réparations d'un édifice ne sont point des dépenses extraordinaires, qu'elles sont de nécessité, qu'elles sont une charge inhérente aux biens et tellement privilégiées qu'un locataire après avoir fait conster de la nécessité d'icelles peut sur le refus de son propriétaire y faire travailler et qu'il est fondé d'en retenir la dépense sur son louage. Au surplus il est notoire qu'en fait de réparation ce sont les officiers des corps auxquels l'administration est confiée qui les font et qu'ils ne sont dans le cas d'en consulter les autres membres que dans celuy où il seroit question de leur imposer quelques nouvelles charges, de faire des innovations, embélissemens considérables, ou de lever de l'argent sur la généralité, circonstances qui ne se rencontrent point. Pourquoy, Messieurs, je requiers qu'il soit ordonné que les frais pour les réparations faites à la maison occupée par le collège de chirurgie et où il tient ses assemblées seront et demeureront pour cette fois à la charge de la bourse commune dudit collège, à charge qu'à l'avenir les supliants devront se conformer au prescrit de la déclaration du Roy du 1er juin 1772. Fait le 26 novembre 1782. Caulier.

IV. — Résolution du Magistrat. — Vu la présente requête, ensemble l'avis du procureur sindic, ouïs les commissaires auditeurs du compte dont il s'agit, qui nous ont fait part de l'opinion du corps des supplians sur l'objet de la question, rapport fait et tout considéré, nous déclarons que les frais pour les réparations faites à la maison occupée par le collège de chirurgie où il tient ses assemblées seront et demeureront pour cette fois à la charge de la bourse commune dudit collège, à charge qu'à l'avenir les suplians devront se conformer au prescrit de la déclaration du Roy du premier juin 1772. Fait en conclave, la Loy assemblée, le 27 septembre 1782. Signé : H. J. Le Roy.

A. C. L., Reg. aux chirurgiens, n° 26, f. 95. — Avis du Procureur syndic, n° 5946, année 1782, p. 212.

519-521.

1783, janvier. — *Le « chirurgien ostéologiste » Alavoine.*

I. — Mémoire pour le sieur Nicolas-François Alavoine, chirurgien ostéologiste, vulgairement appelé renoueur.

Le sieur Adrien-François Alavoine, père de Nicolas, en considération des services qu'il rendoit au public en sa qualité de chirurgien renoueur, obtint des États de Flandre wallonne et de la ville de Lille une pension dont il jouit jusqu'à sa mort, arrivée en 1767. Le sieur Honoré Alavoine, son frère, qui exerça la même profession avec le même zèle et le même succès, succéda aussi aux mêmes avantages. L'âge et les infirmités ne permettent plus à ce dernier de venir procurer, à Lille et dans les environs, les secours de son art. Le sieur Nicolas Alavoine, son neveu, a fait depuis huit ans, sous ses yeux et sous ceux d'autres chirurgiens justement considérés, une étude particulière et spécifique de l'ostéologie, et a même passé à la pratique qu'il a souvent eu la satisfaction de voir couronner par des succès décidés et reconnus. Le sieur Nicolas Alavoine se propose, à l'exemple de son père et de son oncle, de s'attacher à cette partie si intéressante pour toutes les classes des citoyens, mais surtout pour celles destinées par état aux travaux rudes et dangereux.

A la vérité cette partie de la chirurgie est journellement et quelquefois très heureusement traitée par les chirurgiens qui embrassent leur art dans toute son étendue ; mais une expérience à laquelle il faut s'en rapporter à cet égard, a depuis longtems convaincu qu'il en est de l'ostéologie, comme des yeux, des dents, de la pierre et d'autres parties de la chirurgie, dans lesquelles il est presque impossible d'obtenir des succès constans à moins d'avoir acquis par une étude en quelque sorte exclusive et bornée à un seul objet, toutes les connoissances qu'il comporte et desquelles on est nécessairement distrait, dans une étude générale de l'art. C'est la raison qui a tant de fois déterminé les chirurgiens mêmes à recourir dans des accidens singuliers, et où leurs lumières se trouvoient en défaut, aux talens et à l'expérience du père et de l'oncle du sieur Nicolas Alavoine.

En demandant la pension viagère dont l'un et l'autre ont successivement joui, le sieur Alavoine s'engage de remplir les mêmes obligations, c'est-à-dire de venir à Lille deux fois par mois, à jours fixes et indiqués, et de pourvoir gratuitement au soulagement des pauvres, tant de la ville que de la campagne, qui munis de certificats en due forme, réclament le secours de son art. Cette pension lui est absolument indispensable pour couvrir les frais de ses voyages réglés, dont il est possible qu'un certain nombre ne lui produisent aucun émolument. Mais le sieur Alavoine ne fera cette demande au Magistrat de la ville de Lille et à MM. les grands baillis des États de la Flandre wallonne qu'autant que Monseigneur la trouve convenable, et qu'il daigne la protéger auprès de ces deux administrations. Le sieur Alavoine, au surplus jaloux de mériter les bontés de Monseigneur, s'empressera de mettre sous ses yeux les certificats justificatifs et de ses travaux sur l'ostéologie et des succès qui ont jusqu'à présent suivi sa pratique.

II. — Lettre de M. de Calonne, intendant, à MM. les Députés ordinaires de la Flandre wallonne. — Paris, 2 janvier 1783.

Je joins ici, Messieurs, un mémoire par lequel le sieur Alavoine, chirurgien, qui s'est livré particulièrement à l'étude de l'ostéologie où il assure avoir eu le plus grand succès, demande que vous lui accordiés une pension au moyen de laquelle il se rendra deux fois la semaine à Lille, pour y traiter gratuitement les pauvres de la ville et de la campagne qui seront dans le cas de réclamer des secours. Si les informations qu'il seroit bon de prendre sur la capacité de ce particulier confirment ce qu'il annonce, il semble que vous ne pourriez mieux faire que de lui faciliter l'exercice de son art, par une pension proportionnée à l'utilité que le public en retirera. Vous l'avez accordée pour pareille cause au père et au frère Alavoine. Je vous prie de m'informer de la résolution que vous prendrez sur cet objet.

J'ai l'honneur, etc.

III. — Réponse des Députés. — Lille, 24 janvier 1783.

Monseigneur. Nous avons examiné le mémoire du sieur Nicolas-François Alavoine que vous nous avez donné en communication par lettre que vous nous avez fait l'honneur de nous écrire le 3 de ce mois. En conséquence, nous avons celui de vous observer, Monseigneur, qu'il résulte des recherches que nous avons faites, que les auteurs ou parens du sieur Alavoine ont cy devant obtenu de nous une pension, à condition de se rendre en cette ville, à certains jours marqués, pour y exercer gratuitement leur art envers les pauvres tant de cette ville que de la campagne. Mais que sur la difficulté qui s'est élevée entre le lieutenant du premier chirurgien du Roy en la ville de Douay, appellant des sentences rendues les 20 mars et 12 août 1765 en faveur d'Adrien Alavoine, se qualifiant ostéologiste, si avant a été procédé que par arrêt du parlement du 29 juillet 1766, joint en copie, il a été fait défenses à ce dernier d'exercer aucune partie de la chirurgie, nommément l'ostéologie, jusqu'à ce qu'il ait satisfait à ce qui est prescrit par les statuts et réglemens donnés pour la communauté des maîtres chirurgiens. A l'époque de cet arrêt, ledit Alavoine a cessé l'exercice public de sa profession et dès lors le paiement de sa pension a aussi cessé d'avoir lieu. Nous devons croire, Monseigneur, que ledit Nicolas Alavoine éprouveroit le même sort que son prédécesseur, s'il vouloit exercer publiquement l'ostéologie, dans la circonstance qu'il ne fait pas conster de son aggrégation au corps de la chirurgie. Et s'il ne craint point ce désagrément, il est préalable, pour nous mettre à portée de prendre un parti sur l'objet de sa demande, qu'il représente aux administrations ses lettres de maîtrise et les preuves authentiques de sa capacité, de son expérience et des succès qu'il a éprouvés dans l'exercice de cette partie de l'ostéologie. Nous nous flattons, Monsieur, que vous trouverez ces réflexions justes et les précautions préliminaires ci-dessus indispensables.

A. C. L., Aff. gén., c. 1279, d. 6.

522.

1783, mars. — *Cours du s^r Chastanet fils.*

De par le Roy. — Conformément à la déclaration du Roy donnée à Versailles le premier juin 1772 enregistrée au Conseil supérieur le 3 juillet suivant, le sieur Chastanet fils, maître ès arts en l'Université de Paris, ancien élève de l'écolle publique de chirurgie de la même ville, chirurgien-major en second, démonstrateur de l'hôpital et de l'amphithéâtre militaire de Lille, maître en chirurgie, premier professeur royal au collège de chirurgie à Lille, ouvrira son cours de principes de chirurgie en général et en particulier de physiologie, de pathologie, de séméiotique, d'hygienne et de thérapeutique, le lundy 3 mars 1783, par un discours préliminaire qui contiendra l'histoire générale de l'art de guérir, l'origine, la division, la vraye définition de la chirurgie, la manière de se préparer et de s'appliquer à l'étude de cette science, etc. Ce discours sera prononcé dans l'amphithéâtre du collège de chirurgie, place des Bleuets, à trois heures de relevée.

Le cours que l'on annonce au public sera continué par une leçon tous les lundy, mercredy et vendredy de chaque semaine des mois de mars et d'avril ; les leçons commenceront à deux heures de relevée et dureront jusqu'à quatre, une demie-heure sera employée tous les jours d'exercice à interroger les élèves sur les matières traitées dans la leçon précédente.

Les élèves pourront se faire inscrire tous les lundys à commencer du jour de l'ouverture du cours jusqu'au premier avril suivant. On sait que par la déclaration du 12 avril 1772, Sa Majesté a substitué une année d'étude à la voie longue et humiliante des apprentissages ; il est clair que les élèves ne peuvent profiter de cet avantage sans se faire inscrire sur le registre pour qu'après le temps prescrit, il leur puisse être délivré un brevet d'étude, sans quoy ils ne pourroient être admis à la maîtrisse dans aucune communauté du royaume.

Ce nouveau professeur dont le zèle est assez connu ne néglige rien pour l'instruction des élèves et la manière dont ils répondront à ses soins pourra contribuer encore à augmenter son ardeur, mais il prévient les élèves qu'il s'assurera de leur assiduité par des appels souvent réitérés, de leur application et de leurs progrès par des interrogations fréquentes, et qu'il sera inexorable à exclure de ses leçons ceux qui montreront de la négligence ou qui manqueront à la décence que leur devoir et l'ordonnance du Roy elle-même leur prescrit ; en revanche ceux dont l'étude et les progrès seconderont ses soins pourront compter sur sa bonne volonté à faciliter leur avancement et à leur procurer les témoignages les plus autentiques dans lesquels seront spécifiées les distinctions qu'ils auront méritées.

Ce cours sera immédiatement suivi de celuy sur les principes des mixtes, les médicaments et la matière médico-chirurgicale qui se fera pendant les mois de juillet et aoust ; celuy d'accouchement dont le professeur sera remplacé en septembre et en octobre par celuy chargé de l'ostéologie fraiche et sèche, et des maladies des os ; les mois de novembre et décembre seront consacrés par un autre professeur à l'exposition de l'anatomie et des parties molles, et un sixième professeur employera les mois de janvier et febvrier suivans à la description et à la manœuvre des opérations.

C'est ainsi que finira le cours complet des études chirurgicales ; chacun des professeurs fera les plus grands efforts pour mériter les suffrages du public qui ne peut tirer que beaucoup d'utilité d'un établissement si précieux.

A. C. L., Reg. aux ordonnances, JJ., 1781-1786, f. 103.

523.

1783, mai. — *Cours du s^r Reigniaux.*

De par le Roi. — Suivant la déclaration du Roi du 1er juin 1772, registrée au Conseil supérieur le 3 juillet suivant, le sieur Raigniau (*sic*), maître en chirurgie, et professeur royal au collège de chirurgie de la ville de Lille, etc., etc., ouvrira son cours de matière médicale ou de thérapeutique chirurgicale, le lundi 5 mai 1783, à trois heures précises de relevée, par un discours préliminaire sur les avantages qui doivent nécessairement résulter de la connoissance de cette partie de la chirurgie, qui sera prononcé au collège royal desdits maîtres en chirurgie, place aux Bleuets.

Ledit professeur y exposera la nécessité de connoître les remèdes et leurs vertus, afin que les élèves puissent en faire une juste application aux différentes maladies chirurgicales, chose essentielle à ceux qui se destinent à l'art de guérir et qui n'a malheureusement été que trop négligée jusqu'à présent, malgré les progrès de la chirurgie.

Les leçons commenceront à deux heures et demie précises et seront continuées les lundi, mercredi et vendredi de chaque semaine, et plus souvent si l'abondance des matières qu'il aura à traiter le demande ; il les fera sur les principes des mixtes et sur les médicamens tant simples que composés, et il traitera, en général et en particulier, de toute la matière médico-chirurgicale. En exposant la vertu des remèdes et les inconvéniens qu'il y a de les employer à contre-temps, il donnera des notions légères de pathologie et de thérapeutique, analogues à ceux dont il fera mention.

Lorsqu'il interrogera les élèves, il se mettra toujours à leur portée, et ne leur fera jamais de ces questions captieuses, plus faites pour les dégouter que pour les instruire. Ce professeur n'ayant d'autre vue que d'exciter les élèves à acquérir les connoissances sur cette matière, si nécessaire aux vrais chirurgiens, et de chercher, par ce moyen, à se rendre utile à l'humanité souffrante, se propose pour encourager l'émulation des élèves, de leur faire, à la fin de son cours, la distribution de deux prix, qui seront donnés à ceux qui, par les interrogations qui leur seront faites, en présence de MM. les commissaires et les membres dudit collège, sur les différentes matières qu'il aura traitées dans ce cours, auront montré plus d'instruction et d'application, sur un objet aussi important.

Sa Majesté, par la déclaration du 12 avril 1772, ayant substitué une année d'étude, à la voie longue et humiliante des apprentissages, on croit devoir prévenir les élèves qu'ils ne pourront profiter de cet avantage, s'ils ne se font inscrire sur le registre, pour qu'à la fin de ce cours, il puisse, sur les certificats qui leur auront été donnés par MM. les professeurs, leur être délivré un brevet d'étude, sans quoi ils ne pourroient être admis à la maîtrise dans une communauté du royaume.

On exhorte les élèves à s'y comporter avec décence, honneur et respect, et de n'y parler à moins qu'ils ne soient interrogés par le professeur, qui, de son côté, fera ses efforts pour leur donner la connoissance d'une matière aussi utile que nécessaire aux différens cas chirurgicaux. Il espère que leur application répondra à ses soins, et que ses peines et ses travaux seront un jour couronnés par leur succès.

A. C. L., Aff. gén., c. 1282, d. 1.

524.

1783, 26 juillet. — *Thèse de J. F. Vraux dédiée au Magistrat, et subvention accordée par celui-ci.*

A Messieurs les Magistrats de la ville de Lille.

Suplie très humblement Jean-François Vraux[1] disant que son dessein étoit de soutenir pour son acte de maîtrise au collège royal de chirurgie, une thèse publique, il désireroit l'honneur de pouvoir vous la dédier ; la protection spéciale que vous avez accordée en tous tems aux talens et aux beaux arts l'incite à croire que vous ne dédaignez pas cet hommage de la part d'un jeune homme qui cherchera toujours à être utile à ses concitoiens et à vous prouver l'attachement respectueux qu'il a pour des magistrats aussi zélés que bienfaisans pour le public. C'est dans cette espérance flatteuse, qu'il suplie vos

---

1. Le tableau du collège royal des maîtres en chirurgie de la ville de Lille établi en janvier 1788 indique François-Joseph Vraux ; c'est évidemment le même.

Seigneuries de vouloir lui accorder cette marque de bienveillance qui le soutiendra, en l'honnorant, dans tous les généreux efforts qu'il fera pour mériter votre approbation.

APOSTILLE. — Vu la présente requête, nous avons agréé et agréons la dédicace dont il s'agit. Fait en conclave, la Loy assemblée, le 26 juillet 1783. De Madre des Oursins.

AUTRE APOSTILLE. — Le 26 juillet 1783, la Loy assemblée, rapport fait que Jean-François Vrau nous vient présenter requête tendante à ce qu'il nous plut accepter la dédicace d'une thèse publique qu'il se propose de soutenir lors de sa réception à la maîtrise du corps des chirurgiens de cette ville, nous avions par apostille de ce jour accepté la dédicace en considération des services importans rendus depuis longtems à l'humanité par.... Vrau, son oncle, et voulant dans cette circonstance faire connoître nos intentions, nous avons résolu d'envoyer audit Jean-François Vrau le nombre de vingt cinq bouteilles de vin au jour fixé pour la cérémonie publique de ladite thèse et lui déclarer que les frais que cette thèse aura occasionnés lui seront remboursés par cette ville sur le visa des commissaires audit corps de la chirurgie.

A. C. L., Reg. aux chirurgiens, n° 26, f. 97 v.

525-527.

1783, 3-20 décembre. — *M.-J. Tilman nommé successeur du s^r Prévôt, chirurgien-juré.*

I. — A Messieurs les rewart, maieur, etc...,

Supplie très humblement Mathias-Joseph Tilman, maître chirurgien de cette ville, disant qu'il a eu le malheur de perdre son épouse qui lui a laissé dix enfans, que pour leur donner du pain et de l'éducation il en coûte, quoiqu'il se donne toutes les peines possibles, ce ne suffit pas et n'empêche qu'il ait son très humble recours à vous, Messieurs, pour qu'il vous plaise le nommer chirurgien juré aux rapports et lui accorder l'adjonction et la survivance de la place que M. Prévôt, chirurgien juré, possède. Le suppliant promet rendre service audit Prévôt gratuitement en cas de maladie, toutes les fois qu'il sera requis et jusqu'à sa mort. Ce faisant, etc.; implorant, etc. Signé : Tilman.

APOSTILLE. — Avis du Procureur syndic. Fait en conclave, la Loy assemblée, le 3 décembre 1783. H.-J. Le Roy.

II. — Avis du Procureur syndic. — Vu la requête de Mathias-Joseph Tilman, maître chirurgien en cette ville, afin qu'il vous plaise lui accorder le titre d'adjoint et de survivancier au sieur Prévôt chargé de faire les fonctions de chirurgien juré de cette ville et l'ordonnance par laquelle vous demandez mon avis.

Les fonctions dont il s'agit, Messieurs, étoient cy devant exercées par deux personnes différentes pourvues d'offices de chirurgiens jurés, mais ayant résolu de rembourser la finance à ceux qui les avoient acquis, ainsi qu'il a été fait en son tems, vous avez, par résolution du 28 avril 1762 rendue sur mon réquisitoire, nommé le sieur Prévôt, maître chirurgien en cette ville, pour faire seul les fonctions qui y étoient attachées aux gages et appointemens fixes de 240 florins, outre et pardessus les droits y stipulés. Jusqu'ici ce dernier a très bien rempli les devoirs de son état, et quoy qu'il soit encore très capable de les continuer avec le même zèle, il m'a témoigné toute la satisfaction qu'il auroit d'avoir un adjoint ou survivancier tel que le suppliant dont il connoit la science et l'expérience, et même déclarant au surplus que, s'il vous étoit agréable, il seroit fort aise de l'instruire sur les objets relatifs audit état, prenant lui-même à tâche de l'obliger autant qu'il sera en son pouvoir, en considération de sa nombreuse famille et de l'intégrité avec laquelle il s'est prêté dans toutes les occasions à rendre service au public et surtout aux pauvres avec une générosité qui n'a pas d'exemple. Pourquoy, Messieurs, je n'empêche que le suppliant soit dénommé adjoint et survivancier dudit sieur Prévôt à l'effet par lui de remplir, tant en sa présence qu'en son absence, maladie ou autre légitime empêchement, les fonctions de chirurgien juré de cette ville, en prêtant par lui le serment en tel cas requis, à charge d'en remplir tous les devoirs tels qu'ils sont rappellés en votre résolution du 28 avril 1762 dont extrait pour ce qui concerne ces objets lui sera délivré, et, encore à condition de ne pouvoir exiger à la charge de cette ville aucuns salaires ou honoraires pour raison de ses services pendant la vie dudit s^r Prévot. Fait ce 12 décembre 1783.

III. — Résolution du Magistrat. — Vu l'avis, nous avons dénommé et dénommons le suppliant adjoint et survivancier du sieur Prévot à effet par lui de remplir, tant en sa présence qu'en son absence, maladie ou autre légitime empêchement, les fonctions de chirurgien juré de cette ville, en prêtant par lui le serment en tel cas requis, à charge d'en remplir tous les devoirs tels qu'ils sont rappellés en notre résolution du 28 avril 1762 dont extrait pour ce qui concerne ces objets lui sera délivré, et à condition qu'il ne pourra exiger à la charge de cette ville aucuns salaires ou honoraires pour raison des services pendant la vie dudit sieur Prévôt Fait en conclave, la Loy assemblée, le 20 décembre 1783. Duquesne de Surparcq.

Le 22 décembre 1783, ledit sieur Tilman a prêté le serment susmentionné dont acte. Du Chasteau de Willermont.

A. C. L., Reg. aux chirurgiens, n° 26, f. 99 v. — Avis du Procureur syndic, n° 5947, année 1783, p. 230.

528-539.

1784—1788. — *Annonces des cours.*

I. — Cours public d'ostéologie. — Conformément à la déclaration du Roi donnée à Versailles le premier juin 1772, registrée au Conseil supérieur le trois de juillet suivant, le sieur Quittez fils, maître en chirurgie, accoucheur chirurgien consultant de l'hôpital Comtesse et professeur royal au collège de chirurgie à Lille, etc., ouvrira son cours d'ostéologie sèche et fraîche le lundi 4 octobre 1784 par un discours préliminaire sur les avantages qui doivent nécessairement résulter de la connoissance de cette partie de l'anatomie, connoissance qui en fait la base et le fondement Ce discours sera prononcé dans l'amphithéâtre du collège royal de chirurgie, place des Bleuets, à trois heures de l'après-midi.

Le cours que l'on annonce au public sera continué par une leçon tous les lundy, mercredy et vendredy de chaque semaine des mois de septembre et octobre. Les leçons commenceront à deux heures et demie de relevé; une demie-heure sera employée chaque séance à interroger les élèves sur les matières traitées dans la leçon précédente. Ce cours sera immédiatement suivi de celuy des maladies des os; le professeur y exposera les moyens usités dans la cure de ces maladies et y développera les différens systèmes établis et fera connoître aux élèves les remèdes, appareils, bandages et instrumens qui y ont rapport; il attend d'eux la continuation du zèle et de l'émulation qu'ils ont toujours montré dans les cours précédens et les exhorte à s'appliquer à l'étude de cette partie si utile pour le bien public et dont la connoissance est indispensable à ceux qui se destinent à l'art de guérir.

L'enregistrement des élèves se fera comme de coutume pendant la première quinzaine du cours seulement. Cet enregistrement leur est absolument nécessaire s'ils veulent profiter des avantages résultant de la déclaration du Roy concernant les études et les exercices des élèves en chirurgie donnée à Versailles le 18 juin 1784 par laquelle Sa Majesté substitue deux années d'étude (sur ce qu'il luy a été représenté que les connoissances théoriques qu'exige cet art sont trop étendues pour que les élèves puissent les acquérir par des études d'une seule année) à l'ancienne épreuve des apprentissages ; on ne s'est point encore apperçu jusqu'icy, malgré que la lecture de cette déclaration ait été faite publiquement, du zèle que tous les élèves en général devroient montrer à s'y conformer, afin de pouvoir jouir des conséquences essentielles qui doivent en résulter.

II. — Cours public d'anatomie, par le sieur Delacourt, 5 janvier 1785.

III. — Cours public d'ostéologie, par le sieur Quittez fils, 5 septembre 1785.

IV. — Cours d'anatomie, par le sieur Delacourt, 7 novembre 1785.

V. — Cours d'opérations de chirurgie, par le s^r Pionnier jeune, 9 janvier 1786.

VI. — Cours public et complet de chirurgie, par le s^r Chastanet fils, 13 mars 1786.

VII. — Cours public de maladies chirurgicales et d'opérations, par le s^r Pionnier jeune, 8 janvier 1787.

VIII. — Cours public et complet de chirurgie, par le s^r Chastanet, 12 mars 1787.

IX. — Cours public de matière médico-chirurgicale, par le s^r Warocquier fils, 7 mai 1787.

X. — Cours public d'ostéologie et de maladies des os, par le s^r Quittez fils, 3 septembre 1787.

XI. — Cours d'anatomie, par le sieur Delacourt, 5 novembre 1787.

XII. — Cours d'opérations chirurgicales, par le s^r Pionnier jeune, 7 janvier 1788.

A. C. L., Aff. gén., c. 1282, d. 1.

540-546.

1785, 8 juin-3 août. — *Le s^r Reignaux, professeur de chirurgie.*

I. — Résolution du Magistrat. — Dans l'assemblée de loi du 8 juin 1785, ayant été considéré que depuis la maladie grave qu'avoit essuiée le sieur Reignaux, chirurgien en cette ville, il ne donnoit plus les leçons de chirurgie dont il étoit chargé, et que cette leçon avoit dû en conséquence être entièrement omise cette année, ce qui étoit contraire aux dispositions de la déclaration du Roi du 1er juin 1772. Vu d'ailleurs les devoirs faits d'office à son sujet au mois d'octobre dernier, ouï nos commissaires en cette partie et tout considéré, le procureur sindic a été chargé d'appeller ledit Reignaux pour lui faire connoître que sa conduite annonçant une retraite qui rendoit sa place vacante, le Magistrat alloit pourvoir à son remplacement ; et lesdits sieurs commissaires ont été chargés en conséquence de proposer au corps trois sujets pour être présentés à cet effet, conformément à l'article 30 de ladite déclaration du Roi. — H. J. Le Roy.

II. — Autre résolution. — Dans l'assemblée de Loy du 11 juin 1785, le procureur syndic a fait rapport qu'il avoit rempli envers le s^r Reignaux la commion dont il avoit été chargé par la résolution du Magistrat en datte du 8 de ce mois : que ce particulier s'opiniâtroit à conserver une place dont il ne faisoit point les fonctions, ne paroissoit pas disposé à les quitter et qu'il échéoit en conséquence de prendre un parti qui arrête la suite de cette mauvaise volonté et remettre en activité les leçons sur les principes des mixtes, des médicamens tant simples que composés et toute la matière médico-chirurgicale, dont ledit Reignaux avoit été chargé ci devant. Sur quoi l'affaire mise en délibération et suivant l'effet de la délibération du 8 précédent, il a été résolu conformément à l'article 30 de la déclaration du Roi du 1er juin 1772 duement enregistrée le 3 juillet de la même année, de faire choix des trois sujets suivans pour être présentés, pour remplacer ledit Reignaux, sçavoir : François-Joseph Warocquier, maître ès arts et en chirurgie ; Dupont, maître en chirurgie ; Tilman, aussi maître en chirurgie ; et de différer cependant à envoyer cette présentation au s^r Andouillé, premier chirurgien du Roi, jusqu'à ce que M. Esmangart ait répondu à la lettre qui lui sera écrite à ce sujet. H. J. Le Roy.

III. — Lettre du Magistrat à M. Esmangart. — Lille, le 13 juin 1785.

Monseigneur. Le sieur Reignaux, chirurgien en cette ville et l'un des professeurs royaux au collège de chirurgie, ayant essuyé en 1783 une maladie grave qui l'a empêché de donner sa leçon l'année suivante, ne s'étant pas mis en devoir de la donner cette année, nous avions lieu de croire qu'il se seroit déterminé à donner sa démission d'une place dans l'exercice de laquelle il n'avoit d'ailleurs eu aucun succès jusqu'ici. La lettre de Mgr de Ségur, dont vous avez bien voulu nous donner connoissance, et une suite de circonstances qui toutes auroient dû le déterminer à prendre ce parti, n'ayant pu l'amener à cette retraite, nous nous sommes trouvés forcés de lui faire dire que sa conduite ne pouvant être envisagée que comme un désistement qui rendoit sa place vacante, nous allions, conformément à l'article 30 de la déclaration du Roi du 1er juin 1772, enregistrée le 3 juillet suivant, faire la présentation de trois sujets dans lesquels devoit être choisi son successeur, et nous avons en conséquence fait ce choix, dont nous joignons ici le procès-verbal ; mais nous nous trouvons encore arrêtés par l'opiniâtreté de ce particulier à conserver le titre d'une place qu'il ne remplit pas depuis deux ans et dont il ne peut avoir omis de faire les fonctions cette année que par la conviction qu'il a du peu de fruit qu'il peut y faire, les certificats avantageux qu'il a en sa faveur, d'après lesquels nous nous étions déterminés à le présenter en 1782, ne suppléant point à transmettre aux élèves les connoissances de son art. Nous croyons, Monseigneur, que les tracasseries qu'il a éprouvées de la part de ses confrères, d'où est résulté le peu de considération de ses élèves, ont contribué en partie à la nullité de ses leçons, mais telle qu'en soit la cause, il paroit au moins constant que tout engage à ne point laisser plus longtems sans activité cette partie essentielle de l'enseignement public.

Il y a dans le même collège une autre place de professeur vacante par la démission volontaire du sieur Marchand, et nous joignons pareillement ici les noms des trois sujets que nous croyons propres à justifier le choix que le Roi s'est réservé de faire de l'un d'eux. Cette dernière présentation n'éprouvant aucune difficulté, nous en adressons un double à M. Andouillé, premier chirurgien de Sa Majesté, conformément à la déclaration du 1er juin 1772 et nous différerons à prendre parti sur la première jusqu'à ce que vous nous ayez fait connoître vos intentions.

Nous vous supplions de vouloir bien nous donner en cette occasion, de nouvelles marques de bonté et nous la saisissons avec empressement pour vous réitérer les assurances du respect avec lequel nous sommes, Monseigneur, vos...

IV. — Révocation. — De par le Roy. Sa Majesté a révoqué et révoque le brevet du 8 novembre 1782, par lequel elle a nommé le sieur Reignaux à la place de second professeur au collège royal de chirurgie de Lille. Veut en conséquence que conformément à l'article 30 de la déclaration du 1er juin 1772 portant règlement pour les corps et collèges des maîtres en chirurgie des villes de Flandres, il soit choisi par les officiers municipaux de celle de Lille trois sujets capables de remplacer ledit sieur Reignaux et qu'il soit présenté à Sa Majesté par son premier chirurgien l'un desdits trois sujets qu'elle nommera à sa place.

Fait à Versailles le 20 juillet 1785. — Louis. — Le M^{al} de Ségur.

V. — Lettre de l'intendant Esmangart au Magistrat. — Paris, le 26 juillet 1785.

Je viens de recevoir, Messieurs, une lettre de M. le maréchal de Ségur, à qui j'avois fait part du refus fait par le sieur Reignaux de donner sa démission de sa place de second professeur royal de l'École de chirurgie de Lille, qu'il est incapable de remplir. Le ministre me mande que sur le compte qu'il en a rendu au Roi, Sa Majesté a jugé à propos de révoquer le brevet qui lui a conféré cette place. En conséquence il m'a adressé l'ordre du Roi ci-joint qui prononce cette révocation. Vous voudrez bien le notifier au sieur Reignaux et vous conformer au surplus à ce que cet ordre prescrit relativement à la présentation des trois sujets que vous croirez le plus capables de remplir la place qui devient vacante par la révocation du sieur Reignaux à qui j'écris pour lui annoncer les intentions du Roi et lui enjoindre de vous remettre son brevet. Vous voudrez bien m'informer sur le champ de ce que vous aurez fait en conséquence, afin que j'en rende compte au ministre qui me mande que l'exécution du Roi ne doit point souffrir aucun retard.

VI. — Signification. — L'an 1785, le 2e jour d'août, le notaire royal de la résidence de la ville de Lille soussigné, a signifié et délivré copie de l'ordonnance de Sa Majesté cy-dessus, au sieur Reignaux, chirurgien en cette ville, pour qu'il n'en ignore et ait à se conformer, en son domicile, chez le sieur Delos, marchand filletier, rue des malades, parlant à ce dernier qui a promis de lui remettre, dont acte. — Deffrennes.

VII. — Lettre du Magistrat à l'Intendant. — Lille, le 3 août 1785. — M. Reignaux n'a pu remettre son brevet de professeur, l'ayant égaré, mais il a donné un acte de démission et de soumission aux ordres du Roi.

A. C. L., Aff. gén., c. 1282, d. 12 et 15.

547-550.

1785, 11 juin-3 août. — *Présentations et nominations de professeurs à l'École de chirurgie.*

I — Dans l'assemblée du 11 juin 1785, sur le rapport qui a été fait que le sieur Marchand s'étant déporté volontairement de la place de l'un des six professeurs royaux établis dans le collège de chirurgie de cette ville, il échéoit conformément à l'article 30 de la déclaration du Roi du 1er juin 1772, duement enregistrée le 3 juillet de la même année, de faire choix de trois sujets pour sur la présentation qui en sera faite à Sa Majesté en être nommé un, qui remplace le sieur Marchand dans les leçons sur les maladies chirurgicales et les opérations ; sur quoi, l'affaire étant mise en délibération, il a été résolu de présenter à cet effet les trois sujets suivans : Charles-Alexandre-Joseph Pionnier, me ès arts, chirurgien aide major de l'hôpital militaire de Lille et me chirurgien de cette ville, Joseph Ducret, maître en chirurgie de ladite ville. Jean-François-Joseph-Marie Vrau, maître en chirurgie. — H. J. Leroy.

II. — Lettre du Magistrat de Lille à M. Andouillé, premier chirurgien du Roi. — Le 13 juin 1785.

Monsieur. Nous avons l'honneur de vous informer que le sr Marchand, chirurgien en cette ville, ayant donné volontairement sa démission de la place de professeur royal dans le collège de chirurgie, nous nous sommes occupés, conformément à l'article 3 de la déclaration du Roi du 1er juin 1772, enregistrée le 3 juillet de la même année, des moyens de le remplacer dans les leçons sur les maladies chirurgicales et opérations dont il avoit été chargé ci devant. Nous avons cru en conséquence ne pouvoir faire un meilleur choix que celui des trois sujets suivans, pour en être nommé un, à effet de remplir la place vacante. Ce sont MM. Charles-Alexandre-Joseph Pionnier, maître ès arts, chirurgien aide major à l'hôpital militaire et maître en chirurgie en cette ville ; Joseph Ducret, maître en chirurgie ; et Jean-François-Joseph Vrau, maître en chirurgie.

Il en est une autre confiée autrefois au sieur Reignaux dont la vacance ne tardera vraisemblablement point à être constatée. Nous ne différerons point à vous adresser pareillement le choix de trois sujets qui nous paroissent les plus propres à donner les leçons assignées à cette place. Nous saisirons toujours avec plaisir tous les moyens de faire prospérer cette partie essentielle de l'enseignement public, mais plus de conciliation entre les membres du collège et moins d'esprit de domination dans quelques-uns d'eux, seroient à désirer pour remplir entièrement cet objet.

III. — Lettre de M. Andouillé au Magistrat. — Versailles, le 17 juillet 1785.

Messieurs. Sur la présentation que j'ai faite au Roi, conformément à l'article 30 de la déclaration du 1er juin 1772, des trois maîtres en chirurgie que vous m'avés fait l'honneur de me proposer comme les plus capables à remplir la place de professeur des opérations au collège de chirurgie de cette ville, vacante par la démission volontaire du sieur Marchand, Sa Majesté a nommé le sieur Pionnier et lui a fait expédier le brevet de cette place. Je l'envoye à ce chirurgien par ce même ordinaire.

Le ministre, en me remettant ce brevet m'a demandé si vous m'avez envoyé les noms des trois sujets les plus propres à succéder au sr Reignaux, il attend la présentation qui doit en être faite.

J'ai fait part à M. Chastanet, mon lieutenant, du désir que vous me témoignez, Messieurs, de voir régner plus de conciliation entre les membres de la compagnie et moins d'esprit de domination de quelques-uns d'eux. Il m'assure qu'il a fait toujours ce qui dépendoit de lui pour entretenir l'union et la concorde parmi ses confrères, qu'ils assistent régulièrement aux assemblées, que tout s'y passe dans la plus grande tranquillité, qu'il n'y a que deux membres qu'on puisse accuser de manquer à la confraternité, qu'eux seuls vivent séparés du corps et que leur absence n'influe heureusement en rien sur le bon ordre.

Je suis très sensible à l'intérêt que vous voulez bien prendre à cette compagnie. Je saisirai toujours avec empressement les occasions de me concerter avec vous, Messieurs, pour y faire prospérer l'enseignement public.

IV. — Lettre du Magistrat à M. Andouillé. — Le 3 août 1785.

Monsieur. La place de professeur chargé de donner dans le

collège de chirurgie, établi en cette ville, les leçons sur les principes des mixtes et des médicamens tant simples que composés, ainsi que sur la matière médico-chirurgicale, étant vacante par la démission du sr Reigniau, nous avons l'honneur de vous adresser les noms des trois sujets que nous croyons les plus capables de remplir cette place. Ce sont les sieurs : François-Joseph Warocquier, maître ès arts et en chirurgie ; Dupont, maître en chirurgie ; et Tilman, maître en chirurgie.

Nous vous prions de vouloir bien en faire la présentation au Roi, conformément à l'article 30 de la déclaration de S. M. en datte du 1er juin 1772, et nous saisissons cette occasion de vous réitérer les assurances des sentimens avec lesquels nous avons l'honneur d'être...

A. C. L., Aff. gén., c. 1282, d. 15.

551.

1787, 27 février. — *Dédicaces des thèses de chirurgie.*

Vu les requêtes présentées par Pierre Brielman et Alexandre-Joseph Vanderhaghen, tous deux élèves en chirurgie, afin qu'il vous plaise accepter la dédicace de la thèse qu'ils doivent respectivement défendre pour leur admission à la maîtrise du corps des chirurgiens de cette ville, et l'ordonnance par laquelle vous demandez mon avis.

Aux termes, Messieurs, de l'article 83 de la déclaration du Roi du 1er juin 1772, tous élèves en chirurgie qui veuillent en acquérir la maîtrise doivent soutenir un acte public dont les points à insérer dans la thèse sont déterminés par le lieutenant du premier chirurgien du Roi, de sorte qu'ayant une fois accepté sans cause ou raison extraordinaire, la dédicace d'une ou deux thèses qui vous auront été présentées par des particuliers, il ne manquera jamais de prétextes aux candidats successeurs pour former la même demande chaque année, ce qui deviendroit frayeux à votre administration, sans donner plus de relief aux élèves, parce qu'étant tous également distingués, aucuns ne pourroient se flatter d'avoir obtenu une préférence sur d'autres. Au surplus, tous élèves en chirurgie ne peuvent obtenir la permission de soutenir l'acte public dont il s'agit sans être munis de certificats pareils à ceux joints aux requêtes des supplians. Pourquoy, Messieurs, je requiers qu'il soit déclaré sur chacune des requêtes cy-dessus que tous élèves en chirurgie étant dans le cas de soutenir, le jour de leur réception et de prestation de serment, un acte public sur les points déterminés par la thèse, il n'eschet d'accorder aux candidats de cette année aucune distinction de préférence sur ceux qui pourroient se présenter dans les années subséquentes pour remplir le même objet. — Fait ce 27 février 1787. Du Chasteau de Willermont.

En marge : Suivi pour les deux le 3 mars 1787. M. de Grimbri.

A. C. L., Avis du Procureur syndic, n° 5931, année 1787, p. 34.

552-556.

1787, 10 mars. — 1790, octobre. — *Élections de Prévôts du Collège.*

I. — Dans notre assemblée générale d'aujourd'hui 10 du mois de mars 1787, conformément à l'article 51 de la déclaration du Roi portant règlement pour les corps et collèges de chirurgie des villes de Flandres, qui ordonne d'élire tous les ans un prévôt ; en conséquence, tous les maîtres convoqués pour procéder à ladite élection, la plus grande partie des voix sont réunies en faveur de M. Pionnier l'aîné, pour entrer en fonction le premier lundi d'octobre de la présente année. Fait dans notre chambre de jurisdiction ordinaire. Ce jour, mois et an que dessus. Étoient signés : L. Chastanet ; F. Vandergrach, doien ; J. Quittez ; Waroquier père ; Pionnier ; Hevin ; Chastanet fils ; M. Tilman ; Ducret ; Pionnier le jeune ; Delacourt ; Waroquier fils. Plus bas était écrit. Pour copie conforme à l'original. Signé : Fr. Elie. Brulois, greffier.

Ledit jour huit *(sic)* dudit mois de mars 1787, le sieur Pionnier l'aîné, ci-dessus nommé prévôt, a prêté en nos mains le serment dont est tenu pour raison de sa charge de prévôt à l'effet de pouvoir en exercer librement les fonctions. Signé : L. Chastanet.

II. — Élection du s^r Tilman, 10 mars 1788.

III. — Élection du s^r Quittez fils, 10 mars 1789.

IV. — Élection du s^r Quittez père, remplaçant son fils décédé, septembre 1790.

V. — Élection du s^r Marchand, octobre 1790.

A. C. L., Reg. aux chirurgiens, n° 26, f. 101 à 104.

557.

1787, 2 juillet. — *Examen d'un remède secret* [1].

Dans notre assemblée générale du lundi 2 juillet 1787, convoquée pour la communication d'une lettre de MM. les Administrateurs de l'hôpital général touchant le remède du sieur abbé Quiret contre la maladie de la gale, nous avons unanimement décidé que ce remède ne pouvoit être jugé que d'après l'expérience, et que pour l'apprécier convenablement, il étoit nécessaire que l'épreuve en fut faite sur un certain nombre de malades sous les yeux de quatre membres du collège. En conséquence le collège a nommé MM. Quittez père et Delacourt, prévosts en charge, Pionnier, oncle et neveu, afin de poursuivre l'administration du remède du sieur Quiret et faire ensuite le rapport de leurs observations, afin que l'assemblée soit en état d'établir une opinion certaine sur la valeur dudit remède ; et pour ne négliger aucun moyen de le bien juger, il lui a paru qu'il convenoit que MM. les administrateurs obligeassent ledit sieur abbé Quiret, ainsi que les médecins et chirurgien de l'hôpital général de se trouver présents aux assemblées des quatre commissaires dénommés par le collège afin de mieux établir la juste confiance que mérite un remède d'où dépend la santé et souvent la vie des malades. — Fait à Lille, dans notre Chambre de juridiction ordinaire, les jour, mois et an que dessus. Il est ainsi. Brulois, greffier.

Archives hospitalières de Lille, fonds XVI, F. 4.

558.

1787, 18 août. — « *Touchant l'état du médecin et chirurgien juré et leur état d'honoraires* ». — Ledit jour 18 août 1787, la Loy assemblée, on a fait rapport qu'il seroit important de faire remettre en vigueur une résolution prise le 18 juillet 1761 pour empêcher les abus qui se commettent en les états de médecins et chirurgiens jurés de cette ville. La matière mise en délibération il a été résolu de charger le greffier criminel de faire exécuter ladite résolution.

A. C. L., Reg. aux résolutions, n° 67, f. 186 v.

---

1. Voir au sujet de ce même remède secret, E. LECLAIR, *Histoire de la Pharmacie*, pp. 136 et 325.

559-560.

1789, 2-14 février. — *Lettre de M. Esmangart, intendant de Flandre, et réponse du Magistrat, au sujet de la mortalité des femmes en couches.* (Voir : *Un chapitre* etc., p. 95).

561.

1789, 4 mai. — *Droits d'examens indûment perçus.*

Vu les pièces du différent d'entre les sieurs Marchand, Quittez père et fils, Vraux, Brielman, Vanderhagen, maîtres chirurgiens en cette ville, demandeurs par requête du 6 9bre 1788 d'une part, les prévôts et receveur du collège de chirurgie, signifiés deffendeurs d'autre part, et votre sentence interlocutoire du 16 février dernier par laquelle vous demandez mon avis.

Il est reconnu, Messieurs, au procès que les signifiés ont perçu des droits sur les candidats qui ne sont point authorisés par la déclaration du Roy du 1er juin 1772 et c'est certainement un abus. C'en est encore un autre d'avoir fait payer des droits de présence pour des personnes non seulement absentes mais domiciliées dans une autre ville, ce qui prouve leur intention de ne plus revenir en celle-cy, circonstance pour laquelle ils ne doivent plus être comptés parmy les membres du collège pour les charges ou bénéfices et qui ne permettoit point à ceux qui en ont la direction de les percevoir pour la bourse communne. C'est en vain que les signifiés se replient sur l'usage, sur la conduite de ceux qui les ont précédés dans les charges, qu'ils disent n'avoir fait que suivre ; de part et d'autre c'étoit un abus qu'ils devoient réprimer parce que un abus n'en couvre point un autre et que celuy qui le réitère n'est pas moins répréhensible que celuy qui luy a donné l'être. Mais les demandeurs avoient-ils qualité pour intenter une action dans la forme de leur requête du 6 novembre 1788 ? L'article 3 du titre 10 de la coutume qui traite des actions et ajournements personels dispose que celuy qui n'a point de qualité ou qui narre sa demande de fausses causes, doit décheoir de l'instance et être condamné aux dépens.

En partant de cet article de coutume précis et clair, les demandeurs qui n'ont aucun intérêt personnel dans le fait devroient subir la peinne qu'il prononce. Mais en s'attachant au bien public qui demande que l'on favorise les accès d'une profession aussi laborieuse, aussi utile et prétieuse à l'humanité, qu'on diminue autant qu'il est possible les fraix de ceux qui s'y adonnent, pour exciter de plus en plus l'émulation, on doit sçavoir gré aux demandeurs d'avoir donné à connoître un abus qu'il est essentiel de réprimer et sous ce point de vue, ils ne doivent point encourrir de condamnation aux despens, qui est la peinne des plaideurs téméraires.

Les parties ont respectivement des torts, les uns sur le fond, les autres dans la forme ; le collège et la bourse commune a profité des droits de présence qui ont été perçus pour les absents, dans cette circonstance, et vu que ce sont tous membres du collèges qui sont parties en cause, entre lesquels il est important que la paix règne, on pourroit par ces considérations les rétablir en ordonnant aux parties une comparution pour leur être proposés des points d'office qui consisteroient dans celuy que les fraix du procès seroient supportés par la bourse commune du collège en leur ordonnant pour l'avenir de se conformer exactement à la déclaration du Roy du 1er juin 1772.

Pourquoy, Messieurs, j'estime qu'il en doit être ainsi ordonné. — Fait le 4 may 1789. — Caulier.

En marge : Le 30 juillet 1789 on a ordonné une assemblée générale de tous les maîtres et suppôts du corps des chirurgiens à l'effet d'appercevoir les moyens de faire exécuter la déclaration du Roi du 1er juin 1772 et faire cesser les abus mentionnés au procès. — Desmazures.

A. C. L., Avis du procureur syndic, n° 5953, année 1789, p. 124.

562.

1789, 22 mai. — *Exercice de la chirurgie par un chirurgien major.*

Vu les pièces du procès d'entre les lieutenant du premier chirurgien du Roi, et prévot du corps et collège des chirurgiens, demandeurs par requête du 6 may 1788 d'une part, le sieur Ségard, chirurgien major de la citadelle de cette ville, signifié et défendeur d'autre, ensemble l'ordonnance par laquelle vous demandez mon avis.

Il est bien prouvé, Messieurs, par les enquêtes respectives, que le défendeur a exercé la chirurgie sur des personnes domiciliées en cette ville et dans sa châtelenie ; vous avez même sur ce point l'aveu dudit défendeur. Aussi je ne doute pas qu'en demandant mon avis sur l'objet qui divise les parties, vous n'avez pas eu l'intention de vous faire procurer de plus amples éclaircissemens sur ce fait, mais bien et seulement celle de savoir s'il existoit quelques réglemens relatifs aux droits et fonctions des chirurgiens majors soit des hôpitaux, soit des châteaux forts ou citadelles, par lesquels ils auroient été autorisés d'exercer leur art avec la même liberté que les maîtres admis par les collèges. La déclaration du Roi du 1er juin 1772 portant réglement pour les corps et collèges des maîtres en chirurgie des villes de Flandres dit qu'aucune personne ne pourra exercer la chirurgie ou partie d'icelle dans les villes du ressort du parlement, même dans les lieux privilégiés ou prétendus tels, s'il n'a été approuvé et reçu par le lieutenant du premier chirurgien et par les maîtres en chirurgie dans le département duquel il voudra exercer. Cette disposition telle générale qu'elle soit ne peut rendre sans effet le brevet du 2 avril 1785 par lequel le défendeur a été pourvu de la place de chirurgien major de la citadelle, pour y exercer les fonctions annexées à cet état.

Il reste donc à savoir si, à la faveur de ce brevet, le défendeur ou tous autres semblables brévetés, peuvent exercer cette profession sur toutes autres personnes que celles établies et domiciliées dans les hôpitaux, citadelles, forts ou châteaux. Le réglement du 1er juin 1772 ne fait aucune mention de semblables brévetés, mais un arrêt du Conseil du 28 septembre 1749 publié et affiché dans le département de Metz, peut servir de guide dans la décision à porter en la présente cause. Il y est fait défense aux chirurgiens majors des hôpitaux militaires, de faire aucuns pansemens, ni opérations de chirurgie sur les habitans des villes où ils sont établis, à peine de 500 livres d'amende, à moins qu'ils ne se soient fait aggréger dans les communautés de chirurgiens dans la forme prescrite. L'article 4 de cet arrêt allège les formalités à remplir par ceux des chirurgiens majors des hôpitaux qui voudront se faire aggréger aux communautés de chirurgiens des villes, sans doute par qu'on les croit plus instruits que ceux placés dans les citadelles, forts ou châteaux.

Aussi par l'art. 8 de ce même arrêt, Sa Majesté déclare qu'elle n'entend pas que les chirurgiens majors des citadelles, réduits, forts et châteaux et autres endroits particuliers, puissent profiter du même avantage ; il y est dit au contraire que les chirurgiens de cette dernière classe, ne pourront exercer la chirurgie que dans les lieux seulement où ils sont établis, et non dans les villes ausquelles ces lieux sont attachés, qu'en subissant tous les actes et en payant les droits que payent les autres aspirans. Quoyque ce même article fasse mention expresse de la ville de Lille, relativement à l'aggrégation, dans les cas prévus, des chirurgiens majors aux collèges de chirurgie établis dans les principales villes du royaume, il est certain que le susdit arrêt n'a point été envoyé en cette province et que même M. l'intendant a refusé d'y mettre son attache quoyqu'on lui en ait procuré un exemplaire imprimé, en annonçant qu'il ne pouvoit le faire à moins qu'il ne lui fut addressé par le ministre. Mais les dispositions qu'il contient jointes aux défenses générales portées par le susdit article 8 du titre 2 de la déclaration du Roi du 1er juin 1772 suffisent pour décider que le défendeur, n'étant point aggrégé au collège de cette ville, n'a pû exercer la chirurgie dans l'arrondissement dudit collège, du moins au dehors du lieu où il est placé en vertu de son brevet et sur des personnes qui ne sont pas domiciliées dans le même endroit. Cependant comme il paroit assez que ledit défendeur ne s'est point annoncé comme chirurgien autorisé à exercer publiquement la chirurgie dans tous les lieux où il seroit invité de se rendre, au point qu'il ne s'y est transporté que vers cinq ou six malades depuis l'époque de son établissement à la citadelle qui datte du 2 avril 1785 et ce à la sollicitation de ses amis, au point qu'il n'étoit point dans l'usage d'exiger des salaires pour services rendus aux malades, et qu'il s'est contenté de recevoir les sommes qu'on lui a présentées à titre de reconnoissance de ses soins et voyages ou de restitution de déboursés pour drogues livrées, je pense qu'on pourroit le dispenser de l'amende.

Pourquoy, Messieurs, je requiers qu'il soit donné acte aux demandeurs de la déclaration faite par le défendeur, qu'il n'a point exercé ni prétendu exercer la chirurgie dans cette ville et châtelenie, en sa qualité de chirurgien major de la citadelle, mais seulement donner gratuitement ses conseils et indiquer ou administrer à titre d'humanité, les pansemens et remèdes propres à procurer la guérison à quelques personnes en petit nombre que ses amis l'avoient engagé de voir, sous prétexte souvent qu'elles étoient abandonnées par les gens de l'art; qu'il lui soit néantmoins fait défense de récidiver sous tel prétexte que ce puisse être et d'exercer la chirurgie ailleurs que dans le lieu où il est établi en qualité de chirurgien major et sur les personnes y domiciliées, sans pouvoir faire aucuns pansemens ou opérations de chirurgie sur les habitans de cette ville et dans le surplus de l'arrondissement dudit collège, jusqu'à ce qu'il y ait été aggrégé et que suivant ce les parties soient mises hors de cours, et le défendeur néantmoins condamné aux dépens. Fait ce 22 may 1789. Du Chasteau de Willermont.

En marge : Le 3 juillet 1789, on a ordonné une comparution pour accommoder les parties. M. H. Desmazures

A. C. L., Avis du Procureur syndic, n° 5953, année 1789, p. 103.

563.

1789, 31 juillet. — *Enregistrement d'une commission de prévôt.*

Vu la requête de Jean-Baptiste-Ignace-Joseph Quittez fils, maître en chirurgie, afin qu'il vous plaise ordonner que la commission de prévôt jointe qu'il a obtenu du collège de chirurgie soit enregistrée au greffe de ce siège et l'ordonnance par laquelle vous demandez mon avis. La commission, Messieurs, du supliant se trouve faite suivant le prescrit de l'article 53 de la déclaration du Roy du 1er juin 1772 registrée au Conseil supérieur de Douay le 3 juillet de la même année. Pourquoy, Messieurs, je requiers qu'il soit ordonné que ladite commission sera registrée au greffe du procureur syndic pour par le supliant jouir de l'effet d'icelle. Fait le 31 juillet 1789. Caulier.

En marge : Suivi le 31 juillet 1789.

A. C. L., Avis du Procureur syndic, n° 5953, année 1789, p. 126.

564.

1790, 1er octobre. — *Commission du prévôt des chirurgiens.*

Nous maire et officiers municipaux de la ville de Lille, à tous ceux qui ces présentes lettres verront, salut. Savoir faisons que le sr Quittez père ayant été nommé à une place de prévôt en la communauté des maîtres en chirurgie de cette ville, nous lui avons accordé le présent mandement pour lui donner pouvoir d'établir, conjointement avec son collègue, les contraventions. Ils nous feront rapport à l'effet d'y être par nous pourvu ainsi qu'il appartiendra. En foi de quoi, ouï le procureur de la commune, nous avons fait signer ces présentes par notre secrétaire greffier et y fait apposer le contre scel de cette ville, le 1er octobre 1790.

A. C. L., Reg. aux chirurgiens, n° 26, pièce détachée.

565.

1791, 9 novembre. — *Lettre des administrateurs du directoire du district de Lille aux maire et officiers municipaux sur la police de la chirurgie.*

Messieurs. Une fausse interprétation de la loi du 17 mars dernier, portant suppression de toutes les maîtrises, jurandes, et établissement de patentes, a donné lieu à l'introduction d'un abus, qui deviendroit infiniment préjudiciable, s'il n'étoit promptement réprimé. Quelques particuliers ont pensé qu'une liberté indéfinie étoit accordée à chaque individu, d'embrasser telle profession qu'il lui plairoit, en se soumettant à payer les droits imposés par cette loi. Des municipalités ont donné dans leur sens, et munis des certificats qu'elles leur ont délivrés, ils se sont procurés des patentes, au moyen desquelles ils se permettent d'exercer publiquement la chirurgie et l'art des accouchemens, sans avoir passé par aucune des épreuves exigées par les réglemens, sans avoir justifié de leur expérience, ni de leur capacité. Il faut peu réfléchir sur les suites d'un pareil système, pour sentir qu'il deviendroit bientôt la source d'une multitude d'inconvéniens très graves. La chirurgie et l'art des accouchemens tiennent, en quelque manière dans leur dépendance, la santé, la vie même des citoyens ; et si le paiement du prix d'une patente suffisoit seul pour être autorisé à les exercer, le peuple ne tarderoit pas d'éprouver les funestes effets de l'impéritie de la plupart de ceux dont il réclameroit les secours dans les maux auxquels la nature nous a rendus sujets. Il y seroit d'autant plus exposé, qu'accoutumé à ne voir s'adonner publiquement à ces professions, que des personnes dont l'expérience et les talents ont été soigneusement constatés, il supposeroit avec fondement qu'on en auroit usé de même envers celles qui y seroient admises à l'avenir ; et très souvent il deviendroit victime de sa confiance et de sa crédulité.

Au surplus, c'est mal interpréter la loi du 17 mars dernier, que de croire qu'elle ait dégagé de toute espèce de formalités l'admission à l'exercice de toutes les professions généralement quelconques. Elle porte, article VII : *il sera libre à toutes personnes de faire tel négoce, ou d'exercer telle profession, art ou métier qu'elle trouvera bon ; mais elle sera tenue de se pourvoir auparavant d'une patente…. et de se conformer aux réglemens de police qui sont ou pourront être faits.* Elle a donc voulu que les professions qui, par leur objet, sollicitent une surveillance plus particulière de la part de la police, continuâssent d'y rester soumises. On ne peut douter que celles qui ont quelque rapport avec la sûreté de notre existence, ne soient de ce nombre, puisque d'après la loi du 17 avril suivant, il ne peut être délivré de patentes pour les préparations, vente et distribution des drogues et médicamens, qu'à ceux qui sont ou qui pourront être reçus à l'exercice de la pharmacie. Or, la profession qui s'occupe de la composition des remèdes n'importe pas plus à la santé des citoyens que celle qui en prescrit l'usage.

Pénétré de ces vérités, et sentant combien il est intéressant pour l'humanité qu'elles ne soient point méconnues, le Directoire du département a usé du pouvoir qui lui est délégué par la Constitution, pour empêcher, autant qu'il étoit en lui, les progrès d'un système contraire. Il a, en conséquence, pris le 22 du mois d'octobre dernier un arrêté, par lequel il déclare « provisoirement et jusqu'à ce que le Corps législatif ait statué définitivement, qu'aucune personne ne peut exercer la chirurgie, s'il n'a été approuvé et reçu de la manière indiquée par les loix et réglemens concernant cet art, et notamment par la déclaration du premier juin 1772 ; défend à tous autres, sous les peines portées par lesdits réglemens, d'exercer aucune partie de la chirurgie, sous prétexte qu'ils en auroient acquis le droit en se munissant d'une patente, leur enjoint, en conséquence, de la remettre aux secrétariats des districts, pour être remboursés du prix qu'ils en auroient payé. »

Vous sentez, Messieurs, qu'il est de la plus grande importance que cet arrêté soit ponctuellement exécuté. Nous vous prions, en conséquence, de veiller avec soin à ce qu'il ne soit délivré, dans votre commune, aucun certificat propre à obtenir une patente pour l'exercice de la chirurgie, à moins que le particulier qui en fera la demande, ne justifie qu'il a rempli toutes les formalités prescrites par les réglemens, et notamment par celui du premier juin 1772. Et s'il existoit maintenant dans votre arrondissement quelqu'un qui exerçât cette profession, sans avoir subi les épreuves indiquées par ces réglemens, vous voudrez bien vous faire remettre, et nous adresser sur le champ la patente qu'il s'est procurée, afin que nous puissions lui en faire rembourser le prix, s'il y a lieu.

Collection particulière.

566.

1792, 1ᵉʳ janvier. — *Tableau du Collège de chirurgie de Lille.*

Tableau du collège royal des maîtres en chirurgie de la ville de Lille, établi par la déclaration du Roi, donnée à Versailles le 1ᵉʳ juin 1772 et registrée le 3 juillet suivant, contenant les noms et demeures des lieutenant, prévôts, professeurs royaux, receveurs, doyen, greffier et maîtres en chirurgie composant ledit collège au premier janvier 1792.

Lieutenant du premier chirurgien du Roi, M. Claude-Léonard Chastanet.

Prévôts, MM. Marchand et Reigneaux.

Noms des professeurs royaux. M. Chastanet, pour la phisiologie et les principes en chirurgie ; M. Warocquier, pour les principes des mixtes et des médicamens ; M. Warocquier, pour les accouchemens, son fils adjoint ; M. Cuvelier, pour l'ostéologie et les maladies des os ; M. Delacourt, pour l'anatomie ; M. Pionnier, le jeune, pour les opérations.

Receveur, M. Louis-Joseph Dupont.

Doyen, M. Vandergracht.

Greffier, M. Bruloit.

Noms des maîtres en chirurgie, selon leur temps de réception.

Maître François Vandergracht, rue du Priez, le 24 mars 1745.

M. François-Élie Bruloit, rue Saint-Sauveur, le 26 août 1751.

M. Arnould-François-Joseph Warocquier, rue Saint-Jacques, le 27 novembre 1752.

M. Denis-Louis-Joseph Dupont, Marché-au-Verjus, le 21 novembre 1760.

M. François-Joseph Quittez, rue Françoise, le 5 août 1762.

M. Charles-Joseph Pionnier, rue Saint-Pierre, le 20 décembre 1764.

M. Philippe-Joseph Arnould, absent, le 31 janvier 1765.

M. Nicolas Marchand, rue des Malades, le 27 avril 1768.

M. Mathias-Joseph Tilman, rue du Priez, le 1ᵉʳ mai 1770.

M. Henri-Philippe Savarin, absent, le 31 mars 1772.

M. Charles-Joseph Reigniaux, place des Guinguant, le 15 février 1779.

M. Louis-François-Joseph Delacourt, rue Saint-Maurice, le 15 juin 1779.

M. Claude-Léonard-Joseph Chastanet, rue d'Amiens, le 11 décembre 1781.

M. François-Joseph Warocquier, place Sainte-Catherine, le 8 février 1782.

M. Joseph Ducret, rue de la Magdelaine, le 16 août 1782.

M. Charles-Alexandre Pionnier, rue Saint-André, le 5 juillet 1783.

M. François-Joseph Vraux, rue de la Clef, le 31 juillet 1783.

M. Eustache-Henry-Joseph Hevins, rue de Poids, le 8 juin 1786.

M. Pierre Brielman, Marché au fil de lin, le 13 mars 1787.

M. Alexandre-Joseph Vanderhaghen, place des Raigneaux, le 15 mars 1787.

M. Louis-Joseph Cuvellier, rue Royale, le 19 mars 1789.

M. F. Gadelin, rue d'Angleterre, le 30 mars 1789.

M. Pierre-Joseph Tison, rue de la Comédie, le 30 avril 1789.

Chambre de jurisdiction et collège des maîtres en chirurgie, place aux Bleuets.

Noms des experts. M. Cazenove, expert dentiste, rue du Curé.

M. Bernier, expert herniaire, rue des Fossés.

Noms des veuves. La veuve Jean-Baptiste de Block, rue du Marché-aux-Bêtes.

Noms et demeures des accoucheuses-jurées de la ville de Lille.

Dame Marie-Catherine Loyer, rue de la Halloterie.

Dame Marie-Angélique-Joseph Dupuis, rue des Étaques.

Dame Marie-Joseph Crevillez, rue de Fives.

Dame Marie-Thérèse Reynaud, rue des Béguines.

Dame Reine-Joseph Durieux, rue Saint-Genois.

Dame Arnould, rue de la Magdelaine.

Dame Barbe-Joseph Lerfé, rue du Pont-de-Roubaix.

Dame Marie-Barbe-Joseph Divoir, rue du Marché-aux-Bêtes.

Dame Catherine Heffelle, rue du Prietz.

Dame Françoise Monier, rue Saint-Nicaise.

Dame Alexandrine Viseur, au Vieux-Faubourg.

Présenté par Arnould-Joseph Vienne, clerc et concierge du collège des maîtres en chirurgie de la ville de Lille.

Collection particulière.

TABLE DES NOMS DE LIEUX

N. B. — Les chiffres renvoient aux *numéros* des Documents et non aux pages du volume.

Abbeville, 371.
Alençon, 193.
Allemagne, 286, 493.
Angleterre, 286.
Anvers, chambre des chirurgiens, 101.
Armentières, 268.
Arras, 171, 211, 371, 492.
Artois, 318, 389, 499 ; — intendant, 499.
Ascq, notaire, 491.
Avesnes-le-Comte, 276.

Bailleul, *Baillœul*, 39, 268 ; — hôpital, 39.
Bapaume, 201, 276, 277.
Béthune, 171.
Bohême (campagnes de), 492.
Bordeaux, *Bourdeaux*, 389.
Boulogne, Notre-Dame, 16.
Bretagne, 267.
Bruges, 168.
Bruxelles, 422.

Cambrai, *Cambray*, 212, 263, 275, 371 ; — hôpitaux, 168, 271.

Cambrésis, 156.
Cassel, 370.
Champagne, 246.
Contalmaison, *Cantalmaison, Cantelmaison*, 201, 211, 272, 276, 277.
Courtrai, 168.

Danemark, 286.
Douai, *Douay*, 168, 171, 211, 235, 252, 274, 318, 326, 346, 347, 349, 352, 371, 492, 521 ; — châtellenie, 356 ; — conseil supérieur, 458, 498, 563 ; — gouvernance, 96, 211 ; — parlement, 356 ; *voir* Flandre, parlement ; — Université, 217.
Dunkerque, *Dunquerque*, 156, 168, 456, 499.

Escluziers, 3.
Espagne, 286.
Esquermes, lieu de santé, 220 ; — pasteur, 121.
Estaires, 370.

Flandre, 129, 156, 165, 212, 268,

348, 370, 446, 458, 481, 499, 543, 552, 562 ; — hôpitaux, 279 ; — intendance, 247, 318, 499, 559, 560 ; — parlement, 164, 318, 329, 346, 349, 352, 356, 428, 444, 488, 491, 493.
Flandre maritime, 268.
Flandre wallonne, députés, 520, 521 ; — États, 519.
Fontenoy, bataille, 247, 250, 255.

Gand, 246, 422 ; — collège de médecine, 422 ; — hôpital, 422.
Grammont, curé, 55 ; — justice, 55.

Hainaut, *Haynault*, 156.
Halluin, barberie, 218.
Hazebrouck, 370.
Hollande, 286.

Italie, 286.

Le Vincourt, *Lerincour*, 235.
Lille, *passim* ; — bailliage, 246 ; — banlieue, 503 ; — Bapaume, 174 ; — Basse-Deûle, 188, 393, 503 ; — Blanc-Cheval (cabaret), 106 ; — Bleuets, 174, 245 ; — Bonnes Filles, 91, 174 ; — Bons-Fils, 188, 256, 390, 392, 393 ; — Brunin (salle du), 373 ; — chambre des visitations de procès, 444 ; — chapelle Saint-Côme et Saint-Damien, 88, 89, 91, 94, 166 ; — château, 53 note ; — Château neuf (prison royale), 393 ; — châtellenie, 53, 54, 188, 211, 229, 250, 274, 276, 318, 329, 353, 356, 370, 393, 503, 562 ; — cimetières, 502, 503 ; — citadelle, 115, 492, 493, 502, 562 ; — corps de gardes, 502, 503 ; — cour du Beau-Bouquet, 359 ; — école Stappaert, 174 ; — Écu d'Artois (cabaret), 276 ; — églises, 501 ; — faubourg de Courtrai, 91 ; de la Barre, 91 ; de Notre-Dame, 91 ; de Saint-Maurice, 91 ; de Saint-Pierre, 91 ; du Mollinel, 72, 77 ; — gouvernance, 23, 96, 114, 126, 264, 318 ; — Grande-Place, 358 ; — Haute-Deûle, 188, 393, 503 ; — hôpital Comtesse, 72, 246, 272, 274, 358, 484, 492, 493, 528 ; de Ganthois, 246 ; de la Charité, 456 ; des Marthes, 51 note ; général, 274, 287, 288, 312, 557 ; militaire, 220, 245, 246, 252, 257, 293, 435, 442, 443, 482, 483, 492, 494, 508, 522, 547, 548 ; Saint-Joseph, 288, 362, 493 ; Saint-Louis, 245, 252 ; Saint-Sauveur, 266, 274, 484, 498 ; — hôpitaux, 247, 501-503 ; — Hôtel de ville, 180, 236, 268, 373, 393, 439, 444, 501 ; — Jardin-de-l'Arc (cabaret du), 440 ; — Maison des anciens hommes, 245 ; — Maison-forte, 270, 390 ; — maisons religieuses, 501 ; — marché au fil de lin, 566 ; au verjus, 566 ; — paroisses, 501 ; — paroisse Saint-Étienne, 88, 89, 106, 161, 246, 289, 358, 413 ; Saint-Maurice, 271, 492, 493 ; Saint-Pierre, 91, 485, 491, 492 ; Saint-Sauveur, 97 ; — pasteur de Saint-André, 132 ; — Pères Augustins, 245, 251, 258 ; — Petit-Hôtel, 390 ; — place aux Bleuets, 247, 440, 481, 498, 522, 523, 528, 566 ; des Guingants, 566 ; des Raigneaux, 566 ; Sainte-Catherine, 566 ; — porte de Courtrai, 64 ; Desrigneaux, 64 ; Saint-Sauveur, 80, 81 ; — prison de l'Hôtel de Ville, 188 ; — prisons, 501-503 ; — Récollets, 274 ; — Repenties, 188 ; — riez de Canteleu, 71, 72 ; — Romarin (cabaret du), 271 ; — rue d'Amiens, 566 ; d'Angleterre, 235, 485, 566 ; de Cocqueret, 137 ;

.de Fives, 566 ; de la Clef, 566 ; de la Comédie, 566 ; de la Halloterie, 566 ; de la Magdelaine, 566 ; de Poids. 566 ; des Béguines, 566 ; des Étaques, 566 ; des Fossés, 566 ; des Jésuites, 430 ; des Malades, 70, 544, 566 ; des Saluteaux, 78, 79 ; des Vieux Hommes, 440 ; du Bourdeau, 94 ; du Marché-aux-Bêtes, 566 ; du Molinel, 160, 276 ; du Nouveau-Siècle, 176 ; du Pont-de-Roubaix, 566 ; du Priez, 566 ; Françoise, 566 ; Grande-Chaussée, 329 ; Royale, 362, 566 ; Saint-André, 566 ; Saint-Étienne, 161, 176 ; Saint-Genois, 566 ; Saint-Jacques, 566 ; Saint-Maurice, 566 ; Saint-Nicaise, 566 ; Saint-Pierre, 566 ; Saint-Sauveur, 566 ; — sœurs de la Magdeleine, 270, 390, 393 ; — tour Saint-Pierre ou des insensés, 188, 270, 393 ; — tour Martin, 64, 72 ; - Trinité, 53 note ; — Urbanistes, 440 ; — Vieux-Faubourg, 566 ; — Vignette (la , 91.
Luserches, 15.
Lyon, *Lion*, 267, 427, 494 ; — chambre des chirurgiens, 101.

Malines, Grand Conseil, 151.
Mametz, curé, 272.
Marcq-en-Barœul, 218
Marquette, abbaye, 168, 389 ; — rivage, 97.
Merville, 370.
Metz, 562 ; — hôpital militaire, 482.
Mons-en-Pèvele, 235.
Montpellier, 215, 217, 426, 492.

Neuville-en-Ferrain, 118 ; - bailli, 118 ; — lieutenant, 118 ; — sage-femme, 118.

Orchies, 279 ; — châtellenie, 356 ;
— gouverneur, 96 ; — grand bailli, 274.

Paris, 106, 142, 157, 197, 213, 223, 250, 264, 267, 273, 305, 333, 386, 426, 458, 545 ; — Académie de chirurgie, 229, 236, 246, 251, 266, 274, 334, 335, 458 ; — Académie des sciences, 335 ; — Chambre des chirurgiens, 101 ; — École de chirurgie, 389 ; — Faculté de médecine, 178, 179 ; — Grand Conseil, 164, 165 ; — Hôpital général, 279 ; Saint-Côme, 422 ; Saint-Louis de la Salpétrière, 250 ; — hôpitaux, 213 ; — Hôtel-Dieu, 178, 179, 389, 422 ; — Jardin royal, 334 ; — Université, 215, 217, 522.
Phalempin, archives, 432.
Picardie, 211.
Portugal, 286.
Provence, parlement, 491.

Rennes, 267.
Rocourt (Grand), 276, 277.
Rocroy, hôpital, 246.
Rome, 491, 492.
Roubaix, 116, 493 ; — bailli, 116 ; — lieutenant, 116 ; — médecin, 116 ; — sage femme, 116.
Rouen, hôpital militaire, 312.

Saintes, évêque, 389.
Saint-Omer, 456.
Saintonge, 389.
Seclin, 22.
Steenvoorde, *Steenfoort*, 370.
Strasbourg, 426 ; — hôpital militaire, 482.
Suède, 286.

Tourcoing, 106, 117 ; — bailli, 117 ; lieutenant, 117 ; — magistrat, 117 ; — médecin, 117 ; — opérateur, 116, 117 ; — sage-femme, 117.

Tournai, 168, 171, 192, 227, 246, 456 ; — Conseil souverain, 109 ; — parlement, 144, 145, 146, 147, 151, 153, 160.
Tournésis, 246.

Valenciennes, 168, 171, 346, 347, 349, 352, 371, 456 ; — hôpitaux, 213.
Vendin, seigneur, 150.

Verdun, 274.
Versailles, 234, 356, 367, 484, 498, 499, 511, 513, 514, 522, 528, 543, 549, 566.

Werwicq, *Werwy*, 61, 370.
Willem, 250.

Ypres, 267.
Ysenghien, 59.

TABLE DES NOMS DE PERSONNES

Acker (Hub.-Fr. van), 106.
Adrien, 491.
Agache (Jacques), 116.
— (Robert), barbier, 29.
Aigremont (D[lle] d'), *Dégrement*, 440.
Alard, 3.
Alavoine (Adr.-Fr.), renoueur, 276, 278, 428, 492, 519-521.
— (Georges), renoueur, 276-278, 428, 492.
— (Honoré), renoueur, 519-521.
— (Nic.-Fr.), ostéologiste, 519-521.
Alexandre (Adrien), chir., 194, 224, 253 ; maître du corps, 175.
— (Antoine), chir., 267.
— (Noël), chir., 253.
Allouet, chir.-chef de l'hôp. mil. des Augustins, 258.
Alos (Péronne), 106.
Andouillé, inspecteur des hôpitaux, 279 ; premier chirurgien du Roi, 541, 542, 548, 550.
Ansart (Ghislain), 150.
Anssart (Jacques), archer, 150.
Argenson (comte d'), secrétaire d'État, 318.
Arnould (D[e]), sage-femme, 566.
— (Jean-Jos.), chir., 253 ; maître du corps, 260.
— (Phil.-Jos.), chir., 435, 440, 566 ;

professeur, 447-455, 458, 484, 485.
Arnould (Vve J.-J.), 413.
Artus (Jacques), 13.
— (Jehan), 13.
Audenarde (d'), *voir :* Daudenarde.
Au Patin (Pierre), chir., 32.

Bacquez, 145.
Bagien, 305.
Bagnols (de), intendant, 160, 277.
Baillet (Fr.), peintre, 106.
— (Michel), doct. en méd., 43, 44.
Bailleul (Jean de), charpentier, 75.
Bailly, cuisinier, 440.
Barat, 491, 492.
Baratte (fr. Bonaventure), vicaire des Bons-Fils, 256.
Barbe, 440.
— (Jacques), 74.
Barbier (Jean-Gille), chir., 224, 253, 364, 365, 366, 372, 413.
Barlez (Ignace), *Barlé, Barlet,* doct. en méd., 112, 113 ; médecin-juré, 143, 160, 175.
Barrez, *Barez,* notaire, 491, 492.
Bastille, chir. maj., 312.
Bataille, chir., 186.
Bayart (Marcq), cuisinier, 106.
Bayens (Pierre), chir., 91.

Beaumont (Bern.), échevin, 175.
Becquart, 421.
Bécuwe, chanoine, 492
Béghin, échevin, 372.
Bérangé, chir.-oculiste, 389.
Bernard (Jacques), chir., 32 note.
— (Rogier), 58.
Bernier, expert herniaire, 566.
Bertin, trésorier des revenus casuels, 156.
Beudon (Gilles), chir., 40.
Bigo, *Bigot* (Ant.-Dom.), chir., 129; maître du corps, 152.
— (Ambr.), chir., 91, 102, 106, 109.
— (Charles), chir., 106, 109.
— (Michel), 102, 106-109.
— (Théodore), 102, 106, 109.
— (Wallerand), méd., greffier du collège de médecine, 143.
Blawart (Phil.), tabellion, 148, 149, 150.
Block (Vve J.-B. de), 566.
Blocq (Paul), 253-260.
Blondel (Gilles), lieut. de la gouv., 114
Boidin (Denis), chir., 44.
— (Grégoire), chir., 60, 62-64, 68, 70, 73.
— (Jehan), chir., 43.
— (Laurent), chir., 68.
Boisseau, doct. en méd., prof. à l'Univ. de Douai, 217.
Bonose (Étienne), chir., 32 note.
Bos (Jehan du), chir., 14.
Boucher, avocat, 346.
— (Pierre-Joseph), méd., 216, 217, 219, 221, 246, 251, 275 ; prof. d'anatomie et de chirurgie, 223, 226, 228, 236-242, 284, 285, 304, 333-335, 460, 499 ; méd. pensionnaire, 266 ; doyen des médecins, 491, 492.
Boudens, méd., 174.
Boudin, chimiste, 492.
Boulanger (Jean), 150.

Boulanger (Jeanne), marchande grossière, 150.
Bouloigne (Jean de), cirier, 106.
Boutoy (F.), 318.
Brabant (Guislain), cocher, 492, 493.
Brame, 491, 492.
Brassart (M.-A.-S.), Vve P.-J. Guffroy, 421.
Breteuil (de), 234.
Bridoul (Jean), doct. en méd., 44.
Brielman (Pierre), chir., 551, 561, 566.
Brisseau, 146.
Bruloit (François-Élie), *Brulois*, chir., 364, 370, 491, 499, 515, 566 ; greffier de la communauté, 458, 552, 557, 566.

Cabillaux, 516.
Calonne (de), intendant, 499, 520.
Cambier (Jean-Joseph), 143.
Cantaloupe (de), éch., 106.
Carbonnelle, 389.
Cardon (Charles), chir., 90, 91.
— (Jean), sayeteur, 94, 106.
Carpentier (Élisabeth), Vve J. Flahaut, 213, 214, 222.
— (H.), 142, 186.
— fils, méd., 196; méd. juré, 160, 196.
— père, méd. juré, 196.
Carton, sergent de la prévôté, 431.
Castellain (E.), 114, 116-118.
Caulier, 517, 561, 563.
Caullet (J.-C.), 203.
Caullier (veuve Henry), 91.
Caumartin (Lefebvre de), intendant, 499.
Cautmont (Mme et Mlle de), 389.
Cazenove (François), *Casenove*, chirurgien-dentiste, 426, 436, 437, 439, 566.
Chabin, 491, 492.
Chamillart, contrôleur des finances, 156, 165.
Champagnieu, directeur des hôpitaux, 247; inspecteur, 250.

Chaplet (Étienne), 127, 156.
Charlet (Charles), cordonnier, 186.
Chastanet, *Chastenet*, (Claude-Léonard), chir., 435, 552, 566 ; chir.-major, 442, 492 ; démonstrateur à l'hôpital militaire, 508, 509, 511-513 ; prof. de physiologie, 511-513, 533, 535, 566 ; lieutenant du 1ᵉʳ chir. du Roi, 566.
— (Léonard), chir., 279, 289, 313, 318, 364, 370, 413, 435, 515 ; chir. aide-major, 245 ; lieutenant du 1ᵉʳ chir. du Roi, 444, 458, 481, 491, 492, 494, 499, 508, 549, 552 ; maître du corps, 290.
Chasteau de Willermont (du), procureur-syndic, 278-280, 286, 313, 327, 339, 365, 369, 372, 389, 393, 406, 413, 420, 435, 437, 457, 459, 486, 496, 503, 508-510, 527, 551, 562.
Chastenet, *voir* : Chastanet.
Chawin, échevin, 160.
Chevalier, chanoine, 491, 492.
Cirez (Adrien-Joseph), expert dentiste, 371 ; tireur et nettoyeur de dents, 190.
Cointrel (Pierre), doct. en méd., 268 ; méd. pensionné, 287.
— syndic de la ville, 268, 270.
Collart, doct. en méd., 116.
Conches (de), 156.
Coppin (Hubert), échevin, 15 ; conseiller, 17.
— (Philippe), 13.
Cordier (Nicolas), chir., 39.
Corroyer, méd., 492.
Corsin (Philippe-Louis), 493.
Cotem, (Godefroy-François van), *Cottem (van)*, chir., 106, 109.
Courbé (Gille), 160, 250.
Courouwanne, procureur syndic, 196.
Courtecuisse (Charles-Louis), clerc de notaire, 148.

Couvreur (Charles-Adrien-Joseph), procureur, 262, 269, 277, 289, 428, 429, 430.
— (Charles-Guy-Joseph), praticien, 440.
— notaire, 440.
Crauwe (Pierre), chir., 11, 13.
Crépieul (Jacques de), chir., 34.
Crévillez (Marie-Joseph), sage-femme, 566.
Croix (Henry de), chir., 88.
Croix (de), *voir* Decroix.
Crombet, 422.
Cuvelier (Louis-Joseph), *Cuvellier*, chir., 566 ; prof. d'ostéologie, 566.
Cuvillon (M.), 88, 89, 91.

Dain (Jacques dou), Dain (du), *voir* : Dudain.
Dambre (Denis-F.), chir., 175 ; doyen des chirurgiens, 246.
— (Guislain), chir., 106, 109, 113.
— (Marie-Claire), 186.
— (Pierre-Joseph), chir., 160, 175.
Damiens (C.), 167, 170, 173, 174.
Danclu, chir., 364.
Daniel (Liévin), chir., 106.
Danis, 493.
Dassonneville (Jehan), poissonnier, 31.
Dassonville (Marie-Jeanne), *Dassonneville*, 132-142, 144-153, 491 ; cabaretière, 149.
Dathis, procureur, 160.
Dauchy (Constantin-François), prévôt des chir., 458.
Daudenarde (Jean), *Audenarde (d')*, 162, 163, 164 ; huissier au bureau des finances, 161.
Davaut, chir.-major, 250.
Deconinck (Étienne), chir., 106, 109.
Decorbies, 318.
Decroix (Henri), chir., 91 et note, 92.
— (Ollivier), *Croix (de)*, chir., 106, 109, 161.

Mém., XVIII. Hist. Chir.

Deffrennes, 544.
Defontaine (Barthélemy-François-Michel-Albert), chir., 186.
Defort, commis du procureur syndic, 244.
Defromont (Jehan), échevin, 17.
— (Jehan), *Dufromont*, chir., 21, 27.
Degrement (D^{lle}), *voir:* Aigremont (D^{lle} d').
Degruson (Josse), tavernier, 106.
Dehau, échevin, 364, 365.
Dehenne, greffier du collège des médecins, 407.
Dehond (Georges), *Hond (de)*, 61.
Delacourt (Louis-François-Joseph), *la Court (de)*, chir., 366; prévôt de la communauté, 552, 557; prof. d'anatomie, 509, 512, 513, 529, 531, 538, 566.
Delafosse, 1er chir. de la Reine, 246.
Delahaye (Maximilien), marchand, 225, 227, 231, 249, 265.
— (Quentin), notaire royal, 149.
Delannoy, doct. en méd. de Douai, 217.
— (Jean), 136.
— (Marguerite-Thérèse), 287.
Delaplace (Victor-Albert), conseiller au parlement de Tournai, 152.
Delatte (Franquet), 12.
Delattre (Jehan), échevin, 17.
Delau (Bonaventure-Joseph), maître-plombier, 440.
— garçon chir., à l'hôpital royal, 252.
Delavallée (E.), 245, 252, 255, 262, 265, 284, 310, 371, 422.
Delebarre (P.), doct. en méd., 113.
Delebecque (femme), 270.
Delecourt (Diérick), 91, 106.
Delecluse (J.-F.), 318.
— (L.-F.), 372.
Delefortrie (Jehan), conseiller, 17.
Deleport (frère Jean-François), discret des Bons-Fils, 256.

Deleporte (Jacques), 106.
Delerue (Marguerite), sage-dame, 116.
Deleruyelle (Piatin), chir., 23.
Delesaille, 270.
Delescluse (Joachim-Joseph, chir., 253, 364, 370; chir.-juré, 361-363.
— (Joachim-Joseph), minor, chir., 364, 370.
Delescluze (Jeanne), sage-dame, 117.
Deletombe (François), 106.
— (Jacques, chir., 91.
— (L.), 148, 149.
— (Pierre), chir., 147.
Delewalle (Ernoul), échevin, 15, 16.
Delignies (Mathieu), chir., 106, 109.
Delobel (Guy), 30 note.
— (Hubert), 150.
— (Jean), sergent du Roi, 150.
Delobelle (Antoine-Joseph), 493.
Delos, marchand filetier, 544.
Delouche, 280.
Delsart, 492.
Demarcq, 280.
Demasur, 433.
Demay (Nic.), organiste, 106.
Deneully (Guislain-Bernard), clerc de la prévôté, 176.
Derace (Venant), chir., 106, 109.
Derache (Ferdinand-Joseph), 492, 493.
— fils, 492, 493.
Derolie (Guillaume), conseiller, 17.
Derveau (Guilbert), chir., *voir:* Desreveaux (Guillebert).
Derveaux (Jean), 106.
Desbarbieux, échevin, 98, 100.
Descamps (Adrien), opérateur, 106, 280.
— (Hugues-François), chir., 117.
— (Jacques), 106.
Descaudin, 213.
Desègle, *Sègle (de)*, garçon perruquier, 358.

Desjardins (Remi), conseiller, 491, 492.
Deslobes (Jean-Domingo), 218.
Desmarescaux, 167.
Desmaretz, commis, 161.
— (Jean), *Dumarets*, chir., 106, 109.
— (Jehan), *Dumarés*, *Dumaretz*, chir., 67, 73, 91, 92.
Desmathieu, 491, 492.
— (Vve), 491.
Desmazures, 561, 562.
Desmet, chir., 515.
Desmilleville, méd., 492.
Desplancques (Mathieu), éch., 91.
Despré (Nicolas), 167.
Desprez (Jacques), 24.
Desreveaux (Guillebert), *Derveau (Guilbert)*, chir., 106, 109.
— (Jean), chir., 116.
— (Pierre), chir., 116.
Desruelle (Marie-Marguerite), *Desruelles*, 139, 148.
Destailleurs (Philippe), sergent au bailliage, 148.
Destevène (François), *Destevèle*, chir., 41, 43, 44, 79.
— (Jacques), chir., 79.
Deswerquins (J. Volant), trésorier du Magistrat, 142, 146, 188, 209.
Deteure (Venant), notaire, 106.
Deton (Louis), chir., maître du corps, 175.
Dewalers (Charles), *Walers (de)*, sergent de la prévôté, 106.
Dilly (Rose), 287.
Dirat (Louis), chir., 188, 205.
Divoir (Marie-Barbe-Joseph), sage-femme, 566.
Dommessent (Vincent), échevin, 17.
Doucet, doct. en méd., 116.
Douchet (J.-B.), *Doulcet*, doct. en méd., 106 ; méd. juré, 112, 113, 143.
— (Robert-François), méd. juré, 175.

Doutreleauwe (Jehenne), matrone, 75.
Dubancq (Albert), chir., 91, 106.
Dubois de Quéna, procureur, 491.
— (François-Joseph), chir., 213, 214, 222, 253, 279.
— (Isabeau), sage dame, 116.
— (Pierre-Fr.), marchand, 148.
Dubrusle, chir., 41.
Duché (Charles), tavernier, 106.
— (femme Charles), 106.
Ducoudray (Mme), sage-femme, 462-480.
Ducoulombier (Baltazar), chir., 117.
— (Philippe), chir., 117.
Ducret (Joseph), chir., 547, 548, 552, 566.
Ducrocq, *Ducrot*, méd. juré, 270, 370.
Dudain (Jacques), *Dain (J. dou)*, *Dain (J. du)*, chir., 9, 10, 12.
Duforest (Marie-Claire), 150.
Dufrénoy (Christophe), chir., 106, 109.
Dufromont (J.), *voir*: Defromont.
Dugand (Alexis), chir., 106.
Dujardin (Jacques), lieutenant de Roubaix, 116.
Duhamel, procureur, 106.
— (J.-B.-J.), 177.
Duhem (Étienne), chir., maître du corps, 152.
Dumarés, Dumarets, Dumaretz, *voir*: Desmaretz.
Dumaretz (Toussains), chir., 106, 109.
Dupont, chir. juré de Tournai, 246.
— (Denis-Louis-J.), chir., 406, 440, 491, 492, 499, 550, 566 ; prévôt de la communauté, 458 ; prof. d'ostéologie, 447-455, 458 ; receveur de la communauté, 566.
Dupret, lieutenant de la Gouvernance, 96, 116-118.
Dupuis (Marie-Angélique-Joseph), sage-femme, 566.

Dupuis (Philippe), *Dupuich*, chir., 106, 109, 129, 170, 318 ; chir. juré, 196 ; doyen des chirurgiens, 175.
— (Pierre-François), 250.
Duquesne de Surparcq, 502, 527.
Duret, capitaine de la chaîne à la citadelle, 492, 493.
— (Vve), 493.
Durieux (Reine-Joseph), sage-femme, 566.
Duriez (Luc), chir., 80.
— notaire, 440.
— vicaire de Saint-Étienne, 289.
Durot (Louis-François), *Rot (du)*, prêtre, 272.
Duthoit (Jean-Gilles), chir., 91, 106, 109, 112.
Dutrié (Gilles), 106.
Duvinage (Pierre), *Duvinaige*, échevin, 16.

Éloi, 492.
Empis (Philippe), seigneur de Vendin, 150.
Englegrave (Marie), 106.
Esmangart, intendant, 541, 542, 545, 559, 560.
Étienne (père), récollet, 492.

Farvacq (Guillebert), échevin, 91.
Farvacques (J.), 96.
Fauchille (Bernard), 218.
Faucompret (Gilles), 288.
Fauquemberg (H.), huissier d'échevins, 228, 247.
Fauvel, méd., syndic du collège, 286.
Favier (François), febvre, 106.
Fernet (Adrien), paucheur, 201.
— (Étienne), 201, 211, 272.
— (Siméon), 272.
Ferret (Loys), chir., 78.
Flahaut, *Flahault* (Gilles), chir., prof. d'anatomie, 177-185, 200.
— (Jacques), chir. juré, 196, 204, 205, 207, 208, 210, 213, 214, 217.

Flahaut (Jean-François), 205.
— (Vve Gilles), 185.
— (Vve Jacques), *voir :* Carpentier.
Flamen (Marie-Louise), 150.
Flandres (Gilles de), sergent d'échevins, 110, 123.
Flores (François), chir., 186.
Fontaine (François), *Fontaine (de)*, *Fonteine (de)*, chir., 106, 109, 112, 129 ; sous-doyen du corps 160.
Forestier, médecin du Roi, 389.
Foucquier, 107.
Fourmestraux (Robert), 90.
Fournaux (Pierre-Jean), prévôt de la chaîne à la citadelle, 493.
Fournier (frère Charles-Antoine), minime, 225, 265.
Foyez (Pierre), bourreau, 431-434.
Franquette (Isabelle), 11.
Fremault (Philippe), échevin, 15, 16.
— (Jehan), échevin, 17.
Froitmont (Jehan de), chir., 15.
Fruict, conseiller, 98, 100, 103, 211 ; échevin, 260.

Gadelin (F.), chir., 566.
Galand, doct. en méd., 116, 117.
Gand (Alexis du), 109.
Garaud, commissaire des guerres, 246.
Garcia (J.-Fr. de), méd., chir., 230.
Gaube (Antoine), 389.
Gaucquier (du), 146.
Gellé (Jude), *Gelé*, chir., 209, 413.
Géry (Anthoinette de), matrone, 74.
Ghesquier (Pierre), *Ghuesquier*, 162, 164.
Ghesquiers (Antoine-Joseph), apothicaire, 440.
Ghestem (J.-B.), 137, 148.
Ghewiet (de), v^{ve} J. Wartel, 295.
Ghysbrecq (J.-B.), 148.
— (Simon-Joseph), clerc de notaire, 148.
Gilles (J.), 90, 95.

Glorian (Michel) fils, 148.
— (Michel), marchand de vin, 140, 148.
Glorieux (Jacques), 26.
— (Simonnet), barbier, 26.
Gobert (J.-B.-Dom.-J.), 493.
— (Marie-Cath.-Jeanne de), 440.
Godart (J.), 144.
Goudeman Destevèle, d'Estevèle, (Philippes), 147, 153, 167, 170, 174, 186, 223-225, 246, 251, 254, 263, 265, 267, 268, 275, 277.
Gravelin (Angélique-Joseph), 407.
Gravelines (Jehan de), chir., 43.
Grenet, 203, 212, 231, 281, 285.
Grenu, échevin, 109, 216.
Grimbri (de), voir : Lespagnol.
Griel, échevin, 372.
Gropierre (Martin), 106.
Groulois (Jean), 106.
Guffroy (Jean-François), Guffroi, chir., 152, 175 ; chir.-juré, 188, 189, 196, 199, 205, 207, 209, 213, 250, 270, 318, 421.
— (Philippe-Joseph), chir.-juré, 194, 199, 204, 205, 207, 208, 210, 224, 318, 328, 353, 364, 394, 413, 420 ; lieutenant du 1er chir. du Roi, 232, 234, 243, 329, 359, 367, 370.
Guilleman (Joachim), chir., 41.
Guisbrecq (J.-B.), chir., 106, 109.

Handgrave (Martin), Hannegrave, 91, 92 ; doyen du corps, 102.
Hanguillart, chir., 515 ; prévôt de la communauté, 508.
Haze (Nicolas), sergent d'échevins. 89, 99.
Heffelle (Catherine), sage-femme, 566.
Hellin (Jean), 116.
Hennart (Antoine), Henniart, chir., 88, 91 et note.
Henneton (Marc-Antoine), Heneton, Hesneton, 133, 136, 141, 146-149,

151 ; cabaretier, 143 ; sayeteur, 152.
Hennin (Jacques de), 121.
Hennion, méd., 259.
Hériguer (Adr.-Fr.-Nic.), conseiller, 320, 324-326, 350.
Herreng (B.), procureur-syndic, 106, 115, 119, 129, 132, 141, 142, 228, 230, 231, 235.
— (H.-J.), 159, 168, 176, 177, 180, 200.
Herse, 440.
Hevins (Eustache-Henri-Joseph), Hevin, chir., 552, 566.
Hochart (Jacqueman), 30.
Hollande (Jean de), chir., 32 et note.
Hordret, avocat, 346, 355.
Houchard (Jean), 30 note.
Hudsebant (J.-F.), 218.
Huglo (Abraham), chir., 126.
Hulo (Anne-Marg.), 137, 148.
Humières (maréchal d'), 115.
Hurez (Jean-François), peigneur de laines, 138, 148.
— (Robert), 148.

Imbert, maître de l'hôpital Comtesse, 246.
Isabeau (N.-J.), chir., 234, 253, 318.
— sage-dame, 117.

Jacobs (Pierre), 422.
Jan (Noël), 52, 54.
Janssens (Pierre), Janses, chir., 102, 106, 109, 113.
Jard, accoucheur, 389.
Jean, barbieur, 91.

Kesselaer (Thomas), chir., 88.

Laaser (Guill.-Constantin), Laserre, oculiste anglais, 286, 288.
La Bare (Jehan de), 10.
— (Pierre de), 10.
Labbe (Étienne), chir., 44, 70-72 ; chir. de peste, 69.

Labbé (Jean), 279, 318.
La Buissière (Antoine de), *Labuissière, Labussière*, chir., 262, 279, 333-336, 360, 364, 365, 369, 435 ; prof., 499.
Lacoste (P.-A.), sergent, 176.
Lacroix (Nicolas), chir., 106, 109
Ladevèze (Étienne), chir. herniaire, 494-497.
La Faye (de), prof. de Paris, 389, 458.
La Houche (femme de), 106.
Lagache, 499.
Lainié (Frémine), mère aleresse, 30 note.
Lallar (Claude), chir., 119.
La Martinière (Germain Pichault de), 1er chir. du Roi, 346, 347, 349, 356, 367, 509, 511-514.
Lambert (Jean), échevin, 17, 24.
— (J.-B.), 279.
— (Michel), chir., 214, 250 ; maître du corps, 262.
La Peyronie (François de), 1er chir. du Roi, 232, 234, 318.
La Rablière (de), gouv. de Lille, 126.
La Riendrie (de), 432.
Laurent, commissaire des guerres, 252, 279.
— (Jean-Dominique), chir., 106, 109.
— (Laurent), *Laurens*, chir., 91, 106, 109.
— (Pierre), chir. juré 196, 198-200, 204-209, 279. 318 ; chir. des hôp. du Roi, 217.
Lauthier, 440.
La Vallé (R.), 372.
Le Bassée (Adam de), chir., 1.
Le Biau (Jacques), 156.
Le Blan (Jean-Louis), chir.-major, 115.
Leblancq (Louis), chir., 106, 109.
Lecat, chir.-major, 312.
Leclercq (Jacques), *dit* Mamet, 187
Le Cocq (Grard), 17.

Le Cocq (Jehan), mire et chir., 17.
Lecomte, chapel. de Saint-Étienne, 358
Le Cour (Donas de), 13.
Lecouvreur (Mme), 493.
Le Diacre (René), 121.
Leduc (François), serrurier, 493.
Leducq (Jean), sergent de la prévôté, 106.
Lefebvré, chir., 127.
— de Caumartin, *voir :* Caumartin.
— (D.), pasteur de Saint-André, 132.
— (Jean), chir., 81, 91.
Lefèvre (Michel), barbier, 33.
Lefort, 364.
Legay (Philippe), 106.
Legillon (Cornille), chir., 82.
— (Nicolas), *Le Gillon*, chir., 43, 44, 82
Legrand, notaire, 440.
Legroul (Grard), échevin, 15, 16.
Le Leu, *voir :* Le Mote (de).
Lemahieu (frère Adrien), discret des Bons-Fils, 256.
Lemaire (Pierre), *Lemesre*, chir., 106, 109.
Lemaître, 435.
Leman (Pierre), 117.
Le Marchant (Jérôme), *dit* le Waubert, 22.
Le Mestre (Grard), échevin, 17.
— (Hugues), chir., 32 note.
Lemieure (Marie-Agnès), 106.
Lemieuvre (Martin), doct. en méd., 42.
Le Monnier (François-Joseph), procureur, 160.
Le Mote (Jacques de), *dit* Le Leu, 12.
Léonnard, chir., 91.
Lepé (A.), 141.
Lepoivre, 352, 356.
Lepotes (Jehan), chir., 23.
Le Preudhomme, éch., 17.
Le Prévost 160.
— (Jacques), éch., 16, 17.

— 391 —

Lerch, chir.-major, 492.
Lerfé (Barbe-Joseph), sage-femme, 566.
Lerique (A.F.N.), conseiller, 352.
Le Roi, 437.
Le Rouge, chapelain de Saint-Pierre, 491, 492.
Leroux (Antoine), Le Roux, chir., 106, 109, 186.
— (Antoine), 117.
— (Veuve), 166.
Le Roy (H.-F.), procureur syndic, 191, 192, 194, 201, 213, 214, 216-219, 224, 226, 227, 231, 246, 251, 260, 262, 264, 265, 268, 269, 273, 277, 282, 286, 289, 308, 314, 319, 360, 365, 371-373, 389, 394, 407, 420, 421, 427, 428, 434 490, 502, 504, 518, 525, 540, 541, 547.
Le Rue (François de) doct. en méd., 41.
Le Ruyelle (Piat de), chir., 32.
Lesage, procureur, 235.
Le Sauch (Jacques), éch., 24.
Lesco (Anthoine), Lescos, Lescot, chir., 106, 109.
— chir., 253, 318, 328, 360, 363, 365, 370.
Lescutier (Grard), éch., 17.
Lesguillier, tavernier, 106.
Lespagnol de Grimbri, 219, 221, 369, 407, 486, 491, 551.
Lespillet (Nicolas), doct. en méd., 43, 44
Le Tombe (Jehan de), chir., 72, 73 et note.
Le Vasseur (Jehan), chir., 15, 16.
Levincourt (Pierre-Antoine-Joseph), Delevincourt, cordonnier, 289, 290
Le Waubert, voir : Le Marchand.
Liarre (femme Pierre), 118.
Libert (Mme), 235.
Liénard (J.-B.), procureur, 368, 432.
Lieutaud, 492.

Lippens (J.), greffier, 106, 110, 112, 113, 121, 123.
— (M.), 107.
Lombard, chir., 364.
Longuespé (Marie-Marguerite), Longuespez, 146, 149.
Lossignol, 492.
Louis XIV, 145, 318.
Louis XV, 356.
Louis XVI, 544.
Loyez (Marie-Cath.), sage-femme, 566.
Lusigny (Jehan de), chir., 77.
Lux (Pierre-François), chir. major, 122.

Madre (de) des Oursins, 145, 406, 438, 444, 445, 495, 524.
Maerten (Gille), rentier, 133, 148.
Mahieu (Marie), Vve de Navarre, 91.
— (Marie-Jeanne), 174, 191.
Malebrancque (Jehan), 52.
Mallet (Jacques), Mallé, garçon chir., 170.
Mallez (Catherine), 135, 148.
Malfait (J.-B.), bailli de Neuville-en-Ferrain, 118.
— (Simone), sage-dame, 117.
Mamet, voir : Leclercq.
Mannier, chir., 364-367.
Marchand (Nicolas), chir., 561, 566 ; prévôt de la communauté, 556, 566 ; prof. de maladies chirurgicales, 447-453, 485, 498, 513, 547-549.
Marche (Ph.-Hubert), maître du corps, 175, 318.
Mareschal, 1er chir. du Roi, 161, 165, 193, 199, 318.
Marez (Gilles du), chir., 58.
Marguerite, cuisinière, 235.
Markant (Robert), conseiller, 17.
Marquant (Jehan), échevin, 16.
Marseille (Jacques), maître du corps, 152.
Marsel (Jacques), chir., 106, 109.

Marsy (Balthazar), 117.
Martin (Jean), 150.
— (Nicolas), cordonnier, 150.
Massart, 247.
Maulde (J.-B. de), écuyer, 150, 151.
Maurice (A.-J.), 407.
Méliand (de), intendant, 198, 318.
Merlin, méd., 491, 492
Meurice (Jean), *Meurisse*, censier, 218.
Michel (P.-F.), chir., 253.
— vic. à St Étienne, 358.
Michelle (Marie-Françoise-Julie), femme de P.-A.-J. Levincourt, 289, 291.
Midó (Nicolas), 162, 164.
Mollet (François), doct. en méd., 95.
Monier (Françoise), sage-femme, 566.
Morameur, curé de Mametz, 272.
Moraud, 223.
Moreau, chir. de l'Hôtel-Dieu de Paris, 389.
— (Jean), *voir:* Séchelle (de).
Moreel, échevin, 109.
Morel (A.), doct. en méd., 112.
Moret (Charles-Antoine), 279.
Mortreuil (Guillaume), chir., 106, 109.
Mridon (J.), 144.
Muy (maréchal du), 483.
Muyssart (Toussaint), doct. en méd., 40, 41.

Navarre (Jean de), fils 93.
— (Jehan de), chir., 88, 91.
— (Vve Jehan de), *voir :* Mahieu (Marie).
Naveteur (François), chir., 106, 109.
— (Jacques), chir., 109.
— (Pierre), chir., 91, 106, 109, 112.
Nef, 358.
Norman (Pierre), viewarier, 90.
Noyelle (Jacques de), 422.

Orry, conseiller d'État, 234.

Parent, 440.
— (Bauduin), chir. 24, 27, 32 note.
Parmentier, 428.
Paschal (Fr.), perruquier, 314, 358.
Pasquier (Benoît), 427.
Patin (Paul), *Pattin*, chir., 102, 106 109.
Petras (Pierre), 192.
Petit (Fr.), notaire, 106.
— (Jehan), chir. 32.
Petrinck, 218.
Philippe le Bon, duc de Bourgogne, 21, 23.
Philippes (Jacques), 149.
Philippo (Maurice), *Philipot, Philippot*, chir., 91, 106, 109.
Picquet (Guillebert), chir., 106, 109.
Pieré (Étienne), hôte, 106.
Pinte (Michel), chir., 106, 109.
Pionnier (Ant.-Phil.), chir., 364, 515.
— (Ch.-Alb.-Jos.), chir., 549, 552, 557, 566 ; chir. aide-major, 547-549 ; prof. pour les opérations, 532, 534, 539, 566.
— (Charles-Joseph), chir., 552, 557, 566 ; receveur, 566.
— (Philippe) fils, chir., 364-366, 368, 369.
— (Philippe) père, chir., 146.
Plancq, *Plancque, Planque, Planques*, chir.-major, 246, 257, 293-296, 435, 442.
Platel (Jehan), 11.
Plouvier (Jehan), 30 note.
Pluchart (Jean-François), 235.
Poileu (Jean) *Poilleu, Polleu*, 149.
— (Pierre), 149.
Pollet (Pierre-Jacques), *Pollez*, chir., 186, 224 ; doyen du corps, 290, 318, 328, 370, 372.
Poton, 15.
Potteau (J.-B.), 229.
Pottier (Jehan), chir., 56.

Pouchin (Jérôme), chir., 106, 109.
Poucques (Antoine de), 16.
Pourpointe (Michel), chir., 4.
Preudhomme (Alart), échevin, 15.
— (J. de), doct. en méd., 106, 112, 113, 117.
Prévot, méd., 275.
Prévost (Laurent-Lambert), chir., 290, 313, 328, 364, 370, 391, 393, 394, 420, 435, 515 ; chir. juré, 501, 503, 525-527 ; receveur du corps, 458.
— (Piéret), 10.
— (Tristran), 10.
Pronier, procureur, 144.
Pruvost (Ambroise), 440.

Quéva (Jean-Fr.), tanneur, 150.
Quiret (l'abbé), 557.
Quittez, *Quitté* (François-Joseph), 552, 555, 557, 561, 564, 566.
— (J.-B.-Ignace-Joseph), chir., 503, 506, 512, 513, 552, 554, 555, 561 ; prof. d'ostéologie, 528, 529, 537.

Raussin, *Rassin*, *Raussain* (Hector-François), chir.-major, 168, 212, 271, 275, 456, 457.
— (Louis-Joseph), chir., 212 ; chir.-juré de Cambrai, 263, 456, 457.
Rave (Anthoine de), 55.
Reboux (Philippe), mère aleresse, 30 note.
Regnart (Gilles), chir., 32 note.
Regnauld (Isambart), 83.
— (Toussaint), chir., 83, 88, 91 et note.
Reignaux (Charles-Joseph), *Raigniau*, chir., 512-514, 548-550, 566 ; prof., 523, 540-546.
Reinnart (Antoine), *Reynart*, 174, 191, 280.
Renard (Melle), 456.
— (Vve), 457.
Renty (Michel de), chir., 5-8.
Renuard, méd., 174.

Reynart (Vve), 225, 280.
Reynaud (Marie-Thérèse), sage-femme, 566.
Riffard, valet, 3.
Ricquebeur (Gérard de), valet du corps, 110.
Ringuier (M^e), supérieure de Comtesse, 272.
— (P.-I.), conseiller pensionnaire, 188, 191, 194, 213, 214, 223, 263, 298, 305, 351, 422.
Riquier (Jehan), échevin, 15.
Robert, aspirant à la chir., 213 ; chir., 253, 313, 318, 369 ; chir. pensionné, 287, 288 ; maître du corps, 260, 290.
Robin (Charles), 37.
Rocourt (de), *Derocourt*, échevin, 260, 364, 365.
Roger (A.-J.), tapissier, 440.
— (Isabelle-Joseph), 440.
— (J.-B.-F.), cabaretier, 440.
— (Jean-François), 440.
— (P.-F.), chaudronnier, 440.
Roland (Pierre), notaire, 148 ; procureur, 147.
Rothermel (Valentin), opérateur, oculiste allemand, 262.
Roubaix (A. de), 112, 113.
Rousseau, 298, 369, 372, 373, 420, 421, 436.

Sacqueleu (F.), 116-118.
Sainte Aldegonde (c^{tesse} de), 440.
Saladin, méd., 275, 289.
Salingre (Pierre), économe de Saint-Joseph, 493.
Sallembier, 107.
Sauvage (C.-L.), maître du corps, 175.
— galonneur, 310.
Savarin (Henri-Philippe), aspirant à la chir., 444 ; chir., 566.
Scheppers (Louis de), doct. en méd., 215, 217, 259, 275 ; syndic du collège de méd., 267, 269.

Séchelle (Jean Moreau de), intendant, 247, 255, 266, 268, 310.
Ségard, chir.-major, 562.
Ségur (Mgr de), 542, 543, 545.
Sérut (Jeanne), mère aleresse, 30 note.
Simoens (Jean-Jacques), chir., 482.
Simon (Robert), 71.
Six (J.), doct. en méd., 143.
— (J.), notaire, 106.
Smerpont (Gabriel), 106.
Solier (Allart), 59.
Soubise (prince de), 305, 310.
Souplez (Nicolas), bateleur, 106.
Soyez, 320.
Speldre (Adrien), chir., 106, 109.
Spinola (Phil.-Ch.-Hipp.), gouv. de Lille, 96.
Stalebonne, *voir :* Talboon.
Stève (Jeanne), sage-dame, 117.
Stienwoorde, Stivorde (van), *voir :* Vanstivoerde, Vanstivorde.
Stradin, 436.
Stourbe, chir. suisse, 492, 493.
Suing (Adr.-Fr.), procureur, 142, 149.
— (Jacq.-Phil.), procureur, 142, 153.

Talboon (Gilles), *Stalebonne*, 91, 102, 106, 109.
Tangre (Mathieu), chir., 20.
Ténon, chir. de l'hôpital général de Paris, 279.
Tesson (G.), 108, 112.
Théry (Ignace), chir. juré, 246, 253, 274, 364, 370 ; maître du corps, 260.
Thévelin (frère Maurice), supérieur des Bons-Fils, 256.
Thiébaut (Jehan), chir., 19.
Tilman (Mathias-Joseph), chir., 541, 550, 552, 553, 566 ; chir. de l'hôpital général, 456, 457, 515 ; chir. juré, 525-527 ; prof., 447-455, 458.

Tison (Pierre-Joseph), chir., 566.
Tournemine (Philippe), doct. en méd., 41.
Tréval (Philippe), mère aleresse, 30.
Trezel Martin), doct. en méd., 44.
Turpin, 107.
— (Maximilien), conseiller de la Gouvernance, 114.

Ulpien, jurisconsulte, 491, 492.

Vandekeere (Guillaume-Constantin), chir., 362, 363, 499.
Vandendriesse (E.), *Vandriest, Vandrieste*, chir., 318, 360, 364, 365, 369, 370.
Vandenède (Martin), chir. 91.
Vandergracht (Augustin-François), *Vandergraht, Vandergrat, Vandergratte,* chir., 246, 253, 263, 275, 279, 288, 312, 358, 369, 436, 457, 491-493, 499, 566 ; doyen du corps. 515, 552, 566.
Vanderhagen (Léonard), *Vanderhaege, Vanderhage,* chir., 102, 106, 109.
Vanderhaghen (Alexand.-J.), chir., 551, 561, 566.
Vandeuin (Ch.), maître du corps, 175.
Vandevivre (Charles), *Vanvivre*, chir., 106, 109.
Vandriest, Vandrieste, *voir :* Vandendriesse.
Vanhertinghe, échevin, 106.
Vanhove (Albert), chir., 91.
— (Allard) l'aîné, chir., 98, 106, 109.
— (Allard), le jeune, chir., 106, 109, 112, 253, 493.
— (Ambroise), chir., 106, 109.
— (François), chir., 91.
— (Louys), chir., 91.
— (Vincent), chir., 493.
Vanrode (A.-A.), 192.
Vansouple (J.-B.), 170.

Vanstivoerde (Philippe), chir., *Stienwoorde (van), Stivort (van)*, 91, 92, 98, 100.
Vanstivorde (Josse-Bonaventure), *Vanstivordt, Vanstivoord, Vanstivoort*, chir., 119, 121, 127, 253, 318, 364, 456, 457 ; maître du corps, 260.
Vanstivordt (Marc), chir., 113, 119, 121.
Vantourout (Thomas), 262
Vanvivre, *voir :* Vandevivre.
Vanwesbus (Gabriel), échevin, 175 ;
— (Jacques), chir., 106, 109.
Varlet (Michel), 106.
Varoquier, Varoquiez, *voir :* Warocquier.
Verdier, chir. juré de Paris, 250.
Verly (François-Joseph), méd., 289, 292, 319-326.
— (Louis-Bauduin), marchand épicier, 280-283, 289-292, 319-326, 428, 492.
Veyret, chir. de l'hôpital Saint-Louis de Paris, 250.
Vide (Willaume), 14.
Vienne (Arnould-Joseph), clerc, concierge du collège, 566.
Vilan (femme Thomas), 106.
Villette (Walerand), 173.
— fils, 491, 492.
Vinchant, *Vincent, Vinchent* (Claude-Jacques), chir., 222, 250, 253, 318, 364, 372, 406, 492 ; chir. juré, 391-394 ; maître du corps, 244.
— (Jacques-François), aspirant, 243 ; chir., 253, 267, 270, 313, 318, 364, 370 ; maître du corps, 290
— (veuve Jacques), 413.
Vinchent (Jacques), chir., 186.
Viseur (Alexandrine) sage-femme, 566.

Vleschauvère, curé de Saint-Maurice 492, 493.
Volant Deswerquins, *voir :* Deswerquins.
Vrau *Vraux* (Jean-François-Joseph-Marie), chir., 524, 547, 548, 561, 566.
— (François), 486-493, 524.
Vredière (Jores), échevin, 17.

Walrave, chevalier de Saint-Louis, 491, 492.
Wanderwonde (J.), 143.
Warehel (Pierre), chir., 42.
Warocquier (Arnould-François-Joseph), *Varoquier, Varoquiez, Waroquez, Warrocquiez*, chir., 279, 283, 315-317, 328, 329-332, 359, 360, 365, 370, 374, 388, 435, 440, 499, 552, 566 ; prof., 447-455, 458, 498, 511-513, 566.
— (François-Joseph), chir., 447-455, 513-514, 536, 541, 550, 552, 566 ; prof., 566.
Wartel, 298.
— (Auguste-Joseph), 295.
— (Jacques), 293-295.
— (J.-B.), *Vartel*, avocat, 440, 491, 492.
— (Marie-Elisabeth), 295.
— (Vve Jacques), *voir :* Ghewiet (de).
Waymel (Jean), marchand, 134, 148.
— (Nicolas), 148.
Wideneu, procureur, 499.
Widoghe (Pierre), échevin, 15, 16.
Willam (Antoine), 108.
Willems (Jacques), chir., 106, 109.
Wimille, licencié en méd., 492, 493.
Wybault, concierge, 97.

TABLE ANALYTIQUE

Académie de chirurgie de Lille, 273, 274, 297 ; membres, 274 ; mémoires, 274 ; règlement, 274.
Accouchements, *voir* : Obstétrique.
Acquisition de la maison des chirurgiens, 440.
Admission d'un chirurgien, sentence, 160.
Amendes, 106.
Anatomie : cadavres pour le cours, 226 ; cours, 101, 178-185, 197, 200, 206, 215-217, 219, 221, 223, 226, 228, 236-242, 266, 329-331, 333, 334, 340, 341, 343, 458, 485, 529, 531, 538 ; cours interdits, 359 ; cours supprimé, 461 ; demande d'ouvrir un cours, 285 ; démonstrateur, 334, 336 ; obligation aux apprentis d'assister au cours, 180, 439 ; local du cours, 178-180 ; professeur, 178-185, 200, 215-217, 219, 221, 223, 226, 236-242, 251, 266, 284, 329-331, 333-345, 439, 458, 460, 508-514, 529, 531, 534, 566.
Apothicaire, 53, 61, 107-109, 114, 173, 267, 268 ; procès, 107-109 297-309.
Apprentis, 53, 89, 101, 112, 439 ; nombre, 53, 89, 439 ; obligation d'assister aux cours, 180, 228, 229, 439 ; registre, 53, 89, 439.
Apprentissage : dispense, 246, 250, 279, 422 ; droits, 53, 89, 91, 106 ; durée, 53, 89, 112, 439.
Aspirants à la maîtrise : examen, 439, règlement, 173.

Bandages, *voir* : Bernies.
Banquet de Saint-Côme et Saint-Damien, 106.
Barbiers, 20, 26, 29.
Becs de lièvre, 262.
Blessés : rapports de police, 10-13 ; obligation de dénoncer les rixes, 99, 110, 111, 176, 261 ; refus de rapport, 15, 16 ; soins, 2-8, 114.
— de Fontenoy, 247, 255.
Botanique : cours, 268 ; jardin, 268 ; obligation aux apprentis de suivre les cours, 439 ; professeur, 268, 439 ; volumes, 439.
Bourgeoisie de chirurgiens, 1, 7, 9.
Bourse commune des pauvres, 53, 58, 89, 174, 227, 263.
Boutiques, 123 ; visite, 224.
Bourreau, 429-434 ; exerce la chirurgie, 429-434 ; procès, 429-434.
Brûlures, 144, 146.

Cadavres, 197 ; *voir* : Anatomie.
Cancer : opérateur autorisé, 407.
Capucins (religieux), 71.
Cataracte, 168, 212, 264, 271, 275, 286-288, 456, 457 ; *voir* : Oculistes.
Chambre chirurgicale, 101-103.
Chambre de juridiction, 440.
Chapelain des chirurgiens, 106.
Chapelle des chirurgiens (Saint-Come et Saint-Damien), 88, 89, 173, 262 ; droits d'entrée, 53, 89 ; droits d'entretien, 53, 89.
Chef-d'œuvre, 53, 89, 93, 173, 439 ; droits, 106.
Chirurgien de la ville : gages, 17 ; *voir* : Chirurgien juré.
— du Roi (premier), 193, 199, 232 ; droits réclamés refusés, 161-165 ; procès, 346-357.
— juré, 11, 113, 142, 188, 189, 192, 204-209, 246 ; achat des offices, 127, 157 ; charge réunie à l'Hôtel-de-Ville, 156 ; fonctions, 188, 391-396 ; honoraires, 220, 558 ; nominations, 194, 196, 213, 222, 420, 525-527 ; prix de la charge, 188 ; remboursement de l'office, 214, 421.
— royal, 127-129 ; achat de l'office, 129.
Collège de chirurgie, *communauté* : assemblée, 439 ; comptes, 439 ; lieutenant du chirurgien du Roi, 439 ; local, 373, 515-518 ; maîtres du corps, 439 ; membres, 439 ; noms des membres, 566 ; projet de statuts, 439.
Collège de médecine, 262, 264, 267, 269, 286-288, 293, 296-309.
Comptes des chirurgiens, 91, 106, 439, 481.
Condamnation de chirurgiens pour injures à la Loi, 14 ; pour refus de rapport de police, 15, 16.
Cours de chirurgie : durée, 101 ; droits, 101.

Dentistes, 190, 371, 426 ; privilège refusé, 459.
— de la ville, nomination, 436-438.
Déontologie confraternelle, 53, 89, 439.
Descentes, *voir* : Hernies.
Diagnostic, contestation, 293-296.
Discussion entre médecins et chirurgiens au sujet d'un corps mort, 97.
Drogues, *voir* : Médicaments.

Échevins commissaires, délégués pour les chirurgiens, 15, 17, 24, 26, 27, 89, 91, 106, 160, 170, 173, 175, 243, 252, 439, 444.
École de chirurgie, 98, 100 ; professeurs, 447-454, 508-514, 547-550.
Empirique, 267.
Emprunts, 327, 372.
Enseigne sur maison, 90 ; interdiction, 361-363.
Enseignement, 171 ; *voir* : Anatomie, Cours, etc.
Escowages, *écouages*, 96, 188 ; règlement, 501-504.
Étrangers : exercice de la chirurgie, 36, 53, 89 ; exercice sans autorisation, 54.
Examens, 53, 89, 62, 95, 101, 113, 171-173, 251, 370, 435, 439, 444 ; certificat, 175 ; droits, 173, 439 ; droits indûment perçus, 561 ; insuffisance, 170 ; nombre, 173, 269 ; registre, 53 ; salle, 95.
Examinateurs, 146, 171-173, 439, 444 ; nombre, 113 ; salaire, 53, 89.
Exercice de la chirurgie incompatible avec l'exercice de la médecine, 230 ; avec la profession de poissonnier, 31 ; interdiction aux chirurgiens militaires d'exercer en clientèle privée, 252, 562 ; interdictions diverses, 52, 310, 358 ; permissions aux veuves de chirurgiens, 53, 89, 130, 261, 439.

Fête de Saint-Côme et Saint-Damien, 53, 89, 106, 439.
Fils de maîtres : privilèges, 439.
Fondation Jude Gelée, 413.
Funérailles de chirurgiens, 53, 89.

Garçons chirurgiens : examen, 439 ; *voir* : Veuves.
— militaires, 252.
Gratifications accordées par la ville, 2-6, 197, 312.
Greffier du collège, 199, 566 ; achat de l'office, 199 ; enregistrement de la commission, 234.
Guidon de la corporation, 106.

Hémorroïdes, 132-140, 141, 142, 143, 144, 145, 146, 147, 148, 149, 150, 151, 152, 153.
Hernies (*descentes*) : cure, 174, 191, 192, 225, 227, 231, 235, 249, 265, 294, 314, 494-497.
Hôpitaux, 34, 39, 51, 72, 142, 188, 244, 247, 250, 252, 255-257, 266, 274, 312, 390 ; *voir* la table des noms de lieux.
Hygiène : cours, 485, 522 ; professeur, 522.

Inspecteurs : achat d'offices, 253-260.
Interdiction d'exercer la chirurgie, *voir* : Exercice.

Lancettes, 53, 89.
Levée de rentes, 203 ; *voir* : Emprunts.
Lieutenant du premier chirurgien du Roi, 566 ; achat de l'office, 199 ; nomination, 232 ; enregistrement de commission, 234 ; procès avec la ville, 243, 318, 346-357 ; règlement, 328.
Lithotomistes, 177, 267, 307 ; *voir* : Pierre, Taille.

Maladies chirurgicales : cours, 498, 534 ; examen, 439 ; professeur, 498, 534, 547-549.

Maison du collège de chirurgie : acquisition, 440 ; réparations, 515-518 ; exemption du vingtième, 499.
Maisons à la charge de la ville, 188, 210, 270, 390 ; visite des médecins et des chirurgiens, 270, 390.
Maîtres du corps, 88, 92 ; élections, 158, 159, 171, 172, 360, 364-369, 439 ; nomination, 406 ; refus de les maintenir en exercice, 313.
Maîtrise : droits, 439 ; *voir* : Apprentis, Aspirants, Chef-d'œuvre.
Matière médicale : cours, 523, 536 ; professeur, 523, 536, 550, 566 ; professeur malade révoqué et démissionnaire, 540-546.
Médecine (exercice de la) incompatible avec la chirurgie, 230 ; *voir* : Exercice.
Médecins, 35, 36, 38, 40-44, 53, 72, 88, 89, 93, 98-101, 114, 127, 136, 142-144, 160, 167, 251, 268 ; certificat, 174 ; procès, 264, 267, 297, 309.
— jurés, 175 ; examinateurs, 439 ; honoraires, 558 ; visite des maisons à la charge de la ville, 390.
— pensionnés, 53, 89.
— sermentés, 112.
Médicaments, 53, 54, 59, 60, 62, 68, 70, 72, 99, 101, 110, 111, 132-153, 187, 218, 231, 265, 274, 407, 486-493, 523 ; *voir* : Remèdes secrets.
Messe de Saint-Côme et Saint-Damien, 53, 91, 106.
Métiers : incompatibilité, 31, 230.
Militaires (chirurgiens) exemptés de droits, 115, 122, 245, 442, 443, 483 ; exercice en ville défendu, 252.
— (règlement des hôpitaux), 482, 500.
Mires, 2, 3, 17.

Myologie, cours, 171 ; examen, 269, 439.

Nourrices: bureau, 414-419 ; peste, 85, 86.

Obits, 53, 89.
Obstétrique : cours, 315-317, 374-388, 455 ; exercice interdit aux médecins, 423-425 ; gratification au professeur, 374-388 ; professeur, 315-317, 374-388, 566 ; suppression de cours, 461 ; *voir* : Sages-femmes.
Oculistes, 262, 264, 267, 286-288, 389 ; procès, 262 ; *voir* : Cataracte.
Opérateurs autorisés ou interdits, 494-497 ; femme, 191, 192 ; pensionnés, 119, 121, 167, 168, 263
Opérations chirurgicales : cours, 197, 223, 237, 240, 498, 532, 534, 539 ; démonstrateur, 334 336 ; examen, 269, 439 ; professeur, 498, 532, 534, 539, 547-549, 566.
Ostéologie : cours, 171, 197, 236, 239, 332, 337, 339, 342, 484, 485, 498, 528, 530, 537 ; examen, 269, 439 ; professeur, 332, 335, 337, 339, 342, 484, 485, 498, 508-514, 528, 530, 537, 566.
Ostéologiste : pensionné, 519-521 ; protestation, 428 ; *voir* : Renoueur.

Pansement : discussion entre médecins et chirurgiens, 97.
Pathologie : cours, 522 ; professeur, 522.
Paucheur, 201, 276-278.
Pauvres (chirurgiens des), 62, 101.
Pédicure autorisé, 427.
Pèlerinage (chirurgien condamné à), 15, 16.
Pensions, 6, 8, 21, 27 ; charlatan, 187 ; femme-opérateur, 191, 192 ; opérateurs, 119, 121, 167, 168, 263 ; suppression, 265.
Peste : chirurgien, 34, 56, 58-60, 63, 64, 68-71, 73, 76-81 ; gages, 34, 56, 58-60, 68-70, 72, 76 ; habillement, 72 ; logement, 64, 72, 73, 78-81 ; mesures d'hygiène, 38, 71 ; nourrices, 85, 86 ; pères capucins, 71 ; rente viagère, 72 ; sage-femme, 51, 57, 71, 84, 87 ; saigneur, 33 ; visite des maisons, 38.
Pharmacie : élève, 268 ; *voir* : Apothicaires
Physiologie : cours, 485, 492, 522 ; professeur, 508-514, 522, 566.
Pierre, 53, 89, 167, 168, 177, 212, 263, 267, 271, 275 ; *voir* : Lithotomiste ; Taille.
Poissonnier : ne peut exercer la chirurgie, 31.
Police de la chirurgie : lettre à la municipalité, 565.
Prébendes : fondation Gellé, 413.
Prévôts du collège : commissions, 563, 564 ; élections, 552-556.
Procès : apothicaires, 107-109 ; bourreau, 429-434 ; Ladevèze, 494-497 ; hémorroïdes, 132-153 ; médecins, 264, 267, 297, 309 ; oculiste, 262 ; Plancq, 293-296 ; sayetteur, 94 ; Verly, 280-283, 289-292, 319-326 ; Vrau, 486-493.
— de la ville : au sujet du lieutenant du 1ᵉʳ chir. du Roi, 243, 318, 346-357 ; du 1ᵉʳ chir. du Roi, 346-357.
Procession, 53 ; dispense d'assister, 244
Professeurs, *voir* : Anatomie, Ostéologie, etc., École de chirurgie.

Recensement des médecins, chirurgiens et apothicaires, 96, 114.
Réceptions de chirurgiens, 19-24, 32, 39, 40-44, 82 83.
Remèdes secrets, 132-153, 174, 187, 191, 192, 218, 267, 280-283, 407, 486-493 ; examen, 557.

Renoueurs, 272, 519-521; *voir* : Hernies.
Repos dominical, 89.

Sages-femmes, 18, 25, 28, 30 et note, 45-50, 65, 66, 74, 75, 96, 114, 116-118, 120, 124, 131, 154, 155, 233, 313, 408, 412, 462-480, 566; examens, 395-405; gratifications, 441; pensionnées, 125; peste, 51, 57, 71, 84, 87.
Saignée, 26; défendue à un barbier, 96; défendue sans avis du médecin, 35; *voir* : Peste.
Sayetteur, 94; procès, 94.
Scorbut, 187.
Séméiotique : cours, 522; professeur, 522.
Serment, 17, 20-24, 29, 30 et note, 39-44, 53, 89, 101, 172, 173, 260.
Sœurs de la charité, 142.
— noires, 38.
— repenties, 38.
Splanchnologie, examen, 269, 439.

Statuts de la corporation, 53, 89, 186.
— de la communauté, 446; projet, 439.

Taille, 67, 263, 271, 300, 456, 457; *voir* : Lithotomiste; Pierre.
Thérapeutique chirurgicale : cours, 485, 522, 523; professeur, 522, 523.
Thèses de chirurgie, 505, 506, 524; dédicace, 551.
Torses de la corporation, 53, 89, 91, 106.
Trépanation, 53, 89.
Triacleurs, 53.

Ulcères, 218.

Vaccination interdite par le Magistrat, 445.
Veuves : exercice de la chirurgie, 53, 89, 130, 261, 439; garçons chirurgiens, 439.

L'impression de ce premier volume de « l'Histoire de la Chirurgie à Lille » a été commencée le 8 août et achevée le 15 novembre 1910, par la maison Lefebvre-Ducrocq de Lille.

Cet ouvrage ne sera point mis dans le commerce ; il est réservé aux membres titulaires de la Société d'études et aux hommages de l'Auteur.

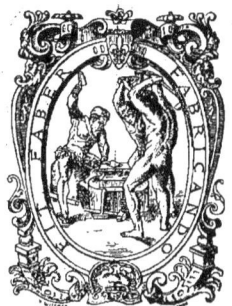

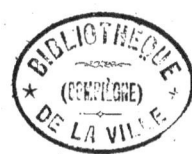

TIRÉ A TROIS CENTS EXEMPLAIRES NUMÉROTÉS

N° 176

Exemplaire de la *Société histor. de Compiègne*.

Le Président
de la *Société d'études*,

Th. Leuridan

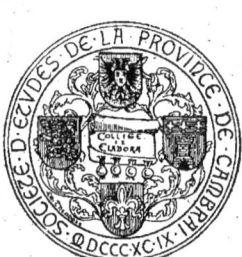

HOMMAGE DE L'AUTEUR.

LILLE, IMPRIMERIE LEFEBVRE-DUCROCQ

www.ingramcontent.com/pod-product-compliance
Lightning Source LLC
Chambersburg PA
CBHW051835230426
43671CB00008B/971